Einführung in die
Praktische Physiologie

Von

Dr. med. et phil. Alexander v. Muralt

Professor der Physiologie und Direktor des Hallerianum · Bern

Dritte unveränderte Auflage

Mit 151 Abbildungen
davon 2 farbige auf Tafeln

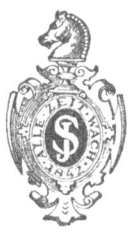

Springer-Verlag Berlin Heidelberg GmbH

Copyright 1943 by Springer-Verlag Berlin Heidelberg
Softcover reprint of the hardcover 3rd edition 1943
Ursprünglich erschienin bei Springer-Verlag OHG. in Berlin and Heidelberg 1943

ISBN 978-3-642-49549-6   ISBN 978-3-642-49840-4 (eBook)
DOI 10.1007/978-3-642-49840-4

Veröffentlicht unter der Zulassungsnummer US-W-1093 der Nachrichtenkontrolle der Militärregierung.
5000 Exemplare.

Vorwort zur zweiten Auflage.

Die Methoden und Gedanken physiologischer Forschung entwickeln sich immer stärker in der exakt-naturwissenschaftlichen Richtung. Die Messung tritt an die Stelle der Beobachtung und das Experiment, in dem alle Variabeln überblickt werden können, mit der quantitativen Auswertung der funktionellen Zusammenhänge, wird immer mehr zur eigentlichen Methode der Physiologie. Dieser Entwicklung muß auch der Unterricht folgen. Physik und Chemie verlangen von dem Fachstudenten eine eingehende praktische Ausbildung in allen wichtigen Arbeiten. Ein Fachstudium der Physiologie in gleichem Umfang gibt es bei uns leider nicht. Der zukünftige Physiologe durchläuft das normale Medizinstudium und absolviert in der Physiologie meist nur ein Anfänger-Praktikum. Diesem Studenten vor allem ist als Ergänzung das vorliegende Buch zur Einführung in die *messende Physiologie* gewidmet. Aber auch den heranwachsenden Mediziner, der nicht Physiologe werden will, sich aber über das rein Handwerkliche hinaus mit den meßbaren Grundlagen und Äußerungen der Lebensvorgänge vertraut machen möchte, soll dieses Buch beraten. Die Notwendigkeit im gleichen Jahr der ersten Auflage die zweite folgen zu lassen zeigt, wie sehr bis jetzt eine solche Grundlage im deutschen Sprachgebiet gefehlt hat.

Im Vordergrund der Darstellung stehen die physikalischen Meßmethoden. Die Entwicklung der Chemischen Physiologie mit eigenem Praktikum hat die Ausschaltung aller qualitativ chemischen Aufgaben ermöglicht. Unter den quantitativen Aufgaben wurden solche ausgewählt, die als Schlüssel zur Erkennung wichtiger Regulationen im Gesamtorganismus dienen.

Für den heranwachsenden Mediziner ist es wichtig, daß er möglichst früh mit der Arbeit am menschlichen Körper und der Untersuchung seiner Lebensäußerungen beginnt. Venenpunktion, Magenaushebung, Urinuntersuchung, Perkussion und Auskultation, Leistungsprüfung usw. sind Untersuchungsmethoden, die jeder an sich selbst oder in gegenseitiger Arbeit kennen lernen muß. Der *Selbstversuch* allein gibt dem Arzt das sichere Gefühl für das Normale, weckt das Interesse und erzieht zu der richtigen ärztlichen Einstellung gegenüber den Lebensäußerungen des menschlichen Körpers. Gerade der quantitative Gesichtspunkt wird durch Selbstversuche gefördert: wer einmal seinen eigenen Blutzuckerspiegel bestimmt hat, wird diese Normalzahl nie mehr vergessen und immer in der Lage sein, Blutzuckerwerte zu beurteilen.

So wichtig der Warmblüterversuch für die physiologische Forschung ist, so ersetzbar ist er im Unterricht. Die Zeiten, wo große Mengen von Warmblütern geopfert werden mußten, sind vorbei. Der Lehrfilm tritt hier mit Recht an die Stelle der vielen Operationen, wo nur die Nächststehenden wesentliche Eindrücke empfangen konnten. Bei der Auswertung von Vitaminen und Hormonen, die der heranwachsende Arzt einmal praktisch kennen lernen sollte, muß das Versuchstier aber herangezogen werden. Die Aufnahme dieser wichtigen Methode der Physiologie in den praktischen Unterricht ist ein Gebot der Stunde und darf nicht unter das Tierschutzgesetz fallen.

Als wesentliche Neuerung enthält die zweite Auflage einen Abschnitt über die rechnerische Auswertung gemessener Größen. Kritische Bewertung der im Versuch erreichten Genauigkeit und rechnerisch korrekte Verwertung der Ergebnisse gehört ebensosehr zur modernen physiologischen Forschungsarbeit, wie die Verwendung verfeinerter Meßmethoden.

Anfängern, Fortgeschrittenen und allen denen, die Freude an exakter biologischer Messung haben, ist dieses Buch gewidmet.

Oberhofen a. Thunersee, Juli 1943.

A. v. MURALT.

Inhaltsverzeichnis[1].

---

[1] Mit Rücksicht auf spätere Erweiterungen wurden für die einzelnen Kapitel bestimmte Nummergruppen vorgesehen. Aus diesem Grunde ist die Numerierung nicht fortlaufend.

Platz Nr.

Die Organisation von praktischen Übungen.

Die Leistungen steigen mit den gestellten Anforderungen. Dieser Gedanke war maßgebend bei der Zusammenstellung der Aufgaben, die in dem vorliegenden Leitfaden den Anfänger und den Vorgerückten in die *messende Physiologie* einführen sollen. Im Vordergrund stehen Methoden, die im Rahmen praktischer Übungen für Mediziner bearbeitet werden können, den theoretischen Unterricht ergänzen und eine gewisse praktische Fertigkeit vermitteln. Daneben sind aber auch Methoden beschrieben oder durch Zitat vermittelt, die dem Vorgerückten das Eindringen in die physiologische Arbeitsweise ermöglichen sollen.

Für die Organisation eines erfolgreichen Praktikums stehen zwei Wege offen. Verfügt ein Institut über genügend Apparate und Mittel, so werden die Aufgaben an den verschiedenen Praktikumstagen nacheinander so aufgestellt, daß alle Teilnehmer an einem Tag gleichzeitig dieselbe Aufgabengruppe bearbeiten. Von jeder Aufgabe müssen so viele Apparate und Einrichtungen simultan aufgestellt werden, daß nicht mehr als 4 Teilnehmer an einer Einheit arbeiten *(Simultanpraktikum)*. Dieses System hat für den Unterricht große Vorteile. Erklärungen können immer gleichzeitig für alle abgegeben werden, und der Ehrgeiz der Studenten wird durch die Möglichkeit des Vergleiches der eigenen Resultate mit denen benachbarter Gruppen geweckt. Der Nachteil liegt, besonders bei großen Studentenzahlen, in dem Bedarf an Ausrüstung, der sich leicht so auswirkt, daß schwierigere Aufgaben weggelassen werden, weil ihre Simultanaufstellung eine beträchtliche finanzielle Belastung darstellen würde. Verfügt ein Institut nicht über größere Mittel, so werden die verschiedenen Aufgaben gleichzeitig aufgestellt. Die Studenten müssen in einem gewissen Turnus in aufeinanderfolgenden Praktikumstunden die Aufgaben bearbeiten *(Sukzessivpraktikum)*. Durch Zusammenfassung der Studenten zu Gruppen, lassen sich zwischen dem Extrem der Simultanarbeit und der Sukzessivarbeit Zwischenlösungen finden, die dem vorhandenen Material und der Zahl der Teilnehmer angepaßt sind.

Die größte Bedeutung ist der theoretischen Vorbereitung des Studenten auf die praktische Arbeit beizumessen. Ein Praktikum kann nur erfolgreich durchgeführt werden, wenn die Teilnehmer schon wissen, was gemacht werden soll und die theoretischen Hintergründe kennen. Die Vorbereitung auf die zu bearbeitende Aufgabe erfolgt am besten dadurch, daß dem Studenten durch ein Verteilerschema am Schluß der Praktikumsstunde die Aufgabe der nächsten Stunde bekannt gegeben wird. In Bern hat sich der in Abb. 1 abgebildete *Verteiler* als zweckmäßig erwiesen. Er besteht aus einem Zahlenschema und einem Schieber, der über das Zahlenschema gleitet. Am Schieber ist links eine Tafel angebracht, auf der Wochentag und Datum mit Kreide vermerkt werden können. Von einem Arbeitstag zum nächsten wird der Schieber um je eine Kolonne nach unten verschoben, so daß für jeden kommenden Arbeitstag die Zuteilung der Studentengruppen I—XII zu den 12 aufgestellten Arbeitsplätzen aus der Einstellung des Feldes unter der Öffnung im Schieber ersichtlich ist.

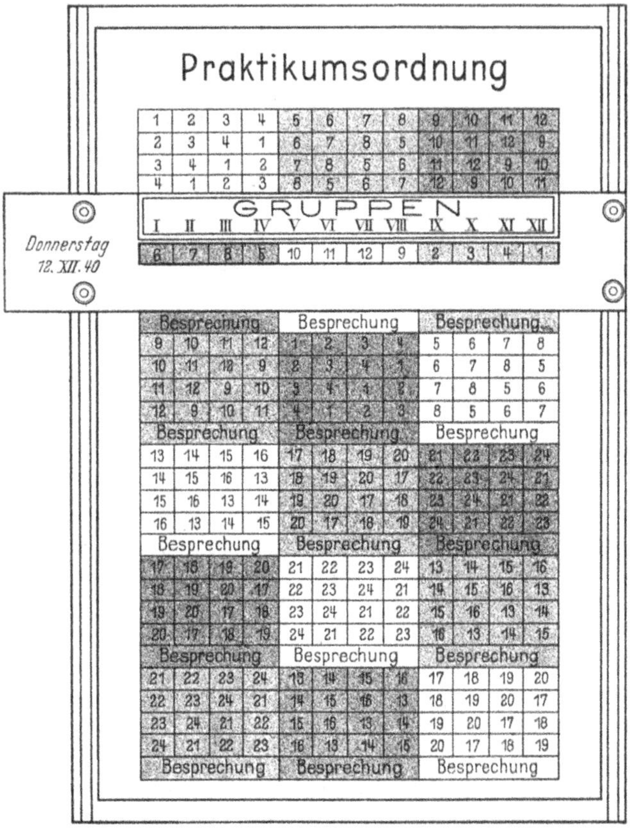

Das Praktikum wird gleichzeitig auf 12 Plätzen aufgebaut, die womöglich thematisch zusammengefaßt sind (z.B. acht Plätze mit Aufgaben zum Kapitel Blut, 4 Plätze mit Aufgaben zum Kapitel Kreislauf). Die für den Kurs vorgemerkten Studenten werden ebenfalls in 12 feste Gruppen I bis XII eingeteilt. Zu Beginn des Semesters wird den Studenten mitgeteilt, welche Aufgaben für die Plätze 1—12 in der 1. Semesterhälfte und 13—24 in der 2. Semesterhälfte ausgewählt wurden.

Im vorliegenden Buche wurde sowohl im Inhaltsverzeichnis, wie auch bei jeder Aufgabe ein umrahmter Platz freigelassen, um das Buch allen Bedürfnissen anzupassen. Auf Grund des jeweiligen Schlüssels trägt der Student an den vorgemerkten Stellen im Inhaltsverzeichnis und im Text die Platznummer ein und kann sich nun, ohne den Schlüssel nochmals anwenden zu müssen, während des Semesters an Hand des Verteilers über kommende Aufgaben orientieren. Der Übungsleiter kann in jedem Semester durch Veränderung des Schlüssels die Zusammenstellung und Organisation des Praktikums nach Wunsch verändern, ohne durch die Einteilung des Buches behindert zu sein. Die Studenten gewöhnen sich sehr rasch an den Gebrauch des Verteilers und können und sollen sich zweckmäßig vorbereiten.

Im ganzen ist der Verteiler für 24 Arbeitstage bei einmaligem Wechsel der Gesamtaufstellung der Aufgaben vorgesehen. Je nach 4 Arbeitstagen kann eine

Praktikumsordnung

1	2	3	4	5	6	7	8	9	10	11	12
2	3	4	1	6	7	8	5	10	11	12	9
3	4	1	2	7	8	5	6	11	12	9	10
4	1	2	3	8	5	6	7	12	9	10	11

GRUPPEN

I	II	III	IV	V	VI	VII	VIII	IX	X	XI	XII
6	7	8	5	10	11	12	9	2	3	4	1

Donnerstag 12. XII. 40

Besprechung				Besprechung				Besprechung			
9	10	11	12	1	2	3	4	5	6	7	8
10	11	12	9	2	3	4	1	6	7	8	5
11	12	9	10	3	4	1	2	7	8	5	6
12	9	10	11	4	1	2	3	8	5	6	7
Besprechung								Besprechung			
13	14	15	16	17	18	19	20	21	22	23	24
14	15	16	13	18	19	20	17	22	23	24	21
15	16	13	14	19	20	17	18	23	24	21	22
16	13	14	15	20	17	18	19	24	21	22	23
Besprechung				Besprechung				Besprechung			
17	18	19	20	21	22	23	24	13	14	15	16
18	19	20	17	22	23	24	21	14	15	16	13
19	20	17	18	23	24	21	22	15	16	13	14
20	17	18	19	24	21	22	23	16	13	14	15
Besprechung				Besprechung				Besprechung			
21	22	23	24	13	14	15	16	17	18	19	20
22	23	24	21	14	15	16	13	18	19	20	17
23	24	21	22	15	16	13	14	19	20	17	18
24	21	22	23	16	13	14	15	20	17	18	19
Besprechung				Besprechung				Besprechung			

Abb. 1. Verteiler der Praktikumsaufgaben. Ein schwarzer Schieber gleitet über den Verteiler und zeigt im Schlitz die für den jeweiligen Praktikumstag geltenden Aufgaben und ihre Zuordnung zu den Gruppen. Die schraffierten Felder entsprechen der Zuteilung von 3 Versuchsleitern.

Besprechung eingeschaltet werden, in der die durchgeführten Aufgaben, die erhaltenen Resultate und die physiologischen Zusammenhänge mit den Studenten durchgesprochen werden. Der Verteiler in Abb. 1 ist in drei Farben (weiß, rot, grün) gehalten unter der Annahme, daß drei Übungsleiter zur Verfügung stehen. Die Anordnung ist so getroffen, daß innerhalb des Zyklus jeder der drei Übungsleiter alle Gruppen an je 4 Aufgaben und bei einer Besprechung beaufsichtigt hat und außerdem im Wechsel auch an allen aufgestellten Aufgaben beteiligt war. Enthält ein Semester weniger als 30 Arbeitstage, so kann durch Weglassen der entsprechenden Zahl von Besprechungen eine Anpassung erfolgen. Der in Abb. 1 dargestellte Verteiler wurde mit einfachen Mitteln hergestellt und kann in der Grundidee in jedem physiologischen Institut unter Anpassung an die lokalen Verhältnisse aufgestellt werden.

Der einmalige Wechsel der aufgestellten Aufgaben im Semester bedeutet eine Entlastung des technischen Personals. Dafür kann verlangt werden, daß der Student alles, was er zur peinlichen Durchführung der Aufgabe benötigt, auf dem Platz vorfindet. Um auch hier die Kontrolle und die Arbeit des technischen Personales zu erleichtern, wurden zu Beginn jeder Aufgabe Reagenzien und Apparatur gesondert zusammengestellt, so daß das Personal die Aufgaben vorbereiten kann. Gleichzeitig wird aber auch der Student daran gewöhnt, daß man bei jedem physiologischen Versuch das nötige Werkzeug und Material vorher bereitstellen muß, wenn man nicht während des Versuches unangenehme Überraschungen erleben will.

Viele der aufgeführten Aufgaben gehen über das Niveau eines „Anfängerpraktikums" hinaus, keine geht über das hinaus, was man einem verantwortungsbewußten Mediziner im 3.—5. Semester zumuten darf. Es ist eine Frage der schrittweisen Erziehung der Studenten, ob man ihnen auch manche der kostspieligen Apparate, die zur Durchführung der vorgerückten Aufgaben notwendig sind, in die Hände geben will.

Das physiologische Praktikum ist an den verschiedenen Universitäten bisher recht individuell gehandhabt worden. Das äußere Anzeichen dafür sind die vielen ungedruckten oder als Manuskript gedruckten Praktikumsvorschriften, die lokal zur Anwendung kommen. Das vorliegende Buch ist ein erster Versuch, auf dem Gebiete des Praktikums wieder eine gewisse Einheit zu schaffen, ohne in die Freiheit der Auswahl eingreifen zu wollen. Jeder Institutsvorstand hat die Möglichkeit, durch Auswahl der Aufgaben das Praktikum ganz nach seinen Wünschen zu gestalten und durch Aufstellung eines Schlüssels das vorliegende Buch an die lokal gültigen Verhältnisse anzupassen. Wie bei jedem ersten Versuch wird das Ziel nicht erreicht werden und manche Wünsche werden unberücksichtigt sein. Der Autor ist aber bereit, alle Wünsche für kommende Auflagen entgegenzunehmen in der Hoffnung, ein allgemein brauchbares Lehrmittel zu schaffen.

Der Physiologe ist leicht geneigt, mit einer gewissen Geringschätzung das niedrige wissenschaftliche Niveau mancher „klinischen" Arbeit zu beurteilen. Er gebe dem jungen Mediziner den Begriff des exakten und sorgfältigen Arbeitens in der Medizin auf seinen weiteren Entwicklungsgang mit! Wer einmal den Ansporn erlebt hat, der von einer „sauber" durchgeführten Messung ausgeht, dem wird er als Leitmotiv bei späteren Arbeiten erhalten bleiben!

I. Übungen zur Physiologie der vegetativen Funktionen.

A. Das Blut.

Allgemeines.

Die Untersuchung des Blutes liefert Aufschluß über dieses wichtige Organ selbst, und zeigt wie weit die „innere Umwelt" sich in feiner Abstufung an neue Bedingungen anpassen kann. Mit der äußeren Umwelt steht das Blut unter Zwischenschaltung der Lunge, der Magen- und Darmwand, der Niere und des Körperepithels in Verbindung. Das Gleichgewicht, das sich zwischen der äußeren Umwelt und dem Blut einstellt, ist in hohem Maße von der nervösen Steuerung dieser Organe abhängig. So beeinflußt die Steuerung der Atmung in erster Linie den Kohlensäuregehalt und damit das gesamte physikalisch-chemische Gleichgewicht im Blut, die Steuerung der Verdauung den Gehalt an transportierten Bestandteilen, die Steuerung der Niere den Wasserhaushalt und die Zusammensetzung des Blutes und die Steuerung der peripheren Durchblutung den Wärmehaushalt. Alle diese Mechanismen sind auf die Erhaltung der Konstanz der inneren Umwelt „Blut" gerichtet und werden in empfindlicher Weise bei den geringsten Verschiebungen durch das Blut selbst in Tätigkeit gesetzt. Die quantitative Untersuchung des Blutes, besonders im Zusammenhang mit Belastungsproben (Arbeit, Wasserstoß, Höhenklima, Hyperventilation, extreme Ernährung usw.) liefert daher weit über den engeren Rahmen hinaus wichtige Daten über vegetative Regulationen und die Leistungsfähigkeit der entsprechenden Mechanismen innerhalb des Gesamtorganismus. Da die Änderungen im Blut fein abgestuft erscheinen, ist bei der messenden Untersuchung, mehr als bei jedem anderen Organ, Präzision der Methodik erforderlich. Gerade weil unter normalen Bedingungen eine erstaunliche Konstanz der Eigenschaften besteht, berechtigt der methodisch einwandfrei geführte Nachweis einer Abweichung zu weittragenden Rückschlüssen. Dabei wird man sich eines in dem Ausdruck „Konstanz der Eigenschaften" verborgenen Vorstellungsfehlers bewußt bleiben. Die bei der quantitativen Untersuchung des Blutes erfaßbaren Daten sind „Spiegel", wie es der am Pegelstand eines Stausees abgelesene Wasserspiegel ist. Er wird konstant gehalten durch die fein dosierte Regulierung von Zu- und Abfluß. Jede Abweichung von der Konstanz des Spiegels ist immer als Störung in einem dynamischen Gleichgewicht aufzufassen.

Die Untersuchung und Vermessung des Blutes ist mit der Entnahme aus dem natürlichen Strombett verbunden. Man hat sich bei jeder Blutuntersuchung darüber klar zu sein, daß man unter keinen Umständen mehr ein unverändertes Blut vor sich hat. Beim Stehen des Blutes sind als wichtigste Veränderungen neben dem Temperaturabfall zu nennen: Gerinnung, Kohlensäureverlust, Sauerstoffverlust, Glykolyse, Permeabilitätsänderung der Membranen der geformten Bestandteile, Ionen- und Stoffverschiebungen zwischen Zellen und Plasma. Die methodisch einwandfrei geführte Untersuchung eines oder mehrerer Blutbestandteile wird trachten, die Einwirkung der genannten Veränderungen auf das erhaltene Resultat durch entsprechende Maßnahmen auf ein Minimum zu reduzieren. Bei jeder Blutuntersuchung und bei der Beurteilung und Verwertung der Resultate wird man sich aber immer wieder darüber Rechenschaft geben, daß unverändertes Blut nur im uneröffneten Gefäß vorkommt.

Die Blutentnahme.

Die Art der Blutentnahme richtet sich nach der Menge, die gebraucht wird. Mengen von 1—4 cm^3 können durch Einstich in die Fingerbeere (vgl. 1, S. 6) oder das Ohrläppchen und eventuell durch Auffangen und Sammeln des Blutes in einem ausgehöhlten Paraffinklotz gewonnen werden. Mengen über 4 cm^3 müssen durch Venenpunktion, die von den Studenten gegenseitig unter ärztlicher Aufsicht häufig geübt werden sollte, erhalten werden. Um die Sauerstoffsättigung des Blutes zu ermitteln, muß die Arterienpunktion oder die Punktion einer Handrückenvene nach vorherigem heißem Handbad (45° C während 20 min.) durchgeführt werden. Das zweite Verfahren ist etwas umständlicher, liefert aber ebenfalls arterielles Blut und wird oft der direkten Arterienpunktion vorgezogen.

Die Venenpunktion.

Aufgabe. Aus der leicht gestauten Cubitalvene am Arm eine größere Menge Blut zu entnehmen (5—50 cm^3).

Gebraucht werden: sterile Hohlnadeln (Kanülen), am besten aus nichtrostendem Stahl, 5, 10 oder 20 cm^3 Rekordspritze, Staumanschette (kann durch Handtuch oder ein Stück Druckschlauch improvisiert werden), Pinzette in Gefäß mit Alkohol, Behälter zum Auskochen der Kanülen, Gummischürze, Alkohol und Äther zum Reinigen, Tupfer, kleine Leukoplaststreifen, Schere, Bechergläser, lange Holzspäne zum Defibrinieren.

Diese Ausrüstung wird bei mehrfachem Gebrauch vorteilhaft als Ganzes in einem Behälter transportierbar zusammengestellt.

Ausführung. Die Versuchsperson zieht zum Schutz der Kleider eine Gummischürze an und entblößt den Oberarm, an dem die Cubitalgegend mit Alkohol und Äther gründlich gereinigt wird. Der Untersucher setzt mit der im Alkohol aufbewahrten Pinzette die frisch ausgekochte Kanüle auf die Rekordspritze, deren Stempel ganz eingestoßen sein soll. Die Staumanschette wird am Oberarm so stark angelegt, daß der Arterienpuls noch gut fühlbar und die Vene gut gefüllt ist. Mit kräftigem, aber beherrschtem Einstich wird die Kanüle schräg von unten nach oben durch die Haut, womöglich direkt in die gestaute Vene eingestoßen. Das Blut strömt in der Regel spontan in die Rekordspritze, oft ist es aber nötig durch leicht drehende Bewegungen den Widerstand des Spritzenstempels zu verringern. Die Stauung soll in der Regel weggelassen werden, sobald das Blut spontan fließt. Ist die gewünschte Menge ausgeflossen, so wird die Stauung ganz weggenommen, ein Tupfer mit dem linken Daumen auf die Einstichstelle gelegt und die Kanüle rasch unter dem Tupfer herausgezogen. Unter leicht massierender Bewegung wird der Tupfer kurz angedrückt und darauf durch Beugung des Unterarmes der Versuchsperson in seiner Lage durch Einklemmung fixiert. Nach etwa 3 min. kann der Tupfer weggenommen und die kaum sichtbare Einstichstelle mit einem kleinen Leukoplaststreifen gegen Verschmutzung geschützt werden.

Die Arterienpunktion.

Aufgabe. Durch direkte Punktion der A. radialis ist arterielles Blut zu gewinnen.

Gebraucht werden: Ausrüstung zur Venenpunktion. Ferner eine scharf zugespitzte Kanüle mit einem Anschliff von 45° (nie weniger!) (Rekordkanüle Nr. 2).

Ausführung. Die Versuchsperson legt den Unterarm in Pronation so über eine Tischecke, daß die Hand leicht nach unten abgebogen werden kann. Der Verlauf der A. radialis wird palpiert und eingezeichnet. Mit Alkohol und Äther wird die Einstichstelle gründlich gereinigt. Mit kurzem Ruck wird die sterile Nadel durch die Haut in einem Winkel von 45—60° auf die Arterie vorgestoßen und nach palpatorischer Orientierung der Lage der Spritze mit einem zweiten Stoß in die Arterie eingeführt. Am pulsatorischen Einströmen des Blutes unter seinem Eigendruck erkennt man den Erfolg. Oft kontrahiert sich das Gefäß auf den Einstich hin so stark, daß kein Blut für kurze Zeit einfließt. Es empfiehlt sich daher bei scheinbarem Mißerfolg einen Augenblick abzuwarten, bis das Gefäß sich wieder öffnet. Beim Zurückziehen der Nadel wird mit aufgelegtem Tupfer ein starker Druck mit leicht massierenden Bewegungen während 3—4 min. ausgeübt.

Die Fingerpunktion.

Aufgabe. Durch Punktion der Fingerbeere eine mittlere Menge (1—4 cm³) Blut zu entnehmen.

Gebraucht werden: Sauggefäß mit Gummikappe, Schnepper, Saugpumpe, Tupfer, Alkohol und Äther, Handbad.

Ausführung. Reinigen der Fingerkuppe durch Waschen, Alkohol und Äther. Zur Erweiterung der Gefäße ein warmes Handbad mit nachfolgender sorgfältiger Abtrocknung. Einstechen in die Fingerkuppe mit dem Schnepper. Der Finger wird sofort durch das Loch im Sauggefäß eingeführt. Wenn der Schnitt gut geführt ist, lassen sich bis zu 4 cm³ Blut gewinnen.

Sauggefäß. Das Sauggefäß besteht aus einem Glaszylinder mit Fuß, dessen oberer Rand als Schliff ausgebildet ist (Höhe 5 cm, Weite 3 cm). Auf diesen Schliff paßt ein Zylinder (Höhe 5 cm, Weite 3 cm) mit seitlichem Stutzen, an welchem die Saugleitung angeschlossen wird. Die obere Öffnung wird mit einer Gummimembran verschlossen, welche in der Mitte ein Loch von etwa 5 mm aufweist. Der Schliff dient zum raschen Wechseln der Vorlage und zur leichten Reinigung. Das Blut wird vorteilhaft unter Paraffin aufgefangen, um Entgasung zu verhüten.

1. Zählung der roten Blutkörperchen.

a) Mit der Zählkammer mit Objektnetz.

Platz Nr.

Aufgabe. Es ist zu bestimmen, wieviel rote Blutkörperchen einer verdünnten Blutprobe im Mittel auf ein Quadrat des Zählnetzes entfallen. Aus den Dimensionen der Zählkammer und dem Verdünnungsgrad ist die Zahl der Erythrocyten in 1 mm³ Blut zu berechnen.

Prinzip der Methode. Um die Erythrocyten zählen zu können, muß das Blut verdünnt werden. Die Abgrenzung eines genau bekannten Volumanteiles der verdünnten Lösung erfolgt durch eine Zählkammer. Die Fläche ist durch die im Mikroskop deutlich sichtbare Teilung genau definiert. Die Höhe der Zählkammer ist durch die besondere Konstruktion gegeben, unterliegt aber einer Reihe von Fehlerquellen: 1. Durchbiegung des auf den Tragflächen ruhenden Deckgläschens. Dieser Fehler kann durch Verwendung dicker Deckgläschen kompensiert werden. Die Dicke der Deckgläschen ist aber durch den freien Objektabstand der verwendeten Trockenobjektive am Mikroskop begrenzt. 2. Luftkissen unter dem Deckgläschen an den Auflageflächen. Durch Andrücken des Deckgläschens bis zum Auftreten von Farben dünner Blättchen kann dieser Fehler eliminiert werden. Klammern zur Fixierung sind sehr zweckmäßig. Nach Andrücken der Klammern kann das Bestehenbleiben der Farben dünner Blättchen durch Betrachten von unten kontrolliert werden.

Reagenzien. HAYEMsche Lösung: Natr. sulf. 5,0, Natr. chlorat. 2,0, Subli-
mat 0,5, Aqua dest. 200,0; zur Reinigung: Alkohol, Äther und Aceton.

Apparatur. Zählkammer mit Deckglas. (Gebräuchliche Zählkammern nach:
BÜRKER, THOMA, TÜRK, NEUBAUER, BREUER usw.). Mikroskop, warmes Handbad, Schnepper, Mischpipetten, Uhrglas, Tupfer.

Ausführung. α) Reinigen der Fingerkuppe durch Waschen, Alkohol und
Äther. Zur Erweiterung der Gefäße ein warmes Handbad, mit nachfolgender,
sorgfältiger Abtrocknung. Einstechen in die Fingerkuppe mit dem Schnepper.
Der erste Blutstropfen wird abgewischt. In den *frei* hervortretenden, großen
Blutstropfen wird die Spitze der horizontal gehaltenen, trockenen (!) Mischpipette (Abb. 2 d) getaucht und bis zur Marke 0,5 oder 1,0 aufgesaugt. Es darf
keine Luftblase auftreten. Außen anhaftendes Blut mit raschem Strich gegen

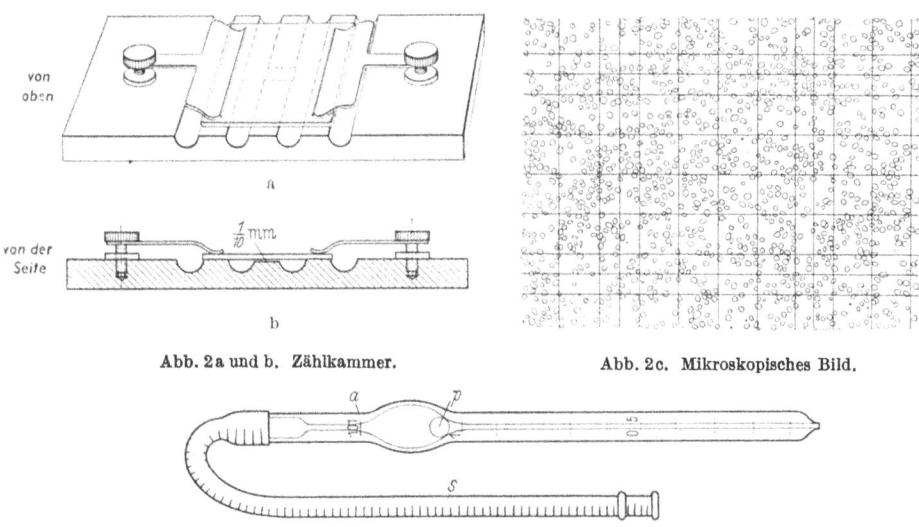

Abb. 2a und b. Zählkammer.   Abb. 2c. Mikroskopisches Bild.

Abb. 2 d. Mischpipette.

die Spitze abwischen. Aus dem Uhrglas HAYEMsche Lösung bis zur Marke 101 (*a*)
aufsaugen, bevor ein Gerinnsel in der Pipette entstehen kann. Gummischlauch (*s*)
offen von der Pipette abstreifen und Mischpipette zwischen Daumen und Mittelfinger vorsichtig schütteln. Die sorgfältig gereinigte, horizontal gelagerte
Zählkammer (Abb. 2 a, 2 b) wird mit einem peinlich sauberen Deckglas bedeckt.
Durch Druck auf das Deckglas an den Stellen der seitlichen Tragflächen bis
zum Auftreten der „Farben dünner Blättchen" wird die Tiefe der Zählkammer
auf den geeichten Wert eingestellt (in der Regel $^1/_{10}$ mm). Die ersten Tropfen der
Blutsuspension werden verworfen. Ein kleiner Tropfen wird auf den unter dem
Deckglas hervorragenden oberen Teil des mittleren Sockels gebracht, so daß die
Blutsuspension sich sofort durch Capillarität in dieser Hälfte der Zählkammer ausbreitet. Einstellung auf die horizontal gelagerte Zählkammer mit dem Mikroskop
mit mittlerer Vergrößerung und starker Abblendung der Beleuchtung, Feststellung
ob eine gleichmäßige Verteilung besteht (Abb. 2 c). Zählung der Blutkörperchen
in mindestens 80 kleinen Quadraten. Die auf der oberen und linken Begrenzungs-
linie liegenden Blutkörperchen werden dem betreffenden Quadrat zugezählt.

Berechnung. Die Durchschnittszahl für ein kleines Quadrat ($^1/_{400}$ mm^2) wird
mit $400 \cdot 10$ ($^1/_{10}$ mm Kammertiefe) $\cdot$ 100 (Verdünnung) = 400000 multipliziert.

Varianten. β) Das Blut wird aus dem Ohrläppchen entnommen. Ausführung
im übrigen gleich.

γ) Das Blut wird nicht in der Mischpipette gemischt, sondern mit einer Spezial-
pipette von 25 mm^3 aufgenommen und in einem Kolben, in welchen 2475 oder 4975 mm^3
HAYEMsche Lösung mit einer Spezialpipette eingefüllt wurden, gründlich vermischt.
Diese Methode liefert die zuverlässigsten Werte.

Fehlerrechnung (vgl. IV A 3, S. 243). Um sich über die Genauigkeit der Methode ein Urteil zu verschaffen, geht man folgendermaßen vor:

Die einzelnen Zählungen $l_1, l_2, l_3, \ldots, l_n$ werden in einer Kolonne angeordnet und als Näherungswert N wird der zur ganzen Zahl aufgerundete Mittelwert genommen. In einer zweiten Kolonne werden die Abweichungen vom Näherungswert notiert: $l_1 - N = \lambda_1; l_2 - N = \lambda_2; l_3 - N = \lambda_3, \ldots, l_n - N = \lambda_n$. In einer dritten Kolonne werden die Quadrate der Werte $\lambda_1^2, \lambda_2^2, \lambda_3^2, \ldots, \lambda_n^2$ eingetragen und zusammengezählt. Die Summe der Werte $\lambda_1, \lambda_2, \lambda_3, \ldots, \lambda_n$ sei $[\lambda]$, die Summe der Werte $\lambda_1^2, \lambda_2^2, \lambda_3^2, \ldots, \lambda_n^2$ sei $[\lambda\lambda]$ und die Anzahl der Beobachtungen n. Dann ist der mittlere Fehler m der Einzelbeobachtung, auch die *Dispersion* genannt

$$m = \pm \sqrt{\frac{[\lambda\lambda] - \frac{[\lambda][\lambda]}{n}}{n-1}}.$$

Der mittlere Fehler des Mittelwertes sei mit M bezeichnet

$$M = \pm \frac{m}{\sqrt{n}}.$$

Auf Grund einer Zahlenreihe von mindestens 20 Beobachtungen errechne man den mittleren Fehler des Mittelwertes und multipliziere ihn mit dem Multiplikationsfaktor 400 000. Man ersieht daraus, wie genau die Erythrocytenzahl pro mm³ angegeben werden kann auf Grund des Zählverfahrens, unter der Voraussetzung, daß sonst kein systematischer Fehler sich eingeschlichen hat. Man überzeugt sich, wie eine Erhöhung der Zahl der ausgezählten Quadrate das Resultat nur wenig verbessert, da die Zahl nur unter der Wurzel in die Gleichung eingeht. Ein mittlerer Fehler des Mittelwertes von $\pm 100\,000$ muß schon als sehr gutes Resultat angesprochen werden. Wer einmal diese Fehlerrechnung durchgeführt hat, wird davon absehen, durch Zählung erhaltene Erythrocytenzahlen auf weniger als $100\,000/mm^3$ genau anzugeben.

Reinigen der Pipette. Hat sich trotz aller Vorsicht eine Luftblase eingeschlichen, so ist die Pipette sofort zu reinigen und zu trocknen. Mit der Wasserstrahlpumpe werden durch die Pipette folgende Flüssigkeiten, abwechselnd mit Luft, durchgezogen: 1. destilliertes Wasser, bis Lösung ganz klar, 2. Salzsäure-Alkohol, 3. Alkohol, 4. Aceton zum Trocknen. Von jeder Flüssigkeit genügen kleine Mengen. Nach dem Aceton muß gründlich Luft durchgezogen werden, damit die Pipette ganz trocken ist, was am metallischen Tanzen der kleinen Glasperle (p) erkannt wird.

b) Mit der Zählkammer mit Okularnetz.

Aufgabe. Wie bei 1a, S. 6.

Reagenzien. TOISONsche Lösung: Glyc. neutr. 30,0; Natr. sulf. 8,0; Methylviolett 25 mg; Aqua dest. 160,0.

<table>
<tr><td>Platz Nr.</td></tr>
</table>

Apparatur. Zählokular und Zählkammer nach HAYEM-SAHLI (Abb. 3 a, b) oder METZ (von der Firma Leitz) (Abb. 3 c), Mikroskop mit verschiebbarem Objekttisch, womöglich mit Einschnappvorrichtung, im übrigen wie bei 1 a.

Ausführung: α) Nach HAYEM-SAHLI. Vorbereitung der Fingerkuppe und Einstich wie bei 1 a, S. 6. Aufsaugen des Blutes in eine 2 mm³-Pipette und Übertragung in 500 mm³ Verdünnungsflüssigkeit in einem Glaströpfchen. Gute Durchmischung und Reinigung der Blutpipette durch mehrfaches Hin- und Hersaugen. Ein Tropfen der Mischung wird in die Zählkammer gebracht und mit dem Deckglas sofort, bevor die roten Blutkörperchen sich senken können bedeckt, unter Druck, bis zum Auftreten der „Farben dünner Blättchen" am Rand. Beobachtung ob gleichmäßige Verteilung vorliegt.

Die Augenlinse des Okulars wird auf die Teilung scharf eingestellt. Der Mikroskoptubus wird soweit ausgezogen, bis die Seite des großen Okularquadrates genau die Länge von $\frac{1}{5}$ mm in der Kammer deckt, was bei Koinzidenz des Okularquadrates mit dem Kammerquadrat der Fall ist. Bei richtig eingestelltem Mikroskop zählt man, unterstützt durch den verschiebbaren Objekttisch mit der automatischen Einschnappvorrichtung wenigstens 25 große Okularquadrate durch.

Berechnung. Die Durchschnittszahl für das große Okularquadrat ($\frac{1}{25}$ mm²) wird mit 25 · 5 (bei $\frac{1}{5}$ mm Kammertiefe) · 251 (Verdünnung) = 31 375 multipliziert.

β) Nach METZ. Blutentnahme mit der gleichen Pipette wie bei 1a. Ein Tropfen wird durch Capillarität in die Kammer gebracht. Beobachtung ob gleichmäßige Verteilung besteht und ob unter dem Deckglas am Tragrand „Farben dünner Blättchen" auftreten.

Mit dem in 4 Felder geteilten Quadrat des Zählokulars nach METZ werden möglichst viele Stellen der Kammer ausgezählt. Zur Kontrolle der richtigen Tubuslänge ist auf dem Boden der Zählkammer ein von einem Orientierungskreis umschlossenes Kreuz eingeritzt. Das von den Doppelstrichen des Kreuzes gebildete Quadrat deckt bei richtiger Tubuslänge gerade das Okularquadrat.

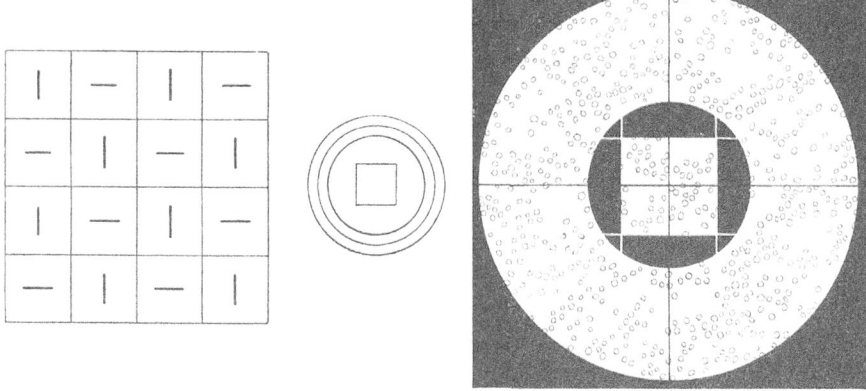

Abb. 3a. Zählokular   Abb. 3b. Zählkammer   Abb. 3c. Zählkammer mit Okular nach METZ
nach SAHLI.   nach SAHLI.   (mikroskopisches Bild).

Berechnung. Durchschnittszahl für die Anzahl der gezählten Blutkörperchen im Okularquadrat gibt bei der Blutverdünnung 1:100 mit 100000 multipliziert die Zahl der Erythrocyten in 1 mm³.

2. Zählung der Blutplättchen.

Aufgabe. In einem gefärbten Ausstrich sind die relativen Zahlen an Blutplättchen und Erythrocyten auszuzählen. Aus der gesondert ermittelten Erythrocytenzahl im mm³, kann auf Grund der Relation die Zahl der Blutplättchen im mm³ errechnet werden.

Platz Nr.

Prinzip der Methode. Die Blutplättchen ballen sich leicht zusammen und zerfallen äußerst rasch, wenn nicht Vorkehr getroffen wird, diesen Zerfall nach dem Austritt des Blutes aus dem Strombett zu verlangsamen. Durch Magnesiumsulfat kann der Zerfall so verlangsamt werden, daß ein Ausstrichpräparat ohne wesentlichen Verlust von Thrombocyten hergestellt werden kann. Da die Menge Blut, die den Ausstrich liefert, unbekannt ist, wird das relative Zahlenverhältnis zwischen Thrombocyten und Erythrocyten bestimmt, unter der Annahme, daß sich dieses beim Ausstreichen, Trocknen und Färben nicht verändert hat. In einer zweiten oder vorhergehenden Messung wird die Zahl der Erythrocyten mit der Zählkammer bestimmt und dann mit Hilfe der Relation zwischen Erythrocyten und Thrombocyten die Zahl der Thrombocyten im mm³ berechnet.

Reagenzien. 14% Magnesiumsulfatlösung, reinster Äther, MAY-GRÜNWALD-Lösung, destilliertes Wasser, GIEMSA-Lösung (1 Tropfen auf 1 cm³ destilliertes Wasser) Canadabalsam.

Apparatur. Sorgfältig in Äther-Alkoholgemisch gereinigte und entfettete Deckgläschen in Papiertüten, Mikroskop mit Ölimmersion (womöglich mit EHRLICH Okular II), Uhrschalen, Fließpapier, Objektträger, Schnepper, Tupfer, Alkohol, frisch ausgezogener Glasfaden mit Knöpfchen am Ende, Glasstab.

Ausführung. *Methode von* FONIO (Abb. 4). a) am 1. Tag: Die Fingerkuppe wird sorgfältig mit reinstem Äther entfettet. Mit dem Schnepper wird mäßig tief eingestochen, der erste Tropfen wird verworfen, der zweite zur Erythrocytenzählung benützt. Die Wunde wird durch leichten Druck verschlossen. Mit dem Glasstab wird ein runder Tropfen von 14% Magnesiumsulfat auf die Einstichstelle gebracht. Bei leisem Zug an der Haut geht die Wunde wieder auf und es soll eine kleine Fontäne von Blut in den Tropfen einschießen. Mit

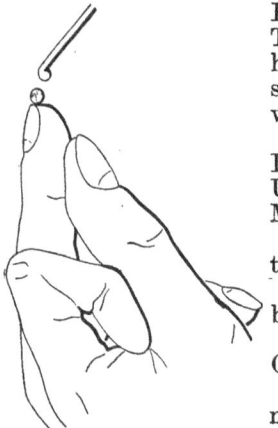

dem Glasfaden wird im Tropfen auf der Fingerkuppe Blut und Magnesiumsulfat gut durchmischt. Von dem Tropfen wird wie in 5 (S. 13) ein Deckglasausstrich hergestellt und luftgetrocknet. Der getrocknete Ausstrich kann am besten in einer Papiertüte aufbewahrt werden.

b) Am 2. Tag: *Färbung.* 1. Der luftgetrocknete Deckglasausstrich wird, Schicht nach unten, in eine Uhrschale gelegt. Unterschichten der Ausstriche mit MAY-GRÜNWALDscher Lösung. 3 min.

2. Zufließenlassen einer gleichen Menge destillierten Wassers. 1 min.

3. Präparate über Fließpapier auf die Kante stellen bis die Farblösung abgeflossen ist.

4. Der Ausstrich wird in einer Uhrschale mit GIEMSA-Lösung 1 h stehen gelassen.

5. Abspülen mit destilliertem Wasser, trocknen mit Fließpapier und an der Luft.

6. Nichtschichtseite mit Methylalkohol reinigen.

Abb. 4. Methode von FONIO.

7. Ein Tropfen Canadabalsam auf Schichtseite und Auflegen auf Objektträger.

8. Zedernöltropfen auf das Deckglas und vorsichtiges Einstellen mit der Ölimmersion und dem EHRLICH-Okular II.

Zählung. Im Gesichtsfeld des EHRLICH-Okulars wird durch Längsverschiebung in der Ausstrichachse gezählt, wieviel Thrombocyten auf 1000 Erythrocyten je in einem Mal übersehen werden. Die Zellen, die den linken und oberen Rand berühren, werden mitgezählt. Gesichtsfelder, welche keine Blutplättchen enthalten, werden mitgezählt. Bei guter Technik dürfen keine Zusammenballungen von Erythrocyten beobachtet werden.

Berechnung. Es sei E die Zahl der Erythrocyten im mm^3 und B die auf 1000 Erythrocyten entfallende Zahl der Blutplättchen, dann ist die Zahl x der Blutplättchen im mm^3:

$$x = B \cdot \frac{E}{1000}.$$

3. Messung des mittleren Durchmessers von roten Blutkörperchen.

Aufgabe. Aus der an einem dünnen Blutausstrich auftretenden Beugungserscheinung (Halo) ist der mittlere Durchmesser der roten Blutkörperchen zu ermitteln.

Prinzip der Methode. Kleine Teilchen in unregelmäßiger Anordnung beugen das Licht. Betrachtet man die Sonne durch eine Nebelschicht, so beobachtet man einen sog. Halo, der die Sonne umgibt, entstanden durch die Beugung an den Wassertröpfchen. Je kleiner das beugende Teilchen, desto größer ist der Durchmesser des Halo. Die Vermessung des Durchmessers des Halo liefert daher die Teilchengröße, wenn alle Teilchen gleich groß sind, oder die *mittlere* Teilchengröße, wenn sie ungleich sind[1].

Platz Nr.

---

[1] Bezüglich der Theorie des Effektes vergl. F. HAUER, Pflügers Arch. **241**, 558 (1939). Eine andere Apparatur wurde von COX und PONDER angegeben [J. gen. Physiol. **24**, 619 (1941)].

Je größer die Abweichung der Teilchen von der mittleren Größe ist, desto unschärfer wird der Halo. Ein scharf ausgebildeter Halo ist immer ein Zeichen für große Gleichmäßigkeit der Teilchengröße.

Apparatur. Blutzellenprüfer nach PIJPER (Zeiß) (Abb. 5), oder ähnliche improvisierte Vorrichtung mit Lichtquelle und Mattscheibe, Objektträger, Deckgläser, Schnepper, Tupfer.

Ausführung. *Herstellung des Objektträgerausstriches* (Abb. 6). Man faßt einen sorgfältig gereinigten und entfetteten Objektträger (am besten geschliffener) an den seitlichen Rändern und berührt den Blutstropfen mit dem unteren Rande so, daß eine kleine Menge Blut haften bleibt. Der Objektträger wird mit der Kante am äußeren Ende eines zweiten reinen Objektträgers so aufgestellt, daß der Winkel, in dem das Blut sich befindet,

Matt-
scheibe

Objekt-
tisch

Licht-
quelle

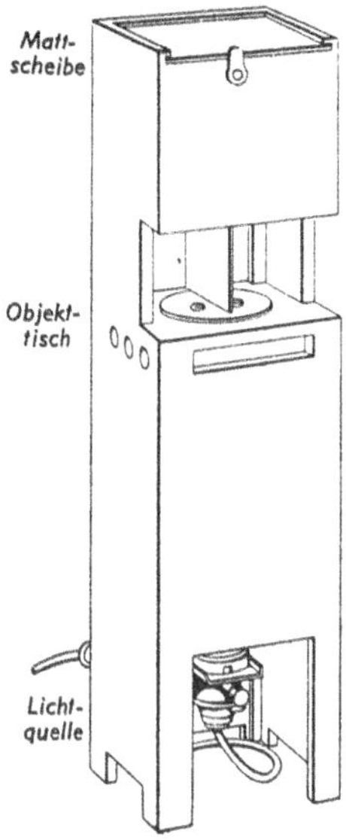

Abb. 5. Blutzellenprüfer nach PIJPER.

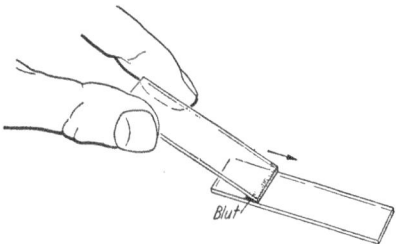

Blut

Abb. 6. Objektträgerausstrich.

zwischen beiden Objektträgern etwa 45° beträgt. Mit gleichmäßiger Geschwindigkeit wird jetzt der geneigte Objektträger mit der aufgestellten Kante voran über den liegenden Objektträger weggestoßen, so daß ein gleichmäßiger und fein verlaufender Blutausstrich entsteht. Lufttrocknung.

Gut gelungene Blutausstriche zeigen an ihrem dünnen Ende, wo die Zellen einzeln nebeneinander liegen, Seidenglanz. Dieser Teil wird über die Tischöffnung des Apparates gelegt. Das entstehende

1 normal perniziöse Anämie

2 normal sekundäre Anämie

3 normal mikrozytäre Anämie

4 normal hämolytischer Ikterus

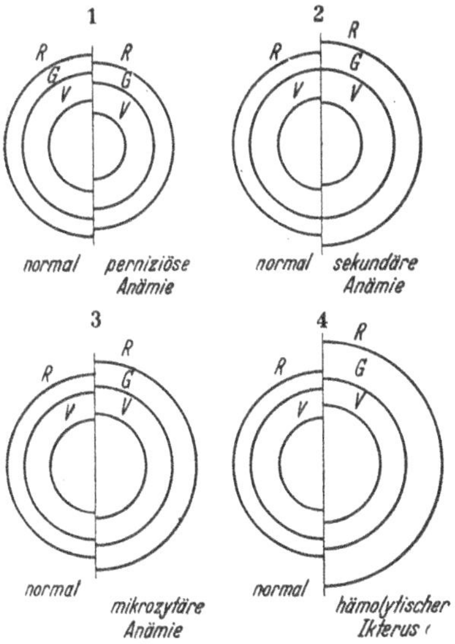

Abb. 7. Beugungsringe von Blutausstrichen.

Tabelle 1.

Ring G* in mm	Mittlerer Durchmesser der Erythrocyten in μ	Ring G* in mm	Mittlerer Durchmesser der Erythrocyten in μ
41	9,9	54	7,5
42	9,6	55	7,3
43	9,4	56	7,2
44	9,2	57	7,1
45	9,0	58	6,9
46	8,8	59	6,8
47	8,6	60	6,7
48	8,4	61	6,6
49	8,2	62	6,5
50	8,1	63	6,4
51	7,9	64	6,3
52	7,7	65	6,2
53	7,6	66	6,1

* Gelber Ring.

Beugungsbild wird auf der Mattscheibe beobachtet und mit einem anderen Blutausstrich (eventuell von pathologischen Fällen) verglichen. Das halbe Beugungsbild besteht aus einem Feld, in dessen Mitte das Primärlicht sichtbar ist, dann folgt ein orangefarbener Beugungsring und weitere Ringe mit den Farben Dunkel-

orange, Braunrot, Dunkelviolett, Dunkelblau, Grün, Gelb, Orange, Rot usw. Für
den Vergleich zwischen normalem und pathologischem Blutbild sind vor allem die
Ringe Grenze Braunrot-Violett (erster gelber Ring) und äußerster Rand des folgenden roten Ringes (wo Rot an Grün grenzt) maßgebend (vgl. Abb. 7).

Der mittlere Durchmesser der Erythrocyten kann angenähert durch Abmessung
des Durchmessers des gelben Ringes in mm mit Maßstab und Lupe ermittelt werden.
Mit Rücksicht auf die Breite der Lichtquelle ist 1 mm vom gemessenen Wert abzuziehen. Aus dem korrigierten Wert kann mit Hilfe von Tabelle 1 der mittlere Durchmesser der Erythrocyten gefunden werden.

4. Zählung der weißen Blutkörperchen.

Platz Nr.

Aufgabe. Es ist zu bestimmen, wieviel weiße Blutkörperchen einer verdünnten, von roten Blutkörperchen befreiten
und gefärbten Blutprobe *im Mittel* auf ein großes Quadrat
des Zählnetzes entfallen. Aus den Dimensionen der Zählkammer und dem Verdünnungsgrad ist die Zahl der weißen Blutkörperchen in
1 mm³ Blut zu berechnen.

Prinzip der Methode. Grundsätzlich ist die Methode gleich wie 1a. Die
Erythrocyten werden bei dieser Messung durch die Essigsäure zerstört, dafür
werden die Leukocyten durch Färbung hervorgehoben. Entsprechend der
kleineren Anzahl muß weniger
stark verdünnt werden.

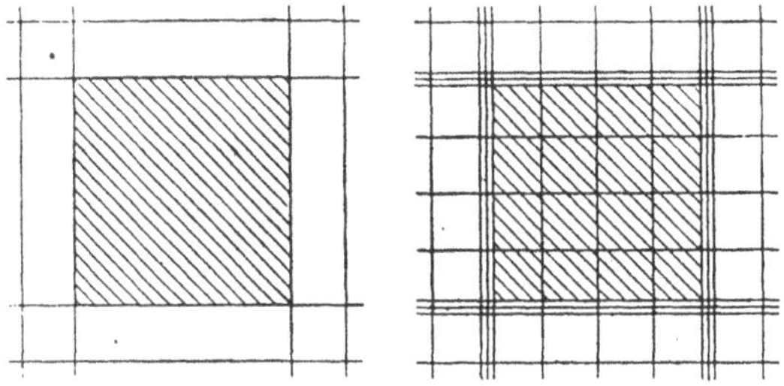

Reagenzien. $\frac{1}{3}$% wässerige
Eisessiglösung mit Methylen-
blau oder TÜRKsche Lösung:
1% Essigsäurelösung mit Gen-
tianviolett 0,05:300; zur Reinigung Alkohol, Äther und
Aceton.

Apparatur. Zählkammer
mit Deckglas. (Gebräuchliche
Zählkammern nach BÜRKER,
THOMA, TÜRK, NEUBAUER,
BREUER usw.) Mikroskop,

Abb. 8. Muster „großer" und „kleiner" Quadrate
in verschiedenen Zählkammern.

warmes Handbad, Schnepper, Mischpipette, Uhrglas, Tupfer.

Ausführung. Reinigen der Fingerkuppe durch Waschen, Alkohol und Äther.
Hierauf wird zur Erweiterung der Gefäße ein warmes Handbad genommen
mit nachfolgender sorgfältiger Abtrocknung. Einstechen in die Fingerkuppe
mit dem Schnepper. Der erste Blutstropfen wird abgewischt. In den *frei* hervortretenden Blutstropfen wird die Spitze der horizontal gehaltenen, trockenen (!)
Mischpipette getaucht und bis zur Marke 1,0 Blut aufgesaugt. Es darf keine
Luftblase auftreten! Außen anhaftendes Blut mit raschem Strich gegen die
Spitze abwischen. Aus dem Uhrglas TÜRKsche Lösung bis zur Marke 11 aufsaugen, bevor ein Gerinnsel entstehen kann. Gummischlauch offen von der
Pipette abstreifen und Mischpipette zwischen Daumen und Mittelfinger vorsichtig schütteln. Die sorgfältig gereinigte, horizontal gelagerte Zählkammer
wird mit einem peinlich sauberen Deckglas bedeckt. Durch Druck auf das
Deckglas an den Stellen der seitlichen Tragflächen bis zum Auftreten der „Farben
dünner Blättchen" wird die Tiefe der Zählkammer auf den geeichten Wert
eingestellt (in der Regel $\frac{1}{10}$ mm). Die ersten Tropfen der Blutsuspension werden
verworfen. Ein Tropfen wird auf den unteren, unter dem Deckglas hervorragenden Teil des mittleren Sockels gebracht, so daß die Blutsuspension sich
sofort durch Capillarität in die untere Hälfte ausbreitet. Einstellung auf die
horizontale Zählkammer mit dem Mikroskop bei schwacher Vergrößerung,
Feststellung ob gleichmäßige Verteilung besteht. Man zählt die ganze Zählkammer mit Hilfe der großen Quadrate durch. Bezüglich der Einteilung vgl.
Abb. 8.

Tafel I.

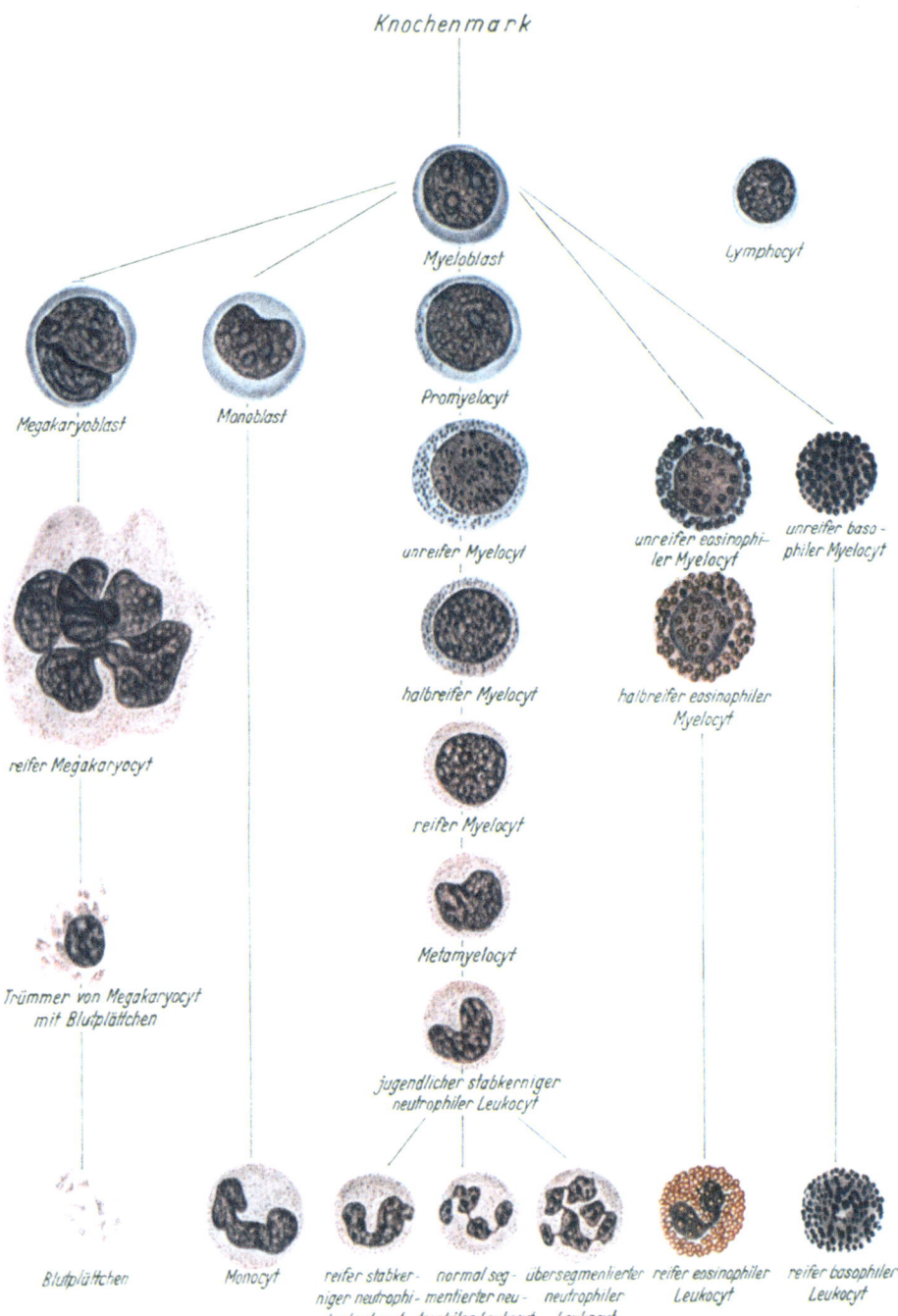

Abb. 10. Leukocytenentwicklung. (Nach ROHR.)

Berechnung. Die Durchschnittszahl für ein großes Quadrat ($^1/_{25}$ mm^2) wird mit 25 · 10 ($^1/_{10}$ mm Kammertiefe) · 10 (Verdünnung) = 2500 multipliziert.

Fehlerrechnung. Um sich über die Genauigkeit der Methode ein Urteil zu verschaffen, wird die Fehlerrechnung wie bei 1, S. 7 durchgeführt.

Reinigung der Pipette. Siehe 1, S. 8.

5. Untersuchung der Arten der weißen Blutkörperchen und Feststellung der relativen Anzahl.

Aufgabe. Ein Blutausstrich ist zu fixieren und zu färben. Durch Auszählen der weißen Blutkörperchen unter der Ölimmersion und Differenzierung der einzelnen Arten ist die relative Anzahl im Blutbild zu ermitteln.

Platz Nr.

Prinzip der Methode. Doppelfärbung der weißen Blutkörperchen und mikroskopische Unterscheidung und Auszählung der verschiedenen Typen.

Reagenzien. MAY-GRÜNWALD-Lösung, GIEMSA-Lösung (3 Tropfen Farbstoff auf 2 cm^3 H$_2$O), Methylalkohol, Canadabalsam, Äther-Alkoholgemisch zu gleichen Teilen, destilliertes Wasser.

Apparatur. Sorgfältigst in Äther-Alkoholgemisch gereinigte und entfettete Deckgläschen in Papiertüten, Mikroskop mit Ölimmersion, Uhrschalen, Fließpapier, Objektträger, Schnepper, Tupfer, Alkohol.

Ausführung. a) *Am ersten Tag: Herstellung des Deckglasausstriches*[1] (vgl. auch Objektträger-Blutausstrich 3 S. 11). Die Unterseite eines Deckgläschens wird mit dem hervorquellenden Bluttropfen rasch in Berührung gebracht. Ohne Druck, nur durch Capillarität wird der Tropfen durch Heranbringen eines zweiten Deckgläschens ausgebreitet. Ist eine gleichmäßige Verteilung vorhanden, so werden die beiden Deckgläschen mit einem einzigen sanften Zug auseinander gezogen. Das Präparat trocknet an der Luft rasch und kann in einer Papiertüte aufbewahrt werden (vgl. Abb. 9).

Platz Nr.

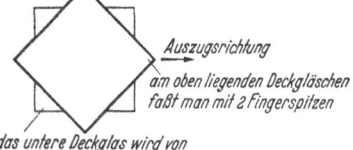

Auszugsrichtung
am oben liegenden Deckgläschen
faßt man mit 2 Fingerspitzen

das untere Deckglas wird von
2 Fingerspitzen gehalten

Abb. 9.

b) *Am zweiten Tag: Kombinierte* MAY-GRÜNWALD-GIEMSA-*Färbung nach* PAPPENHEIM.

1. Zwei luftgetrocknete Deckglasausstriche werden, Schicht nach unten, in eine Uhrschale gelegt. Unterschichten der Ausstriche mit MAY-GRÜNWALDscher Lösung. 3 min.

Platz Nr.

2. Zufließenlassen einer gleichen Menge destillierten Wassers. 1 min.

3. Präparate über Fließpapier auf die Kante stellen bis die Farblösung abgeflossen ist.

4. In einer Uhrschale mit GIEMSA-Lösung werden die Präparate 10 min. gelassen.

5. Kräftiges Abspülen mit destilliertem Wasser.

6. Sofortiges Trocknen mit Fließpapier und an der Luft.

7. Nicht-Schichtseite mit Methylalkohol reinigen.

8. Ein Tropfen Canadabalsam auf Schichtseite und Auflegen auf Objektträger.

9. Zedernöltropfen auf das Deckglas und vorsichtige Einstellung mit der Ölimmersion. Erkennung mit Hilfe von Abb. 10, Tafel I.

10. Auszählen[2] von 100 weißen Blutkörperchen und Eintragung des Befundes der relativen Verteilung in eine kleine Tabelle. Als Normalwerte gelten:

Polymorphkernige Neutrophile	Eosinophile	Basophile	Monocyten	Lymphocyten
66,5 %	3 %	0,5 %	5 %	25 %

---

[1] NAEGELI: Blutkrankheiten und Blutdiagnostik, 5. Aufl., S. 9. Berlin: Springer.
[2] Sehr geeignet ist das automatische Zähl- und Summierwerk, welches von HOLZER und SPITZY angegeben wurde [Wiener klin. Wschr. **52** (1939)].

6. Messung des Volumens der Blutkörperchen und des Plasmas mit dem Hämatokrit.

Aufgabe. Es ist das prozentuale Volumen von Blutkörperchen und Plasma im Blut zu bestimmen.

Prinzip der Methode. Durch Zentrifugieren werden die schweren, geformten Bestandteile des Blutes von den flüssigen abgetrennt. An der Höhe der sedimentierten Säule in einer graduierten Capillare kann der prozentuale Gehalt direkt abgelesen werden.

Fehlerquellen. Die Packung der geformten Bestandteile ist nie gleichmäßig und hängt sehr von der Tourenzahl und dem Bau der Zentrifuge und von den Dimensionen des Röhrchens ab. Die Methode liefert vergleichbare Werte, wenn mit dem gleichen Instrument immer genau gleich lange zentrifugiert wird.

Reagenzien. $2^{1}/_{2}\%$ Kaliumbichromatlösung.

Apparatur. 1. Hämatokrit nach HEDIN-GÄRTNER, 2. Hämatokritzentrifuge mit Zubehör, 3. Refraktometer.

Ausführung. α) *Mit Nr. 1.* Man steche die Fingerkuppe an und fülle die Capillarpipette genau bis zur Marke (0,02 cm³). Nach rascher Reinigung der Außenseite wird das Blut in die Bürette zum Zentrifugieren entleert. Vorher ist wenig $2^{1}/_{2}\%$ Kalibichromatlösung in die Bürette zu füllen und durch Zuhilfenahme eines feinen Drahtes luftfrei in den unteren graduierten Teil der Bürette zu bringen. In die Capillarpipette wird bis in die obere Ampulle etwas Bichromatlösung aufgesaugt, zum Ausspülen der letzten Blutreste. Mit Hilfe des Neusilberdrahtes wird Blut und Lösung gut gemengt (eventuell etwas Bichromatlösung nachgegeben). Die Bürette wird in die Hülse eingeschlossen und dann zentrifugiert, bis die Schicht roter Blutkörperchen ein konstantes Niveau erreicht.

Da die Pipette 0,02 cm³ faßt, der geteilte Raum der Capillarbürette 0,02 cm³ beträgt, und in 100 Teilstriche geteilt ist, liest man die Volumprozente der roten Blutkörperchen direkt ab.

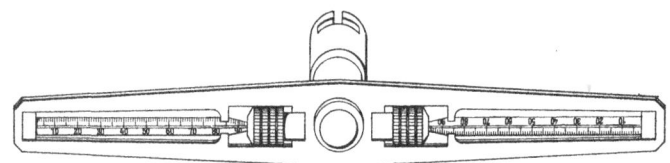

Abb. 11. Hämatokrit.

β) *Mit Nr. 2.* In zwei, in 100 Skalenteile geteilte kurze Capillarröhren wird je ein Blutstropfen, der dieselben füllen muß, eingebracht; außen wird abgetrocknet. Mit einer Einspannvorrichtung werden sie auf einer Zentrifuge montiert und so lange zentrifugiert, bis eine konstant bleibende Scheidung zwischen Blutkörperchen und Plasma eingetreten ist (vgl. Abb. 11). Der betreffende Skalenteil gibt die gesuchten Volumenprozente an. Auf gute Dichtung an den beiden Enden der Röhrchen ist zu achten. Rasches Arbeiten ist erforderlich, ebenso sofortiges Reinigen der Röhrchen nach vollzogener Ablesung. Besonders genau arbeiten die auf die Winkelzentrifuge verpaßten Hämatokriten von LUNDGREN.

γ) Auf die recht genaue Bestimmung des Volumens der roten Blutkörperchen nach ALDER[1] mit Hilfe des Refraktometers sei hingewiesen. Ein Tropfen Hirudinblut wird in einer Mischpipette im Verhältnis 1:1 mit isotonischer Kochsalzlösung verdünnt und hierauf zentrifugiert. Die klare Lösung wird refraktometrisch untersucht. Die Berechnung erfolgt nach folgender Formel:

$$\text{Blutkörperchenvolumen} = 100 - \frac{100\,(R_m - R_h)}{R_p - R_m},$$

wobei

R_p = Refraktion des reinen Plasmas,
R_h = Refraktion der Kochsalzlösung,
R_m = Refraktion der Plasmakochsalzlösung.

[1] ALDER, A.: Ztschr. f. klin. Med. 88, 74 (1919).

7. Messung des Hämoglobingehaltes.

Allgemeines. Die wichtige Feststellung . des Hämoglobingehaltes des Blutes erfolgt am hämolysierten und verdünnten Blut. An Methoden stehen zur Verfügung:

1. Die *spektrophotometrische Bestimmung* des unveränderten Farbstoffes als Hämoglobin, Oxy-Hämoglobin oder Kohlenoxyd-Hämoglobin.

a) Subjektive Methode: mit einem Spektralphotometer oder einem Photometer (z. B. Stufenphotometer) unter Verwendung monochromatischer Beleuchtung oder stark gefilterten Lichtes.

b) Objektive Methode: lichtelektrische Messung der Extinktion in monochromatischem oder weitgehend gefiltertem Licht mit Hilfe des Lichtelementes oder der Photozelle.

2. Die *colorimetrische Bestimmung* a) des veränderten Farbstoffes als salzsaures Hämatin und colorimetrischer Vergleich mit einer Standardlösung oder einem standardisierten Farbglas oder Keil.

b) des unveränderten Farbstoffes als Hämoglobin oder Kohlenoxyd-Hämoglobin und colorimetrischer Vergleich mit einer Standardlösung.

3. Die *gasanalytische Bestimmung* durch Messung der Sauerstoff- oder Kohlenoxydkapazität einer gemessenen Blutmenge.

4. Die *refraktometrische Bestimmung* durch Messung der Refraktion einer Hämoglobinlösung.

5. Die *chemische Bestimmung* durch Feststellung des Eisengehaltes.

Die subjektiven Methoden 1 a, 2 a und 2 b sind einfach und rasch. Die Unterschiedsschwelle des menschlichen Auges setzt der mit ihnen erreichbaren Genauigkeit eine Grenze, die für manche Zwecke nicht ausreicht. Die Methode 3 wird vor allem in Amerika angewandt und ist in der Hand eines gewandten Arbeiters sehr genau, ebenso die Methode 4. Die genauesten Werte liefert die Methode 1 b, die aber besonders bei Verwendung von Photozellen einen größeren Aufbau und Erfahrung erfordert. Die Methode 5 wird nur als Grundlage für Eichwerte herangezogen (vgl. HEILMEYER[1]).

a) Spektroskopie des Blutfarbstoffes.
(Vorübung zur eigentlichen Hb-Bestimmung.)

Aufgabe. Die Absorptionsspektren der verschiedenen Formen des Blutfarbstoffes und seiner Derivate sind zu beobachten.

Platz Nr.

Reagenzien. Ammoniak 0,4 %; Natriumhydrosulfit ($Na_2S_2O_4$) in Substanz (gut verschlossen); 10 % Ferricyankaliumlösung; $^1/_{10}$ n-Salzsäure; konzentrierte Schwefelsäure; 15 % Kalilauge; Leuchtgas- oder Kohlenoxydanschluß unter Abzug mit Vorrichtung zum Durchströmen.

Apparatur. *Spektralapparat* (Prismenspektroskop, mit geradesichtigem Prisma, oder 60° Glasprisma, oder Flüssigkeitsprisma oder Prisma konstanter Ablenkung: Zunehmende Dispersion mit abnehmender Wellenlänge. Gitterspektroskop: konstante Dispersion, geringe Lichtstärke).

Lichtquelle mit weißem Licht (Bogenlampe, Wolframbandlampe, Niedervoltlampe; mit Linienspektrum (Na- oder Hg-Lampe).

---

[1] HEILMEYER: Dtsch. Arch. klin. Med. 178, 397 (1936); ferner ENGHOFF: Quantitative Hämoglobinbestimmungen und Erythrocytenuntersuchungen. Uppsala 1937.

Absorptionströge verschiedener Schichtdicke (einstellbare Tröge mit veränderlicher Schichtdicke sind die sog. BALY-Rohre), Meßkolben, Pipetten, Spatel und Glasstäbe.

Ausführung. Vorübung: Durch Verengerung des Spaltes, bis zum Auftreten horizontaler Streifen im Spektrum, kann das Fernrohr auf den Kolimatorspalt scharf eingestellt werden.

Die weiße Lichtquelle wird durch eine Lichtquelle mit Linienspektrum ersetzt (Na- oder Hg-Lampe). Man beobachtet die Lage der Linien im Spektrum und den Einfluß der Spaltbreite auf ihr Aussehen.

Herstellung der Lösungen. Als Stammlösung wird eine 2%ige Hämoglobinlösung in 0,4% Ammoniak hergestellt. Liegt unbekanntes Blut vor, so führt eine Verdünnung im Verhältnis 1,3:10 angenähert zum Ziel, ist der Hämoglobingehalt des Blutes bekannt, so wird mit entsprechender Korrektur verdünnt. Zur Beobachtung der Spektren der verschiedenen Derivate wird wie folgt vorgegangen:

1. Reduziertes Hämoglobin. 2% Stammlösung mit einer Messerspitze $Na_2S_2O_4$ reduziert. Man bestimme die Konzentration, bei der in 1 cm Schichtdicke die Spektren am besten zu beobachten sind.

2. Oxy-Hämoglobin. 2% Stammlösung mit Luft oder O_2 durchgeschüttelt. Man bestimme die Konzentration, bei der in 1 cm Schichtdicke die Spektren am besten zu beobachten sind.

3. CO-Hämoglobin. 2% Stammlösung mit Leuchtgas oder CO unter dem Abzug durchperlen. Man bestimme die Konzentration, bei der in 1 cm Schichtdicke die Spektren am besten zu beobachten sind.

4. Met-Hämoglobin. 2% Stammlösung, mit $^1/_{100}$ n-HCl neutralisieren und gerade so viel Überschuß zugeben, bis Lackmus saure Reaktion anzeigt, zu je 1 cm³ 1 Tropfen 10%ige Ferricyankalilösung zusetzen. Man bestimme die Konzentration, bei der in 1 cm Schichtdicke die Spektren am besten zu beobachten sind.

5. Salzsaures Hämin. 2% Stammlösung, dazu tropfenweise n-Salzsäure bis die rote Farbe ganz verschwunden ist. Man bestimme die Konzentration, bei der in 1 cm Schichtdicke die Spektren am besten zu beobachten sind.

Hierzu Abb. 12 (Tafel II), deren Kurven vor allem mit den erhaltenen Konzentrationswerten zu vergleichen sind.

b) Bestimmung mit dem Photometer.

α) Mit weißem Licht und Filter S 57.

Aufgabe. Der Durchlässigkeitswert einer verdünnten und hämolysierten Blutlösung in dem vom Filter S 57 durchgelassenen Wellenlängenbereich ist zu messen. Mit Hilfe von Tabelle 2 (S. 19) ist die zugehörige Extinktion und daraus die Konzentration des Hämoglobins zu berechnen.

Reagenzien. Ammoniak 0,4%; Natriumhydrosulfit ($Na_2S_2O_4$) in Substanz.

Apparatur. Stufenphotometer von *Zeiß* (vgl. Abb. 13) mit Zubehör und Gebrauchsanweisung, 2 Cuvetten von 5 mm Schichtdicke, Capillarpipette 25 mm³; Pipette 2475 mm³; Kölbchen; kleiner Spatel.

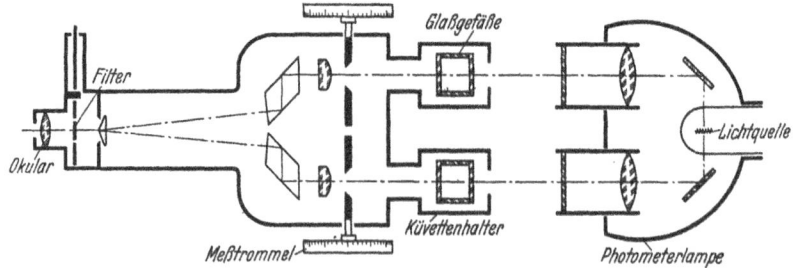

Abb. 13. Stufenphotometer.

Ausführung. Blutentnahme mit der 25 mm³-Pipette wie bei 1, S. 6. Die gefüllte Pipette wird sofort in das Kölbchen, welches mit 2475 mm³ 0,4% Ammoniak gefüllt ist, ausgeblasen und durch mehrmaliges Hin- und Herziehen gut ausgespült. Sobald die Lösung ganz klar ist, wird mit dem kleinen Spatel eine Messerspitze Natriumhydrosulfit zugesetzt und umgeschüttelt, bis sich eine bläulichrote Farbe

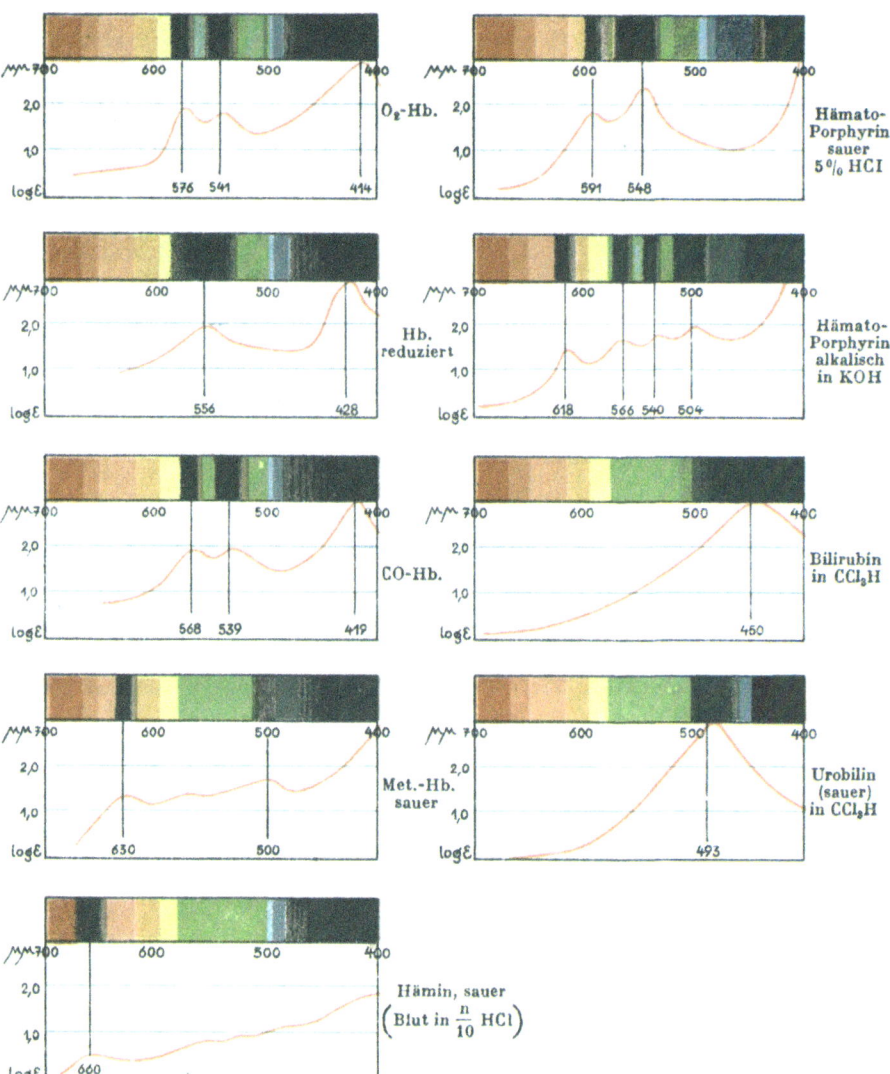

Abb. 12. Die Absorptionsspektren der wichtigsten physiologischen Farbstoffe. Die Absorptionsspektren sind so wiedergegeben, wie sie im Gitterspektroskop erscheinen. Unter jedem Spektrum findet sich die „typische Farbkurve" des Farbstoffs, welche den Verlauf der Lichtextinktion in logarythmischem Maßstab wiedergibt. (Nach L. HEILMEYER.)

einstellt. Die Lösung wird in die 5 mm-Cuvette eingefüllt und im Stufenphotometer mit dem Filter S 57 gegen eine mit destilliertem Wasser gefüllte Cuvette bezüglich ihres Durchlässigkeitswertes $D\%$ gemessen. Vgl. Gebrauchsanweisung der Fa. Zeiß.

Berechnung. Mit Tabelle 2 (S. 19) wird zu $D\%$ der entsprechende Wert der Extinktion E gesucht. $33 \cdot E = c$ g ist dann die Konzentration in g Hämoglobin je 100 cm³ Blut.

β) Mit monochromatischem Licht der Quecksilberlampe.

Ausführung wie in α. Der Durchlässigkeitswert $D\%$ wird einmal für die grüne Hg-Linie 546 mμ unter Verwendung des Zeißschen Monochromatfilters B und einmal für die gelbe Doppellinie 577/79 mμ mit dem Monochromat-filter A gemessen.

Berechnung. Mit Tabelle 2 wird zu $D\%$ der entsprechende Wert der Extinktion E gesucht.

Für $\lambda = 546$ mμ $\quad 25,6 \cdot E =$ c g Hb/100 cm³ Blut.

Für $\lambda = 577/79$ mμ $\quad 23,3 \cdot E =$ c g Hb/100 cm³ Blut.

Die Übereinstimmung zwischen den beiden Messungen gibt ein Bild über die Genauigkeit der Methode. *Steht eine Quecksilberlampe zur Verfügung, so wähle man die Methode β!*

γ) Mit dem Leifo-Photometer (Leitz) (vgl. Abb. 14).

Vgl. FRETWURST - MAENNCHEN[1]. Dieses Instrument hat den Vorteil, daß die Schichtdicke der Lösung, ähnlich wie beim Colorimeter, während der Messung verändert werden kann. Man hat dadurch die Möglichkeit die Extinktion der Lösung auf den Wert zu bringen, bei dem der Einstellfehler am kleinsten ist (Fehler bei photometrischen Bestimmungen vgl. H. HARTMANN[2]).

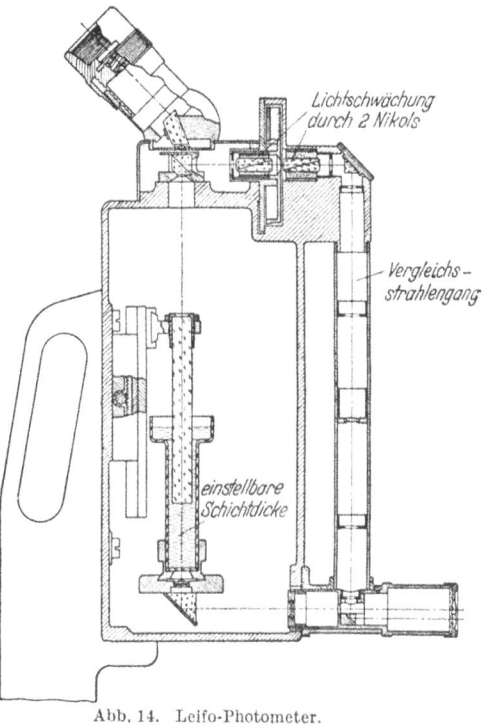

Abb. 14. Leifo-Photometer.

c) Bestimmung mit dem Spektralphotometer.

Über die Technik der Messungen mit dem Instrument von KÖNIG-MARTENS vgl. RONA[3], L. HEILMEYER[4].

Die Bestimmung ist genau, aber zeitraubend, wenn wesentliche Fehlerquellen eliminiert werden sollen. Zu Eichzwecken geeignet.

d) Lichtelektrische Bestimmung.

Aufgabe. Die Extinktion einer verdünnten und hämolysierten Blutlösung ist durch Messung der Intensität des durchgelassenen, monochromatischen Lichtes mit Hilfe eines Lichtelementes zu messen. Die Konzentration des Hämoglobins ist aus den Meßwerten zu berechnen.

Platz Nr.

---

[1] FRETWURST-MAENNCHEN: Photometrische Bestimmungen in der medizinischen Chemie mit dem Leifo-Photometer (Wetzlar 1938).
[2] HARTMANN, H.: Ergebn. Physiol. **39**, 413, 1937.
[3] RONA: Praktikum der physiologischen Chemie, Bd. 2, S. 136. Berlin 1929.
[4] HEILMEYER, L.: Medizinische Spektrophotometrie. Jena 1933.

α) Mit monochromatischem Licht der Quecksilberlampe.

Prinzip der Methode. Die Absorption von sichtbarem Licht in einer Hämoglobinlösung hängt ab von der Wellenlänge des Lichtes, der Dicke der durchstrahlten Schicht und der Konzentration des Hämoglobins. Bei einer bestimmten Wellenlänge des Lichtes (Verwendung von monochromatischem Licht) gilt das LAMBERT-BEERsche Gesetz:

$$J = J_0 \cdot e^{-\varepsilon' \cdot c \cdot d},$$

worin J die Intensität des durchgelassenen, J_0 die Intensität des eingestrahlten Lichtes, e die Basis der natürlichen Logarithmen, ε' der Extinktionskoeffizient, c die Konzentration, d die Schichtdicke der Lösung.

Für den praktischen Gebrauch wird dieses Gesetz besser in der dekadischen Form geschrieben

$$\frac{J}{J_0} = 10^{-\varepsilon \cdot c \cdot d} \qquad \text{oder} \qquad \log \frac{J_0}{J} = \varepsilon \cdot c \cdot d = E.$$

E ist die Extinktion. Sie hängt in gleicher Weise von der Konzentration und der Schichtdicke ab. Bezogen auf die Einheit der Konzentration nennt man E den spezifischen Extinktionskoeffizienten. Es gilt

$$\frac{1}{d} \log \frac{J_0}{J} = E \qquad \text{und} \qquad \frac{C}{E} = A,$$

worin A das sog. Absorptionsverhältnis bei der verwendeten Wellenlänge ist.

Wird bei genau bekannter Schichtdicke das Verhältnis J_0/J mit einem Lichtelement bestimmt, so kann durch Aufsuchen von $\log \frac{J_0}{J}$ die unbekannte Konzentration des Hämoglobins berechnet werden, da A genau bekannt ist.

Reagenzien. Ammoniak 0,4%.

Apparatur. Auf einer Dreikantschiene wird eine Quecksilberdampflampe (derartige Lampen sind in normaler Glühbirnenfassung allgemein erhältlich.

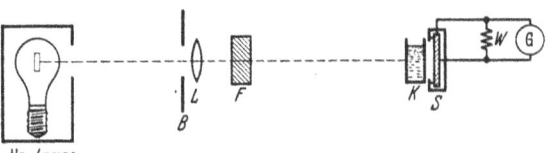

Philips-Osram), eine Linse, das Monochromatfilter für die grüne Hg-Linie 546 mμ (Zeiß B, oder sehr viel besser folgende Kombination nach HARTMANN - V. MURALT: 5 mm Neophanglas 58/51 der *Auer*-Gesellschaft +2,5 mm BG 7 von SCHOTT +1 mm OG 3 von SCHOTT), eine Irisblende, das Lichtelement

Abb. 15. Aufbau zur lichtelektrischen Photometrie. *B* Blende; *L* Linse; *F* Monochromatfilter; *K* Cuvette; *S* Lichtelement; *W* Widerstand zur Dämpfung des Galvanometers *G*.

(Selen-Sperrschichtphotozelle) mit Cuvettenträger in einfachem Aufbau zusammengestellt (Abb. 15). Dazu ein empfindliches Zeigerinstrument (eventuell Lichtzeigergalvanometer) oder Galvanometer mit Skala, Capillarpipette 25 mm³, 5 mm³-Pipette, Schnepper, Tupfer, Alkohol, heißes Handbad, 2 Cuvetten von 5 mm Schichtdicke.

Ausführung. Blutentnahme mit der Capillarpipette, Inhalt 25 mm³. Das Blut wird sofort in eine Cuvette mit der Schichtdicke 5 mm ausgeblasen, in welche vorher 4975 mm³ 0,4% Ammoniak eingebracht worden waren. (5 cm³ abmessen und einfüllen, 25 mm³ mit der Capillarpipette entnehmen, Capillarpipette trocknen!) Gute Arterialisierung des Blutes durch heißes Handbad ist bei dieser Aufgabe unerläßlich. Die Cuvette (II) wird nach erfolgter Hämolyse auf den Cuvettenträger zusammen mit einer mit 0,4% Ammoniak angefüllten Cuvette (I) aufgestellt. Zuerst wird die Cuvette I in den Strahlengang gebracht und durch Betätigung der Irisblende der Photostrom so einreguliert, daß er einen ganzzahligen Ausschlag (z. B. 100 Skalenteile) liefert. Bei Abdeckung des Strahlenganges muß der Ausschlag auf Null zurückgehen. Jetzt wird die Cuvette II in den Strahlengang gebracht, der Ausschlag notiert und die Konstanz der Lichtquelle durch Cuvette I nochmals kontrolliert. Brennt die Quecksilberlampe ruhig und schwankt das Netz nicht zu stark, so sind die Ausschläge über lange Zeit reproduzierbar. Schwankt das Netz, so ist durch raschen Wechsel zwischen Cuvette I und Cuvette II und Mittelwertbildung von mindestens je 10 Ablesungen die Einwirkung der Änderungen der Lichtintensität während der Messung zu eliminieren. *Die Methode liefert schon mit einfachen Mitteln sehr genaue Werte.*

Berechnung. Der gemessene Ausschlag mit der Cuvette I sei J_0, derjenige mit der Blutlösung J, dann ist die Durchlässigkeit der Blutlösung $D\% = \dfrac{J}{J_0} \cdot 100$.

Zu dem Wert von $D\%$ sucht man mit Tabelle 2 die zugehörige Extinktion. Es gilt $C = E \cdot A$. Das Absorptionsverhältnis A für die verwendete Filterkombination ist 0,00128 für 1 cm Schichtdicke. Für 5 mm daher 0,00256. Diese Zahl ist mit der Verdünnung 200 zu multiplizieren und auf 100 cm³ Blut zu beziehen: $200 \cdot 100 \cdot 0,00256 = 51,2$. Die gefundene Extinktion E, multipliziert mit 51,2 gibt die Hb-Konzentration in g in 100 cm³ Blut.

Tabelle 2. Ermittlung des Wertes der Extinktion (für die Schichtdicke 1 cm) aus der prozentualen Intensität des durchgehenden Lichtes. $(J/J_0.)$

$\frac{J}{J_0}$ %	E	Diff.	$\frac{J}{J_0}$ %	E	Diff.	$\frac{J}{J_0}$ %	E	Diff.
60	0,222	+4	45	0,347	+5	36	0,444	+3
59,5	0,226	+4	44,5	0,352	+5	35,8	0,446	+2
59	0,229	+3	44	0,357	+5	35,6	0,449	+3
58,5	0,233	+4	43,5	0,362	+5	35,4	0,451	+2
58	0,237	+4	43	0,367	+5	35,2	0,454	+3
57,5	0,240	+3	42,5	0,372	+5	35	0,456	+2
57	0,244	+4	42	0,377	+5	34,8	0,458	+2
56,5	0,248	+4	41,5	0,382	+5	34,6	0,461	+3
56	0,252	+4	41	0,387	+5	34,4	0,463	+2
55,5	0,256	+4	40,5	0,393	+6	34,2	0,466	+3
55	0,260	+4	40	0,398	+5	34	0,469	+3
54,5	0,264	+4	39,8	0,400	+2	33,8	0,471	+2
54	0,268	+4	39,6	0,402	+2	33,6	0,474	+3
53,5	0,272	+4	39,4	0,405	+3	33,4	0,477	+3
53	0,276	+4	39,2	0,407	+2	33,2	0,480	+3
52,5	0,280	+4	39	0,409	+2	33	0,482	+2
52	0,284	+4	38,8	0,411	+2	32,8	0,484	+2
51,5	0,288	+4	38,6	0,413	+2	32,6	0,487	+3
51	0,292	+4	38,4	0,416	+3	32,4	0,490	+3
50,5	0,297	+5	38,2	0,418	+2	32,2	0,492	+2
50	0,301	+4	38	0,420	+2	32	0,495	+3
49,5	0,305	+4	37,8	0,423	+3	31,8	0,498	+3
49	0,310	+5	37,6	0,425	+2	31,6	0,500	+2
48,5	0,314	+4	37,4	0,427	+2	31,4	0,503	+3
48	0,319	+5	37,2	0,430	+3	31,2	0,506	+3
47,5	0,323	+4	37	0,432	+2	31	0,509	+3
47	0,328	+5	36,8	0,434	+2	30,8	0,511	+2
46,5	0,333	+5	36,6	0,437	+3	30,6	0,514	+3
46	0,337	+4	36,4	0,439	+2	30,4	0,517	+3
45,5	0,342	+5	36,2	0,441	+2	30,2	0,520	+3
						30	0,523	+3

Bei der Durchführung von Präzisionsmessungen mit dieser Methode halte man sich an die von H. KÖNIG[1] aufgestellten allgemeinen Vorschriften für Messungen mit Lichtelementen.

---

[1] KÖNIG, H.: Bull. S.E.V. 5 u. 17 (1937), ferner Helvet. physica Acta **9**, 602 (1937).

β) Mit Rotfilter (Methode von KRAMER [1]).

Im roten Spektralbereich wirken konzentrierte Hämoglobinlösungen wegen ihrer hohen Durchlässigkeit wie Monochromatfilter. Zusammen mit dem Rotfilter wird daher eine praktisch monochromatische Strahlung durchgelassen. Das Blut wird am besten *unverdünnt* (Hämolyse durch Saponin oder Kälte), oder durch Verdünnung mit destilliertem Wasser, in möglichst hoher Konzentration gemessen. Der Apparat ist vor allem zur Bestimmung der Sauerstoffsättigung einer Blutprobe geeignet (vgl. 8c, S. 28).

Apparatur. Apparat nach KRAMER (vgl. Abb. 16), bestehend aus einer Osramlampe von 8 V, 5 W, gespeist aus einer Akkumulatorenbatterie, Zeiß-Rotfilter, Wärmeschutz (2 cm Wasserschicht), Meßcuvette von 2 mm Schichtdicke, Lichtelement. Daran angeschlossen ein Zeigergalvanometer mit Shunt.

e) Bestimmung nach SAHLI.

<table>
<tr><td>Platz Nr.</td></tr>
</table>

Aufgabe. Der Hämoglobingehalt des menschlichen Blutes ist durch Verdünnung einer aus dem Blut hergestellten salzsauren Häminlösung bis zur Angleichung an einen Standard zu bestimmen.

Prinzip der Methode. Salzsaures Hämin ist bei Luftabschluß relativ lichtbeständig und als Standardlösung haltbar. Oxy-Hämoglobin selbst ist unbeständig und bezüglich der Farbe stark von der Sauerstoffsättigung abhängig.

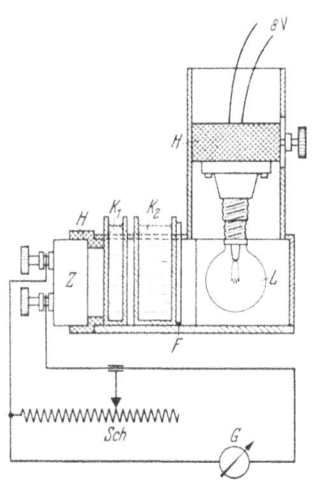

Es wird daher aus dem Gemisch von Oxy-Hb und Hb, welches als Capillarblut aus der Fingerbeere austritt, durch Zusatz von HCl der einheitliche und haltbare Farbstoff Hämin hergestellt und zum Vergleich mit dem Standard herangezogen. Die notwendige Verdünnung der Probe, bis Gleichheit mit dem Standard erreicht ist, gibt das Verhältnis zwischen den Konzentrationen von Standard und Probe, und bei bekannter Konzentration des Standards auch die Konzentration der Probe. In der Klinik wird oft nur das Verhältnis ermittelt und als „SAHLI-Prozente" angegeben. Dieses Verfahren ist zu verwerfen und durch die Angabe der Konzentration in g/100 cm³ zu ersetzen. (Besonders bei älteren SAHLI-Apparaten sollte die Konzentrationsangabe und der Farbwert des Standards nachgeprüft werden.)

Abb. 16. Meßgerät nach KRAMER. *L* Osramlampe; *H* Hartgummihalter; *F* Rotfilter; *K₂* Wasserfilter; *K₁* Meßcuvette; *Z* Lichtelement, *Sch* Widerstand, als Shunt zur Regulierung der Empfindlichkeit des Galvanometers *G*.

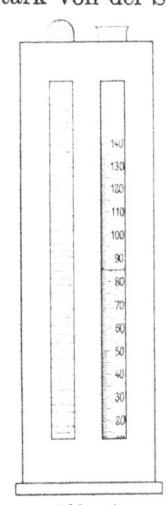

Abb. 17.
SAHLI-Hämometer.

Reagenzien. $^1/_{10}$ n-Salzsäure, destilliertes Wasser, Alkohol und Äther zur Reinigung, Aceton zum Trocknen der Pipette.

Apparatur. Hämometer nach SAHLI (Abb. 17), Schnepper, 20 mm³-Pipette, Tropfglas, kleine Schalen, Tupfer.

Ausführung. Man beschickt das graduierte Gläschen des Hämometers bis zum Teilstrich 10 mit $^1/_{10}$ n-Salzsäure. Blutentnahme wie bei **1**, S. 6. Mit der

---

[1] KRAMER: Z. Biol. **95**, 126 (1934).

20 mm³-Pipette wird Blut bis etwas über die Marke aufgesogen. Die Pipette wird durch raschen Strich nach der Spitze hin äußerlich gereinigt. Durch Betupfen der Spitze mit der trocknen Fingerbeere wird der Blutmeniscus auf die Marke gebracht und der Pipetteninhalt sofort in das mit Salzsäure beschickte graduierte Röhrchen ausgeblasen. Die Capillarpipette ist durch mehrmaliges Zurücksaugen und Wiederausblasen vollständig vom aufgesogenen Blut zu befreien (Standard ist auf dieses Verfahren berechnet!), gleichzeitig wird das Blut mit der Salzsäure innig durchmischt. Nach 1 min hat die Mischung eine dunkelbraune Färbung angenommen und ist klar geworden. Aus einem Tropfglas setzt man tropfenweise destilliertes Wasser zu, bis die verdünnte Blutlösung, die nach jedem Zusatz durch vorsichtiges Neigen gut zu durchmischen ist, den gleichen Farbton angenommen hat wie die Standardlösung, welche sich im Gestell neben der Mischbürette befindet. Vor dem Versuch muß die Standardlösung ebenfalls gut umgeschüttelt werden, damit die Wirkung einer eventuell beim Stehen eingetretenen Sedimentierung aufgehoben wird.

Bei der Farbenvergleichung ist das Röhrchen so zu drehen, daß die Skala hinter dem Rande des Gestells völlig verschwindet. Zur Erzielung größerer Genauigkeit kann man sich den Stand der Flüssigkeit notieren, bei welcher die zu untersuchende Lösung eben dunkler, gleichhell und eben heller erscheint, als die Standardlösung, und nimmt dann aus diesen drei Einstellungen das Mittel.

Die Methode ist nicht sehr genau, hat sich aber wegen ihrer Einfachheit in der Klinik eingebürgert [1].

Berechnung. Jedem Apparat ist eine Angabe beigegeben, wieviel g Hämoglobin in 100 cm³ Blut dem Skalenteil 100 entspricht. (Diese Angabe stimmt bei älteren Instrumenten meist nicht mehr.) Wurde bei der Verdünnung der Skalenteil S erreicht und ist der Wert für den Skalenteil $100 = A$ g Hb/100 cm³ Blut, so ist die zu bestimmende Menge

$$x = S \cdot \frac{A}{100} \text{ g Hb/100 cm}^3 \text{ Blut.}$$

Als *Norm* gilt:

beim Mann 16 g Hb/100 cm³ Blut, $5,0 \cdot 10^6$ Erythrocyten/mm³;
bei der Frau 14,4 g Hb/100 cm³ Blut, $4,5 \cdot 10^6$ Erythrocyten/mm³.

Berechnung des Färbeindex. Der Färbeindex F.I., der ein Maß für die Hämoglobinbeladung der Erythrocyten ist, wird folgendermaßen berechnet:

$$\text{F.I.} = \frac{\text{Hämoglobingehalt (in \% der Norm)}}{\text{Erythrocytengehalt (in \% der Norm)}} .$$

Zu seiner Ermittlung ist die Zählung der roten Blutkörperchen nötig (vgl. 1, S. 6).

Berechnung des Hämoglobingehaltes des einzelnen Erythrocyten. In der Berechnung einfacher und in mancher Beziehung anschaulicher ist die Ermittlung des Hb-Gehaltes des einzelnen Erythrocyten: Hb/Erythrocyt. Er wird folgendermaßen berechnet:

$$\text{Hb/Erythrocyt} = \frac{\text{Hämoglobingehalt (in g/100 cm}^3\text{)}}{\text{Erythrocytenzahl (in 100 cm}^3\text{)}} .$$

Als *Norm* gilt:

$$\frac{16}{5 \cdot 10^6 \cdot 10^5} = 32 \cdot 10^{-12} \text{ g Hb/Erythrocyt.}$$

Für die Frau sind die entsprechenden Zahlen

$$\frac{14,4}{4,5 \cdot 10^6 \cdot 10^5} = 32 \cdot 10^{-12} \text{ g Hb/Erythrocyt.}$$

---

[1] Vgl. HEILMEYER u. v. MUTIUS: Arh. klin. Med. **183**, 379 (1939).

f) Bestimmung mit dem Zeiß-Ikon-Hämometer.

Aufgabe. Der Hämoglobingehalt des menschlichen Blutes ist durch colorimetrischen Vergleich einer aus dem Blut hergestellten salzsauren Häminlösung mit einem Farbkeil zu bestimmen.

Prinzip der Methode. Grundsätzlich ist die Methode gleich wie 7e, S. 20. Die Probe wird aber bei dieser Methode mit einem gefärbten Glaskeil verglichen, dessen Farbwert genau dem salzsauren Hämin entspricht. Die Eichung des Farbkeiles ist so vorgenommen worden, daß dem Skalenteil 100, 16 g Hb/100 cm³ Blut entsprechen.

Reagenzien. $^1/_{10}$ n-Salzsäure, destilliertes Wasser, Alkohol und Äther zur Reinigung.

Apparatur. Zeiß-Ikon-Hämometer (Abb. 18), Schnepper, Uhrglas, Tupfer.

Ausführung. Blutentnahme wie bei 1. Mit der Spezialpipette wird das Blut bis zur Marke 30 mm³ aufgesogen. Die Pipette wird durch raschen Strich nach der Spitze hin äußerlich gereinigt. Aus dem Uhrgläschen, das vorher mit $^1/_{10}$ n-Salzsäure gefüllt worden war, wird ohne Zeitverlust Salzsäure bis zur oberen Marke (2000 mm³) nachgesaugt und der Zeitpunkt vom Beginn des Aufsaugens der Salzsäure notiert. Die Mischung wird sofort kräftig durchgeschüttelt und in das dem Apparat beigegebene Vierkantrährchen gefüllt. Das Röhrchen wird mit seitlich gestelltem schwarzem Längsstreifen in das Hämometer eingesteckt. Die Klappe, die eine Belichtung des Röhrchens und des Vergleichskeiles ermöglicht, bleibt vorderhand geschlossen, damit die Mischung im Dunkeln bleibt. Genau nach 5 min wird die Klappe geöffnet, der Apparat gegen ein Fenster gehalten und durch Bewegung der Rändelschraube der Farbkeil auf Gleichheit mit der Probe gebracht. Die Ablesung erfolgt in Skalenteilen durch Umlegen des kleinen Hebels und Beobachtung des eingestellten Skalenteiles. Aus mindestens fünf getrennten Einstellungen ist das Mittel zu nehmen.

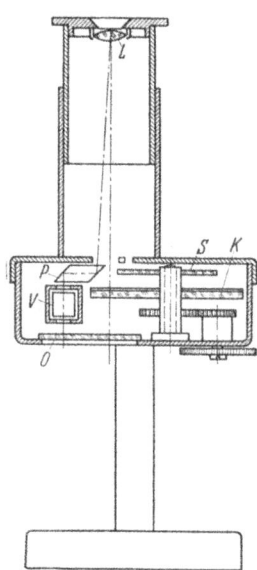

Abb. 18. Zeiß-Ikon-Hämometer. *L* Lupe; *P* Prisma; *V* Vierkantröhre; *S* Skala; *K* Keil; *O* Opalglas.

Berechnung. Der Skalenteil 100 entspricht 16 g Hb/100 cm³. Wurde ein Skalenteil S abgelesen, so ist die gesuchte Menge

$$x = S \cdot \frac{16}{100} \text{ g Hb/100 cm}^3 \text{ Blut.}$$

Die Berechnung entfällt, wenn das Nomogramm, das jedem Apparat beigefügt ist, benützt wird. Berechnung des Färbeindex und des Hämoglobingehaltes des einzelnen Erythrocyten wie bei 7e, S. 21.

g) Bestimmung mit dem Hellige-Hämometer.

Aufgabe. Der Hämoglobingehalt des menschlichen Blutes ist durch colorimetrischen Vergleich einer aus dem Blut hergestellten Chlorhäminlösung in einer Keilcuvette mit einem Glasstandard zu bestimmen.

Reagenzien. $^1/_{10}$ n-Salzsäure, destilliertes Wasser, Alkohol und Äther zur Reinigung.

Apparatur. *Hellige-Hämometer* mit Eichkurve (Abb. 19), Mischpipette, Schnepper, Uhrglas, Tupfer.

Ausführung. Blutentnahme wie bei 1 (S. 6). Mit der Spezialpipette wird das Blut bis zur Marke 1 eingesogen. Die Pipette wird durch raschen Strich nach der Spitze hin äußerlich gereinigt. Aus dem Uhrglas, das vorher mit genügend $^1/_{10}$ n-Salzsäure gefüllt worden war, wird ohne Zeitverlust Salzsäure bis zur Marke 201 nachgesogen. Man verschließt die Pipette mit Daumen und Mittelfinger, schüttelt um und füllt den gut durchmischten Inhalt in den Keiltrog. 5 min nach der Mischung, wird mit der Rändelschraube die Einstellung gesucht, bei der Gleichheit mit dem Glasstandard besteht.

Berechnung. Aus der Eichkurve wird zu dem Mittelwert von mindestens 5 Ablesungen die zugehörige Hämoglobinmenge in g Hb/100 cm³ Blut abgelesen.

h) Bestimmung nach BÜRKER.

Aufgabe. Der Hämoglobingehalt des menschlichen Blutes ist durch colorimetrischen Vergleich einer aus dem Blut hergestellten verdünnten Hämoglobinlösung mit einem Standard zu bestimmen.

Reagenzien. 0,1 % Sodalösung, Natriumhydrosulfit ($Na_2S_2O_4$) in Substanz (soll eine verdünnte Indigolösung im Reagensglas bei Zusatz einer stecknadelkopfgroßen Portion entfärben und längere Zeit in der Wirkung anhalten).

Apparatur. Leitz-Hämoglobinometer nach BÜRKER (Kompensationscolorimeter) mit Gebrauchsanweisung. 1 Pipette 2475 mm³, 1 Pipette 25 mm³, 1 Rundkölbchen aus Glas mit Stopfen, 1 Schnepper, 1 kleiner Spatel, 1 Glasstäbchen zum Mischen, Tupfer.

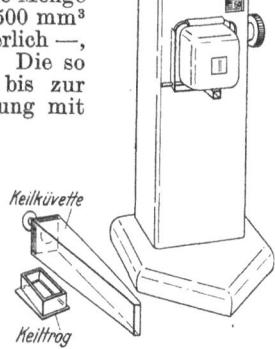

Ausführung. 2475 mm³ 0,1 % Sodalösung werden in das Rundkölbchen abgemessen. Blutentnahme wie bei 1 (S. 6). 25 mm³ Blut werden zu der Sodalösung hinzugefügt und mit dem Glasstab gut durchgemischt. Mit dem Spatel wird eine kleine Menge Natriumhydrosulfit zugesetzt — zur Reduktion von 2500 mm³ Blutlösung sind 0,3 mg frisches Natriumhydrosulfit erforderlich —, bis vollständige Reduktion zu Hämoglobin erfolgt ist. Die so reduzierte Lösung wird in den Colorimeterbecher B_l bis zur Strichmarke eingefüllt. In den Becher B_r wird Sodalösung mit etwas Natriumhydrosulfit gebracht. Unter Beachtung der Gebrauchsanweisung wird jetzt colorimetriert. Die Methode liefert bei Einhaltung der Vorschrift sehr genaue Werte.

Berechnung. Die im Gefäß V_r untergebrachte Standardlösung enthalte eine 100fach verdünnte Blutprobe mit dem Hämoglobingehalt A g Hb/100 cm³ (eine Eichkarte ist jedem Colorimeter beigegeben!). Beim Colorimetrieren sei auf der Seite der unbekannten Lösung die Schichtdicke d mm eingestellt worden, dann ist der Hämoglobingehalt des untersuchten Blutes:

Keilküvette

Keiltrog

$$x = \frac{A \cdot 10,0}{d} \text{ g Hb/100 cm}^3.$$

Abb. 19. Hellige-Hämometer. (Zu S. 22.)

Berechnung von **F.I.** und **Hb/Erythrocyt** wie unter **7 e** (S. 21).

i) Bestimmung nach GOWER-HALDANE.

Aufgabe. Eine verdünnte Blutlösung ist colorimetrisch mit einer Standardlösung von CO-Hämoglobin zu vergleichen, und der Hämoglobingehalt zu berechnen.

Reagenzien. 0,4 % Ammoniak, *CO-Hämoglobin Standard.*

Herstellung der Standardlösung. Durch Venenpunktion wird einer nüchternen Versuchsperson eine größere Menge Blut (100—300 cm³) entnommen und sofort defibriniert. Mit einer der Präzisionsmethoden 7c, d, h, k oder l wird der Hämoglobingehalt genau bestimmt. Von dieser Blutprobe wird eine Verdünnung[1] so hergestellt, daß in 100 cm³ genau 0,16 g Hb enthalten sind, was nach Herstellung der Verdünnung nochmals kontrolliert wird. Dieser Standard wird mit CO gesättigt und in einer großen, dunklen Flasche unter CO aufbewahrt. Ein solcher Standard hat unbeschränkte Haltbarkeit und sollte in jedem physiologischen Institut aufbewahrt werden!

Apparatur. Colorimeter (beliebiger Konstruktion); Pipetten zur Herstellung einer Verdünnung 1:100; Einrichtung zur Durchströmung mit CO oder Leuchtgas unter Abzug.

---

[1] Verdünnungsmittel 0,4 % Ammoniaklösung.

Durchführung. Blutentnahme wie bei Aufgabe 1. Herstellung einer Verdünnung 1:100. Durchströmung mit CO oder Leuchtgas bis zur vollständigen Sättigung. Colorimetrischer Vergleich mit dem Standard.

Berechnung. Enthält die Standardlösung 0,16 g Hb/100 cm³ bei einer eingestellten Schichtdicke d_s und wurde Gleichheit bei Schichtdicke d_x auf der Seite der zu untersuchenden Lösung gefunden, so ist der Hämoglobingehalt

$$x = d_x \frac{16}{d_s} \text{ g Hb/100 cm}^3.$$

k) Gasanalytische Methode.

Aufgabe. Es ist das Kohlenoxydbindungsvermögen einer Blutprobe zu messen und daraus der Hämoglobingehalt zu ermitteln.

Prinzip der Methode. Kohlenoxyd verbindet sich stöchiometrisch mit Hämoglobin, auch bei Anwesenheit von Sauerstoff, da die Affinität über 200mal größer ist (temperaturabhängig). Durch Austreibung und Messung der von einer unbekannten Blutmenge gebundenen Kohlenoxydmenge wird die Menge des an der Bindung beteiligt gewesenen Hämoglobins ermittelt. 1 g Hb bindet 1,34 cm³ CO.

Reagenzien und Apparatur. Vgl. 10, S. 35.

Durchführung. Nach vollständiger Sättigung der unbekannten Blutprobe mit CO wird gleich verfahren wie in 10, S. 35.

Berechnung. 1 g Hb bindet 1,34 cm³ CO. Wenn 1 cm³ der untersuchten Blutprobe v cm³ CO gebunden haben, so ist der gesuchte Hämoglobingehalt:

$$x = \frac{v}{1,34} \cdot 100 \text{ g Hb/100 cm}^3.$$

Vgl. auch RUSZNYÁK und HATZ[1] Methode der chemischen Bestimmung des CO durch Brombestimmung.

l) Refraktometrische Bestimmung.

Aus der Bestimmung des Brechungsindex mit dem Eintauchrefraktometer kann nach der Methode von STODDARD und ADAIR[2] der Hämoglobingehalt an einer Blutprobe von 2 cm³ sehr genau ermittelt werden. Die Methode ist zu Eichzwecken und bei der Untersuchung von verändertem Blut aus Blutergüssen und Blutcysten sehr zu empfehlen.

m) Mit unverdünntem, reduziertem Blut.

Nach PHILIPSEN können mit unverdünntem, reduziertem und hämolysiertem Blut in sehr dünner Keilschicht besonders zuverlässige Werte gewonnen werden. Mit einem Saponin-Natriumhydrosulfit-Oxalat-Gemisch wird die Probe versetzt und im SICCA-*Hämometer* gemessen[3].

n) Chemische Bestimmung.

Die Bestimmung des Eisengehaltes wird nur zu Eichzwecken herangezogen. 1 g Hb besitzt einen Eisengehalt von 0,335%. Bezüglich der Methoden vgl. WONG[4], WARBURG, NEGELEIN und CHRISTIAN[5], P. RONA[6], K. HINSBERG und K. LANG[7].

8. Messung der Sauerstoffkapazität und Sauerstoffdissoziation.

a) Mit dem volumetrischen Apparat nach VAN SLYKE.

Platz Nr.

Aufgabe. Es ist in einer Blutprobe, die mit Sauerstoff von bestimmtem Partialdruck gesättigt wurde, die Sauerstoffmenge zu bestimmen, die vom Blut unter diesen Bedingungen hätte transportiert werden können.

Reagenzien. Neutrale Ferricyanid-Saponinlösung (6 g Kaliumferricyanid, 3 g Saponin Merck auf 1 l Wasser); n-NaOH; Oktyl- oder Capryl-Alkohol; destilliertes Wasser; Vaselingummi, Hahnfett oder RAMSAY-Fett, ammoniakalisches Wasser zur Reinigung.

[1] RUSZNYÁK u. HATZ: Biochem. Z. **280**, 242 (1935). — [2] STODDARD-ADAIR: J. of biol. Chem. **57**, 437 (1923). — [3] SÖRENSEN, G.: Med. Welt **16**, 470 (1942). — BARKAN, G.: J. Labor. a. clin. Med. **26**, 1823 (1942). — [4] WONG: S. Y. J. Biol. Chem. **77**, 409 (1928). — [5] WARBURG, NEGELEIN u. CHRISTIAN: Biochem. Z. **214**, 26 (1929). — [6] RONA, P.: Praktikum der physiologischen Chemie, Bd. 2. Berlin 1929. — [7] HINSBERG, K. u. K. LANG: Medizinische Chemie. Berlin 1938.

Apparatur. Volumetrischer Gas-Analysenapparat von VAN SLYKE; Absaug-vorrichtung, Blutpipette mit Gummischutz an der Spitze, Quecksilber in kleiner Tropfflasche, Scheidetrichter.

Prinzip der Methode und Beschreibung der Apparatur. Der volumetrische Gas-Analysenapparat von VAN SLYKE ist eine Luftpumpe, kombiniert mit einer Gas-bürette. Die Gasbürette faßt etwas mehr als 50 cm³ und besteht aus einem schmalen, graduierten oberen Teil und einem verbreiterten unteren Teil (Abb. 20). Nach oben ist die Gasbürette durch den Einlaßhahn e abgeschlossen, nach unten durch den Umweghahn f. Über dem Einlaßhahn befindet sich der graduierte Becher b und die Ausspülöffnung a. Unter dem Umweghahn sind ebenfalls zwei Teile ange-schlossen, das enge Rohr c und das Speichergefäß d. Beide kommunizieren mit dem U-förmigen Stück, welches zur Gasfalle führt und von dort durch den langen Druckschlauch zum Niveaugefäß N.

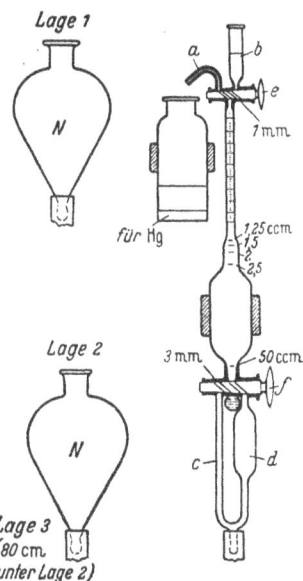

Abb. 20. Apparat zur volumetri-schen Gasanalyse nach VAN SLYKE.

Hebt man bei geöffnetem Einlaßhahn e das Niveaugefäß N bis zur Höhe des Hahnes, dann füllt das Quecksilber die Apparatur bis zum Becher b aus. Schließt man in dieser Stellung den Hahn e und senkt das Niveaugefäß um 70—80 cm, so ent-steht in der Gasbürette ein Vakuum, was am „Schlagen" des Quecksilbers beim Heben des Ni-veaugefäßes erkannt wird.

Das Niveaugefäß wird in der linken Hand ge-halten oder seitlich in bestimmten Lagen fixiert. Die rechte Hand bedient den Hahn e, wobei wo-möglich immer mit einem Finger der linken Hand ein leichter Gegendruck ausgeübt wird, damit der Hahn bei Bewegungen ohne Belastung der Glasteile in seine Bohrung hineingetrieben wird. Die Hähne sind mit gutem Vakuumfett (RAMSAY-Fett) zu dich-ten. Bei Beachtung dieser Regel tritt an den Häh-nen keine Undichtigkeit auf.

Als *Vorübung* bringt man bei tiefhängendem Niveaugefäß aus dem Becher 1 cm³ H₂O durch vor-sichtige Betätigung des Hahnes in die Kammer und treibt ihn bei hochhängendem Niveaugefäß wieder aus. Als zweite Übung läßt man eine kleine Luft-menge in die Bürette ein, schließt den Einlaßhahn und beobachtet das Volumen bei Über- und Unter-druck. Dann stellt man das Niveaugefäß auf gleiche Höhe mit dem Quecksilbermeniscus in der Bürette (an den meisten Niveaugefäßen ist ein Seitenarm annähernd gleicher Dimension ange-schmolzen, der zur Einstellung benützt wird, damit auf beiden Seiten des kommunizie-renden Rohres die gleiche Capillardepression herrscht) und liest das Gasvolumen ab.

Ausführung. *1. Sauerstoffkapazität.* Durch Venenpunktion (s. S. 5) wird einer Versuchsperson 10—20 cm³ Blut entnommen.

α) Das Blut wird sofort defibriniert und durch einige Lagen Gaze in den Scheide-trichter filtriert. Defibriniertes Blut macht für die nachfolgende Bestimmung die geringsten Schwierigkeiten und enthält bei kunstgerechter Defibrinierung gleich-viel Hämoglobin wie das Vollblut.

β) Das Blut wird in den Scheidetrichter gebracht, in welchem 20—30 mg Kalium-oxalat in Substanz sich befinden (durch Eintrocknenlassen einer Kaliumoxalatlösung) und wird durch rasches Umschütteln mit dem Oxalat vermengt. Dieses Verfahren muß bei der gasanalytischen Hämoglobinbestimmung (7 i) eingeschlagen werden.

Durch kreisförmige Bewegung des Scheidetrichters (eventuell Rotation in einem Bad von 37° C) wird das Blut in feiner Schicht auf die Wandung verteilt und sättigt sich mit dem Sauerstoff. Das Luftvolumen ist einmal zu erneuern.

In die Kammer des VAN SLYKEschen Apparates werden als erstes einige Tropfen Oktyl- oder Caprylalkohol eingebracht und durch Nachfließenlassen von Queck-silber in dem graduierten verengerten Teil der Capillare „eingesperrt". In die Kammer werden 10 cm³ der neutralen Ferricyanid-Saponinlösung gebracht. Der Einlaß-hahn wird mit Quecksilber versiegelt und durch Senken des Nivelliergefäßes wird ein Vakuum hergestellt, in welchem das Reagens vorsichtig entgast wird. (Wenn geschüttelt wird, muß es so geschehen, daß die Lösung an der Wandung herum-gewirbelt wird, während der Quecksilbermeniscus unterhalb der Ausbauchung steht, um ein Reagieren des Quecksilbers mit dem Ferricyanid tunlichst zu vermeiden!)

Die entstandene Luftblase und 6 cm³ des Reagens werden aus der Kammer in den Becher zurückgetrieben. Es ist zweckmäßig in diesem Augenblick in der Hahnpipette nach Abb. 24b 2 cm³ Blut aus dem Scheidetrichter bereitzuhalten. (Bei Apparaturen, bei denen das Speichergefäß *d* zu klein ist, muß mit 1 cm³ Blut gearbeitet werden. Von allen anderen Reagenzien ist dann die Hälfte zu nehmen.) Die Hahnpipette, deren Spitze mit einem in den Bechergrund passenden Gummiring geschützt ist, wird durch die 6 cm³ Reagens hindurch mit der Spitze auf den Bechergrund gebracht (vgl. Abb. 24b). Durch vorsichtiges Drehen des Hahnes läßt man genau 2 cm³ Blut *langsam* ausfließen, schließt den Hahn und zieht die Pipette sorgfältig durch das Reagens heraus ohne die Unterschichtung zu stören. Das Blut ist sofort in die Kammer zu ziehen, wobei man noch 1 cm³ Reagens zum Nachspülen nachlaufen läßt. Der Rest von 5 cm³, der nur zum Schutz vor der Außenluft diente, wird verworfen, der Becher gereinigt und durch etwas Quecksilber abgedichtet[1].

Jetzt wird das Blutgemisch in der Kammer durch Senken der Nivellierbirne unter Unterdruck gesetzt und vorsichtig 2—3 min geschüttelt, wobei der Sauerstoff, der durch Methämoglobinbildung (Schokoladefarbe des Blutes!) frei wird, in erster Linie, neben CO_2 und Stickstoff extrahiert wird. Nach Beendigung der Extraktion wird das Volumen des Gasraumes auf 5 cm³ eingeengt und 2 cm³ vorher gut entgaster n-NaOH-Lösung werden in den Becher gebracht. Von dieser Menge läßt man 1 cm³ langsam in die Kammer fließen, um die freigesetzte Kohlensäure zu absorbieren. Der Rest wird aus dem Becher entfernt. Mit einigen Tropfen Quecksilber wird die Bohrung des Einlaßhahnes zur Entfernung der Lauge durchgespült.

Die Flüssigkeit in der Kammer wird nunmehr durch Senken der Nivellierbirne bis auf einen kleinen Rest in das Speichergefäß *d* gebracht, der Umweghahn *f* wird gedreht und durch Umgehung des Speichergefäßes wird der Rest Flüssigkeit mit dem Gasvolumen auf Atmosphärendruck gebracht. Atmosphärendruck herrscht, wenn der Meniscus im Ansatzrohr des Nivelliergefäßes und in der Kammer gleich hoch stehen. Ist viel Flüssigkeit übriggeblieben, so ist $^1/_{13}$ an Quecksilberhöhe zuzugeben. Das Gasvolumen wird abgelesen.

Übersicht.

1. Blutentnahme, Defibrinierung.
2. Sättigung mit O_2 im Scheidetrichter.
3. Oktylalkohol wird zwischen Quecksilber in die Kammer gebracht.
4. 10 cm³ Ferricyanidreagens werden entgast.
5. 6 cm³ werden in den Becher zurückgehoben.
6. 2 cm³ Blut werden unterschichtet und mit 1 cm³ Reagens in die Kammer gezogen.
7. Der Becher wird gereinigt und mit Quecksilber versiegelt.
8. Das Blutgemisch wird extrahiert.
9. Der Gasraum wird auf 5 cm³ eingeengt und 1 cm³ n-NaOH (entgast!) wird unter Abschluß in die Kammer gebracht.
10. Entfernung der Flüssigkeit bis auf kleinen Rest in das Speichergefäß, Einstellung von Atmosphärendruck.
11. Ablesung.
12. Reinigung des Apparates.

Berechnung. Aus Tabelle 3 wird der Korrekturfaktor entnommen und mit der abgelesenen Zahl (wurde 1 cm³ Blut gemessen, so ist der abgelesene Wert mit 2 zu multiplizieren) multipliziert. Dieser Wert bedeutet Volumprozent Sauerstoff im Blut. Da der im Blut befindliche Stickstoff mitgemessen wurde, ist der Wert zu groß. Durch Abzug von 1,2 Vol.-% vom Resultat, wird dieser Fehler *praktisch* eliminiert.

γ) Bei einer **Präzisionsbestimmung** ist der Sauerstoff im Anschluß an die Ablesung durch entgaste Hydrosulfitlösung zu adsorbieren. *Herstellung:* 10 g $Na_2S_2O_4$ und 1 g antrahydrochinon-β-sulfosaures Natrium werden mit 50 cm³ n-KOH in einem Becherglas unter Umrühren überschüttet und nach Auflösung rasch filtriert. Die Lösung wird sofort in der Kammer des Apparates entgast und in einer HEMPEL-Pipette unter Quecksilber aufbewahrt. Haltbarkeit 10—14 Tage. 2 cm³ der Lösung werden in den Becher gebracht. Unter leichtem negativem Druck innerhalb der Kammer wird das Hydrosulfit in Tropfen (1 alle 10 sec) in die Kammer eingebracht, so daß ein dünner Film an den Wandungen herunterfließt, bis das Gasvolumen nicht mehr weiter abnimmt. Die übrigbleibende Stickstoffmenge wird auf ein kleines Bläschen von 0,02—0,03 cm³ reduziert und nochmals mit 0,5 cm³ Hydro-

---

[1] Der Geübte läßt das Blut direkt in die Kammer einfließen, wie es in Abb. 24b dargestellt ist.

sulfit versetzt. Mit Quecksilber wird der Hahn gedichtet und die Hydrosulfitlösung aus der Kammer in das Speichergefäß S gebracht. Das Volumen des übrigbleibenden Stickstoffes wird abgelesen und von dem zuerst abgelesenen Gasvolumen abgezogen. Man findet in der Regel etwa 1,2 Vol.-%. Bei sorgfältigem Arbeiten kann der Sauerstoff mit einer Genauigkeit von $\pm 0,25$ Vol.-% gemessen werden.

Tabelle 3. Faktoren zur Berechnung des Sauerstoff- oder Kohlenoxydgehaltes in Blutproben von 2 cm³, gemessen im volumetrischen Apparat nach VAN SLYKE.

Temperatur ° C	Faktor, mit welchem der abgelesene Wert zu multiplizieren ist, um Vol.-% zu erhalten	Temperatur ° C	Faktor, mit welchem der abgelesene Wert zu multiplizieren ist, um Vol.-% zu erhalten
15	$46,8 \cdot B/760$	25	$44,6 \cdot B/760$
16	$46,6 \cdot B/760$	26	$44,3 \cdot B/760$
17	$46,4 \cdot B/760$	27	$44,1 \cdot B/760$
18	$46,2 \cdot B/760$	28	$43,8 \cdot B/760$
19	$46,0 \cdot B/760$	29	$43,6 \cdot B/760$
20	$45,7 \cdot B/760$	30	$43,3 \cdot B/760$
21	$45,5 \cdot B/760$	31	$43,1 \cdot B/760$
22	$45,3 \cdot B/760$	32	$42,8 \cdot B/760$
23	$45,0 \cdot B/760$	33	$42,6 \cdot B/760$
24	$44,8 \cdot B/760$	34	$42,3 \cdot B/760$

2. Sauerstoffdissoziation. Zur Messung der Sauerstoffdissoziation wird das Blut in drei Scheidetrichter verteilt, die mit folgenden Gasmischungen gefüllt werden:

1. 6% CO_2, 94% O_2,
2. 6% CO_2, 4,5% O_2, 89,5% N_2,
3. 6% CO_2, 2.5% O_2, 91,5% N_2.

Man berechnet den Partialdruck in jedem der drei Gemische. Die mit diesen Mischungen gesättigten Blutproben werden nacheinander auf ihren Sauerstoffgehalt untersucht.

Die prozentuale Sättigung (Gemisch 1 ergibt 100% Sättigung) wird als Ordinate, der Partialdruck als Abszisse aufgetragen und die Dissoziationskurve annähernd gezeichnet.

Reinigung des Apparates. Wird die Reinigung sofort an die Bestimmung angeschlossen, so ist sie in wenigen Minuten beendet. Läßt man den Apparat verschmutzt stehen, so ist die Reinigung eine Tagesarbeit.

Die Blutlösung aus dem Speichergefäß wird durch Senken der Nivellierbirne und Heben bei umgestelltem Hahn f aus der Kammer in den Becher gehoben und durch Absaugen entfernt. Die Kammer wird mit destilliertem Wasser so lange gespült, bis das Wasser klar bleibt. An der Wandung haftende Reste von Methämoglobin können mit Natriumhydrosulfitlösung entfernt werden. Bei ganz hartnäckigen Unreinigkeiten ist die kurze Anwendung von verdünnter Wasserstoffsuperoxydlösung zu empfehlen. Der Apparat bleibt im gereinigten Zustand immer mit wassergefüllter Kammer stehen. Vor dem Gebrauch wird das Wasser ausgetrieben und durch Herstellung eines Vakuums werden eventuell vorhandene Gasreste ausgetrieben. Von Zeit zu Zeit ist eine Reinigung mit Chromschwefelsäure zu empfehlen (Vorsicht bei Berührung der Chromschwefelsäure mit Gummiteilen!).

b) Mit dem manometrischen Apparat nach VAN SLYKE.

Bezüglich der Handhabung dieses Apparates (Abb. 21) sei auf die ausführlichen Beschreibungen verwiesen (D. VAN SLYKE[1], P. RONA[2]). Zur Erleichterung der Arbeit sind nur die einzelnen Schritte kurz zusammengestellt für Blutmengen von 2 cm³, 1 cm³ und 0,5 cm³.

1. Oktylalkohol wird in die Kammer gebracht.
2. Entgasung von 10 cm³ der neutralen Ferricyanid-Saponinlösung für 2 cm³ Blut (7,5 cm³ für 1 cm³ Blut; 6 cm³ für 0,5 cm³ Blut).
3. 6 cm³ Reagens in den Becher zurück (bzw. 6 cm³ und 5 cm³). Vgl. S. 26.

---

[1] VAN SLYKE, D.: Quantitave Chemistry, Vol. 2. London 1932.
[2] RONA, P.: Praktikum der physiologischen Chemie, Bd. 2. Berlin 1938.

4. 2 cm³ Blut unterschichten (bzw. 1 cm³; bzw. 0,5 cm³).

5. 1 cm³ Reagens zum Nachspülen in die Kammer (bei 0,5 cm³ Blut nur 0,5 cm³!). Die Kammer enthält jetzt 7 cm³ Blutmischung (bzw. 3,5 cm³; bzw. 2,0 cm³).

6. Reinigung des Bechers und Abdichtung mit Quecksilber.

7. Extraktion im Vakuum. 3 min Schütteln.

8. Reduktion des Gasvolumens auf 5 cm³ und Absorption der Kohlensäure mit 1 cm³ n-NaOH.

9. Reduktion des Gasraumes auf 2 cm³ und Ablesung des Druckes p_1. Bei 0,5 cm³ Blut wird auf 0,5 cm³ eingestellt.

10. Der Gasraum wird auf 5 cm³ eingestellt; 1,5 cm³ der entgasten Hydrosulfitlösung (s. S. 26) werden in den Becher gebracht und tropfenweise zugesetzt. Beobachtung des Manometers.

11. Sobald das Manometer nicht mehr fällt, wird der Gasraum verkleinert und der Rest des Hydrosulfits zugesetzt, soweit das ohne Luftzutritt möglich ist.

12. Der Gasraum wird wieder auf 2 cm³ eingestellt und der Druck p_2 abgelesen.

Berechnung. Der Sauerstoffdruck ist

$$p_{O_2} = p_1 - p_2 - c \text{ mm}.$$

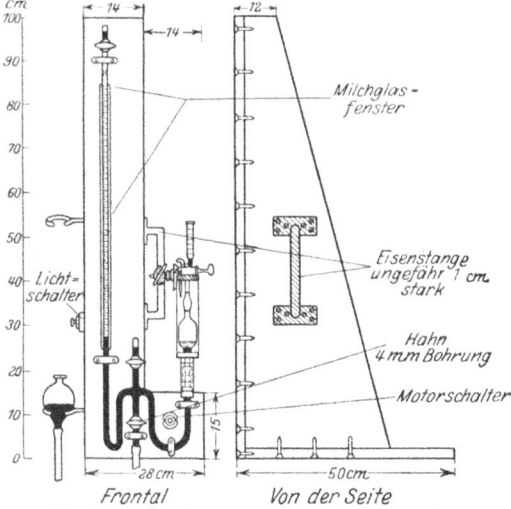

Abb. 21. Apparat zur manometrischen Gasanalyse nach VAN SLYKE.

Die Größe c wird ermittelt, indem die ganze Messung mit 7 cm³ gasfreiem Ferricyanidreagens durchgeführt wird. Nach Zusatz von 1 cm³ n-NaOH wird p_1' bei 2 cm³ abgelesen, nach Zusatz von 1 cm³ Hydrosulfit p_2'; $p_1' - p_2' = c$.

Unter Benützung von Tabelle 4 wird p_{O_2} in Volumprozent umgerechnet.

Tabelle 4. Faktoren zur Berechnung des Sauerstoff- und Kohlenoxydgehaltes in Blutproben von 2 cm³; 1 cm³ und 0,5 cm³, gemessen im manometrischen Apparat nach VAN SLYKE.

Temperatur	Faktor, mit welchem der abgelesene Wert in mm zu multiplizieren ist, um Vol.-% zu erhalten			Temperatur	Faktor, mit welchem der abgelesene Wert in mm zu multiplizieren ist, um Vol.-% zu erhalten		
°C	2 cm³ Blut	1 cm³ Blut	0,5cm³Blut*	°C	2 cm³ Blut	1 cm³ Blut	0,5cm³Blut*
15	0,1251	0,2493	0,1246	23	0,1215	0,2423	0,1211
16	0,1246	0,2485	0,1242	24	0,1210	0,2414	0,1207
17	0,1242	0,2478	0,1237	25	0,1206	0,2406	0,1203
18	0,1237	0,2468	0,1233	26	0,1202	0,2398	0,1199
19	0,1232	0,2459	0,1229	27	0,1198	0,2390	0,1195
20	0,1228	0,2450	0,1224	28	0,1193	0,2382	0,1191
21	0,1224	0,2441	0,1220	29	0,1189	0,2374	0,1187
22	0,1219	0,2432	0,1216	30	0,1185	0,2366	0,1183

* Gasvolumen 0,5 cm³.

c) Lichtelektrische Methode.

Drei Methoden, die die Verschiedenheit in der Absorptionskurve des Oxyhämoglobins und des Hämoglobins zur Bestimmung der Sauerstoffsättigung benutzen, sind entwickelt worden.

1. Methode von MILLIKAN[1] benützt monochromatisches Licht der Quecksilberlampe und stark verdünnte Lösungen.

---

[1] MILLIKAN: J. of Physiol. **79**, 152, 158 (1933).

2. Methode von KRAMER[1] benützt Rotfilter und sehr konzentrierte Lösungen. Die Methode ist auch mit Vollblut brauchbar und wurde von KRAMER so ausgebaut, daß fortlaufende Messungen der Sauerstoffsättigung am *uneröffneten* Gefäß vorgenommen werden können (*Sauerstoffuhr* von KRAMER).

3. Methode von MATTHES[2]; am histaminisierten Ohrläppchen des Menschen kann direkt das Gewebe durchleuchtet werden. Lichtquelle und Photozelle sind auf einer kleinen Klammer aufgebaut, die ohne Schwierigkeiten der Versuchsperson angelegt werden kann. Mit dieser Methode kann die Sauerstoffsättigung fortlaufend beim Menschen registriert werden.

d) Bestimmung im Differentialmanometer nach BARCROFT-VERZÁR.

Aufgabe. Es ist in einer arterialisierten Blutprobe die Sauerstoffmenge zu bestimmen, die am Hämoglobin gebunden war.

Prinzip der Methode. Der Sauerstoff, der an Hämoglobin gebunden ist, wird durch Ferricyanid ausgetrieben. Dabei spielt sich folgende Reaktion ab:

$$HbO_2 + K_3Fe(CN)_6 + H_2O = HbOH + K_3HFe(CN)_6 + O_2.$$

Es entsteht Methämoglobin und der Sauerstoff wird freigesetzt. In einem Differentialmanometer wird die Druckänderung auf einen Flüssigkeitsmeniscus übertragen. Das Differentialmanometer (vgl. Abb. 22 a) besteht aus dem Reaktionsgefäß R, in dem der Sauerstoff ausgetrieben wird, dem Kompensationsgefäß K genau gleicher Dimension und den beide verbindenden Schenkeln des Manometers. Barometrische Druckänderungen oder Temperaturänderungen können sich daher nicht auf das Manometer auswirken, da die Druckänderungen in beiden Gefäßen sich manometrisch gerade aufheben. Einseitige Druckänderung im Reaktionsgefäß macht sich dagegen in einer Verschiebung des Flüssigkeitsspiegels bemerkbar. Durch einen Hahn ist das Differentialmanometer mit einer graduierten 0,3 cm³-Bürette B verbunden, in der eine genau meßbare Flüssigkeitsmenge so lange durch den U-Schenkel auf die andere Seite gezogen werden kann, bis der Druck im Differentialmanometer wieder den Ausgangswert hat. Die Flüssigkeitsmenge, die aus der Bürette abgelassen wurde, entspricht dann genau der im Reaktionsgefäß freigesetzten Gasmenge.

Apparatur. Differentialmanometer mit Spiegelablesung und Kompensationsbürette (vgl. Abb. 22 a), Wasserbad mit Vorrichtung zur Befestigung des Manometers und mit Möglichkeit, Schüttelbewegungen auszuführen. Trichterpipette zur Entnahme von Capillarblut vgl. Abb. 22 b.

Reagenzien. Nelkenöl oder Brodielösung[3] als Manometerflüssigkeit, frisch bereitete kaltgesättigte Kaliumferricyanidlösung, NH₄OH-Saponincitratlösung

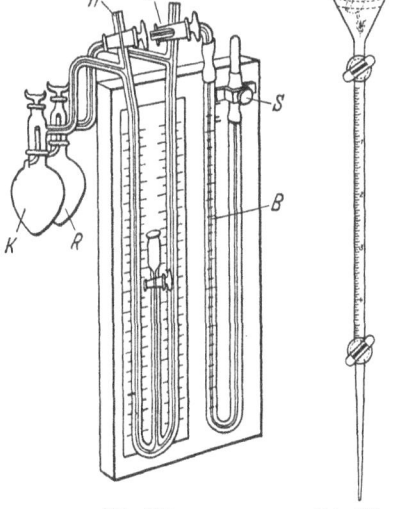

Abb. 22 a.
Differentialmanometer.

Abb. 22 b.
Trichterpipette.

(2 cm³ Ammoniak 25%, 5 g Natr. citricum, 0,5 g Saponin, destilliertes Wasser ad 100 cm³), Paraffinöl.

Ausführung. Die Trichterpipette (Abb. 22 b) wird bis zum Hahn mit Quecksilber gefüllt. Der Trichter wird mit 2 cm³ Saponincitratlösung angefüllt, die mit Paraffinöl überschichtet wird. Durch Einstich in die Fingerbeere nach warmem Handbad (vgl. 1, S. 6) und sofortiges Eintauchen des Fingers wird das Blut unter das Paraffinöl in die Saponincitratlösung gebracht, wo es nicht gerinnen kann, wo es nicht atmet und hämolysiert wird. Man läßt etwa 0,5 cm³ zufließen. Die zwischen Paraffinöl und Quecksilbermeniscus eingesperrte Blutlösung wird nach vollständiger Hämolyse

[1] KRAMER: Z. Biol. **95**, 126 (1934); **96**, 61 (1935).
[2] MATTHES: Arch. exp. Path. u. Pharm. **179**, 698 (1935); **181**, 630 (1936). — Pflügers Arch. **246**, 70 (1943).
[3] Zusammensetzung s. S. 265.

in die Bürette eingezogen und genau volumetrisch gemessen. (Die Bürette soll 4 cm³ fassen und auf 0,05 cm³ geteilt sein.) In das Reaktionsgefäß R werden weitere 2 cm³ der Saponincitratlösung gefüllt, unter die die gemessene Blutlösung aus der Bürette vorsichtig unterschichtet wird. Das Reaktionsröhrchen wird mit der Ferricyanidlösung gefüllt. In das Kompensationsgefäß K werden dieselben Mengen an Wasser eingefüllt und beide Gefäße werden an das Differentialmanometer angeschlossen. Bei geöffneten Hahnen H wird Druck- und Temperaturausgleich abgewartet. Dann wird geschlossen, eine eventuell noch bestehende Druckdifferenz genau notiert und durch Drehen des Reaktionsgefäßes R der Inhalt des Reaktionsröhrchens mit dem Blut vermischt. Nun wird so lange geschüttelt, bis der Meniscus keine weitere Druckänderung mehr anzeigt. Das Differentialmanometer gibt jetzt eine bestimmte Druckdifferenz an. Durch Drehen des Verbindungshahnes L wird die graduierte Bürette B, in der die Flüssigkeit bei der Marke 0 stehen soll, mit dem Differentialmanometer verbunden. Durch Lösen der Klemmschraube S im geschlossenen Teil des Schenkels wird jetzt so lange Flüssigkeit herübergezogen, bis das Differentialmanometer wieder die ursprüngliche Einstellung anzeigt. Das Volumen, um das die Flüssigkeit in der Bürette gesenkt werden mußte, ist das gesuchte Volumen Sauerstoff. (Die Bürette soll ein Volumen von 0,3 cm³ haben und eine Ablesung von 0,001 cm³ erlauben.)

Berechnung. Es sei a das Volumen der untersuchten Blutmenge, v das gefundene O_2-Volumen, welches ausgetrieben wurde, p der Barometerdruck, T die absolute Temperatur, dann ist das von 1 cm³ Blut unter Normalbedingungen gebundene Sauerstoffvolumen v_0:

$$v_0 = v \cdot \frac{1}{a} \text{ (Reduktion auf 1 cm}^3) \cdot \frac{p}{760} \text{ (Reduktion auf Normal-}$$

barometerdruck) $\cdot \frac{273}{T}$ (Reduktion auf 0° C).

Bestimmt man gleichzeitig die Hämoglobinmenge der Blutprobe (es genügt die Bestimmung an einer zweiten Probe), so kann die prozentuale Sauerstoffsättigung berechnet werden. Es sei c die Hb-Konzentration in Gramm von 1 cm³ Blut, dann ist $c \cdot 1,34$ die Menge O_2, die bei voller Sättigung hätte gebunden werden können, und $\frac{v_0}{c} \cdot \frac{100}{1,34}$ die tatsächliche Sättigung der Blutprobe.

9. Messung des Kohlensäuregehaltes. Alkalireserve.

a) Mit dem volumetrischen Apparat nach VAN SLYKE.

Platz Nr.

Aufgabe. Die bei einem Kohlensäurepartialdruck von 40 mm Hg im Blut gebundene Kohlensäuremenge wird als Alkalireserve bezeichnet. Diese Größe ist für eine Serum- oder Plasmaprobe zu bestimmen.

Prinzip der Methode. Die im Blut gebundene Kohlensäure wird durch die kombinierte Wirkung von Vakuum und Ansäuerung gesamthaft ausgetrieben. Das Gasvolumen wird in einer kalibrierten Bürette unter genau bekannten Druck gesetzt und volumetrisch gemessen.

Reagenzien. n-Milchsäure, Octyl- oder Caprylalkohol in Tropfflasche, Quecksilber in Tropfflasche, 0,4% Ammoniak in Spritzflasche, destilliertes Wasser gasfrei.

Apparatur. Apparat nach VAN SLYKE zur volumetrischen Bestimmung. Scheidetrichter, Waschflasche mit Glasperlen gefüllt, Verbindungsschlauch, Saugflasche oder Saugvorrichtung, Hahnfett.

Beschreibung der Apparatur. Der volumetrische Gas-Analysenapparat von VAN SLYKE ist eine Luftpumpe, kombiniert mit einer Gasbürette (vgl. Abb. 23). Die Gasbürette faßt etwas mehr als 50 cm³ und besteht aus einem schmalen, graduierten oberen Teil und einem verbreiterten unteren Teil. Nach oben ist die Gasbürette durch den Einlaßhahn abgeschlossen, nach unten durch den Umweghahn. Über dem Einlaßhahn befindet sich der graduierte Becher und die Ausspülöffnung. Unter dem Umweghahn sind ebenfalls zwei Teile angeschlossen, das enge Rohr und das Speichergefäß. Beide kommunizieren mit dem U-förmigen Stück, welches zur Gasfalle führt und von dort durch den langen Druckschlauch zum Nivelliergefäß.

Hebt man bei geöffnetem Einlaßhahn das Nivelliergefäß bis zur Höhe des Hahnes, dann füllt das Quecksilber die Apparatur bis zum Becher aus. Schließt man in dieser Stellung den Hahn und senkt das Nivelliergefäß um 70—80 cm, so entsteht in der Gasbürette ein Vakuum, was am „Schlagen" des Quecksilbers beim Heben des Nivelliergefäßes erkannt wird.

Das Nivelliergefäß wird in der linken Hand gehalten oder seitlich in bestimmten Lagen (I und II) fixiert. Die rechte Hand bedient den Hahn, wobei womöglich immer mit einem Finger der linken Hand ein leichter Gegendruck ausgeübt wird, damit der Hahn bei Bewegungen ohne Belastung der Glasteile in seine Bohrung hineingetrieben wird. Die Hähne sind mit gutem Vakuumfett (RAMSAY-Fett) zu dichten. Bei Beachtung dieser Regel tritt an den Hähnen keine Undichtigkeit auf.

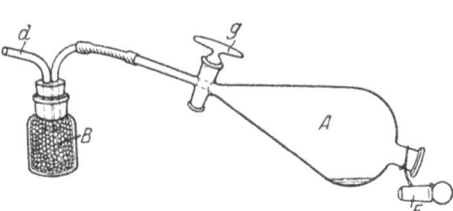

Als Vorübung bringt man bei tiefhängendem Nivelliergefäß (Lage II) aus dem Becher 1 ccm H_2O durch vorsichtige Betätigung des Hahnes in die Kammer und treibt sie bei hochhängendem Nivelliergefäß (Lage I) wieder aus. Als zweite Übung läßt man eine kleine Luftmenge in die Bürette ein, schließt den Einlaßhahn und beobachtet das Volumen bei Über- und Unterdruck. Dann stellt man das Nivelliergefäß auf gleiche Höhe mit dem Quecksilbermeniscus in der Bürette ein (an den meisten Nivelliergefäßen ist ein Seiten-

Abb. 23. Apparat zur volumetrischen Gasanalyse nach VAN SLYKE.

Abb. 24a. Anordnung zur Sättigung mit CO_2. *A* Scheidetrichter; *B* Waschflasche mit Glasperlen; *g* Hahn; *f* Verschlußstopfen; *d* Glasrohr zum Einblasen.

Abb. 24b. Technik der Unterschichtung.

arm annähernd gleicher Dimension angeschmolzen, der zur Einstellung benützt wird, damit auf beiden Seiten des kommunizierenden Rohres die gleiche Capillardepression herrscht) und liest das Gasvolumen ab.

Ausführung mit Serum. 3—4 cm³ Serum werden in den Scheidetrichter gebracht, der mit einer Waschflasche mit Glasperlen durch einen Verbindungsschlauch verbunden ist (vgl. Abb. 24a). Um das Serum, welches beim Stehen CO_2 verloren hat, wieder ins Gleichgewicht mit einer Kohlensäure-Atmosphäre von annähernd 40 mm Hg zu setzen, benützt man Alveolarluft zur Sättigung. Ein Gehilfe hält den Scheidetrichter waagerecht und betätigt den Hahn und den Verschlußstopfen des Scheidetrichters. Der Untersucher stellt sich vor die mit Glasperlen gefüllte Waschflasche und gibt am Ende einer normalen Exspiration ein Zeichen. Auf dieses Zeichen wird der Hahn des Scheidetrichters geöffnet und gleichzeitig der Verschlußstopfen abgenommen. Der Untersucher bläst nun den verbleibenden Rest an Ausatmungsluft durch die Waschflasche in den Scheidetrichter hinein. Sobald er am Ende seiner forcierten Exspiration ist, gibt er dem Gehilfen ein Zeichen, damit Hahn und Stopfen des Scheidetrichters geschlossen werden. Die Prozedur ist 4mal zu wiederholen, damit der Scheidetrichter vollständig mit Alveolarluft (etwa 40 mm Kohlensäurepartialdruck) gefüllt ist. Durch energisches Umschwenken wird hierauf das Serum mit der Alveolarluft ins Gleichgewicht gebracht. (Die vorgeschaltete

Waschflasche mit Glasperlen dient zur Abfangung des Wasserdampfes der Exspirationsluft.)

Mit der Hahnpipette wird aus dem senkrecht gehaltenen Scheidetrichter (Kohlensäure fließt nicht aus!) 1 cm³ Serum aufgenommen und im Becher unter destilliertem Wasser unterschichtet (vgl. Abb. 24 b)[1]. Vorgängig sind einige Tropfen Oktyl- oder Caprylalkohol zwischen Quecksilber in die Kammer einzubringen. Das Serum wird durch Betätigung des Hahnes bei Lage II der Nivellierbirne vorsichtig in die Kammer gezogen. Die Hahnbohrung wird durch Nachfließen-

Tabelle 5. Tabelle zur Berechnung des CO_2-Bindungsvermögens des Plasmas (v = abgelesene cm³ CO_2, B = abgelesener Barometerstand).

$v \cdot \dfrac{B}{760}$	cm³ CO_2, auf 0° und 760 mm reduziert, als Bicarbonat in 100 cm³ Plasma gebunden				$v \cdot \dfrac{B}{760}$	cm³ CO_2, auf 0° und 760 mm reduziert, als Bicarbonat in 100 cm³ Plasma gebunden			
	15°	20°	25°	30°		15°	20°	25°	30°
0,20	9,1	9,9	10,7	11,8	0,60	47,7	48,1	48,5	48,6
0,21	10,1	10,9	11,7	12,6	0,61	48,7	49,0	49,4	49,5
0,22	11,0	11,8	12,6	13,5	0,62	49,7	50,0	50,4	50,4
0,23	12,0	12,8	13,6	14,3	0,63	50,7	51,0	51,3	51,4
0,24	13,0	13,7	14,5	15,2	0,64	51,6	51,9	52,2	52,3
0,25	13,9	14,7	15,5	16,1	0,65	52,6	52,8	53,2	53,2
0,26	14,9	15,7	16,4	17,0	0,66	53,6	53,8	54,1	54,1
0,27	15,9	16,6	17,4	18,0	0,67	54,5	54,8	55,1	55,1
0,28	16,8	17,6	18,3	18,9	0,68	55,5	55,7	56,0	56,0
0,29	17,8	18,5	19,2	19,8	0,69	56,5	56,7	57,0	56,9
0,30	18,8	19,5	20,2	20,8	0,70	57,4	57,6	57,9	57,9
0,31	19,7	20,4	21,1	21,7	0,71	58,4	58,6	58,9	58,8
0,32	20,7	21,4	22,1	22,6	0,72	59,4	59,5	59,8	59,7
0,33	21,7	22,3	23,0	23,5	0,73	60,3	60,5	60,7	60,6
0,34	22,6	23,3	24,0	24,5	0,74	61,3	61,4	61,7	61,6
0,35	23,6	24,2	24,9	25,4	0,75	62,3	62,4	62,6	62,5
0,36	24,6	25,2	25,8	26,3	0,76	63,2	63,3	63,6	63,4
0,37	25,5	26,2	26,8	27,3	0,77	64,2	64,3	64,5	64,3
0,38	26,5	27,1	27,7	28,2	0,78	65,2	65,3	65,5	65,3
0,39	27,5	28,1	28,7	29,1	0,79	66,1	66,2	66,4	66,2
0,40	28,4	29,0	29,6	30,0	0,80	67,1	67,2	67,3	67,1
0,41	29,4	30,0	30,5	31,0	0,81	68,1	68,1	68,3	68,0
0,42	30,3	30,9	31,5	31,9	0,82	69,0	69,1	69,2	69,0
0,43	31,3	31,9	32,4	32,8	0,83	70,0	70,0	70,2	69,9
0,44	32,3	32,8	33,4	33,8	0,84	71,0	71,0	71,1	70,8
0,45	33,2	33,8	34,3	34,7	0,85	71,9	72,0	72,1	71,8
0,46	34,2	34,7	35,3	35,6	0,86	72,9	72,9	73,0	72,7
0,47	35,2	35,7	36,2	36,5	0,87	73,9	73,9	74,0	73,6
0,48	36,1	36,6	37,2	37,4	0,88	74,8	74,8	74,9	74,5
0,49	37,1	37,6	38,1	38,4	0,89	75,8	75,8	75,8	75,4
0,50	38,1	38,5	39,0	39,3	0,90	76,8	76,7	76,8	76,4
0,51	39,1	39,5	40,0	40,3	0,91	77,8	77,7	77,7	77,3
0,52	40,0	40,4	40,9	41,2	0,92	78,7	78,8	78,7	78,2
0,53	41,0	41,4	41,9	42,1	0,93	79,7	79,6	79,6	79,2
0,54	42,0	42,4	42,8	43,0	0,94	80,7	80,5	80,6	80,1
0,55	42,9	43,3	43,8	43,9	0,95	81,6	81,5	81,5	81,0
0,56	43,9	44,3	44,7	44,9	0,96	82,6	82,5	82,4	82,0
0,57	44,9	45,3	45,7	45,8	0,97	83,6	83,4	83,4	82,9
0,58	45,8	46,2	46,6	46,7	0,98	84,5	84,4	84,3	83,8
0,59	46,8	47,1	47,5	47,6	0,99	85,5	85,3	85,2	84,8
0,60	47,7	48,1	48,5	48,6	1,00	86,5	86,2	86,2	85,7

[1] Der Geübte läßt direkt einfließen!

Tabelle 6.

Barometer-druck B mm	B/760	Barometer-druck B mm	B/760	Barometer-druck B mm	B/760	Barometer-druck B mm	B/760
690	0,908	714	0,940	738	0,971	762	1,003
692	0,911	716	0,942	740	0,974	764	1,006
694	0,913	718	0,945	742	0,976	766	1,008
696	0,916	720	0,947	744	0,979	768	1,011
698	0,918	722	0,950	746	0,981	770	1,013
700	0,921	724	0,953	748	0,984	772	1,016
702	0,924	726	0,955	750	0,987	774	1,018
704	0,926	728	0,958	752	0,989	776	1,021
706	0,929	730	0,960	754	0,992	778	1,024
708	0,931	732	0,963	756	0,995		
710	0,934	734	0,966	758	0,997		
712	0,937	736	0,968	760	1,000		

lassen von 1 cm³ destilliertem Wasser gut durchgespült. In der Kammer befinden sich jetzt 2 cm³ eines Serum-Oktylalkohol-Wassergemisches. Mit der Saug-vorrichtung wird der Becher entleert und mit 1—2 cm³ n-Milchsäure gefüllt. Von dieser Milchsäure werden 0,5 cm³ in die Kammer gezogen, um dort die Kohlensäure aus dem Serum auszutreiben. Der Rest wird aus dem Becher abgesaugt. Mit einem Tropfen Quecksilber aus der Tropfflasche wird jetzt der Becher gegen den Hahn abgedichtet.

Durch Senken des Nivelliergefäßes wird das Gemisch von 2,5 cm³ unter Unterdruck gesetzt, wobei die Kohlensäure in Blasen entweicht. Um eine gute Durchmischung des Serums mit der Milchsäure zu erzielen, ist es zweckmäßig zu schütteln, oder das Flüssigkeitsgemisch durch Heben und Senken der Nivellier-birne 10—20mal durch die enge Bohrung des Umweghahnes, welcher mit der Öffnung nach dem Speichergefäß hin steht, zu treiben. Das letztere Verfahren ist besonders den Ungeübten zu empfehlen!

Die 2,5 cm³ Flüssigkeit werden bis auf einen kleinen Rest in das Speicher-gefäß gebracht. Durch Umstellung des Umweghahnes wird bei gleichzeitigem Heben des Nivelliergefäßes das Gasvolumen, welches jetzt nur noch über einem kleinen Flüssigkeitsspiegel steht, eingeengt. Durch die Entfernung des größeren Teiles der Flüssigkeit im Speichergefäß wird die Rückresorption bei der Druck-erhöhung auf ein Minimum eingeschränkt. Durch Angleichen des Quecksilber-meniscus im Ansatzrohr der Nivellierbirne an den Stand des Hg-Meniscus in der Kammer, wird im Innern der Kammer Atmosphärendruck hergestellt und das Volumen abgelesen. Ist viel Flüssigkeit übriggeblieben, so ist die Nivellier-birne um $^1/_{13}$ der Flüssigkeitshöhe über die Höhe des Quecksilbermeniscus in der Kammer zu stellen.

Berechnung. Zur Berechnung der von 100 cm³ Plasma chemisch gebundenen Kohlensäuremenge dient Tabelle 5. Das abgelesene Gasvolumen V muß zuvor mit $B/760$ multipliziert werden. Die Werte von $B/760$ als Funktion von B werden aus Tabelle 6 abgelesen. Der aus Tabelle 5 abgelesene Wert der gebundenen Kohlensäure muß zur Korrektur für die wieder absorbierte Kohlensäure, unab-hängig von der Menge der Flüssigkeitsschicht, mit 1,017 multipliziert werden, da die Wiederabsorption sich in der kurzen Zeit nur in der oberflächlichen Schicht abspielt.

Reinigung des Apparates. Wird die Reinigung sofort an die Bestimmung ange-schlossen, so ist sie in wenigen Minuten beendet. Läßt man den Apparat verschmutzt stehen, so ist die Reinigung eine Tagesarbeit.

Die Lösung aus dem Speichergefäß wird durch Senken der Nivellierbirne und Heben bei umgestelltem Hahn U aus der Kammer in den Becher gehoben und durch Absaugen entfernt. Die Kammer wird mit destilliertem Wasser so lange ge-spült, bis das Wasser klar bleibt. Bei ganz hartnäckigen Verunreinigungen ist die kurze Anwendung von verdünnter Wasserstoffsuperoxydlösung zu empfehlen. Der

Apparat bleibt im gereinigten Zustand immer mit wassergefüllter Kammer stehen. Vor dem Gebrauch wird das Wasser ausgetrieben und durch Herstellung eines Vakuums werden eventuell vorhandene Gasreste ausgetrieben. Von Zeit zu Zeit ist eine Reinigung mit Chrom-Schwefelsäure zu empfehlen.

b) Mit dem manometrischen Apparat nach VAN SLYKE.

Bezüglich der Handhabung dieses Apparates (Abb. 21) sei auf die ausführlichen Beschreibungen verwiesen (D. VAN SLYKE [1], P. RONA [2]). Zur Erleichterung der Arbeit sind nur die einzelnen Schritte kurz zusammengestellt: für 1 cm³ und 0,2 cm³ Vollblut oder Plasma, nach Sättigung mit 40 mm p_{CO_2}.

1. Oktylalkohol wird in die Kammer gebracht.
2. Entgasung von 2,5 cm³ n/10 Milchsäurelösung für 1 cm³ Blut oder Plasma (n/100-Lösung für 0,2 cm³).
3. Die Milchsäure in den Becher zurück (0,5 cm³ werden belassen).
4. 1 cm³ Blut oder Plasma unterschichten (0,2 cm³ Blut oder Plasma).
5. Das Ganze in die Kammer einziehen (zu den 0,2 cm³ noch 1,3 cm³ nachziehen).
6. Reinigung des Bechers und Abdichtung mit Quecksilber.
7. Extraktion im Vakuum (50 cm³-Marke!) 2 Min. Schütteln.
8. Reduktion des Gasvolumens auf 2 cm³ (bzw. 0,5 cm³) und Ablesung des Druckes p_1.

Vorsicht beim Einlassen des Quecksilbers, damit durch plötzliche Stöße die Rückabsorption der ausgetretenen Kohlensäure nicht vergrößert wird.

9. Für Blut wird die Kohlensäure wie folgt absorbiert: Der Gasraum wird auf 5 cm³ eingestellt: 1 cm³ entgaste n-Natronlauge wird aus dem Becher in etwa 30 Sekunden tropfenweise zugesetzt. Beobachtung des Manometers.
10. Für Plasma wird die Kohlensäure wie folgt absorbiert: Der Gasraum wird auf 5 cm³ eingestellt: 0,2 cm³ 5 n-Natronlauge (braucht nicht entgast zu werden!) werden langsam eingelassen. (Bei 0,2 cm³ Blut oder Plasma 0,2 cm³ 5 n-Natronlauge.)
11. Der Gasraum wird nach der Kohlensäure-Absorption auf 2 cm³ (bzw. 0,5 cm³) eingestellt und der Druck p_2 abgelesen.

Berechnung. Der Kohlensäuredruck ist

$$p_{CO_2} = p_1 - p_2 - c.$$

Die Größe c wird ermittelt, indem die ganze Messung wiederholt wird und, je nachdem zu 3,5 cm³ gasfreier n/10 Milchsäure nach Extraktion und Ablesung des Druckes 1 cm³ n-Natronlauge oder 0,2 cm³ 5 n-Natronlauge zugesetzt wird.

Unter Benützung von Tabelle 7 wird p_{CO_2} in Volumprozent umgerechnet.

Tabelle 7. Faktoren zur Berechnung des Kohlensäuregehaltes in Blut- oder Plasmaproben von 2 cm³ oder 0,2 cm³, gemessen im manometrischen Apparat nach VAN SLYKE.

Temperatur	Faktor, mit welchem der abgelesene Wert in mm zu multiplizieren ist, um Vol.-% zu erhalten		Temperatur	Faktor, mit welchem der abgelesene Wert in mm zu multiplizieren ist, um Vol.-% zu erhalten	
°C	2 cm³	0,2 cm³	°C	2 cm³	0,2 cm³
15	0,2735	0,3370	23	0,2620	0,3248
16	0,2719	0,3354	24	0,2607	0,3234
17	0,2704	0,3338	25	0,2594	0,3220
18	0,2690	0,3322	26	0,2581	0,3306
19	0,2675	0,3307	27	0,2569	0,3193
20	0,2662	0,3292	28	0,2557	0,3179
21	0,2648	0,3278	29	0,2545	0,3166
22	0,2634	0,3263	30	0,2533	0,3153

[1] VAN SLYKE, D.: Quantitative Chemistry, Vol. 2. London 1932.
[2] RONA, P.: Praktikum der physiologischen Chemie, Bd. 2. Berlin 1938.

10. Messung des Kohlenoxydgehaltes.

a) Mit dem volumetrischen Apparat nach van Slyke.

Aufgabe. Es ist der Kohlenoxydgehalt einer unbekannten Blutprobe zu bestimmen.

Reagenzien. Saure Ferricyanid-Saponinlösung. (Lösung A: 8 g Saponin, 32 g $K_3Fe(CN)_6$ werden mit Wasser zu 1 l verdünnt. Lösung B: 8 cm³ konzentrierte Milchsäure (1,20) werden mit Wasser zu 1 l verdünnt. A und B erst kurz vor Gebrauch zu gleichen Teilen mischen!)

Luftfreie n-NaOH-Lösung.

20% Hydrosulfitlösung, luftfrei.

Capryl- oder Oktylalkohol.

WINKLERsche Lösung: 200 g Kupferchlorür und 250 g NH_4Cl werden in 750 cm³ H_2O gelöst. Reines Kupferchlorür ist weiß und bildet bei Luftzutritt Oxychlorid. Die Substanzen müssen daher in einer Flasche, die gerade die ganze Menge faßt, unter Luftabschluß aufgelöst werden. In die Flasche wird eine Spirale aus reinem Kupferdraht gehängt. Die Lösung wird vor Luftzutritt durch Paraffinöl geschützt.

Apparatur. Volumetrischer Gas-Analysenapparat nach van Slyke. Absaugevorrichtung, Blutpipette mit Gummischutz an der Spitze, Quecksilber in kleiner Tropfflasche, Scheidetrichter.

Ausführung. Die Ausführung ist dieselbe wie bei 8. (S. 24) mit dem einzigen Unterschied, daß bei dieser Aufgabe die „saure Saponin-Ferricyanidlösung" zur Entbindung des Sauerstoffes und der Kohlenoxydmenge benützt wird. Die neutrale Lösung vermag die Kohlenoxydbindung an das Hämoglobin nicht zu sprengen.

Nach Extraktion der Gase, die etwa 3 min. dauert, wird die Kohlensäure mit der n-NaOH-Lösung absorbiert wie unter 8. (S. 26), und die Blutlösung wird in das Speichergefäß *d* gebracht. Dann wird im Gasraum nur ein ganz minimaler Unterdruck eingestellt und der Sauerstoff wird durch langsames Einfließenlassen von Hydrosulfit wie unter 8. (S. 26) absorbiert. Bei diesem Vorgang muß die vorhandene Blutmenge auf das geringste Maß beschränkt sein, da das sich bildende Hämoglobin (aus Methämoglobin) sofort das vorher freigesetzte Kohlenoxyd aufnehmen würde. Auch das Hydrosulfit muß nach erfolgter Sauerstoffabsorption in das Speichergefäß *d* gebracht werden, da es mit dem WINKLERschen Reagens einen Niederschlag bildet. Das Volumen von $CO + N_2$ wird jetzt bei Atmosphärendruck gemessen. Darauf werden bei schwach negativem Druck 5 cm³ WINKLERsches Reagens in einem Zeitraum von 2—3 min. in die Kammer gezogen, um das Kohlenoxyd zu absorbieren. Das Volumen des übrigbleibenden Stickstoffes wird, ohne das WINKLERsche Reagens zu entfernen bei Atmosphärendruck abgelesen. Dabei ist die Höhe der Flüssigkeitssäule aus WINKLERschem Reagens mit $^1/_{11}$ am Quecksilbermeniscus zu berücksichtigen ($s = 1,22$).

Berechnung. Das Volumen an Kohlenoxyd ist die Differenz zwischen den Ablesungen vor und nach der Absorption. Der Kohlenoxydgehalt des Blutes ist mit Hilfe von Tabelle 3 zu berechnen.

b) Mit dem manometrischen Apparat und der HEMPEL-Pipette nach SENDROY und LIU[1].

Mit 5 cm³ Blut ist der Fehler dieser genauen Methode 0,01—0,02 Vol.-% CO, mit 1 cm³ Blut 0,05—0,1 Vol.-% CO.

c) Spektrophotometrische Methode von HARTMANN[2].

Sehr genaue differenzphotometrische Methode, die mit 25 mm³ Blut auskommt[3].

d) Infrarot-photographische Methode von MERKELBACH[4].

Durch Aufnahme von Blutproben auf infrarotempfindlichen Platten (Agfa 810) kann durch Vergleichsverfahren der CO-Gehalt einer Blutprobe ermittelt werden.

[1] Vgl. van Slyke: Quantitative Clinical Chemistry, p. 330. London 1923.
[2] Vgl. Erg. Physiol. **39**, 413 (1937).
[3] Vgl. auch Brooks: Amer. J. Physiol. **132**, 311 (1941).
[4] Merkelbach: Die biologische Bedeutung der infraroten Strahlen. Basel 1937. — Helvet. med. Acta **2**, 1 (1935); ferner: Schweiz. med. Wschr. **1935 II**, 1142.

e) Chemische Methode.

WENNESLAND [1] hat die Reduktion von Palladiumchlorid zu metallischem Palladium durch Kohlenoxyd zur quantitativen Messung, selbst an geronnenen Blutproben, mit einer Genauigkeit von 0,15 Vol.-% herangezogen.

11. Messung des p_H des Blutes.

a) Mit der Wasserstoffelektrode.

Platz Nr.

Aufgabe. α) Es ist die *Wasserstoffionenkonzentration des Blutes vermittelst einer Konzentrationskette* zu messen, deren eine Elektrode eine in das Blut, deren andere eine in Standardacetat tauchende, mit Wasserstoff beladene Platinelektrode ist. Da die Wasserstoffionenkonzentration an der einen Elektrode bekannt ist und die elektromotorische Kraft der Kette gemessen wird, läßt sich aus der Beziehung zwischen der elektromotorischen Kraft der Konzentrationskette und dem Verhältnis der Wasserstoffionenkonzentrationen an den beiden Elektroden die Konzentration der Wasserstoffionen in dem Blute berechnen.

Prinzip der Methode. Taucht eine Metallelektrode in eine Lösung, so hat sie die Tendenz, Metallionen an die Lösung abzugeben. Die Elektrode erhält eine Ladung, die dem Vorzeichen der abgegebenen Ionen entgegengesetzt ist und andererseits diese Ionen wieder festzuhalten trachtet. Es entsteht dadurch ein Potentialsprung an der Grenze, der davon abhängt, wie groß die Lösungstendenz des Metalls und wie groß die Konzentration der Ionen in Lösung ist und der außerdem von der Temperatur abhängt. Da das Widerstreben der Ionen in Lösung neue Ionen aufzunehmen, in Parallele zu den osmotischen Erscheinungen gesetzt werden kann, lassen sich auch hier die Gasgesetze anwenden. Es gilt

$$E = -R\,T\ln c + C,$$

worin E die Größe des Potentialsprunges, R die Gaskonstante, T die absolute Temperatur, $\ln c$ der natürliche Logarithmus der Konzentration der Ionen in Lösung und C eine für die Metallart charakteristische Konstante ist. Je unedler das Metall ist, desto größer ist die Tendenz, Ionen in die Lösung zu treiben. Auf dekadische Logarithmen umgerechnet nimmt die Gleichung folgende praktische Form an:

$$E = -0,0001983 \cdot T \cdot \log c + C\,\text{Volt}.$$

Besteht eine Konzentrationskette aus zwei Elektroden des gleichen Metalls, die in Lösungen mit Metallionen verschiedener Konzentration tauchen, so ist die meßbare Potentialdifferenz einer solchen Kette

$$E_1 - E_2 = 0,0001983 \cdot T \cdot \log \frac{c_1}{c_2}\,\text{Volt}$$

unter der Voraussetzung, daß die beiden Lösungen leitend so verbunden sind, daß an dieser Stelle kein neuer Potentialsprung auftritt (Salzbrücke, Agar-Heber). Die Größe $0,0001983 \cdot T = \vartheta$ ist für gebräuchliche Temperaturen in der Tabelle 7 zusammengestellt.

Die Wasserstoffionenkonzentration einer Standard-Acetatlösung ist $2,42 \times 10^{-5} = 10^{-4,62}$; das p_H ist daher 4,62. Wird eine Konzentrationskette von zwei Wasserstoffelektroden mit Standard-Acetat und einer unbekannten Lösung hergestellt, so ist die Wasserstoffionenkonzentration der unbekannten Lösung p_{H_x} durch folgende Gleichung gegeben:

$$E_1 - E_2 = \vartheta \cdot \log \frac{2,42 \cdot 10^{-5}}{h_x} = \vartheta \cdot (p_{H_x} - 4,62)$$

oder

$$p_{H_x} = 4,62 + \frac{E_1 - E_2}{\vartheta}.$$

---

[1] WENNESLAND: Acta physiol. scand. 1, 49 (1940); 2, 198 (1941); 5, 76 (1943).

Reagenzien. *Standard-Acetat* (50 cm³ n-NaOH + 100 cm³ n-Essigsäure +350 cm³ H₂O). Gesättigte KCl-Lösung, Wasserstoff, 0,85% NaCl-Lösung CO₂-frei), verdünnte H₂SO₄, 2% Permanganatlösung, gesättigte Sublimatlösung.

Apparatur. Akkumulator, Galvanometer oder Capillarelektrometer, Meßdraht, Wippen, großer Widerstand (mehrere 100000 Ω), Tasterschlüssel, Normalelement, gut isolierte Drähte von kleinem Widerstand, KIPPscher Apparat, Waschflaschen, U-Elektroden, Agar-Heber, Wanne mit gesättigter KCl-Lösung.

Ausführung. *Schaltung* (vgl. Abb. 25). Der Akkumulator *B* wird über einen Vorschaltwiderstand *W* an den Meßdraht *M* von genau 1 m Länge angelegt. Durch passende Regulierung des Vorschaltwiderstandes kann dafür gesorgt werden, daß der Spannungsabfall auf der ganzen Länge des Meßdrahtes genau 2,000 Volt beträgt. Um diese Einstellung zu erreichen, wird ein Normalelement, dessen Spannung aus der Tabelle 18 (S. 259) abgelesen werden kann, über eine Wippe mit dem Galvanometer (bzw. Capillarelektrometer) *C* und dem Meßdraht so verbunden, daß seine Spannung gerade der abgegriffenen Spannung

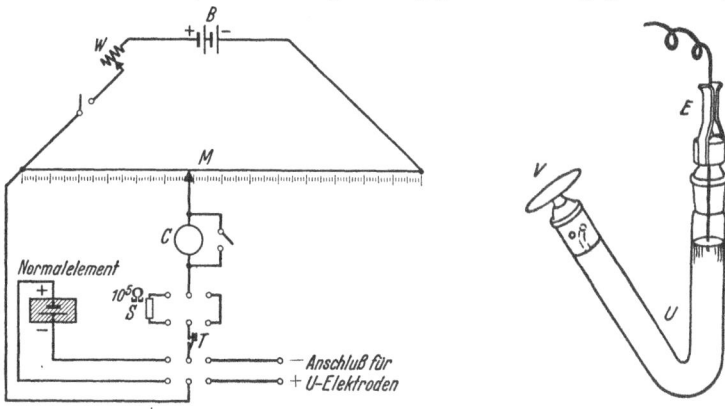

Abb. 25. Schaltung zur Kompensation.　　　　Abb. 26. Gaselektrode.

entgegengesetzt ist. Der Schleifkontakt wird jetzt auf dem Meßdraht so eingestellt, daß bei einem Gesamtspannungsabfall von 2.000 Volt auf dem ganzen Meßdraht, die abgegriffene Spannung gleich groß wäre, wie diejenige des Normalelementes. In diesem Fall wäre das Galvanometer (bzw. Capillarelektrometer) stromlos. Ist das nicht der Fall, so ist der Vorschaltwiderstand so zu regulieren, daß Stromlosigkeit herrscht. Jetzt ist der Meßdraht mit einem Spannungsabfall von genau 2.000 Volt eingestellt.

Eigentlicher Versuch. Man mißt in einer Elektrode mit Blut, in der anderen mit Standard-Acetat. Nach erledigtem Aufbau der Anordnung beginnt der eigentliche Versuch mit der Herrichtung der aus einem U-förmig gebogenen Rohr bestehenden Gaselektrode (Abb. 26). Für die Messung von Blut bringe man eine kohlensäurefreie, 0,85%ige Kochsalzlösung in die U-Elektrode. Erst wird sie mit dieser gewaschen, dann wird der den Platindraht *E* enthaltende Schenkel luftblasenfrei mit der Flüssigkeit gefüllt, während der offene Schenkel *V* etwa zu ⁴/₅ leer bleibt. Der Wasserstoff, den man zur Einleitung in die U-Elektrode braucht, wird in einem KIPPschen Apparat aus reinem, arsenfreiem Zink und verdünnter Schwefelsäure entwickelt und durch vorgelegte 2%ige Permanganatlösung und gesättigte Sublimatlösung gewaschen. An die letzte Waschflasche kommt ein Gummischlauch, der mit einem capillar ausgezogenen, leicht gebogenen Glasrohr endet. Man entwickelt Wasserstoff, um das ganze System nach völliger Verdrängung der Luft mit Wasserstoff zu füllen, nehme nun die U-Elektrode zur Hand und bringe die Spitze der Glascapillare in die Tiefe des U-Rohres und lasse Wasserstoffbläschen in den geschlossenen Schenkel der Elektrode aufsteigen und zwar so viel, daß der Platindraht ganz knapp noch eben in die Flüssigkeit eintaucht. Dann verschließt man die H₂-Zuleitung wieder und zieht die Glascapillare heraus. Ganz frisch mit einer Spritze aus einem Gefäß entnommenes Blut, mit einigen Körnchen Oxalat versetzt und mit Alveolarluft gesättigt (vgl. 9, S. 31), füllt man in den leergebliebenen Teil des U-Rohres und verschließt luftblasenfrei mit dem Glasstopfen. Die verschlossene Elektrode wird jetzt etwa 50mal hin- und hergewippt. Sollte sich trotz des Oxalates ein Gerinnsel bilden, so ist die Probe zu verwerfen. Die Verbindung der Elektroden zu einer Konzentrationskette (Abb. 27) geschieht durch ein Agarstück, welches in eine mit gesättigter KCl-Lösung gefüllte Wanne taucht. Mit Standard-Acetat und Wasserstoff wird in gleicher Weise eine zweite U-Elektrode gefüllt und mit der KCl-Wanne durch ein Agarstück verbunden.

Jetzt schreitet man zur Bestimmung der elektromotorischen Kraft der Konzentrationskette, welche aus der mit Blut-Kochsalzlösung gefüllten Wasserstoffelektrode, der mit gesättigtem Kaliumchlorid gefüllten Wanne und der mit Standard-Acetat gefüllten Wasserstoffelektrode besteht.

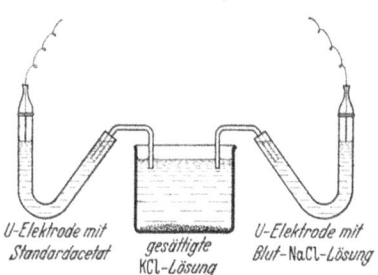

U-Elektrode mit Standardacetat gesättigte KCl-Lösung U-Elektrode mit Blut-NaCl-Lösung

Abb. 27. Anordnung der beiden Gaselektroden der Agarbrücke und der Verbindungswanne.

Durch eine Umschaltwippe wird dafür gesorgt, daß die Konzentrationskette gegen die abgegriffene Spannung des Meßdrahtes geschaltet ist. Zunächst soll das Galvanometer (bzw. Capillarelektrometer) durch einen Widerstand S vor zu starken Strömen geschützt werden. Mit dem Schleifkontakt wird jetzt diejenige Stelle aufgesucht, wo Stromlosigkeit herrscht. Dann wird der Widerstand entfernt und bei voller Empfindlichkeit des Galvanometers die endgültige Einstellung vorgenommen.

Solange diese nicht erreicht ist, soll der Tasterschlüssel T nur ganz kurz niedergedrückt werden, um unnötige Stromentnahme zu vermeiden! Man wiederholt die Messung alle 5 min bis konstante Ablesungen erreicht werden. Bildung von Gerinnsel am Platindraht verhindert die Erreichung eines konstanten Wertes. Die Probe muß verworfen werden; ebenso wenn lange Zeit eine stetige Änderung der gemessenen Spannung eintritt.

Berechnung. Der Potentialunterschied der Standard-Acetat-H_2-Elektrode gegen Blut sei E in Volt. Diese Zahl wird durch ϑ dividiert. ϑ ist von der Temperatur abhängig:

Tabelle 8.

ϑ	15°	16°	17°	18°	19°	20°	21°
	0,0571	0,0573	0,0575	0,0577	0,0579	0,0581	0,0583

Das gesuchte p_H des Blutes ist dann:

$$p_H = 4,62 + \frac{E}{\vartheta}.$$

Normalwerte. Für Blut bei 18°, wenn kein CO_2-Verlust aufgetreten ist, wird in der Regel 0,157—0,160 Volt gefunden.

β) Bestimmung mit U-Elektrode und gesättigter Kalomelelektrode.

Das unter α) beschriebene Verfahren ist für den Anfänger leicht verständlich und hat daher gewisse didaktische Vorteile. Für praktisches und genaues Arbeiten eignet sich aber die mit Standard-Acetat gefüllte U-Elektrode nicht. An ihre Stelle tritt die *gesättigte Kalomelelektrode*, die jahrelang haltbar ist. Die Messung zerfällt jetzt in zwei Teile:

1. Messung der E.M.K. zwischen gesättigter Kalomelelektrode und der mit Standard-Acetat gefüllten U-Elektrode (Verbindung durch Agar-Heber, KCl-Wanne, Agar-Heber). Diese E.M.K. sei E_0 (sie pflegt je nach Temperatur, Barometerstand und anderen Einflüssen 514—518 mV zu betragen).

2. Messung der E.M.K. zwischen gesättigter Kalomelelektrode und der mit Blut-Kochsalzlösung beschickten U-Elektrode (Verbindung durch Agar-Heber, KCl-Wanne, Agar-Heber). Diese E.M.K. sei E_X (sie pflegt je nach p_H des Blutes und der Temperatur etwa 675 mV zu betragen)..

Berechnung. Man berechnet die Differenz $E_X - E_0 = E$ in Volt. Diese Größe ist dieselbe Größe wie sie in dem weniger zuverlässigen direkten Verfahren nach α) ermittelt wurde.

Das gesuchte p_H des Blutes ist dann:

$$p_H = 4,62 + \frac{E}{\vartheta}.$$

b) Mit der Glaselektrode.

Die Entwicklung von zuverlässigen Elektrometer-Verstärkerröhren und der Ausbau der Gleichstromverstärker haben die Verwendung der Glaselektrode sehr einfach gemacht. Die großen Vorzüge dieser Elektroden liegen in ihrer Unabhängigkeit von Sauerstoff und Kohlensäure, von Eiweiß, in der Möglichkeit, kleinste Substanzmengen zu messen und in der leichten Reinigung. Verstärkerpotentiometer für Glaselektroden werden von allen führenden Firmen hergestellt. Die Glaselektrode ist *das bestgeeignete Instrument* zur p_H-Messung bei physiologischen Untersuchungen. (Vgl. SKOTNICKY[1].)

c) Messungen im strömenden Blut.

Vgl. R. BRINKMAN[2], ferner H. HAEUSSLER[3].

12. Messung des kolloidosmotischen Druckes.

Aufgabe. Der kolloidosmotische Druck einer Serumprobe gegen isotonische Kochsalz- oder RINGER-Lösung ist zu bestimmen.

Prinzip der Methode. Für Kolloide lassen sich verhältnismäßig leicht semipermeable Membranen herstellen. Der geeignete Stoff ist Kollodium. Die Kollodiummembran trennt zwei isotonische Lösungen, von denen die eine eiweißhaltig, die andere eiweißfrei ist. Der Ansatz dieses Versuches ist theoretisch interessant, weil er modellmäßig die Verhältnisse im Glomerulus der Niere, zwischen Blut und Glomerulusharn wiedergibt. Würde der kolloidosmotische Druck im Glomerulus wirken können, so würde der Glomerulusharn in das Blut wandern. Die Bedeutung des Blutdruckes im Glomerulus für die Ausscheidung dieses Harnes wird damit deutlich. Der vorliegende Versuch ist ähnlich angesetzt, indem durch einen Gegendruck eine Vermehrung der Flüssigkeit verhindert wird.

Gebraucht werden: Kollodiumhülse mit durchbohrtem Gummistopfen.

Herstellung. Eine Glasröhre von etwa 1 cm äußerem Durchmesser, deren unteres Ende bis auf eine kleine Öffnung zugeschmolzen ist, wird waagerecht so auf einen drehbaren Eisenstab aufgezogen, daß sie ohne Mühe in langsame Rotation um ihre Längsachse versetzt werden kann. Unter die Glasröhre wird ein Auffanggefäß gestellt. Eine 6%ige Kollodiumlösung („zur Herstellung von Membranen") wird, während das Glasrohr rotiert, aufgegossen und eingetrocknet. 2—3 Schichten genügen in der Regel. Die Ablösung der Kollodiumhülse von der Glasröhre erfolgt durch Einstellen in kaltes Wasser[4]. Umgebogenes Steigrohr von 1 mm lichter Weite vgl. Abb. 28. Vorrichtung zur Erzeugung von Gegendruck vgl. Abb. 28.

Ausführung. Die Kollodiumhülse wird mit Serum gefüllt. Als Außenlösung wird 0,945% NaCl oder Säugetier-Ringer verwendet. Das umgebogene Steigrohr

Platz Nr.

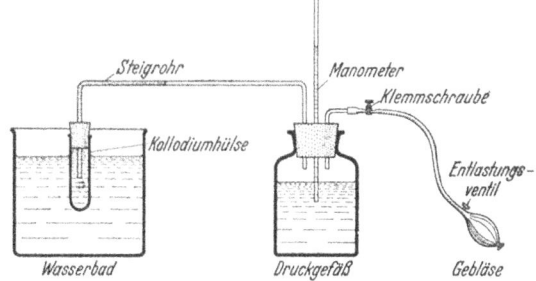

Abb. 28. Anordnung zur Messung des kolloid-osmotischen Druckes.

[1] SKOTNICKY, J.: Pflügers Arch. 245, 654 (1942). — [2] BRINKMAN, R.: Handbuch der biologischen Arbeitsmethoden, Abt. III, Teil A, Liefg. 342. — [3] HAEUSSLER, H.: Pflügers Arch. 239, 143 (1937). — [4] Vgl. auch IV. B. 5. S. 245.

wird eingesetzt, so daß das Serum in den horizontalen, graduierten Anteil aufsteigt. Das ganze Gefäß wird in ein Wasserbad versenkt, um einigermaßen konstante Temperatur zu gewährleisten. Sobald sich die Temperaturen ausgeglichen haben, beginnt der Meniscus sich regelmäßig im Steigrohr vorwärts zu bewegen. Diese Bewegung ist durch Vergrößern des Gegendruckes mit dem Gebläse und der Druckflasche zu verhindern. Zwischen zwei Marken wird die Geschwindigkeit der Wanderung des Meniscus gemessen und durch Erhöhung des Gegendruckes der Meniscus wieder zurückgestellt. Mit zunehmendem Druck nimmt die Geschwindigkeit ab. Die Geschwindigkeit wird als Ordinate, der Druck als Abszisse aufgetragen. Der extrapolierte Schnittpunkt der Geschwindigkeits-Druck-Geraden mit der Achse ist der gesuchte kolloid-osmotische Druck. Die Höhe der Flüssigkeitssäule bis zur Umbiegung im Steigrohr ist bei der Druckmessung zu berücksichtigen.

Eine gute Kollodiumhülse darf kein Eiweiß durchlassen. Mit SPIEGLERS Reagens wird nach Beendigung des Versuches die Außenlösung auf Eiweißfreiheit untersucht. Die Kollodiumhülse wird nach Reinigung in $0,25^0/_{00}$ Trypaflavin-RINGER-Lösung aufbewahrt.

13. Messung der Gefrierpunktserniedrigung.

Aufgabe. Es ist die Gefrierpunktserniedrigung des Blutes zu bestimmen.

Prinzip der Methode. Der Gefrierpunkt einer Lösung hängt von der Zahl der gelösten Teilchen ab, ebenso der osmotische Druck. Der Gefrierpunkt ist leichter zu bestimmen, als der osmotische Druck im direkten Versuch, so daß die Messung der Gefrierpunktserniedrigung die wichtigste Methode zur Bestimmung des osmotischen Druckes biologischer Flüssigkeiten geworden ist[1].

Bei langsamer Unterkühlung einer Flüssigkeit ist der Augenblick des Gefrierens daran erkennbar, daß die latente Schmelzwärme frei wird und die Temperatur in der einfrierenden Flüssigkeit plötzlich auf einen ganz bestimmten Wert, den Gefrierpunkt, ansteigt. So lange Flüssigkeit und Eis nebeneinander vorkommen, bleibt diese Temperatur trotz der von außen weiter einwirkenden Abkühlung erhalten, da in dieser Zeit nur die latente Schmelzwärme der weiter einfrierenden Volumteile entzogen wird.

Gebraucht werden: Apparat zur Bestimmung der Gefrierpunktserniedrigung von BECKMANN, Eis, Salz, Blut oder Serum, eine Lupe.

Ausführung. Das Außengefäß des Apparates wird mit einer Mischung von Eis und Salz gefüllt, so daß etwa die Temperatur — 4° erreicht wird. Dann wird der Luftmantel des Innengefäßes eingesetzt. In das Innengefäß werden etwa 7 cm³ (bzw. so viel, um den Quecksilberbehälter des Thermometers zu bedecken) Blut (oder Serum oder Salzlösung) eingefüllt. *Vorsichtige* Abstellung und Behandlung des Thermometers während dieser Manipulationen. Dann wird der Rührer des Innengefäßes eingesetzt und darauf das Innengefäß mit dem Stopfen, welcher das Thermometer trägt, verschlossen. Das Thermometer muß so tief eingesteckt sein, daß der untere Quecksilberbehälter ganz mit Flüssigkeit bedeckt ist. Durch Einsetzen des Innengefäßes ohne Luftmantel in eine Kältemischung wird die Temperatur der Lösung bis etwa 0° heruntergebracht, dann wird rasch außen abgetrocknet und das mittlere Gefäß, welches

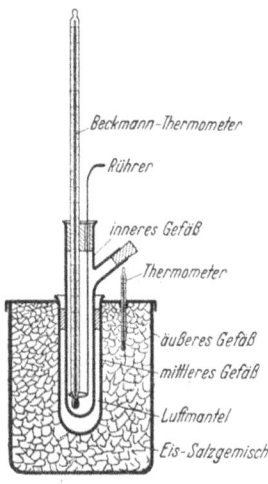

Beckmann-Thermometer
Rührer
inneres Gefäß
Thermometer
äußeres Gefäß
mittleres Gefäß
Luftmantel
Eis-Salzgemisch

Abb. 29. Apparat zur Gefrierpunktsbestimmung.

---

[1] Die genaueste Methode zur Bestimmung des osmotischen Druckes biologischer Flüssigkeiten ist die thermoelektrische Dampfdruckvergleichung nach HILL [Proc. Roy. Soc. A. **127**, 9 (1930); J. of Physiol. **89**, 61 (1937)]. Mit dieser Methode kann der Dampfdruck eines Tropfens einer unbekannten Flüssigkeit mit jeder wünschbaren Präzision bestimmt werden.

den Luftmantel bildet, eingesetzt. Man rührt jetzt gleichmäßig mit dem Platin-rührer. Die Temperatur sinkt allmählich unter 0°, bis sie auf einmal steigt und in einer gewissen Höhe etwa 2 min. konstant bleibt. Die so erreichte Tempe-ratur wird mit der Lupe abgelesen; es ist der Gefrierpunkt der Lösung. Die Bestimmung kann durch Auftauen des gebildeten Eises mit der Hand wiederholt werden. Sollte sich die Lösung unterkühlen, ohne einzufrieren, so muß durch den seitlichen Stutzen des Apparates ein Eiskristall eingeführt werden (Impfen).

Beobachtungsaufgaben. Bestimme die Gefrierpunktserniedrigung vom Blut und von einer 0,9%igen Kochsalzlösung.

Berechnung. 1 Mol in 1 l Wasser gelöst ergibt eine Gefrierpunktsernied-rigung von 1,85° (wenn keine Dissoziation vorliegt). Die molare Konzentration einer unbekannten Lösung der Gefrierpunktserniedrigung $\varDelta$ ist dann

$$C_m = \frac{\varDelta}{1,85}.$$

Der osmotische Druck in at bei 0° errechnet sich aus folgender Relation:

$$\frac{22,4}{1,85} = \frac{X}{\varDelta}.$$

Pro 0,001° Gefrierpunktserniedrigung beträgt er 0,012 at. Wurde die Lösung stark unterkühlt, so wird sie beim Gefrieren durch reichliche Eisausscheidung konzen-trierter. Pro Grad Unterkühlung ist 1,25% an der beobachteten Gefrierpunkts-erniedrigung zu reduzieren, um dieser Fehlerquelle Rechnung zu tragen.

14. Messung der Viscosität.

Aufgabe. Die innere Reibung des Blutes ist zu bestimmen.

Prinzip der Methode. Bei laminarer Strömung ist die Stromstärke einer Flüssigkeit in einer Capillare V''

Platz Nr.

$$V'' = \frac{P \cdot r^4 \pi}{l \cdot \eta} \cdot \text{konst.},$$

worin P die Druckdifferenz, r der Radius, l die Länge der Flüssigkeitssäule und η die Viscosität der Flüssigkeit ist. Die relative Viscosität ist die auf Wasser bezogene Viscosität einer Flüssigkeit. Im Viscosimeter von HESS wird die relative Viscosität des Blutes dadurch bestimmt, daß bei gleichem Druckgefälle in eine enge Capillare C Wasser und in eine etwas weitere Capillare D Blut eingezogen wird. Die Zuführungen E und F haben ein so weites Lumen, daß die innere Reibung in ihnen keine Rolle spielt. Wirkt die Saugkraft auf beiden Seiten gleich, so ist das in die Meßröhren A und B einströmende Volumen ein Maß für das umgekehrte Verhältnis der Viscositäten der beiden Flüssigkeiten.

$$\frac{V_W}{V_B} = \frac{\eta_B}{\eta_W}.$$

Da die Capillaren nicht gleichen Querschnitt haben, muß der Apparat geeicht werden.

α) *Mit dem Apparat von* OSTWALD. Man hängt das OSTWALDsche Viscosimeter senkrecht in einem Wasserbade auf, bringt eine bestimmte Menge Blut in den weiteren Schenkel des U-förmigen Rohres des Viscosimeters, saugt dann bis über die obere Marke des anderen Schenkels und läßt das Blut wieder von selbst herabsinken. Sobald die Blutsäule die obere Marke passiert, wird die Uhr in Gang gesetzt; wenn sie die untere Marke passiert, wird die Uhr angehalten. Man notiert die Zahl der Sekunden t. Darauf wird das Rohr gereinigt und getrocknet und mit destilliertem Wasser das Verfahren wiederholt.

Es seien η_0 der relative Reibungskoeffizient des Wassers = 1, s_0 das spezifische Gewicht des Wassers, s dasjenige des Blutes, t und t_0 die gefundenen Sekunden, dann ist η der relative Reibungskoeffizient des Blutes

$$\eta = \frac{\eta_0 \, s \, t}{s_0 \, t_0} = \frac{s \, t}{s_0 \, t_0}.$$

Das spezifische Gewicht des Blutes wird mit dem Pyknometer bestimmt. Pyknometer sind Fläschchen von einem konstanten Rauminhalt. Man wägt das Pyknometer zuerst leer (P_0), dann mit destilliertem Wasser (P_w) gefüllt. Die Differenz
der beiden Gewichte $P_w - P_0$ ergibt das Volumen des Pyknometers. Das Pyknometer ist mit der Flüssigkeit vollständig zu füllen und bei dem Verschluß durch
den Stopfen müssen auf das sorgfältigste Luftblasen vermieden werden. Hierauf
wird das Fläschchen entleert und getrocknet, sodann wird in derselben Weise mit
Blut gefüllt. Die Differenz zwischen dem Gewicht des Pyknometers mit Blut (P_B)

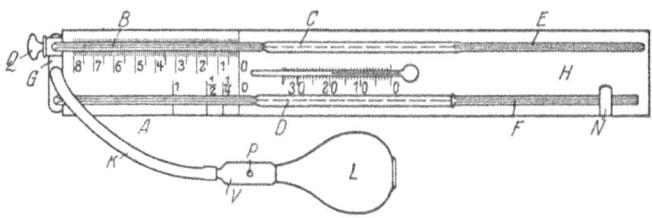

Abb. 30. Viscosimeter nach HESS.

und dem Gewicht des Pyknometers leer (P_0) ergibt das Gewicht des Blutes. Das
spezifische Gewicht des Blutes ist dann:

$$s = \frac{P_B - P_0}{P_w - P_0}.$$

Ausführung. *β) Mit dem Apparat von* HESS. Mit dem Saugballon L wird
bei geöffnetem Hahn Q Wasser bis zur Marke 0 durch E und C angesogen.
Dann wird Q verschlossen. Durch F und D wird Blut ebenfalls bis zur Marke 0
angesogen. Jetzt ist der Apparat zum Versuch bereit. Der Hahn Q wird geöffnet.
Mit dem Saugballon L werden beide Flüssigkeitssäulen in Bewegung gesetzt.
Die Durchflußvolumina werden in den Meßröhren A und B, die empirisch, schon
mit Rücksicht auf die verschiedenen Querschnitte der Capillaren C und D
geeicht sind, gemessen.

Läßt man die ansaugende Kraft gerade so lange wirken, bis das Durchflußvolumen des Blutes gerade = 1 ist, so ist das gefundene Durchflußvolumen
des Wassers das direkte Maß für die Viscosität des Blutes. Man stellt mit Hilfe
von gewaschenen Erythrocyten und isotonischer Kochsalzlösung eine relative
Verdünnungsreihe her, indem man folgende Mischungen macht: Erythrocyten-
brei:isotonische Kochsalzlösung = 3:1; 2:1; 1:1; 1:2; 1:3; 1:5; 1:7; 1:9; 1:10
und untersucht die Abhängigkeit der relativen Viscosität von der Konzentration.
Die Resultate sind graphisch darzustellen (Ordinate = relative Viscosität, Abszisse = Konzentration).

15. Messung der Leitfähigkeit.

Aufgabe. Die elektrische Leitfähigkeit von Blut und Serum
ist zu messen.

Platz Nr.

Prinzip der Methode. Die Leitfähigkeit einer Flüssigkeit
ist der reziproke Wert ihres Leitungswiderstandes, bezogen
auf einen 1 cm Würfel. Gemessen wird der elektrische Widerstand R der untersuchten Flüssigkeit in einem Elektrodengefäß von bestimmter Form.

$$\varkappa = \frac{C}{R}$$

($\varkappa$ = Leitvermögen Ω^{-1} cm^{-1}, C = Widerstandskapazität cm^{-1},
R = OHMscher Widerstand).

Die Widerstandskapazität C hängt nur von der geometrischen Form des
vom Strom durchflossenen Teiles ab und ist für jedes Elektrodengefäß eine

empirisch mit einer Standardlösung zu ermittelnde Konstante. Der Widerstand R wird in einer Brückenschaltung bestimmt (vgl. Abb. 31).

Gebraucht werden: Meßbrücke, Wechselstromquelle oder Tonsender, Widerstandsgefäß mit frisch platinierten Elektroden, $^1/_{10}$ n-KCl-Standardlösung, Wasserbad mit Thermoregulator, Schlüssel, Element, Telephon oder „elektrisches Auge" (Bestandteil zur Abstimmung moderner Rundfunkgeräte)[1].

Platinieren. Die Elektrode wird als Kathode in eine Lösung von 1 g Platinchlorid in 30 cm³ H_2O unter Zusatz von 0,008 g Bleiacetat einer Pt Anode gegenüber eingetaucht. Stromdurchtritt 10 min 0,03 A/cm².

Ausführung. *1. Bestimmung der Widerstandskapazität C des Elektrodengefäßes.* Die Meßbrücke wird nach dem beigelegten Schaltschema zusammengesetzt. Das Elektrodengefäß wird mit $^1/_{10}$ n-KCl gefüllt, bis die Elektroden gut bedeckt sind. Nach Einstellung konstanter Temperatur wird diese abgelesen und das Induktorium eingeschaltet. Durch Verschieben des Schleifkontaktes wird der Punkt gesucht, an welchem das Verhältnis der abgegriffenen Schleifdrahtstrecken gleich ist, wie

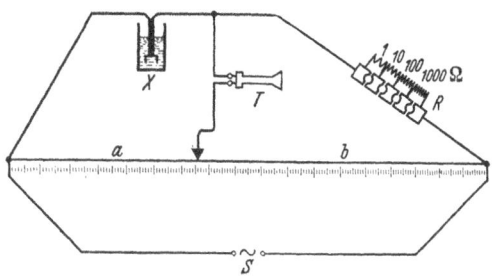

Abb. 31. Schaltung zur Messung der Leitfähigkeit mit Wechselstrom.

das Verhältnis der Widerstände in den Brückenzweigen. An diesem Punkt tritt ein deutliches Minimum des Tones im Telephon auf. Ein vollständiges Aufhören des Tones im Telephon bleibt meist aus (Einfluß der Polarisationskapazität, durch Parallelschalten eines Kondensators im Gegenarm zu kompensieren), doch sind leicht zwei benachbarte Stellen zu ermitteln, von denen aus der Ton deutlich ansteigt. Die Mitte zwischen diesen Stellen ist die gesuchte Nullstellung. Es ist:

$$\frac{a}{b} = \frac{X}{R}.$$

Den Widerstand des Rheostaten R regelt man so, daß die abgegriffene Stelle möglichst in die Mitte zu liegen kommt (Brückenarme annähernd gleich).

Aus dem gemessenen Widerstand X in Ω berechnet man die Widerstandskapazität C des Gefäßes zu:

$$C = \varkappa \cdot X, \quad \text{cm}^{-1},$$

wobei $\varkappa$ aus folgender Tabelle zu entnehmen ist:

Tabelle 9.

15°	16°	17°	18°	19°	20°	21°
0,01048	0,01072	0,01095	0,01119	0,01143	0,01167	0,01191

2. Das Leitvermögen von Blut oder Serum. Das gereinigte Elektrodengefäß wird mit defibriniertem Blut oder Serum gefüllt. Der Widerstand X_2 der Füllung wird in gleicher Weise gemessen.

Das gesuchte Leitvermögen ist dann

$$\varkappa' = \frac{C}{X_2} \, \Omega^{-1} \, \text{cm}^{-1}.$$

---

[1] Wird beispielsweise in den PHILIPS-Meßbrücken als empfindliches Nullinstrument benützt.

16. Bestimmungen der Blutgruppen.

Aufgabe. Jeder zukünftige Arzt sollte seine Blutgruppenzugehörigkeit kennen! Durch Untersuchung mit Testserum ist die Blutgruppe jedes Kursteilnehmers festzustellen.

Gebraucht werden: Testserum A, Testserum B[1], Objektträger, Schnepper, Alkohol und Äther zum Reinigen, Teller mit Tupfer und Papierunterlage (vgl. Abb. 32 und 33).

Ausführung. Auf die Papierunterlage wird links „A" und rechts „B" angeschrieben. Dann wird der peinlich saubere Objektträger aufgelegt und links ein kleiner Tropfen des Testserums „A", rechts ein kleiner Tropfen „B" aufgebracht.

Abb. 32. Technik der Mischung.

Durch Einstich in die Fingerbeere wird ein Blutstropfen hervorgebracht. Mit einem zweiten sauberen Objektträger werden an zwei Ecken Spuren des Blutes

Serum A　　　　Serum B
(= β)　　　　　(= α)

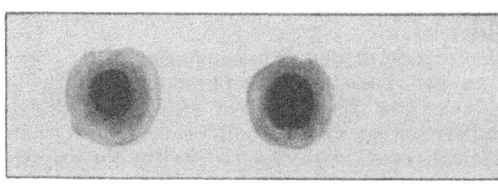

Keine
Agglutination

Blutgruppe 0

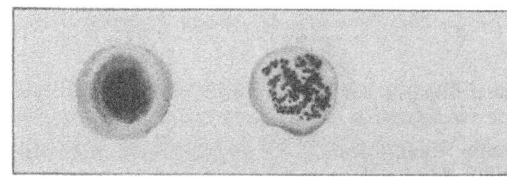

Agglutination
in B

Blutgruppe A

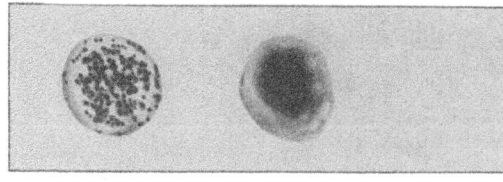

Agglutination
in A

Blutgruppe B

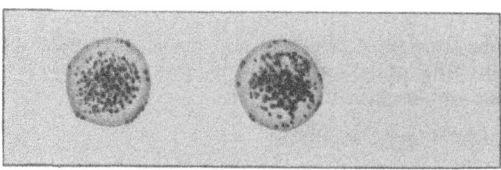

Agglutination
in beiden

Blutgruppe AB

Abb. 33. Blutgruppenbestimmung.

---

[1] Zuverlässiges Testserum sollte von den serologischen Instituten immer mit Angabe des Titers geliefert werden. Anderes Serum ist für diese Aufgabe zu verwerfen.

aufgefangen. Die linke Ecke wird in den linken Serumtropfen getaucht, die rechte Ecke in den rechten Serumtropfen. Jetzt wird der Objektträger mit den beiden Tropfen 3 min leicht geschwenkt, um die Zusammenballung der Erythrocyten zu verhindern (Geldrollenbildung) und die echte Agglutination gut auszubilden. Nach 3 min. ist der Befund, der meist von bloßem Auge gut erkennbar ist, unter einer starken Lupe nachzuprüfen.

Auswertung. Agglutination in A und B = Blutgruppe AB
Agglutination in B   = Blutgruppe A
Agglutination in A   = Blutgruppe B
Agglutination in keinem   = Blutgruppe 0

Fehlerquellen. Hauptfehlerquelle: Verwechslung, sie hat schon oft bei Transfusionen zu Todesfällen geführt. Die Bestimmung muß in der Wärme durchgeführt werden, um Kälteagglutination zu vermeiden.

17. a) Hämolyse und osmotische Resistenz.

Aufgabe. In einer Konzentrationsreihe von Kochsalzlösungen ist diejenige Konzentration zu bestimmen, bei welcher das Hämoglobin gerade aus dem Blutkörperchen austritt, erkennbar an der Lackfarbe der Lösung. Diese Konzentration ist die der osmotischen Minimalresistenz. Die Konzentration, bei der alle Erythrocyten durchlässig werden, ist die Grenzkonzentration der osmotischen Maximalresistenz.

Platz Nr.

Gebraucht werden: Blut, Pipetten, destilliertes Wasser, 1 %ige Kochsalzlösung, Gestell mit Reagensgläsern.

Ausführung. 10 Reagensgläser werden mit je 10 cm³ Flüssigkeit in fallender Konzentration so beschickt, daß Kochsalzlösungen in Sprüngen von 0,1% entstehen.

Die Lösungen werden gut durchgeschüttelt und im Gestell aufgestellt. Zu jedem Reagensglas kommen 2 Tropfen Blut. Die Konzentration, bei der zuerst die Lackfarbe deutlich erscheint, ist in *1. Annäherung* die Grenzkonzentration der osmotischen Minimalresistenz. Die genauere Festlegung erfolgt durch eine Verdünnungsreihe von 9 Röhrchen in Sprüngen von 0,02%, die die als 1. Annäherung ermittelte Konzentration nach beiden Seiten im Bereich von ±0,08% ergänzt. Die Konzentration dieser Reihe, bei der eben gerade Hämolyse auftritt, ist in *2. Annäherung* die gesuchte Grenzkonzentration. Das Röhrchen, bei dem die Hämolyse gerade ganz vollständig ist, ist die Grenzkonzentration der Maximalresistenz.

b) Versuche über Hämolyse.

Aufgabe. Qualitative Prüfung verschiedener hämolytisch wirkender Substanzen.

Platz Nr.

Gebraucht werden: Blut oder gewaschene Blutkörperchen, Reagensgläser, destilliertes Wasser, 0,9 %ige NaCl-Lösung, Äther, Chloroform, isotonische Harnstofflösung, Saponin, Galle.

Ausführung. Mit isotonischer Kochsalzlösung: verdünntes Blut oder Blutkörperchensuspension werden versetzt mit:

1. 1—2 cm³ Äther, vorsichtig durchschütteln,
2. 1—2 cm³ Chloroform, vorsichtig durchschütteln,
3. einer Messerspitze Saponin,
4. 1—2 cm³ Galle;

Blutkörperchenbrei wird versetzt:

5. mit einer isotonischen Harnstofflösung,
6. mit destilliertem Wasser.

Man beobachtet die eintretende Hämolyse, die Zeitverhältnisse und die Klarhei des Hämolysates.

c) Quantitative Messung der Hämolyse.

Zur genauen Vermessung eignet sich das Stufenphotometer (vgl. PONDER[1]) oder das Lichtelement (vgl. NETTER und ØRSKOV[2] und WILBRANDT[3]).

18. Messung der Senkung.

Aufgabe. Es ist die Senkungsgeschwindigkeit der Blutkörperchen in einer Blutcitratlösung zu bestimmen.

Prinzip der Methode. Die roten Blutkörperchen tragen eine negative Ladung, die sie in Suspension hält und deren Größe von der Art und Konzentration der Ladungsträger im Plasma abhängt. Eine Vermehrung der Globuline gegenüber den Albuminen im Plasma führt zu einer Abnahme der Ladung, damit zu einer Verminderung der Stabilität. Ein Maß für die Stabilität läßt sich gewinnen aus der Messung der Geschwindigkeit, mit der sich die Blutkörperchen in ungerinnbar gemachtem Blut absetzen. Je größer die Geschwindigkeit ist, desto geringer ist die Stabilität.

Reagenzien. 5% Lösung von Natrium citricum; Alkohol und Äther zur Reinigung.

Apparatur. α) Senkungsröhrchen mit 2,5 mm lichter Weite.

β) Senkungsröhrchen mit 1,0 mm lichter Weite, Schnepper, Mischpipette, Reagensgläser, sterile Spritze, Tupfer (vgl. Abb. 34 a und b).

Ausführung. α) *Makromethodik.* Durch Venenpunktion (vgl. S. 5) werden aus der Cubitalvene, möglichst ohne Stauung, 1,6 cm³ Blut in eine Spritze, die vorher mit 0,4 cm³ Citratlösung beschickt wurde, aufgenommen. Die Blut-Citratlösung (2 cm³) wird in ein Reagensrohr ausgespritzt und gut durchmischt. Darauf wird die Lösung in das Senkungsrohr von 2,5 mm lichter Weite bis zur Marke 0 aufgesogen, in den Rahmen eingesetzt und die Zeit notiert. Der Stand des Meniscus der Blutkörperchen wird nach 1, 2 und 24 h abgelesen.

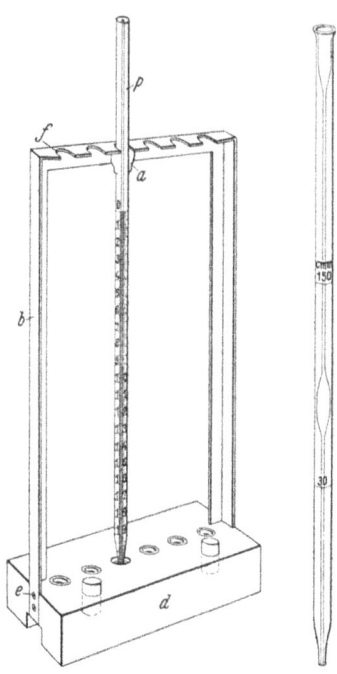

Abb. 34a und b. a Senkungsgestell mit Rohr. b Spezialmischpipette.

β) *Mikromethodik.* Die Spezialmischpipette (nach HADORN) wird mit Citratlösung bis zur Marke 30 (30 mm³) beschickt. Mit dem Schnepper wird wie bei 1, S. 6 eingestochen und Blut bis zur Marke 150 (150 mm³) aufgesogen. Zur Durchmischung wird der Pipetteninhalt in einen Glastrog ausgeblasen und 1—2mal wieder aufgesogen. Darauf wird das Senkungsrohr von 1,0 mm lichter Weite bis zur Marke 0 mit der Mischung gefüllt. Das gute Gelingen der Mikromethodik hängt vom raschen Arbeiten ab, da Gerinnselbildung die Senkungsgeschwindigkeit beeinflußt.

Normalwerte. Je Stunde beim Mann 3—7 mm,
                bei der Frau 7—11 mm,
                beim Neugeborenen 1—2 mm.
Werte über 10 mm beim Mann und 12 mm bei der Frau sind immer pathologisch.

[1] PONDER: Proc. Soc. exper. Biol. a. Med. **27**, 821 (1930). — [2] NETTER und ØRSKOV, S.: Pflügers Arch. **231**, 135 (1932). — [3] WILBRANDT, W.: Pflügers Arch. **241**, 289 (1938).

19. a) Bestimmung der Gerinnungszeit nach FONIO.

Aufgabe. Es ist an einer Blutprobe die Gerinnungszeit bei Zimmertemperatur zu bestimmen.

Prinzip der Methode. Die Gerinnung des Blutes ist ein Vorgang, der durch äußere Faktoren ausgelöst wird. Will man daher die Gerinnungszeit bestimmen, so müssen die auslösenden Bedingungen möglichst einheitlich und leicht reproduzierbar gestaltet werden. Die Gerinnungszeit ist demnach ein von der Art des Versuches abhängiger Begriff, der erst vergleichbar wird, wenn die Versuchsbedingungen genau gleich gestaltet werden. Die Methode von FONIO benützt ein hohlgeschliffenes Jenaer Standardglas in feuchter Kammer als auslösenden Faktor der Gerinnung. Diese Anordnung ist relativ leicht in verschiedenen Laboratorien zu reproduzieren, so daß die mit ihr gewonnenen Werte untereinander vergleichbar sind.

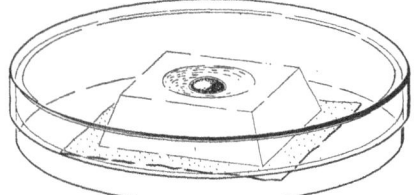

Abb. 35. Anordnung zur Bestimmung der Gerinnungszeit.

Gebraucht werden: Petrischale mit feuchter Gaze. Standardglas mit Hohlschliff, Ausrüstung zur Venenpunktion (vgl. Abb. 35).

Ausführung. Durch exakte Venenpunktion (vgl. S. 5) werden der Vena mediana cubiti etwa 5 cm³ Blut entnommen. Davon werden sofort 10 Tropfen in ein hohlgeschliffenes Glasplättchen aus Jenaer Glas (Standardglas von gleichem Hohlschliff) gezählt, in die Petrischale auf die feuchte Gaze gestellt, mit dem Glasdeckel verschlossen (feuchte Kammer) und die Zeit notiert. Im Augenblick, wo man die Glasschale aufrecht stellen kann, ohne daß Blut herunterfließt, ist die Gerinnung vollendet. Die bis zu diesem Punkt abgelaufene Zeit ist die Gerinnungszeit nach FONIO.

Normalwerte nach FONIO: 25—32 min.

b) Photometrische Bestimmung.

Mit dem Photoelement oder mit der Vakuum-Photozelle kann die bei der Gerinnung von rekalzifiziertem Citratblut oder -plasma, oder die im hämolysierten Vollblut auftretende Trübung quantitativ verfolgt und registriert werden [1].

c) Bestimmung der Gerinnungsvalenz nach FONIO.

Aufgabe. Es ist die Gerinnungsvalenz einer Blutprobe zu bestimmen.

Prinzip der Methode. Das Prinzip der Messung der Gerinnungsvalenz des Blutes, d. h. der Fähigkeit, eine bestimmte Gerinnungshemmung zu überwinden, beruht auf einer Titrationsmethode. In einer Anzahl von kleinen Schälchen befindet sich eine ganz bestimmte Menge einer gerinnungshemmenden Substanz von steigender Konzentration. Jedes Schälchen wird darauf mit dem gleichen Quantum des zu untersuchenden Blutes beschickt. Dann läßt man das Ganze 2 h lang stehen und sieht nach, bei welcher Konzentration das Blut noch geronnen ist. Bis hierher hat die Gerinnungskraft des betreffenden Blutes die Gerinnungshemmung zu überwinden vermocht.

Gebraucht werden: 18 Glasschälchen, Stativ dazu, Glasdeckel zur Deckung des Statives, 18 Fläschchen mit den MgSO₄-Lösungen, Flasche mit der 0,75%igen MgSO₄-Lösung zur Herstellung des Blutgemisches, Mischtrog zur Mischung des aus der Vene entnommenen Blutes mit 0,75%iger MgSO₄-Lösung, Venenspritze zu 10—20 cm³, zwei graduierte Pipetten (zu 0,2 cm³ und zu 0,05 cm³), Flasche mit Aq. dest. und mit Alkohol, Gazetupfer, Ausrüstung zur Venenpunktion (vgl. Abb. 36).

[1] FESTER, H.: Münch. med. Wschr. **1937** II, 1370. — NYGAARD, K.: Hemorrhagic diseases, Photoelectric study of blood coagulability. St. Louis 1941. — EBBECKE, W. u. F. KNÜCHEL: Pflügers Arch. **243**, 54 (1940). — MURALT, A. v.: Helv. physiol. Acta **1**, C 66 (1943).

Platz Nr.

Platz Nr.

Ausführung. 1. Die Glasschälchen (0, 0,5, 1, 1,5, 2, 2,5 usw.) werden mittelst der Pipette zu 0,05 cm³ mit den entsprechenden $MgSO_4$-Lösungen beschickt. Nach jeder Beschickung soll die Pipette in Aq. dest. eingetaucht und dann, mit der Spitze gegen einen Gazetupfer angedrückt, gut ausgeblasen werden.

2. Man entnimmt 5 cm³ Blut durch Venenpunktion (vgl. S. 5), bei gestautem Oberarm, wobei Spritze und Metallansatz vor der Punktion mit physiologischer NaCl-Lösung durchgespült werden.

3. In den Mischtrog zur Mischung des Blutes mit $MgSO_4$ werden nun 2 cm³ 0,75%ige $MgSO_4$-Lösung bis zur Marke *Mg*, sodann 4 cm³ des aus der Vene entnommenen Blutes bis zur Marke *Bl* gebracht. Der Mischtrog wird mit der mit Äther vorher gereinigten Fingerbeere verschlossen und die Flüssigkeit durch leichtes Hin- und Herneigen unter strenger Vermeidung jeglicher Luftblasenbildung gut gemischt.

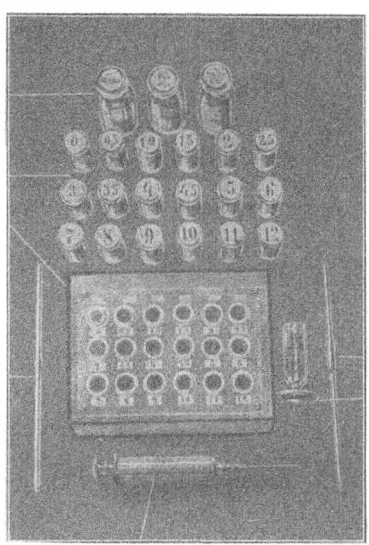

Abb. 36. Anordnung zur Bestimmung der Gerinnungsvalenz.

4. Von diesem Blutgemisch werden nun mit der Pipette je 0,2 cm³ in jedes Schälchen gebracht, wobei wiederum jegliche Luftblasenbildung vermieden werden muß, was durch Andrücken der Spitze an die Wandung und durch leises Ausblasen gelingt.

5. Durch Schütteln jedes einzelnen Schälchens werden Blut und $MgSO_4$-Lösung gut durchgemischt. Mit dem Glasdeckel wird verschlossen und 2 h bei Zimmertemperatur stehengelassen.

6. Nach diesem Zeitpunkt werden die Resultate abgelesen. Man faßt, bei 0 beginnend, der Reihe nach jedes einzelne Glasschälchen, kippt es um und läßt den Inhalt auf eine Glasplatte ausfließen. Die *letzte* Probe mit *vollständiger* Gerinnung (großes, am Glasschälchen klebendes Koagulum) wird als *V* (Valenz) bezeichnet. Sie gibt den letzten Grad der durch die Gerinnungshemmung *eben* noch *unbehinderten* Gerinnung an. Dann wird das Koagulum bei steigender $MgSO_4$-Konzentration immer kleiner, jedoch immer noch als rundes, festes, gut kontrahiertes Gerinnsel mit in der Mitte gut markierten dunkelroten Erythrocytenscheibchen erkennbar. Den letzten Grad in der Reihe bezeichnet man als *v* (kleine Valenz). Dann findet man vielleicht nur noch einige *unförmige* Fetzen, die man mit *f* bezeichnet (Fetzen). Von hier an ist das Gemisch bei den weiteren Proben flüssig, die gerinnungshemmende Wirkung des Magnesiumsulfats kann nicht mehr überwunden werden. Zur Feststellung der Gerinnungsvalenz genügt die Angabe von *V* und *v*.

7. *Kontrolle der Befunde.* Man gießt den restlichen Inhalt der Glasschälchen (die klebenden Koagula werden durch Glasstäbchen oder Präpariernadeln von der Glaswand losgelöst) in den mit Wasser gefüllten Glasdeckel und überzeugt sich, daß *V* sich dabei durch große scheibenförmige, feste Koagula auszeichnet, während *v* ein ähnlich beschaffenes, doch viel kleineres Koagulum und *f* flottierende, schlaffe, formlose Fetzen darstellen.

Normalwerte nach FONIO: $V = 1—2$, $v = 4—4,5$.

20. Bestimmung wichtiger transportierter Bestandteile im Blut.

Allgemeines. Der Blutzucker, die Blutanionen und -kationen, der Reststickstoff usw. werden durch die feinsten vegetativen Regulationen bei allen Belastungen und bei den verschiedensten Lagen von Angebot und Nachfrage erstaunlich konstant gehalten. Die Bestimmung der „Konzentrationsspiegel" dieser Substanzen hat nicht nur einen Wert in bezug auf die Substanzen selbst, sondern sie ist der Schlüssel zur Erkenntnis der wichtigsten Regulationen im Körper. Im Vordergrund der physiologisch orientierten Untersuchung wird immer die Aufnahme einer Zeitkurve des Verlaufes der Änderung des Konzentrationsspiegels im Zusammenhang mit irgendeinem Eingriff stehen. Die Frage, ob bei der Bestimmung wirklich nur der Blutzucker z. B. erfaßt wurde, oder ob der gefundene Wert durch Spuren anderer reduzierender Substanzen etwas zu groß ausgefallen ist, ist von untergeordneter Bedeutung. Wichtig ist für den Physiologen die Zuverlässigkeit und Einfachheit der Methodik, die es möglich macht, eine größere Zahl von verläßlichen Werten, die zeitlich auseinanderliegen und untereinander streng vergleichbar sind, zu gewinnen. Für die Bestimmung der wichtigsten transportierten Bestandteile im Blut gibt es täglich neue Methoden und Verbesserungen. Sie gehören in das Arbeitsgebiet der physiologischen Chemie, die sich mit der genauen Ermittlung der wirklichen Konzentrationen der einzelnen Bestandteile zu befassen hat. Für den Physiologen genügen einige klassische Methoden, die im folgenden kurz zusammengestellt sind.

a) Bestimmung des Blutzuckers nach HAGEDORN-JENSEN.

Aufgabe. Die Konzentration des Blutzuckers ist durch Bestimmung des Zuckergehaltes einer Blutprobe zu ermitteln.

Prinzip der Methode. Das Blut wird enteiweißt. Im Filtrat wird die reduzierende Eigenschaft des Blutzuckers benützt, um eine zugesetzte Menge von Kaliumferricyanid in alkalischer Lösung zu Ferrocyanid zu reduzieren, welches als Zinksalz ausgefällt wird. Der verbleibende Überschuß von Ferricyanid wird jodometrisch titriert.

Platz Nr.

Reagenzien. 1. $^1/_{10}$ n-NaOH (wöchentlich frisch aus 2 n-NaOH herstellen).
2. 0,45 % $ZnSO_4$-Lösung (wöchentlich aus 45 % $ZnSO_4$-Lösung herstellen).
3. $^1/_{200}$ n-alkalisches Kaliumferricyanid (1,65 g Kaliumferricyanid und 10,6 g geglühtes Natriumcarbonat werden auf 1 l verdünnt, in dunkler Flasche aufbewahrt Haltbarkeit 2 Monate).
4. NaCl-$ZnSO_4$-Lösung (50 g $ZnSO_4$ + 250 g NaCl auf 1 l) unmittelbar vor dem Gebrauch wird dieser Lösung KJ zugefügt, so daß die Konzentration 2,5 % ist.
5. Essigsäurelösung (30 cm³ Eisessig auf 1 l).
6. Stärkelösung (1 g Stärke in 100 cm³ gesättigter Kaliumchloridlösung, heiß gelöst).
7. $^1/_{200}$ n-Thiosulfatlösung (0,7 g Natriumthiosulfat in 500 cm³ Wasser).
8. Kaliumjodatlösung (0,3566 g KJ anhydr. auf 2 l Wasser) zur Einstellung von Lösung 7.

Apparatur. Spezialpipetten für 0,1 cm³ Blut (Gesamtlänge 20 cm, Spitze-Marke 10—12 cm). Präparatengläser, passend zu Einsatz im Wasserbad (30×90 mm), Wasserbad mit Einsatz und numerierten Löchern, Trichter (3—4 cm Dmr.), Baumwollfilter, in heißem Wasser ausgewaschen, Meßbüretten.

Ausführung. α) 1. *Enteiweißung.* 1 cm³ Lösung 1 ($^1/_{10}$ n-NaOH) und 5 cm³ Lösung 2 (0,45 % $ZnSO_4$) werden in ein Reagensglas gebracht. Dazu 0,1 cm³ Blut aus Spezialpipette, 2mal Pipette mit der Lösung spülen; 4 min- auf kochendes Wasserbad; Abkühlen und durch lockeres Baumwollfilter (nicht mehr als 20 mg nehmen!) in das Präparatenglas filtrieren und 3mal mit 3 cm³ destilliertem Wasser nachwaschen. Filtrat etwa 14 cm³.

2. *Reduktion.* Das Filtrat wird mit 2,0 cm³ Lösung 3 (alkal. Ferricyanid) versetzt und 15 min auf dem Wasserbad gekocht. Abkühlung 3 min. in kaltem Wasser.

3. *Fällung des Zinksalzes.* Nach Abkühlung werden 3 cm³ Lösung 4 (Jod-Zinklösung) mit 2 cm³ Lösung 5 (Essigsäure) versetzt und gut gemischt.

4. *Titration des Überschusses.* Aus der Bürette läßt man so lange Lösung 7 (Thiosulfat) zufließen, bis die gelbe Farbe beinahe verschwunden ist. Dann wird 1 Tropfen Indicatorlösung 6 (Stärke) zugesetzt und so lange tropfenweise Lösung 7 eingetropft, bis die blaue Farbe gerade verschwindet.

Ein Blindversuch mit gleichem Arbeitsgang, aber ohne Blut ist sofort anzuschließen.

Berechnung. Theoretisch sollten 2 cm³ Lösung 8 (Jodat) bei der Einstellung genau 2 cm³ Lösung 7 (Thiosulfat) verbrauchen. Das ist in der Regel nicht der Fall. Der Reduktionsfaktor wird folgendermaßen berechnet: bei der Einstellung werden anstatt 2 nur a cm³ Thiosulfat verbraucht. Dann müssen die im eigentlichen und im Blindversuch gefundenen Werte mit $\dfrac{2}{a}$ multipliziert werden. Es sei b die im Blindversuch verbrauchte Thiosulfatmenge, c die im eigentlichen Versuch verbrauchte Thiosulfatmenge, dann ist die dem Blutzucker entsprechende Thiosulfatmenge c':

$$c' = \frac{2}{a}.(c - (2 - b)).$$

Die zu c' gehörenden Blutzuckerwerte in mg sind aus der empirischen Tabelle 10 zu entnehmen.

Tabelle 10. cm³ 0,005 n-Natriumthiosulfat verbraucht, mg Glucose vorhanden.

cm³	0,00	0,01	0,02	0,03	0,04	0,05	0,06	0,07	0,08	0,09
0,0	0,385	0,382	0,379	0,376	0,373	0,370	0,367	0,364	0,361	0,358
0,1	0,355	0,352	0,350	0,348	0,345	0,343	0,341	0,338	0,336	0,333
0,2	0,331	0,329	0,327	0,325	0,323	0,321	0,318	0,316	0,314	0,312
0,3	0,310	0,308	0,306	0,304	0,302	0,300	0,298	0,296	0,294	0,292
0,4	0,290	0,288	0,286	0,284	0,282	0,280	0,278	0,276	0,274	0,272
0,5	0,270	0,268	0,266	0,264	0,262	0,260	0,259	0,257	0,255	0,253
0,6	0,251	0,249	0,247	0,245	0,243	0,241	0,240	0,238	0,236	0,234
0,7	0,232	0,230	0,228	0,226	0,224	0,222	0,221	0,219	0,217	0,215
0,8	0,213	0,211	0,209	0,208	0,206	0,204	0,202	0,200	0,199	0,197
0,9	0,195	0,193	0,191	0,190	0,188	0,186	0,184	0,182	0,181	0,179
1,0	0,177	0,175	0,173	0,172	0,170	0,168	0,166	0,164	0,163	0,161
1,1	0,159	0,157	0,155	0,154	0,152	0,150	0,148	0,146	0,145	0,143
1,2	0,141	0,139	0,138	0,136	0,134	0,132	0,131	0,129	0,127	0,125
1,3	0,124	0,122	0,120	0,119	0,117	0,115	0,113	0,111	0,110	0,108
1,4	0,106	0,104	0,102	0,101	0,099	0,097	0,095	0,093	0,092	0,090
1,5	0,088	0,086	0,084	0,083	0,081	0,079	0,077	0,075	0,074	0,072
1,6	0,070	0,068	0,066	0,065	0,063	0,061	0,059	0,057	0,056	0,054
1,7	0,052	0,050	0,048	0,047	0,045	0,043	0,041	0,039	0,038	0,036
1,8	0,034	0,032	0,031	0,029	0,027	0,025	0,024	0,022	0,020	0,019
1,9	0,017	0,015	0,014	0,012	0,010	0,008	0,007	0,005	0,003	0,002

β) An Stelle des Pipettierens, welches oft Schwierigkeiten macht, kann das Blut auf ein Stückchen (1,5×2,5 cm) eines qualitativen Rundfilters (z. B. SCHLEICHER-SCHÜLL R.F.P. 597) aufgefangen werden. Mit der Waage (am besten Torsionswaage) wird das Gewicht des Blutes festgestellt. Das Blättchen wird in das Reagensglas mit den Lösungen 1 und 2 gesteckt und im übrigen ganz gleich verfahren wie unter α.

γ) Blutzuckerbestimmung mit dem Stufenphotometer vgl. W. NEUWEILER[1], mit dem Leifo-Photometer vgl. FRETWURST-MAENNCHEN[2].

b) Zuckerstoßversuch.

Platz Nr.

Aufgabe. An einer nüchternen Versuchsperson ist der Blutzuckerspiegel zeitlich im Anschluß an eine größere Zuckergabe zu verfolgen und kurvenmäßig darzustellen.

Gebraucht werden: Zuckerlösung (50 g Glucose in 300 cm³ Wasser mit etwas Citronensaft). Ausrüstung zur Blutzuckerbestimmung nach HAGEDORN-JENSEN.

---

[1] NEUWEILER, W.: Z. exper. Med. **90**, 534 (1933).

[2] FRETWURST-MAENNCHEN: Photometrische Bestimmungen in der medizinischen Chemie mit dem Leifo-Photometer. Wetzlar 1938.

Ausführung. Zu Beginn wird Blut aus der Fingerbeere entnommen, um den Nüchternwert zu erhalten. Dann trinkt die Versuchsperson die Zuckerlösung. 30, 60, 90 und 120 min. nach der Aufnahme ist der Blutzucker zu bestimmen. Das Ergebnis ist als Blutzuckerkurve darzustellen.

Normalwerte. Eine gesunde Versuchsperson erreicht das Maximum der Blutzuckerkurve zwischen 30—60 min. und kehrt zum Ruhewert nach 120 min. zurück. Die stark abweichenden Verhältnisse bei Diabetes zeigen zwei Zahlenreihen von je einem Zuckerstoßversuch mit 50 g Glucose von BEAUMONT und DODDS[1], die zum Vergleich hier angeführt werden:

Blutzucker in mg/100 cm³ Blut	Ruhewert	30 min	60 min	90 min	120 min
Leichter Diabetes	170	187	198	190	182
Schwerer Diabetes	240	270	294	300	314

c) Bestimmung des Blut-Harnstoffes nach VAN SLYKE und CULLEN.

Aufgabe. Die Konzentration des Blutharnstoffes ist durch Bestimmung des Harnstoffgehaltes einer Blutprobe zu ermitteln.

Prinzip der Methode. Nach Fällung des Eiweißes wird im Filtrat der Harnstoff durch Urease zersetzt. Der entstehende Ammoniak wird in Salzsäure abgefangen. Durch Titration des Überschusses an Salzsäure mit Natronlauge kann die Ammoniakmenge und damit Harnstoff + Ammoniak in der Blutprobe berechnet werden.

```
Platz Nr.
```

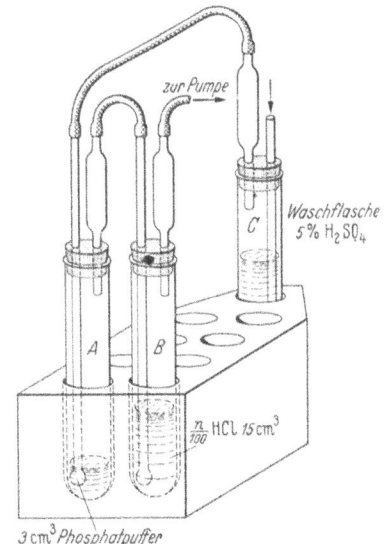

Abb. 37. Anordnung zur Harnstoffbestimmung nach VAN SLYKE.

Reagenzien. 1. 10% Ureaselösung (1 Teil Sojabohnenmehl wird mit 5 Teilen Wasser gemischt und bei Zimmertemperatur und gelegentlichem Umrühren 1 h stehengelassen. Die Mischung wird zentrifugiert und die überstehende Flüssigkeit wird mit dem 10fachen Volumen Aceton versetzt. Der gebildete Niederschlag wird abfiltriert und im Vakuum getrocknet und aufbewahrt. Von dem Pulver wird bei Bedarf eine 10%ige Lösung angesetzt).

2. Phosphatpuffer (6 g KH_2PO_4 + 5 g $Na_2HPO_4 \cdot 12 H_2O$ werden zu 1 l angemacht).

3. $^1/_{100}$ n-HCl.

---

[1] BEAUMONT und DODDS: Recent Advances in Medicine. London 1936.

4*

4. $^1/_{100}$ n-NaOH (in paraffinierter Flasche aufzubewahren, Glas Alkali!, wöchentlich frisch zu bereiten).

5. Gesättigte Kaliumcarbonatlösung (900 g K_2CO_3 in 1 l).

6. Oktyl- oder Caprylalkohol.

7. Methylrotindicator.

8. 5%ige Schwefelsäure.

Apparatur. Vgl. Abb. 36. Der Apparat besteht aus Pyrex - Reagensröhrchen (25×200 mm) in der Anordnung der Abb. 36 mit durchbohrten und bezeichneten Gummistopfen. Bürette auf Titriergestell. Wasserstrahlpumpe.

Ausführung. Durch Venenpunktion (vgl. S. 5) werden 3 cm³ Blut in eine kalibrierte Pipette aufgenommen. Vorher wurde Reagensglas A mit 3 cm³ Phosphatpuffer, B mit. 15,0 cm³ $^1/_{100}$ n-HCl, C mit 5% Schwefelsäure gefüllt. Das Blut wird in A eingefüllt zusammen mit 5 Tropfen Oktylalkohol und 1 cm³ Ureaselösung. Der Gummistopfen wird aufgesetzt und die Schlauchverbindungen mit der Pumpe werden nach Abb. 36a zusammengesetzt. Das Reagensglas wird zur Mischung sorgfältig geschüttelt und dann 10 min stillgestellt. Nach dieser Zeit wird die Wasserstrahlpumpe während $^1/_2$ min ganz vorsichtig angestellt. Nachher wird der Stopfen abgenommen und 10 cm³ der Kaliumcarbonatlösung werden zugesetzt und sofort wieder verschlossen. 1 min wird schwach und nachher 15 min lang stark mit der Pumpe durchlüftet. Nach Beendigung der Belüftung wird der Säureüberschuß im Reagensglas B mit Methylrot als Indicator, mit der $^1/_{100}$ n-NaOH-Lösung titriert. Ohne Blut wird in gleicher Weise ein Blindwert bestimmt.

Berechnung. Es sei a in cm³ die Menge $^1/_{100}$ n-NaOH im Versuch, b die Menge $^1/_{100}$ n-NaOH im Blindwert, dann ist die gesuchte Menge Blutharnstoff x:

$$x = 10\,(15 - a + b)\ \text{mg}/100\ \text{cm}^3.$$

d) Bestimmung der Blutchloride.

Platz Nr.

Aufgabe. Die Konzentration der Chloride im Blut ist zu bestimmen.

Prinzip der Methode. Die Methode (von VOLHARD entwickelt) beruht auf der stöchiometrischen Fällung der Chloride durch Silber. Mit Thiocyanat wird der Überschuß von Silber gefällt. Sobald alles Silber gefällt ist, führt das unverbrauchte Thiocyanat zu einer Farbreaktion mit einem Eisensalz, welches als Indicator zugesetzt wird. Die Differenz zwischen zugesetzter Silbermenge und durch Thiocyanat gefällter Silbermenge entspricht den Blutchloriden. Die Reaktionen sind:

1. $Cl^- + Ag^+ = AgCl$ (weißer Niederschlag).
2. Ag^+ (Überschuß aus 1.) $+ SCN^- = AgSCN$ (weißer Niederschlag);
3. $3\ SCN^-$ (1. Tropfen Überschuß aus 2.) $+ Fe^{+++} = Fe\,(SCN)_3$ rot;
   Berechnung: $Cl = Ag - SCN$.

Reagenzien. Standard Silbernitrat (4,791 g Silbernitrat werden aus einem Exsiccator entnommen, abgewogen und in 1 l dest. Wasser gelöst. Dunkel aufbewahren. 1,0 cm³ = 1,0 mg Chlorid). Thiocyanatlösung (2,5 g Ammoniumthiocyanat werden in 1 l Wasser gelöst. Durch Titration nach dem unten beschriebenen Verfahren ist die Lösung so einzustellen, daß 10,0 cm³ Thiocyanatlösung = 10 cm³ Silbernitrat). Ammoniumferrisulfat in Substanz. 10% Natriumwolframat (Test auf Chloridfreiheit: 1 Teil Natriumwolframatlösung wird mit 2 Teilen chloridfreier Salpetersäure gemischt und durch ein Filter in ein Reagensrohr mit Silbernitratlösung gegeben. Es darf nur eine ganz geringe Trübung auftreten).
$^2/_3$ n-Schwefelsäure.

Ausführung. *Enteiweißung des Blutes.* 7—8 cm³ Blut werden durch Venenpunktion (vgl. S. 5) entnommen. Davon werden 5,0 cm³ sofort in etwa 30 cm³ dest. Wasser in einer 50 cm³-Flasche hämolysiert. Dann werden 5,0 cm³ 10%iges Na-Wolframat und 5 cm³ $^2/_3$ n-H_2SO_4 zugesetzt und gut vermischt. Die Lösung wird mit dest. Wasser auf 50 cm³ gebracht und nach einigen Minuten filtriert. Man achtet darauf, daß zuerst mit 2—3 cm³ das Filter gut befeuchtet wird und daß der Trichter die ganze Menge von 50 cm³ aufnehmen soll. Den Trichter deckt man während der Filtration zu, um Verdunstung zu vermeiden.

10 cm³ des Filtrates werden in eine Porzellanschale gebracht und mit 5,0 cm³ Standard-Silbernitratlösung versetzt. Gut durchmischen. 5 cm³ konzentrierte Salpetersäure (chloridfrei) werden zugesetzt und gut vermischt. 5 min stehen lassen. 0,3 g Ammoniumferrisulfat in Substanz werden als Indicator zugesetzt. Titration der Lösung mit Thiocyanat aus einer Meßbürette bis eine Lachsfarbe entsteht, die mindestens 15 sec. bestehen bleibt.

Berechnung. Es seien a cm³ Thiocyanat erforderlich gewesen, dann ist die Chloridmenge:
$$x = 5{,}00 - a \text{ mg/cm}^3 \text{ Blut.}$$

e) Acidoseversuch.

Aufgabe. Durch Erzeugung einer künstlichen Acidose entsteht eine Verschiebung der Alkalireserve und des Chloridspiegels im Blut, die in ihrem Verlauf zu verfolgen ist.

> Platz Nr.

Gebraucht werden: Ausrüstung zur Venenpunktion, vgl. S. 5. Ausrüstung zur Bestimmung der Alkalireserve, vgl. S. 30. Ausrüstung zur Bestimmung der Blutchloride. Ammoniumchlorid in abgewogenen Dosen von 5 g.

Ausführung. An der Versuchsperson wird die normale Lage der Alkalireserve und der Blutchoridspiegel im Vorversuch mehrfach bestimmt. Am Vortag des Hauptversuches nimmt die Vp. nach dem Mittagessen und nach dem Abendessen je 5 g Ammonchlorid in Wasser gelöst. Am Versuchstag nochmals 5 g nach dem Frühstück. Im Laufe des Morgens kann dann die Blutentnahme gemacht werden.

Der Abfall der Alkalireserve und der Anstieg der Blutchloride zeigt sehr schön die feine Regulation des osmotischen Druckes des Blutes. Man berechnet die Änderungen in Mol und setzt sie in Beziehung zur aufgenommenen Ammonchloridmenge. Eventuell kann eine Zeitkurve der Erholung der Alkalireserve, des Abfallens der Blutchloride und der Chloridausscheidung aufgenommen werden.

f) Bestimmung der Blutmilchsäure.

Aufgabe. Die Milchsäuremenge in einer Blutprobe ist zu bestimmen. Daraus ist die Konzentration im Blut zu berechnen.

Prinzip der Methode. α) Im eiweißfreien Filtrat wird die Milchsäure durch Erhitzen zusammen mit Kaliumpermanganat und Manganoxyd in Suspension zu Acetaldehyd oxydiert. Der gebildete Acetaldehyd wird in Bisulfit abgefangen und jodometrisch titriert. Das Verfahren ist bei Einhaltung der Vorschrift[1] einfach und sehr genau.

Gebraucht werden: Milchsäureapparatur nach Abb. 38.

Reagenzien. *1. Enteiweißung:* $^2/_3$ n-H_2SO_4; 10 % Natriumwolframat. *2. Oxydation:* 10 n-H_2SO_4; 10 % Mangansulfat ($MnSO_4 \cdot 4 H_2O$); $^1/_{200}$ n-Kaliumpermanganat; 5 % Natriumbisulfit; $^1/_{200}$ n-Standard-Jodlösung (täglich aus $^1/_{10}$ n-Standard-Jodlösung herzustellen); Natriumphosphat in Substanz ($Na_2HPO_4 \cdot 12 H_2O$); Stärkelösung; Talkpuder.

Ausführung. Durch Venenpunktion werden etwa 5 cm³ Blut gewonnen. Davon sofort genau 1 cm³ in 45 cm³ destilliertes Wasser einspritzen zur Hämolyse. 2 cm³ $^2/_3$ n-H_2SO_4 und 2 cm³ 10%iges Natriumwolframat werden zugesetzt. Die Lösung von 50 cm³ Gesamtvolumen wird sofort 5—10 min. bei 3000 Touren zentrifugiert.

Das Reaktionsgefäß F der Apparatur wird mit einigen Siedesteinen, 5 cm³ 10 n-H_2SO_4, 10 cm³ 10%iges Mn-SO_4 und 50 cm³ Wasser gefüllt. Diese Füllung genügt für 10 aufeinanderfolgende Bestimmungen ohne Wechsel. Vom Filtrat wird eine

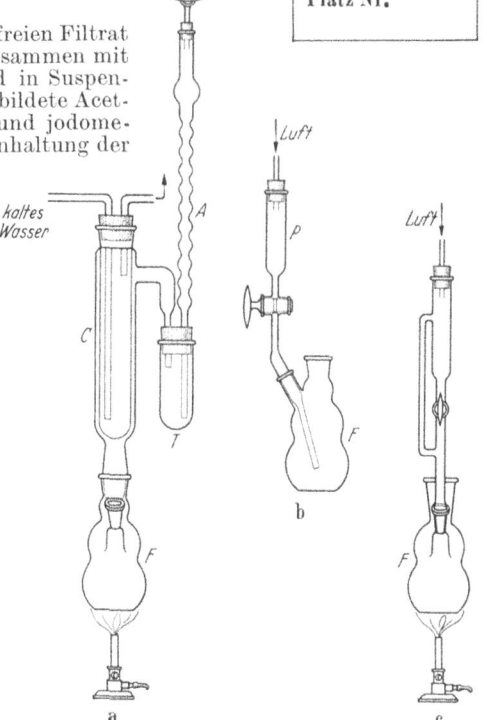

Abb. 38. Apparatur zur Milchsäurebestimmung. *A* Absorptionsturm; *C* Kondensor; *F* Reaktionsgefäß; *P* Permanganatgefäß; *T* Gefäß für Bisulfit (Höhe 15 cm, Kapazität 275 cm³). **a** Frontansicht, ohne Permanganatansatz; **b** Seitenansicht des Ansatzes; **c** Frontansicht mit aufgesetztem Ansatz.

[1] Nach EDWARDS: J. of biol. Chem. **125**, 571 (1938).

genau gemessene Menge zugesetzt und das Ganze sofort erhitzt. In das Auffanggefäß T wird 1 cm³ 5%ige NaHSO₃ gebracht. Sobald das Reaktionsgefäß mit dem Rücklaufkühler verbunden ist, wird der Luftstrom mit der Saugpumpe so eingestellt, daß lebhafte Durchlüftung auftritt. Wenn die Flüssigkeit siedet, wird aus dem Ansatzstutzen P ¹/₂₀₀n-KMnO₄ so zugetropft, daß ungefähr 1 Tropfen alle 10 sec. einläuft. Dauer der Oxydation 15 min. Nach dieser Zeit wird das Auffanggefäß T abgenommen, unter gutem Auswaschen des Absorptionsturmes A mit 4×2 cm³ dest. Wasser. Mit einem neuen Auffanggefäß, gefüllt mit 1 cm³ 5%iger NaHSO₃ ist die Apparatur zur Aufnahme der nächsten Probe bereit. Das Reaktionsgefäß wird nur nach je 10 Bestimmungen entleert und frisch gefüllt.

Mit der Jodlösung, unter Zusatz von Stärkelösung als Indicator und etwas Talkum, um feine Nuancen besser zu erkennen, wird zunächst der Bisulfitüberschuß beseitigt, bis eine ganz zarte Blaufärbung auftritt. Jetzt wird 5 g Na₂HPO₄ · 12 H₂O in Substanz zur Hydrolyse der Komplexbindung zugesetzt. Die blaue Farbe verschwindet. Mit der Meßbürette wird vorsichtig soviel Jodlösung zugesetzt, bis wieder derselbe Farbton erreicht ist. Während der Titration kocht man die nächste Probe und kann so mit einem Apparat alle 25 min. eine Bestimmung machen.

Berechnung. 1 cm³ n-Jodlösung entspricht 45 mg Milchsäure. Im Blindversuch wird bestimmt, wieviel Jodlösung die Reagenzien allein verbrauchen. Der Blindwert ist vom gefundenen Wert abzuziehen und ergibt den korrigierten Wert a cm³. In der Probe befinden sich dann

$$x = 0{,}0225 \cdot a \text{ mg Milchsäure.}$$

β) Auf die colorimetrische Bestimmung der Milchsäure nach MENDEL-GOLDSCHEIDER[1], die bei Einhaltung der Vorschriften die gleiche Genauigkeit besitzt, sei hingewiesen.

B. Kreislauf und Atmung.

Allgemeines.

Sauerstoffantransport und Kohlensäureabtransport zwischen Außenwelt, Gewebe und Außenwelt ist die Hauptaufgabe von Atmung und Kreislauf. Zur Lösung dieser Aufgabe bilden beide funktionell eine untrennbare Einheit. Zur Erhaltung dieser Einheit sind zahlreiche Regulationsmechanismen eingesetzt, die für sich allein und in ihrer gegenseitigen Beeinflussung den engen Zusammenhang beider Funktionssysteme sicherstellen. Die Bedeutung einer gleichsinnigen Regulation von Atmung und Kreislauf für die Sauerstoffversorgung des Gesamtorganismus ist in Abb. 39 dargestellt. Sie gibt eine Übersicht über die Möglichkeit der Sauerstoffaufnahme in der Lunge pro Minute, in Abhängigkeit von Herzminutenvolumen und arteriovenöser Differenz im Blut. Als untere Grenze des Herzminutenvolumens ist 2,5 l/min. angesetzt, als obere Grenze 25 l/min. Zwischen diesen beiden Extremwerten bewegen sich die normalen Regulationen. Für das Blut wurde ein Hämoglobingehalt von 14,9 g je 100 cm³ angenommen, so daß bei voller Sättigung 20 cm³ O_2/100 cm³ gebunden werden können. Ist die arteriovenöse Differenz 25%, so bedeutet das, daß das Blut bei Arterialisierung 5 cm³ O_2/100 cm³ aufnehmen kann; d. h. bei einem Minutenvolumen von 2,5 l/min. kann das Blut pro Minute 125 cm³ O_2 befördern, bei 25 l/min. 1,25 l O_2. Die pro Minute überhaupt mögliche Sauerstoffaufnahme ist durch das Herzminutenvolumen und die arteriovenöse Differenz im Blut begrenzt. Das Gebiet, in dem sich auf Grund dieser Begrenzung die normalen Regulationen abspielen können,

[1] MENDEL-GOLDSCHEIDER: Biochem. Z. **164**, 163 (1925).

ist in Abb. 39 schraffiert gezeichnet und zeigt deutlich die der Atmung gesetzten Grenzen durch den Kreislauf einerseits und durch die Entsättigung des Blutes im Gewebe andererseits.

Schlagvolumen, Herzarbeit, arteriovenöse Differenz bezüglich Sauerstoff und Kohlensäure, Blutverlagerung und Blutversorgung wichtiger Kreislaufbezirke, das sind die Größen, die für die Beurteilung der Leistungen von Kreislauf und Atmung von Bedeutung sind. Beim Menschen ist keine dieser Größen unmittelbar zu messen. Der Kreislauf des Menschen muß daher bedauerlicherweise aus solchen Größen beurteilt werden, die der Messung zugänglich sind. Messung der Zahl und Registrierung des Verlaufes des Pulses, Messung des Blutdruckes, Auskultation der Herztöne, Registrierung der Aktionsströme und Plethysmometrie haben aus diesem Grunde im Laufe der Zeit eine Bedeutung erlangt, die ihnen auf Grund des objektiven methodischen Wertes gar nicht zukommen dürfte.

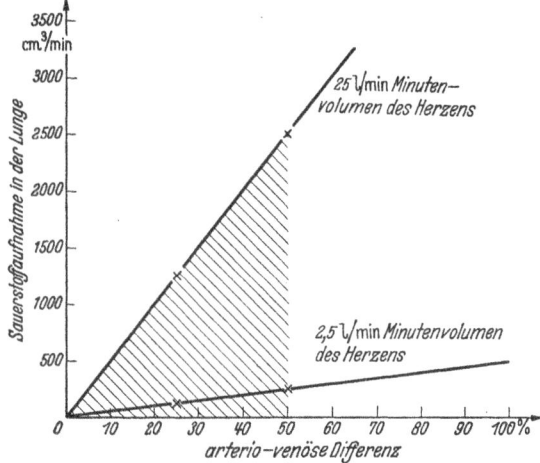

Abb. 39. Abhängigkeit der Sauerstoffaufnahme von der arteriovenösen Differenz des Blutes. Die schraffierte Fläche entspricht dem Bereich, in welchem physiologische Regulationen möglich sind. Die Abhängigkeit der möglichen Sauerstoffaufnahme von dem Herz-Minutenvolumen und der Entsättigung des Blutes in den Geweben ist deutlich zu erkennen.

Ein gewisser Umschwung hat sich in den letzten Jahren bemerkbar gemacht. Die mathematisch-physikalische Erfassung des Kreislaufes hat zu einer Methode der Bestimmung des Minutenvolumens und seiner Änderungen beim Menschen geführt. Der Ausbau des FICKschen Prinzips hat eine brauchbare gasanalytische Methode zur Bestimmung der gleichen Größe ergeben. Sauerstoffaufnahme und Kohlensäureabgabe können mit dem Gaswechselschreiber fortlaufend registriert werden, die fortlaufende Analyse der Alveolarluft bringt die Messung beinahe bis zum Lungenblut heran, die Sauerstoffsättigung des Blutes im uneröffneten Gefäß kann auch beim Menschen verfolgt werden und die zirkulierende Blutmenge ist relativ sicher zu messen. Keine dieser Methoden ist einfach, aber ihr Wert ist so unbestreitbar, daß sie „einfach" werden müssen, weil sie zum unentbehrlichen Rüstzeug für die messende Erfassung des Kreislaufes gehören.

Im Tierversuch haben Thermostromuhr, Sauerstoffuhr und Gaswechselschreiber eine grundlegende Umstellung der experimentellen Technik und ganz neue Erkenntnisse auf dem Gebiet der Blutverlagerung, Sauerstoffversorgung und ihrer Regulation gebracht. Es fehlt noch die Kohlensäureuhr und die sichere Erfassung der Änderung der Strömungswiderstände in isolierten Kreislaufgebieten. Wir stehen mitten in einer neuen Entwicklung, von der zu hoffen ist, daß sie uns noch bessere Methoden zur Erfassung des Kreislaufgeschehens beim Menschen liefern wird.

Technische Weisungen für die Herstellung von Zeitkurven.

Die Untersuchung des zeitlichen Ablaufes von Lebensvorgängen, ihre Beeinflussung durch äußere Faktoren und der zeitliche Verlauf der Regulation, ist zum Hauptarbeitsgebiet der Physiologie geworden. Die Aufnahme von Zeitkurven, d. h. die „Registrierung" gehört damit zu den wichtigsten technischen Fertigkeiten, deren Erlernung die Grundlage physiologischer Forschung bedeutet.

Rußregistrierung. *Material.* Glanzpapier, Glasplatten, Porzellanzylinder. *Verwendung.* Papier für Dokumente, die aufbewahrt werden sollen. Glas zur Projektion und zur Verwendung in Schußkymographien. Porzellanzylinder für rasch wiederholte Berußung und billigen Betrieb, unter Verzicht auf Aufbewahrung. Am gebräuchlichsten ist die Registrierung auf berußtem Papier.

Aufziehen des Papiers. Anfeuchten der Rückfläche, damit beim nachherigen Eintrocknen auf der Trommel strammer Sitz gesichert ist, Anlegen auf die Trommel im entgegengesetzten Sinn zur Umdrehung der Trommel, damit die Schreibhebel glatt über die Duplikatur an der Klebstelle gleiten, Ankleben des überstehenden Endes.

Berußen. Leuchtgasflamme mit Benzoldämpfen, 1. Phase: Erzeugen einer ganz leichten Bräunung auf dem Papier bei großem Abstand von der Flamme. 2. Phase: rasche Erzeugung eines tiefen Brauntones durch Annäherung an die Flamme und rasche Rotation. Ziel der Berußung: gleichmäßiger Braunton. Schlechte Berußung: dichte Schwärzung.

Ablösen des Papieres. Schnitt längs der Klebefläche bei waagerechter Trommel, Schnittstelle am tiefsten Punkt.

Fixieren. Abgelöstes Papier mit der Schicht nach unten durch das Fixativ ziehen, Berührung der Gefäßwandungen vermeiden.

Gute Fixative. Dammarharz-Lösung. 100 g Dammarharz in 1 l reinem Benzin. Vor Gebrauch filtrieren.

Die Rußfläche wird matt und kann durch Reiben mit Watte nach erfolgter Trocknung auf Hochglanz poliert werden.

Kolophoniumlösung. 100 g Kolophonium in 900 cm³ Alkohol (96%ig); 2 cm³ Oliven- oder Ricinusöl.

Schellacklösung I. 200 g Schellack in 1 l denaturiertem Alkohol, 2 cm³ Olivenöl.

Schellacklösung II. 1 Teil Canadabalsam, 2 Teile Schellack, 3 Teile abs. Alkohol (sehr gut, aber teuer).

Photographische Registrierung. *Material.* Photopapier in Rollen, Film, Filmpack, Platten.

Verwendung. Papier für lang dauernde Registrierungen, für langsame und mittlere Geschwindigkeiten, für orthochromatische Registrierung.

Film, für lang dauernde Registrierung von nicht zu vielen Vorgängen oder nicht zu großen Ausschlägen; für große Geschwindigkeiten; für panchromatische Registrierung.

Filmpack und Platte für stehende Aufnahme synchronisierter periodischer Vorgänge oder einmaliger rascher Vorgänge; für panchromatische Registrierungen zur Verwendung in Schußkymographien oder Fallapparatur.

Grundsätze der Registrierung. *Möglichkeiten.* Lichtpunktschreibung, Schattenschreibung, beide kombiniert, Halbtonschreibung.

Lichtpunktschreibung. Abbildung eines leuchtenden Spaltes, oder Abbildung einer linearen Lichtquelle auf eine Zylinderlinse vor der Registrierfläche. Sehr geeignet sind Glühlämpchen mit geradem Glühfaden und seitlicher Abschmelzstelle, so daß eine einwandfreie Abbildung des Glühfadens nach vorne möglich ist.

Anwendung. Für große Ausschläge und zur gleichzeitigen Registrierung mehrerer Kurvenzüge.

Schattenschreibung. Notwendig bei Verwendung von Saitengalvanometer oder Capillarelektrometer, allgemein wenn die Befestigung bewegter Spiegel unmöglich ist.

Kombinierte Schreibung. Sehr geeignet bei gleichzeitiger Registrierung vieler Vorgänge. Anwendung: Hauptkurven in Lichtpunktschreibung; Nebenkurven (z. B. Reizsignale, Zeitsignale, Druckänderungen usw.) in Schattenschreibung.

Halbtonschreibung. Besonders übersichtliche Kurvenbilder ergibt die Halbtonschreibung. Bei dieser Schreibung wird durch eine schwache Lichtquelle auf der ganzen Filmbreite ein Halbton der Schwärzung erzeugt. Durch rhythmische Unterbrechung des Lichtstromes können beliebige Zeitmarken über die ganze Breite des Filmes geschrieben werden, die zusammen mit den Schattenlinien der Zylinderlinse auf dem Film ein Koordinatennetz aufzeichnen. Beliebig viele weitere Marken können als Schatten bewegter Fäden oder Zeiger auf den Film aufgenommen werden. Die Hauptkurven werden in Lichtpunktschreibung registriert und zeichnen sich bei dieser Anordnung unabhängig von den Nebenkurven auf, so daß sie auf der ganzen Filmbreite auf unbelichtete oder im Halbton belichtete Stellen fallen. 10 und mehr Kurven lassen sich bei dieser Anordnung übersichtlich und leicht meßbar auf einem Streifen registrieren.

Erläuterungen zu den Abbildungen 40—46.

Das **Rußkymographion** (Abb. 40) dient zur bequemen Aufnahme von Zeitkurven. Es wird durch Uhrwerk- oder Elektromotor bewegt, nach Lösung der Arretierung A. Die Geschwindigkeit kann auf zwei Arten reguliert werden: 1. Durch Verschieben der Rolle R, die durch Reibung die Antriebsplatte P mitnimmt. Die Verschiebung darf nur vorgenommen werden, wenn durch die Schraube S_1 die Platte P so gehoben wurde, daß zwischen P und R keine direkte Berührung mehr stattfindet. Achsennähe—Schnellgang; Achsenferne—langsamer Gang.

2. Durch Aufsetzen verschiedener Flügel F, die durch Luftreibung den Uhrwerksgang verschieden stark bremsen.

Das Rußkymographion kann in senkrechter, oder waagerechter Stellung benützt werden. Beim Umlegen in waagerechte Lage liegt es auf der Stellschraube St auf.

Die Rußtrommel kann nach Lösen der Schraube S_2 aus dem Gestell entfernt werden. Bezüglich Papierauflage, Berußung und Fixierung vgl. S. 56.

Für die Herzversuche kommen **isotonische Hebel** in Frage (Abb. 41), von denen sich besonders der schwedische Hebel (Abb. 41 a) eignet, weil bei diesem Hebel die Schreibspitze durch die Schwerkraftkomponente an die Rußfläche angedrückt wird. Bei gleichstarker Berußung ist daher immer die gleiche Reibung der Schreibspitze wirksam. Der Schreibhebel ist an einer schrägen Drehachse befestigt und fällt aus diesem Grund immer gegen die Schreibfläche zu, während alle Bewegungen des durchlöcherten Hebels über den Ring direkt auf die Schreibspitze übertragen werden. Der gewöhnliche isotonische Hebel (Abb. 41 b) muß sehr sorgfältig an die Schreibfläche angelegt werden, damit die Reibung nicht zu groß wird und andererseits fehlerfrei geschrieben wird. Bei beiden Hebeln sind folgende Punkte zu beachten:

1. Drehachse des Hebels genau waagerecht.

2. Die Verbindungslinie: Mitte Drehachse des Hebels—Schreibspitze soll die Tangente an die cylindrische Schreibfläche bilden.

3. Die Schreibspitze soll in der Ruhelage so liegen, daß die Ausschläge ungefähr ebenso hoch über und unter der Waagerechten registriert werden. (Scheitelpunkt der registrierten Kreisbögen auf der Waagerechten).

Die Befestigung der Herzspitze am Registrierhebel erfolgt mit der **Serre-fine** (Abb. 42) und einem dünnen Seidenfaden. Die Serre-fine wird möglichst schonend an der äußersten Spitze des Myokards angeklemmt.

Um die zeitlichen Verhältnisse genau zu übersehen, wird eine **Zeitmarkierung** (Abb. 44) verwendet. Die Uhr stößt einstellbar alle $^1/_5$, 1 oder 3 sec. den Schreibhebel in die Höhe. Bei den von JAQUET verfertigten Zeitschreibern kann gleichzeitig auch ein elektrischer Kontakt benützt werden, der im gleichen Rhythmus mit der Bewegung der Schreibspitze unterbrochen wird.

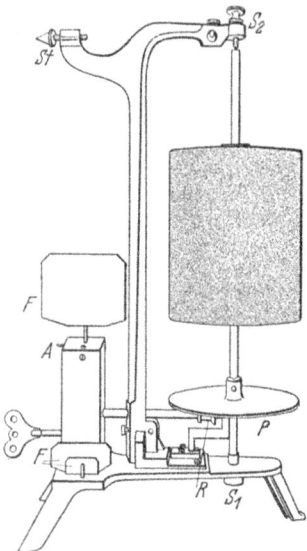

Abb. 40. Rußkymographion.

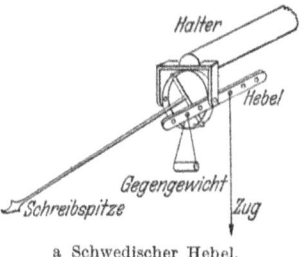

a Schwedischer Hebel.

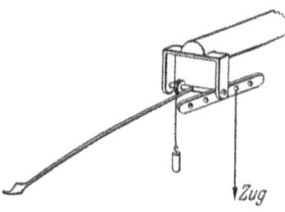

b Gewöhnlicher isotonischer Hebel.

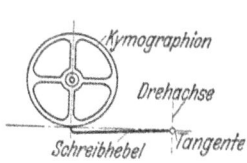

c Richtige Lage des Hebels,
von oben gesehen.

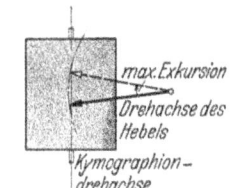

d Richtige Lage des Hebels,
von der Seite gesehen.

Abb. 41 a bis d. Isotonischer Hebel.

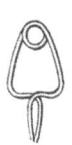

Abb. 42. Serre-fine
(Herzklammer).

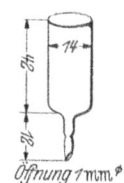

Abb. 43. Symeskanüle.

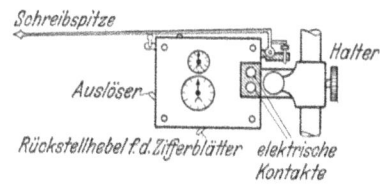

Abb. 44. Zeitschreiber. (JAQUET-Uhr.)

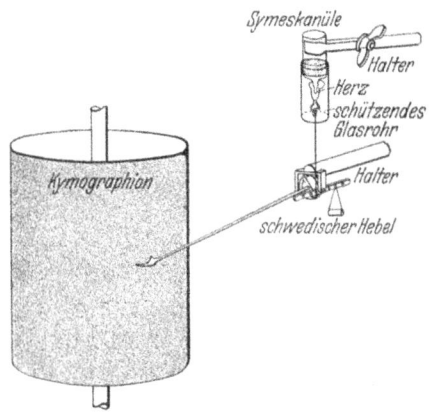

Abb. 45. Herzpräparat an der Kanüle.

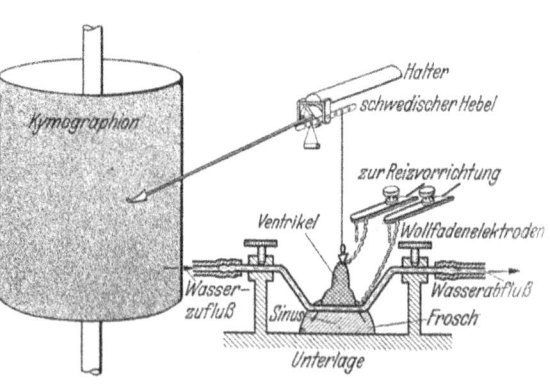

Abb. 46. Herzpräparat in situ.

Bei optischer Registrierung erfolgt die Zeitmarkierung bei Lichtpunktschreibung durch periodischen Unterbruch des Strahlenganges in einem Brennpunkt, bei Halbtonschreibung durch periodischen Unterbruch des Beleuchtungs-
stromes des Halbtonlämpchens.

Das isolierte Herz wird an der **SYMES-Kanüle** (Abb. 43) untersucht. Um Austrocknen des Herzens zu vermeiden, wird nach erfolgter Präparation zweckmäßig ein Glasrohr über das Präparat geschoben (Abb. 45). Damit die Belastung des Herzens an der Kanüle immer gleich groß ist, bringt man an der Kanüle eine Marke an und füllt bei Flüssigkeitswechsel die frische Lösung immer genau bis zur Marke auf. Die beim Flüssigkeitswechsel auftretenden mechanischen Änderungen sind in den registrierten Kurven ohne Mühe zu erkennen und können als zuverlässige Marken für die erfolgten Eingriffe verwendet werden. Bei elektrischer Reizung werden die Elektroden in die Lösung und an die Herzspitze angelegt. Bei Einführung von Metallelektroden in die Lösung kann eine störende Wirkung der abgegebenen Metallionen auf die Herztätigkeit auftreten.

Bei der Registrierung mit dem **Herz in situ** (Abb. 46) wird entweder der ganze Frosch mit den Extremitäten auf der Unterlage fixiert, oder es wird das Präparat durch Wegschneiden auf das Mediastinum reduziert und mit Igelstacheln oder Stecknadeln auf der Unterlage befestigt. Als Reizelektroden können Wollfaden-Elektroden verwendet werden, die mit RINGER-Lösung gut getränkt werden und in entsprechenden Haltern an das Präparat herangebracht werden. Der eine Faden wird durch Adhäsion mit der Herzspitze, der andere mit der Basis in Berührung gebracht. Diese Elektroden haben den großen Vorteil, die Beweglichkeit des Präparates gar nicht zu beeinflussen.

Die Abkühlung oder Erwärmung des Sinus kann mit einem Metallröhrchen in der Ausführungsform der Abb. 46 vorgenommen werden. Diese handlichen Röhrchen haben den Vorteil, daß mit ihnen das Präparat sehr gut fixiert werden kann und daß die Temperatur des durchfließenden Wassers leicht zu überwachen ist.

Erläuterungen zu den Abbildungen 47 und 48.

Elektrische Schaltungen werden immer an Hand von vorher erstellten Zeichnungen zusammengestellt. Auch der Geübte kann sich nur so vor Fehlschaltungen, Kurzschlüssen und Zerstörungen von wertvollen Apparaten schützen. Vor Einschaltung des Stromes gibt man sich immer Rechenschaft über folgende Punkte:

1. Wieviel Strom fließt in der ganzen Anordnung.
2. Welche Spannungen liegen an den wertvollen Teilen der Anordnung.
3. Sind die verwendeten Schaltungselemente für den Strom und die Spannungen, denen sie ausgesetzt sein werden, gebaut.

Fertige Apparate werden erst angeschlossen, nachdem man sich überzeugt hat, daß sie ihrer Konstruktion nach für den verwendeten Strom passen. Bei Netzanschluß beachtet man insbesondere: Spannung, Stromart (Gleich- oder Wechselstrom), Frequenz, zulässige Höchststromstärke (Belastung) und Lebensdauer des Instrumentes (besonders bei Lichtquellen und Elektronenstrahlröhren zu beachten!).

In keiner Schaltung darf der **Stromschlüssel** oder Ausschalter fehlen. Als Stromschlüssel kommen in Frage: Dreh- oder Kippschalter, Vorreiberschlüssel, Tasterschlüssel, Quecksilbernapf-Kontakte, Vakuumkontakte. Bei allen biologischen Versuchen sind die Ströme klein und damit die Fehlerquellen, die an Kontakten entstehen, sehr groß. Dem Stromschlüssel ist daher größte Aufmerksamkeit zu schenken. Seine Fehlerquellen sind: a) Wackelkontakt, b) Kontaktpotential, c) Thermokräfte, d) hoher Widerstand durch Verschmutzung.

Die häufigsten Fehlerquellen sind a) und d); b) und c) können durch Verwendung von reinen Kupfer- oder Platinkontakten und Wärmeschutz vermieden werden. Hohen Ansprüchen genügen nur die Vakuumkontakte. Die Beurteilung und richtige Verwendung der Stromschlüssel ist die wichtigste Grundlage störungsfreier elektrobiologischer Arbeit.

Als **Gleichstromquelle** kommt die Gleichstrommaschine, die Trockenbatterie, der Akkumulator und der gleichgerichtete Wechselstrom zur Verwendung. Die Maschine wird in der Regel nur zum Aufladen der Akkumulatoren benützt. Die Trockenbatterie ist als Stromquelle für konstanten Gleichstrom höherer Spannung

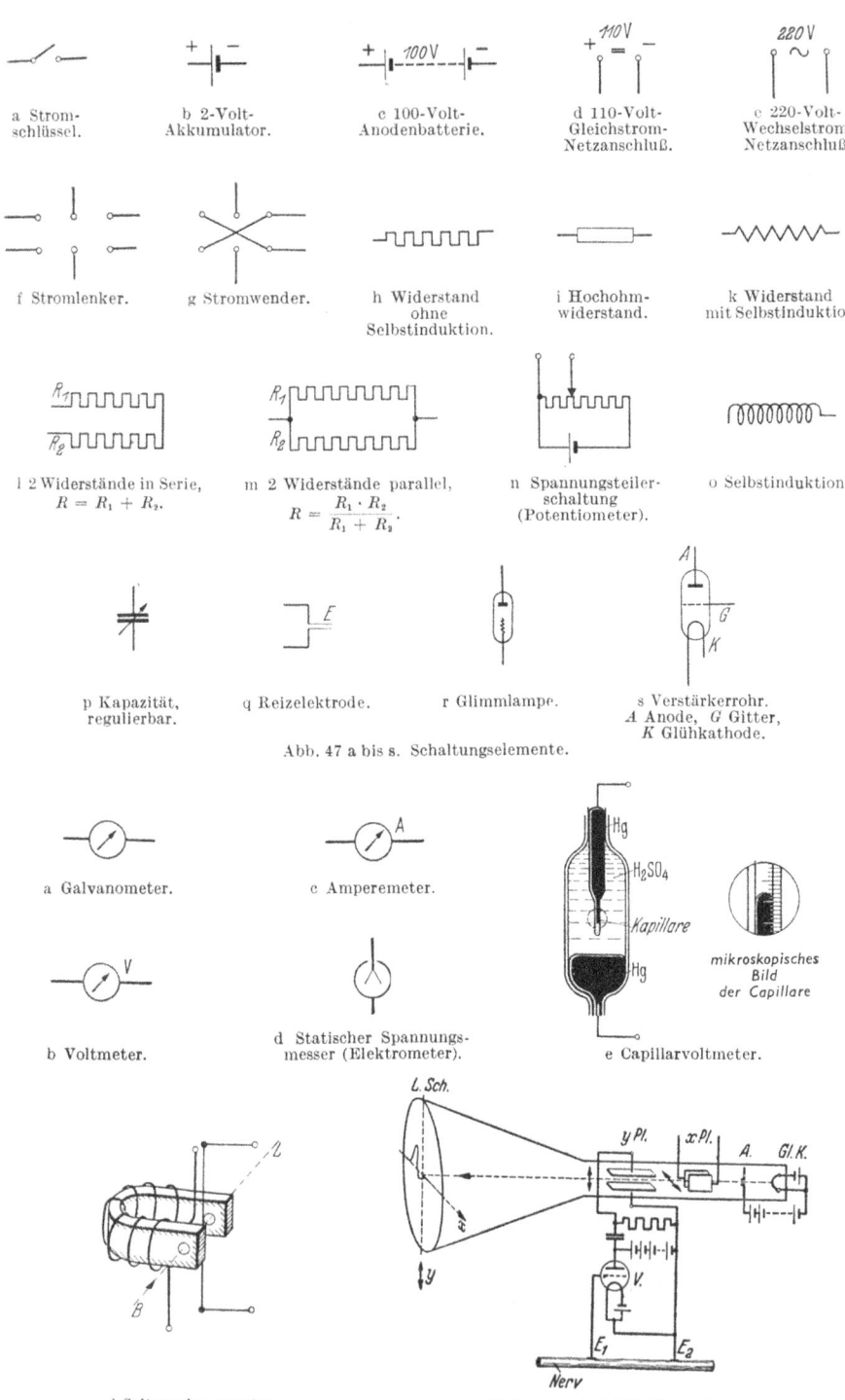

a Strom-
schlüssel.

b 2-Volt-
Akkumulator.

c 100-Volt-
Anodenbatterie.

d 110-Volt-
Gleichstrom-
Netzanschluß.

e 220-Volt-
Wechselstrom-
Netzanschluß.

f Stromlenker.

g Stromwender.

h Widerstand
ohne
Selbstinduktion.

i Hochohm-
widerstand.

k Widerstand
mit Selbstinduktion.

l 2 Widerstände in Serie,
$R = R_1 + R_2$.

m 2 Widerstände parallel,
$R = \dfrac{R_1 \cdot R_2}{R_1 + R_2}$.

n Spannungsteiler-
schaltung
(Potentiometer).

o Selbstinduktion.

p Kapazität,
regulierbar.

q Reizelektrode.

r Glimmlampe.

s Verstärkerrohr.
A Anode, G Gitter,
K Glühkathode.

Abb. 47 a bis s. Schaltungselemente.

a Galvanometer.

c Amperemeter.

b Voltmeter.

d Statischer Spannungs-
messer (Elektrometer).

e Capillarvoltmeter.

f Saitengalvanometer.

g Elektronenstrahl-Oszillograph.

Abb. 48 a bis g. Meßinstrumente.

dann am Platz, wenn geringe Ströme entnommen werden. Der Akkumulator ist die ideale Gleichstromquelle für konstante Ströme niedriger und mittlerer Spannung. Bei seinem Gebrauch ist zu beachten:

1. Die vorgeschriebene maximale Lade- und Entlade-Stromstärke.

2. Je größer die Kapazität, desto konstanter ist bei gleicher Stromentnahme der gelieferte Strom.

3. Der Bleiakkumulator entlädt sich beim Stehen, der Nickelakkumulator nicht.

4. Jeder Akkumulator muß regelmäßig entladen und geladen werden, wenn auf seine Lebensdauer Rücksicht genommen wird. (Kontrollkarte der Ladungen zu jedem Akkumulator.)

5. Akkumulatoren für Meßzwecke und Gleichstromverstärker sind besonders zu zeichnen und aus dem gewöhnlichen Laboratoriumsbetrieb auszuschalten.

6. In Verstärkeranlagen müssen die Akkumulatoren sorgfältig abgeschirmt werden, da sie Störungen von außen aufnehmen.

Die Verwendung von gleichgerichtetem Wechselstrom ist besonders im **Anodengerät** mit entsprechenden Stabilisierungs- und Glättungsgeräten sehr günstig, da die Wartung der Akkumulatoren immer Arbeit kostet. Das Anodengerät als Gleichstromquelle ist für alle Zwecke verwendbar.

Als **Wechselstromquelle** kommt der Netzstrom von meist 110 oder 220 Volt und 50 Perioden in Betracht. Er ist leicht transformierbar und durch Gleichrichter (Selen-Trockengleichrichter, Ventilröhren) in Gleichstrom umzuwandeln.

Für die Beurteilung von Schaltungen sind folgende Gesetze von Bedeutung:

1. Ohm*sches Gesetz:*

$$P = i \cdot R \text{ für Gleichstrom}$$

P Spannungsdifferenz in Volt, i Stromstärke in Ampere, R Widerstand in Ohm.

Mikrovolt, —Ampere oder —Ohm $= 10^{-6} \times$ Betrag,
Millivolt, —Ampere oder —Ohm $= 10^{-3} \times$ Betrag,
Kilovolt, —Ampere oder —Ohm $= 10^{3} \times$ Betrag,
Megvolt, —Ampere oder —Ohm $= 10^{6} \times$ Betrag.

2. Der *Widerstandswert* für Wechselstrom hängt von der Selbstinduktion L, der Kapazität C und der Frequenz n ab.

$$P/i = 2\pi \cdot n \cdot L \text{ induktiver Widerstand,}$$

$$P/i = \frac{1}{2\pi \cdot n \cdot C} \text{ kapazitiver Widerstand.}$$

Für Kapazität, Selbstinduktion und Ohmschen Widerstand in Serie gilt

$$P/i = \sqrt{R^2 + \left(2\pi \cdot n \cdot L - \frac{1}{2\pi \cdot nC}\right)^2},$$

L Selbstinduktion in Henry, C Kapazität in Farad.

Die effektive Stromstärke des Wechselstromes (mit einem Hitzdrahtinstrument gemessen) ergibt mit $\sqrt{2}$ multipliziert die Höchstamplitude des Wechselstromes. Hier gilt

$$i = i_0 \sin 2\pi \cdot n \cdot t.$$

i Amplitude zur Zeit t, i_0 Höchstamplitude, n Frequenz.

3. Die *Leistung* eines Stromes:

$$\text{Leistung: } P \cdot i = i^2 \cdot R \text{ Wattsekunden}$$

P Spannungsdifferenz in Volt, i Stromstärke in Ampere, R Widerstand in Ohm, Leistung in Wattsekunden.

1 Wattsekunde $= 0,239$ cal; 1 Kilowattsekunde $= 0,239$ kcal. 1 Wattstunde $= 0,860$ kcal; 1 Kilowattstunde $= 860$ kcal.

4. Für die *Entladung eines Kondensators* gilt

$$P = P_0 \cdot e^{-\frac{t}{R \cdot C}}$$

P Spannung nach der Zeit t in Volt, P_0 ursprüngliche Spannung in Volt, C Kapazität in Farad, R Widerstand in Ohm, t in Sekunden
oder

$$i = i_0 \cdot e^{-\frac{t}{R \cdot C}}$$

i Entladestrom nach der Zeit t in Ampere, i_0 Entladestrom im Zeitpunkt 0.
Ist die Spannungsabnahme klein, dann darf für die kurze Zeit Δt gesetzt werden:

$$\Delta t = \frac{C \cdot \Delta P}{P} \cdot R \text{ Sec.}$$

Das Verfahren durch Kondensatorentladung kurzzeitig meßbar zu reizen wird in **79** S. 202 angewandt. Zur Messung kurzer Zeiten ist es ebenfalls brauchbar. Vgl. **28 c** S. 85.

Die **Glimmlampe** besitzt eine bestimmte Zündspannung und eine bestimmte Löschspannung, die niedriger ist als die Zündspannung. Sie kann daher zur rhythmischen Entladung von Kondensatoren verwendet werden, vgl. S. 65, Abb. 49 b. Sie kann außerdem als Amplitudenlampe die Amplitude einer elektrischen Schwingung anzeigen, da die Bedeckung mit Glimmlicht von der Stromstärke abhängt (Stromdichte konstant) und als Kontrollampe gute Dienste leisten.

Das **Verstärkerrohr** ist ein Dreielektrodenrohr. In der Glühkathode K entsteht ein Elektronenstrom, der von der Anode A angesogen wird. Das Gitter G steuert diesen Strom, je nach seiner Gitterspannung. Negative Vorspannung drosselt ihn bis auf 0, positive Spannung erhöht ihn bis zum Sättigungswert, der durch die Größe des Heizstromes gegeben ist. Je größer der Heizstrom, desto größer der Sättigungsstrom. Man unterscheidet bei einer Röhre 3 charakteristische Eigenschaften:

1. Die Steilheit $\qquad S = \left(\dfrac{\delta i_A}{\delta P_G}\right)_{P_A = \text{konst.}}$,

2. den Durchgriff $\qquad D = \left(\dfrac{\delta P_G}{\delta P_A}\right)_{i_A = \text{konst.}}$,

3. den inneren Widerstand $R_i = \left(\dfrac{\delta P_A}{\delta i_A}\right)_{P_G = \text{konst.}}$,

wobei i_A Anodenstrom, P_A Anodenspannung, P_G Gitterspannung.
Es gilt ferner:

$$S \cdot D \cdot R_i = 1.$$

Meßinstrumente.

Unter den Meßinstrumenten spielen in der Physiologie die schnellschwingenden Galvanometer[1] und der trägheitsfreie Elektronenstrahloszillograph eine besondere Rolle. Capillarvoltmeter und Saitengalvanometer haben historisches Interesse.

Die Tendenz geht dahin, alle meßbaren Größen in elektrischen Strom zu verwandeln und durch schnellschwingende Galvanometer zu registrieren. Eine kurze Übersicht gibt die beschreitbaren Wege an:

Druck (insbesondere Blutdruck) Übertragung: α) Membran-Photozelle, deren Beleuchtung je nach Durchbiegung der Membran variiert — Photostrom-Galvanometer (H. REIN)[2].

β) Membran-Wismutdrahtspirale, die in ein Magnetfeld taucht und je nach Eintauchgröße verschiedenen Widerstand besitzt — Brückenanordnung — Galvanometer im Mittelzweig der Brücke (H. REIN)[3].

---

[1] Z. B. das schnellschwingende Drehbügelgalvanometer von REIN, HAMPEL und HEINEMANN. Pflügers Arch. **243**, 557 (1940). Hersteller: Ruhstrat, Göttingen.
[2] REIN, H.: Pflügers Arch. **243**, 329 (1940).
[3] Vgl. HAMPEL, A.: Pflügers Arch. **244**, 171 (1940).

Strömung. Thermostromuhr, vgl. S. 91.

Sauerstoffsättigung. Sauerstoffuhr, vgl. S. 28.

p_H. Elektrometrische oder potentiometrische Messung, eventl. Registrierung.

Gaswechsel. Gaswechselschreiber, vgl. S. 118.

Gasströmung. Registrierende Gasuhr, vgl. S. 109.

Mechanische Spannung. Elektrischer Myograph, vgl. S. 170, Abb. 97d.

Temperatur. Widerstandsthermometer, vgl. S. 145. Thermoelemente, vgl. S. 40.

Optische Änderungen. Allgemein durch Übertragung über Lichtelemente auf schnellschwingende Galvanometer.

Hitzdrahtdüse, Lichtelement und Widerstandseffekt des Wismuts sind hierbei wichtige Hilfsmittel geworden.

Die *bioelektrische* Messung der **Aktionspotentiale** benützt den Verstärker in Verbindung mit dem Elektronenstrahloszillographen oder schnellschwingenden Schleifenoszillographen. Die langsamen Potentialschwankungen eignen sich wenig zur Röhrenverstärkung. Bei ihnen kann die Verstärkung mit Lichtelement oder Thermosäule zur Übertragung auf schnellschwingende Galvanometer benützt werden.

Das **Capillarvoltmeter** braucht wenig Strom und ist leicht herzustellen. Zwischen Quecksilber und Schwefelsäure entsteht eine Berührungsspannung, deren elektrisches Feld die Oberflächenspannung des Quecksilbers verkleinert. Fließt zwischen der Capillarelektrode und der großen Quecksilberfläche ein elektrischer Strom, so ist die Stromdichte und damit auch die Polarisation an der kleinflächigen Capillarelektrode sehr viel größer als an der großen Fläche. Es entsteht an der Capillarkuppe eine Polarisation, die je nachdem, ob die zugeführten Ladungsträger das Feld der Berührungsspannung vergrößern oder verkleinern, die Resultante zwischen Oberflächenspannung und Berührungsspannung verkleinert oder vergrößert. Das Instrument hat eine um so größere Schwingungszahl (ist damit zur Wiedergabe schneller Vorgänge um so geeigneter), je rascher die Capillare von oben nach unten sich zuspitzt. Der Stand des Meniscus in der Capillare ist durch das Gleichgewicht zwischen Schwerkraft und Resultante zwischen Berührungsspannung, ± Polarisation und Capillardepression gegeben. Der Ausschlag ist der Spannung in kleinen Bereichen annähernd proportional. Das Instrument braucht wenig Strom. Bei Nichtgebrauch ist es kurzzuschließen.

Das **Saitengalvanometer** ist durch die modernen Schnellschwinger verdrängt worden. Es war aber das klassische Instrument der Aktionsstromforschung vor der Entwicklung der Röhrenverstärker und des Elektronenstrahloszillographen. Eine stromleitende Saite ist in einem starken Magnetfeld ausgespannt. Wird sie von einem Strom durchflossen, so wird sie seitlich abgelenkt. Die Größe der Ablenkung wird mikroskopisch beobachtet oder registriert. Das Instrument ist um so empfindlicher, je schlaffer die Saite gespannt ist, gleichzeitig sinkt aber auch die Eigenschwingung der Saite und damit die Grenze der registrierbaren Frequenzen. Der Widerstand der Saite ist hoch, der Stromverbrauch des Instrumentes gering. Heute wird es besonders noch in Verbindung mit einem Einröhren-Vorverstärker gebraucht, vgl. S. 101.

Der **Elektronenstrahl-Oszillograph** besteht aus dem hochevakuierten Glasgefäß mit dem Leuchtschirm *L.Sch.*, der Anode *A*, der Glühkathode *Gl.K.* und den beiden rechtwinklig angeordneten Plattensystemen *x Pl.* und *y Pl.* Die aus der Glühkathode austretenden Elektronen werden von der Anode beschleunigt und laufen durch den Anodenkanal mit großer Geschwindigkeit hindurch. Sie durchsetzen die Röhre geradlinig und erzeugen auf dem Leuchtschirm einen hellen Punkt. Jede Spannungsänderung an den Platten *y* oder *x* ruft eine entsprechende Ablenkung des Elektronenstrahles hervor. Da die Spannungsänderungen groß sein müssen, um merkliche Ausschläge zu ergeben, müssen die bioelektrischen Potentiale durch den Röhrenverstärker *V* in mehreren Stufen verstärkt werden. Der Elektronenstrahl-Oszillograph arbeitet trägheitsfrei, nicht aber der Verstärker *V*, dessen Kapazitäten und Selbstinduktionen entsprechend dimensioniert sein müssen, ein Punkt, dem verstärkte Aufmerksamkeit geschenkt werden muß. Der Elektronenstrahl-Oszillograph wird verwendet: 1. Um einmalige Vorgänge durch Momentaufnahme auf bewegter Platte oder bewegtem Film festzuhalten, 2. indem durch nachleuchtende Schirme und Zeitablenkung mit den Platten x der Strahl in der x-Achse zeitlich ausgezogen wird, so daß der einmalige Vorgang durch Ablenkung auf der y-Achse als Zeitkurve erscheint und dank der Trägheit des Schirmes so lange sichtbar bleibt, bis er erkannt oder durch Momentaufnahme fixiert werden kann. 3. Durch Wiederholung des Vorganges und entsprechende Synchronisierung der Zeitablenkung der x-Platten kann ein stehendes Bild gewonnen werden. An die Röhrenverstärker werden folgende Forderungen gestellt: a) Niedriger Brummspiegel, b) Konstante Nulllinie, c) möglichste Frequenzunabhängigkeit des Verstärkungsgrades[1].

Erläuterungen zu den Abbildungen 49—52.

Als Reizgerät hat das **Induktorium** früher die größte Rolle gespielt. Es wird heute durch exaktere Methoden verdrängt. Bei Stromschluß in der Primärspule P entsteht durch Induktion in der Sekundärspule S ein hochgespannter Stromstoß, der so lange dauert, bis im Primärkreis konstanter Strom fließt. Bei Öffnung wird der Primärstrom jäh unterbrochen, wodurch im Sekundärkreis eine steile Spannungszacke induziert wird. Je größer die Selbstinduktion des Primärkreises, desto flacher ist der Anstieg des Stromes bei Stromschluß, desto flacher auch der sekundäre Schließungsstrom. Durch den Öffnungsfunken am Stromschlüssel wird die Zeitdauer des Stromunterbruches verlängert. Durch einen Kondensator parallel zum Stromschlüssel kann der Öffnungsfunken unterdrückt, die Zeitdauer verkürzt und damit der induzierte Stromstoß besonders steil gemacht werden. Durch Abblendung des Schließungsschlages kann die Anordnung für quantitative Reizzwecke eingerichtet werden. Ein magnetisch gesteuerter Quecksilberkontakt Q ist so eingestellt, daß er bei Nichtfließen des Stromes die Sekundärwicklung kurzschließt. Wird nun der Primärstrom geschlossen, so zieht die Wicklung A den Hammer mit dem Kontakt Q an. Da das Quecksilber träge fließt, wird der Kontakt aber erst nach einiger Zeit unterbrochen, so daß der Schließungsschlag noch durch den Kurzschluß fließt und damit an den Elektroden keine Wirkung hat. Bei Öffnung dagegen wird zwar der Hammer von der Wicklung A losgelassen, das träge Quecksilber fließt aber erst nach einer Weile zu den Kontakten zurück, so daß der gleichzeitig entstehende Öffnungsschlag an den Elektroden E voll wirksam wird. Man hat sich darüber Rechenschaft zu geben, daß bei der Reizung mit dem Induktorium die Stromkurve extrem von der Sinusform abweicht und eine Analyse ein großes Gebiet der verschiedensten Frequenzen ergibt. Will man mit definierter Frequenz und Kurvenform reizen, so ist das Induktorium unbrauchbar.

Genau definierte Kurvenform des Reizstromes liefert die Reizung mit **Kondensatorentladungen** oder mit **sinusförmigen Wechselströmen.** Der Einzelreiz mit Kondensatorentladung ist sehr genau dosierbar, indem entweder die Kapazität oder die Spannung verändert wird. Rhythmische Reizung kann durch wiederholte Kondensatorentladungen erzeugt werden. Man benützt Kippschwingungen, erzeugt durch Glimmentladung oder Röhrensteuerung, oder steuert Ladung und Entladung des Kondensators durch einen rotierenden Stromlenker (Kommutator). Ein allgemein gut brauchbares Gerät (im Handel erhältlich) ist das Reizgerät von Wyss[2].

Die **Kippschwingung durch Glimmentladung** entsteht dadurch, daß der Kondensator bei langsamer Aufladung über den Hochohmwiderstand in einem bestimmten Augenblick die Zündspannung der Glimmlampe erreicht. Er entlädt sich so lange bis die Spannung auf die Löschspannung abgesunken ist, dann beginnt das Spiel aufs neue. Die Frequenz der Stromstöße wird durch den Hochohmwiderstand geregelt. Je größer dieser ist, desto langsamer erfolgt die Aufladung des Kondensators, desto kleiner ist die Frequenz. Die bei der Entladung

---

[1] Vgl. Skotnicky: Pflügers Arch. **246**, 59 (1943); Holzer: Pflügers Arch. **244**, 205 (1941).

[2] Wyss, O. A. M.: Hersteller Trüb u. Täuber A.-G., Zürich.

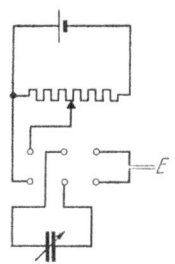
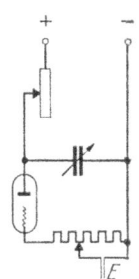
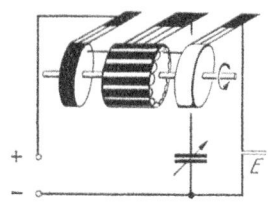

a Einzelreiz durch Kondensatorentladung. Regulierung der Spannung durch das Potentiometer. Regulierung der Stromstärke durch Änderung der Kapazität.

b Rhythmische Reizung durch Entladung des Kondensators über die Glimmlampe, sobald die Zündspannung erreicht ist. Zündspannung > Löschspannung.

c Rhythmische Reizung durch Kondensatorentladungen. Aufladung und Entladung werden von einem rotierenden Kommutator gesteuert.

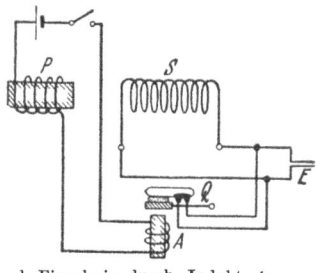
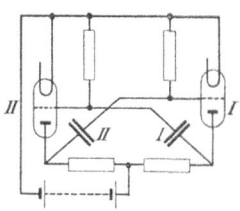
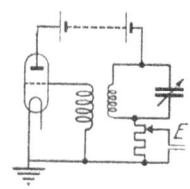

d Einzelreiz durch Induktorium mit Abblendung des Schließungsschlages. Nur der Öffnungsschlag wird bei E wirksam.

e Rhythmische Reizung mit Kippschwingungen variabler Frequenz. Prinzip der Schaltung zur Erzeugung von Kippschwingungen.

f Rhythmische Reizung mit Wechselströmen variabler Frequenz.

Abb. 49 a—f. Reizgeräte.

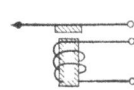

a Stromschlußschreiber.

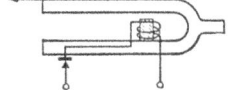

Elektrische Stimmgabel.

Abb. 50 a und b. Elektrische Signale.

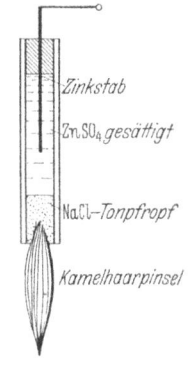

a Unpolarisierbare Pinselelektrode.

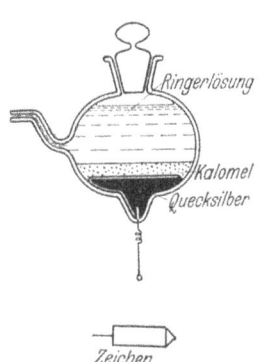

b Unpolarisierbare Kalomelelektrode.

Abb. 51 a und b. Beispiele unpolarisierbarer Elektroden.

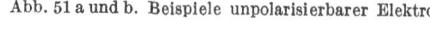
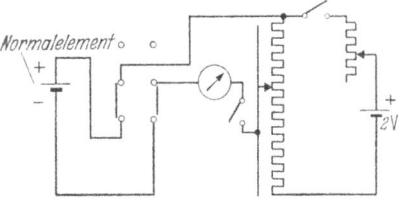
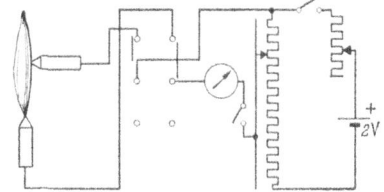

a Eichung des Potentiometers oder Schleifdrahtes.   b Messung des unbekannten Potentials.

Abb. 52 a und b. Messung bioelektrischer Ströme durch Kompensation.

v. Muralt, Praktische Physiologie. 3. Aufl.   5

fließende Elektrizitätsmenge wird durch Veränderung der Kapazität, die Reizstärke außerdem noch durch das Potentiometer reguliert. Als Hochohmwiderstand wird zweckmäßig eine Verstärkerröhre, als Ventilröhre geschaltet, verwendet. Änderung des Heizstromes liefert die Regulierung des Stromzuflusses
zum Kondensator.

Die Kippschwingung mit Röhren entsteht folgendermaßen. Das Gitter der
Röhre I erhält seine Spannung vom Kondensator II, das Gitter der Röhre II
vom Kondensator I. Fließt ein Anodenstrom in I so wird der Kondensator I
entladen, gleichzeitig wird aber der Kondensator II aufgeladen; Folge: der
Strom in der Röhre I wird gesperrt, Röhre II wird geöffnet. Damit entlädt sich
der Kondensator II und Kondensator I lädt sich auf, usw.

Sinusförmiger Wechselstrom wird durch **Röhrengeneratoren** in beliebiger
Frequenz erzeugt. Er ist bezüglich der Frequenz und Reizstärke genau dosierbar.
Die Schwingungen entstehen durch Rückkopplung des Gitters mit dem Anodenkreis. Abb. 49f zeigt die induktive Rückkopplung mit dem Schwingungskreis
bestehend aus Selbstinduktion und Kapazität. Die Frequenz ist gegeben durch

$$\frac{1}{n} = 2\,\pi\,\sqrt{L \cdot C},$$

L in Henry, C in Farad, n in sec^{-1}.

Wechselstrom beliebiger Kurvenform und Frequenz kann durch die Licht-
sirene (NICOLAI[1]) erzeugt werden. Sie ist besonders für niedrige Frequenzen
sehr brauchbar, in der von KÖNIG[2] entwickelten Form.

Messung bioelektrischer Potentiale.

Zur Ableitung bioelektrischer Potentiale werden schlecht polarisierbare sog.
unpolarisierbare Elektroden verwendet. Der Elektronenleiter (Metall) grenzt
an einen Ionenleiter ($ZnSO_4$), mit dem er das Metallion gemeinsam hat (Zn
in $ZnSO_4$; Cu in $CuSO_4$; Ag mit AgCl überzogen; Hg mit $HgCl_2$ verbunden).
Fließt ein Strom, so wird an der Kathode das Zn-Kation durch Elektronen-
zustrom neutralisiert und an der Anode das SO_4-Anion entladen und löst Zn
von der Anode ab. An der Kathode wird Zn angelagert, an der Anode Zn gelöst,
es tritt also keine chemische Zersetzung auf, da die Metalle und Lösungen praktisch unverändert bleiben. (Polarisation ist minimal.) Mit solchen Elektroden
können bioelektrische Ströme ohne Polarisation abgeleitet und damit ent-
stehungsgetreu gemessen werden, vgl. auch Abb. 65, S. 100.

Bei der Messung muß darauf geachtet werden, daß nur ganz minimale Ströme
der bioelektrischen Stromquelle entnommen werden. Galvanometer sind daher
ungeeignet. Es kommt die **Kompensationsschaltung** zur Anwendung. An einem
Potentiometer (zweckmäßig Schleifdraht) wird durch Eichung eine runde Spannungsdifferenz eingestellt, z. B. 2,000 Volt. Die Eichung erfolgt durch das Normalelement, vgl. Abb. 52a, S. 65. Kompensation der abgegriffenen Spannung liegt
dann vor, wenn das Galvanometer keinen Ausschlag zeigt. Durch vorsichtiges
Tasten wird dann die Kompensation des unbekannten bioelektrischen Potentials
gesucht. Ist der Schleifdraht geeicht, so kann die unbekannte Spannung direkt
abgelesen werden.

25. Isoliertes Herz an der Kanüle.

a) Präparation.

Platz Nr.

Aufgabe. Ein Froschherz ist unter Erhaltung seiner Auto-
matie zu isolieren und an einer Kanüle zu befestigen.

Gebraucht werden: Frosch, Präparierbesteck, SYMES-
Kanüle, vgl. Abb. 43, oder STRAUB-Kanüle, Suspensionshebel
(sehr geeignet sind die schwedischen Hebel, vgl. Abb. 41a, Serre-fine (Abb. 42),

---

[1] NICOLAI: Handbuch der biologischen Arbeitsmethoden, Abt. V, Teil 5 A. 1934.
[2] KÖNIG, H.: Helv. physica Acta **13**, 393 (1940).

Stativ mit Muffen und Halter, Rußkymographion (Abb. 40), gepufferte RINGER-Lösung, Blutlösung (Herstellung: Rinderblut mit dest. Wasser im Verhältnis 7 : 2 verdünnen. Davon 1 Teil auf 4 Teile RINGER-Lösung, gut mit Luft durch-schütteln, bis Farbe hellrot).

Ausführung. Nach Tötung des Frosches durch Köpfung wird das Herz freigelegt und der Herzbeutel eröffnet. Zum weiteren Arbeiten am Herzen benützt man einen Filtrierpapierstreifen als Sonde. Mit diesem wird das

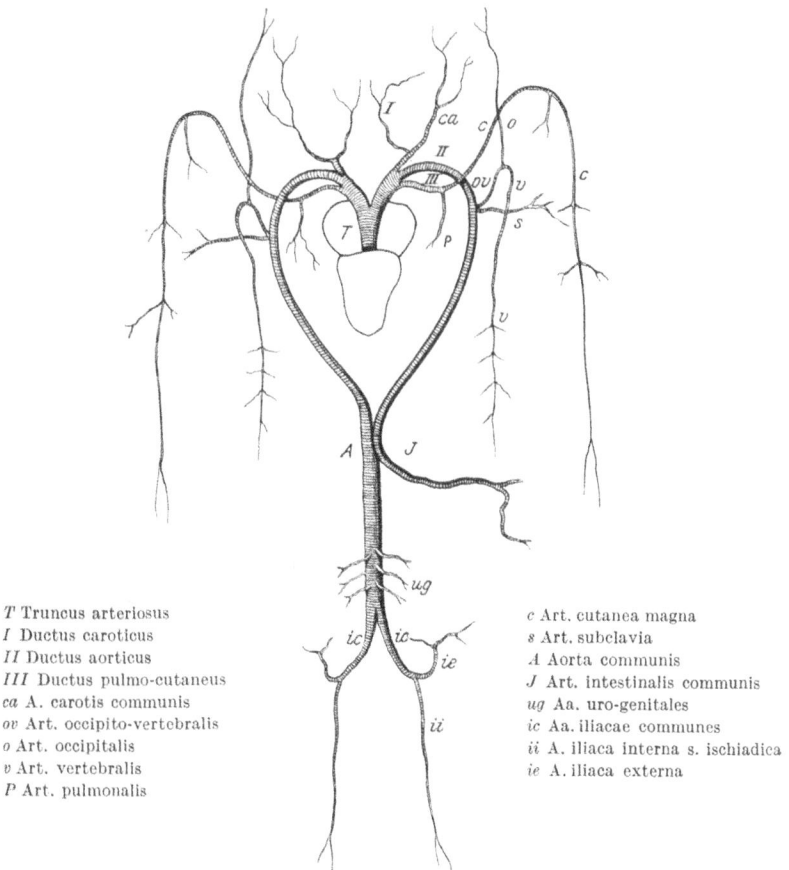

T Truncus arteriosus	*c* Art. cutanea magna
I Ductus caroticus	*s* Art. subclavia
II Ductus aorticus	*A* Aorta communis
III Ductus pulmo-cutaneus	*J* Art. intestinalis communis
ca A. carotis communis	*ug* Aa. uro-genitales
ov Art. occipito-vertebralis	*ic* Aa. iliacae communes
o Art. occipitalis	*ii* A. iliaca interna s. ischiadica
v Art. vertebralis	*ie* A. iliaca externa
P Art. pulmonalis	

Abb. 53a. Kreislauf des Frosches; ventrale Seite.

Herz in die Höhe gehoben und eine Präpariernadel unter die Plica pro vena bulbi, welche zur Dorsalwand des Ventrikels zieht, geführt, um einen Woll-faden durchzuziehen. Man bindet die Plica ab und schneidet die Falte unter-halb der Abbindung durch. Unter leichtem Zug an dem an der Plica be-festigten Faden, der später abgeschnitten wird, wird das Herz etwas nach oben gehoben und ein Faden unter den Aortenursprung gelegt. Man faßt jetzt das beide Aortenbögen verbindende Bindegewebe mit einer Pinzette an und durchschneidet es, so daß die beiden Aortenbogen frei voneinander liegen. Der rechte Bogen wird sofort unterbunden; unter den linken Aortenbogen, der besser abpräpariert wird, legt man einen Faden, macht eine Unterbindung, hebt mit Hilfe dieses Fadens den Aortenbogen von der Unterlage etwas ab und schneidet ihn vorsichtig an. In die durch den Finder weit gehaltene Öffnung schiebt man die mit RINGER-Lösung gefüllte SYMES- oder STRAUB-Kanüle ein. Die Einführung in die Kammer ist manchmal nicht ganz leicht. Sie geschieht in der Weise, daß man die Kanüle vorschiebt, bis man den leichten Widerstand der Spiralklappen fühlt. Während dieser Einführung soll die Kanüle, in der Richtung vom Ausführenden aus betrachtet, schräg von links unten, nach rechts oben liegen. Hierauf dreht man die Kanüle mit dem oberen Ende nach links herüber und

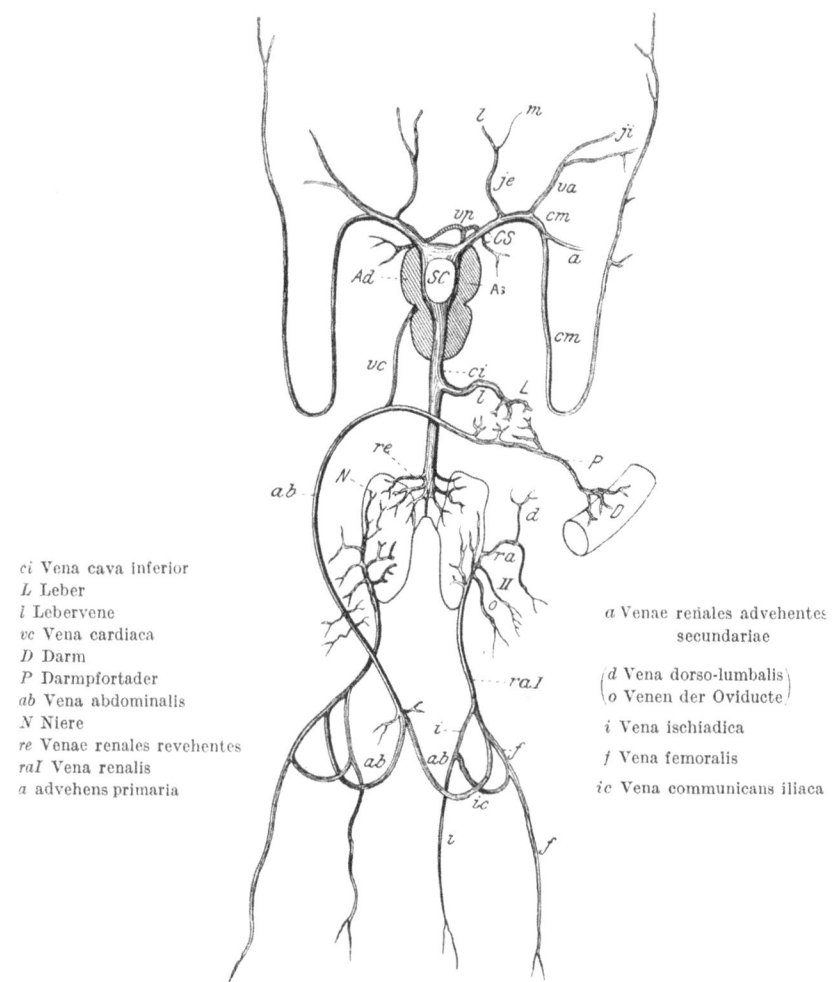

Abb. 53 b. Kreislauf des Frosches; dorsale Seite. *Ad, As* Atrium dextrum und sinistrum; *SC* Sinus venarum, cavarum; *Vp* Vena pulmonalis; *CS* Vena cava superior, zusammengesetzt aus: 1. Vena jugularis externa (*je*), gebildet durch Vena lingualis (*l*) und Vena maxillaris (*m*); 2. Vena anonyma (*va*), gebildet aus Vena jugularis interna (*ji*) und Vena subscapularis (*S*); 3. Vena cutanea magna (*cm*), welche noch Vena subclavia aufnimmt (*a*).

ci Vena cava inferior
L Leber
l Lebervene
vc Vena cardiaca
D Darm
P Darmpfortader
ab Vena abdominalis
N Niere
re Venae renales revehentes
raI Vena renalis
a advehens primaria

a Venae renales advehentes secundariae

$\begin{pmatrix} d \text{ Vena dorso-lumbalis} \\ o \text{ Venen der Oviducte} \end{pmatrix}$

i Vena ischiadica
f Vena femoralis
ic Vena communicans iliaca

derart, daß die Kanülenmündung nach rechts und etwas nach oben sieht, um in den obersten Teil des Ventrikels zu gelangen. Mit dem vorher unter den Aortenursprung gelegten Faden wird die Kanüle fest eingebunden und der Faden oben an der Kanüle fixiert. Mit einer Pipette saugt man den blutigen Inhalt der Kanüle aus und wäscht mehrfach mit RINGER-Lösung nach. Die beiden Aortenbogen werden durchschnitten, die Kanüle und somit auch das Herz etwas in die Höhe gezogen, der Faden an der Sinusgrenze, wo die Venen in denselben einmünden, angelegt und abgebunden; die richtige Lage der Abbindung erkennt man daran, daß das Herz unverändert weiter schlägt. Das Herz an der Kanüle wird nun aus dem Körper herausgeschnitten, die Kanüle in ein Stativ geklemmt, die Herzspitze mit Hilfe von Serre-fine und Faden mit dem schwedischen Suspensionshebel verbunden. Eventuell kann noch um das Herz ein Glasrohr als feuchte Kammer gelegt werden, vgl. Abb. 45. Bei der Füllung der Kanüle halte man eine konstante Flüssigkeitshöhe von 2—3 cm inne. Ist die Präparation beendet, so wird die Kanüle während 5 min. mit Blutlösung beschickt. Das Herz erholt sich in dieser Zeit von allen Schädigungen der Präparation und schlägt mit maximaler Hubhöhe. Das Präparat ist für die weiteren Versuche bereit.

b) Abhängigkeit der Tätigkeit vom Ionenmilieu.

Aufgabe. a) Untersuchung des Einflusses der Durchströmung des Herzens mit NaCl-Lösung, Ringerlösung, RINGER-Lösung ohne Ca, RINGER-Lösung ohne K und Blutlösung.
b) Vergleich der Pufferwirkung von RINGER-Lösung, Blutlösung und Ringerlösung ohne Natriumbicarbonat am Froschherzen.

Platz Nr.

Prinzip der Methode. Das überlebende Herz an einer Kanüle kann bei zweckmäßiger Versuchsführung tagelang am Leben erhalten werden und zeigt unter übersehbaren Versuchsbedingungen alle stofflichen Abhängigkeiten, deutlich erkennbar an den Änderungen der Hubhöhe des einzelnen Herzschlages. Man kann durch genau dosierte Verbringung der zu untersuchenden Substanzen in die Kanüle ihre Wirkung in kleinsten Konzentrationen wiederholt prüfen. Mit einer gut gepufferten RINGER-Lösung mit Glukose- und Blutzusatz schlägt das überlebende Herz optimal und kann auch nach schweren Eingriffen immer wieder in optimale Versuchsbedingung zurückgebracht werden. Die richtige ionale Zusammensetzung der Ernährungslösung ist die Voraussetzung für alle Herzversuche. Der Einfluß der einzelnen Ionen kann am besten dadurch untersucht werden, daß sie aus den Lösungen der Reihe nach weggelassen werden.

Gebraucht werden: Froschherz an der Kanüle, vgl. Abb. 45, präpariert nach 25a, S. 66, Rußkymographion. *Lösungen*: NaCl 0,65%; RINGER-Lösung (NaCl 0,65, Natriumbicarbonat 0,01, CaCl₂ 0,02, KCl 0,01%), Ringer ohne Ca, Ringer ohne K, n/20 HCl, Ringer ohne Natriumbicarbonat, Blutlösung (vgl. 25a, S. 66), Pipetten, Teller, Faden, Präpariernadel, Pinselchen, Filtrierpapier.

Beobachtungsaufgaben. a) Man durchspült das Herz mit den verschiedenen Salzlösungen in folgender Reihenfolge: Ringer — NaCl — Ringer — Ringer ohne Ca — Ringer — Ringer ohne K — Ringer — Blut. Man registriert am Kymographion die Herzschläge und stellt den Einfluß dieser Lösungen auf das Herz fest. Bei Durchspülung des Herzens mit K-freier RINGER-Lösung achte man auf die durch systolische Wirkung des Calciums verursachte Hebung der Fußpunkte der Kurve, eventuell das Auftreten von Extrasystolen. Beim Ausbleiben dieser Phänomene erhöht man den Calciumgehalt der K-freien RINGER-Lösung auf das Doppelte.

b) Zum Vergleich der Pufferwirkung von RINGER-Lösung, Blutlösung und RINGER-Lösung ohne Natriumbicarbonat, wird das Froschherz zunächst mit diesen Lösungen durchspült. Die Herzschläge werden am Kymographion registriert. Man wiederholt nun den gleichen Versuch, aber mit dem Unterschied, daß zu den oben erwähnten in der Herzkanüle befindlichen Lösungen n/20 HCl in dosierter Menge zugesetzt wird.

c) Abhängigkeit des Herzschlages von der Temperatur.

Aufgabe. 1. Beobachtung des Einflusses der Temperatur auf die führenden und geführten Teile des Herzens.
2. Bestimmung des Temperaturkoeffizienten des Herzens.

Platz Nr.

Prinzip der Methode. Änderung der Temperatur ist einer der schonendsten Eingriffe, um Funktionszusammenhänge zu untersuchen. Durch lokale Temperatureinwirkung wird die „Schrittmacher-Funktion" des Venensinus am Froschherzen gezeigt.

Gebraucht werden: Froschherz an der Kanüle präpariert nach 25a, vgl. Abb. 45. Suspensionshebel, Stativ mit Muffen und Halter, Kymographion, Zeitregistrierung (Jaquet-Uhr, vgl. Abb. 44, S. 58), Eis, Glasstab, Spiritusbrenner, Thermometer, Teller, Finder, Präpariernadel, Schere, Pipetten, Ringer-Lösung, Faden, Filtrierpapier, Bechergläser, Bunsenbrenner.

Ausführung. Man präpariert in der gleichen Weise' wie bei 25a, S. 66 mit dem einzigen Unterschiede, daß man den Abbindungsfaden an der oberen Grenze des Sinus venosus nicht wegschneidet, sondern stehen läßt, was die Eingriffe zur lokalen Erwärmung und besonders zur Abkühlung der Sinusgegend wesentlich erleichtert.

Beobachtungsaufgaben. 1. Der Einfluß der lokalen Abkühlung des Sinus ist zu beobachten. Mit Hilfe des in der Ausführung erwähnten an der Sinusgrenze angebundenen Fadens wird der Sinus etwas in die Höhe gezogen und mit einem kleinen spitz zulaufenden Eisstückchen unmittelbar berührt, der Herzschlag verlangsamt sich. Die ähnlich durchgeführte Berührung des Ventrikels mit Eis läßt die Herzfrequenz unverändert. Die Herzschlagzahl/min. ist vor, während und nach der Einwirkung des Eises zu bestimmen.

2. Der Einfluß der lokalen Erwärmung des Sinus ist zu beobachten. Man hält einen warmen Glasstab in die Nähe des Sinus (strahlende Wärme); der Herzschlag beschleunigt sich. Man hält den warmen Glasstab in die Nähe des Ventrikels: kein Einfluß auf das Herz.

3. Das Verhältnis der Herzfrequenz ist festzustellen, wenn die Temperatur der in der Kanüle sich befindenden Ringer-Lösung um 10° C verändert wird (Bestimmung des Temperaturkoeffizienten des Herzens). Die Lösungen werden im Becherglas auf dem Bunsenbrenner bezüglich der Temperatur genau eingestellt und mit der Pipette rasch in die Kanüle verbracht.

d) Künstliche Reizung des schlagenden Herzens.

Aufgabe. Feststellung: 1. Daß das Herz während einer bestimmten Periode seiner Kontraktion unerregbar bzw. schwer erregbar ist; 2. daß außerhalb der refraktären Periode eine Extrasystole ausgelöst werden kann; 3. daß auf die Extrasystole eine kompensatorische Pause folgt; 4. daß nach Einschaltung mehrerer Extrasystolen die Zeit vom Anfang der letzten spontanen Systole bis zum Anfang der ersten spontanen Systole nach der Reizung immer ein gerades Vielfaches der normalen Periodendauer ist.

Platz Nr.

Gebraucht werden: Froschherz an der Kanüle, präpariert nach 25a, S. 66, vgl. Abb. 45, Rußkymographion, Stativ mit Muffen und Halter, Suspensionshebel; *Reizvorrichtung* (Induktorium, Kondensatorgerät oder Wechselstromgenerator, vgl. Abb. 49, S. 56) Zeitregistrierung, (Jaquet-Uhr, vgl. Abb. 44, S. 58, Teller, Finder, Pipetten, Ringer-Lösung, Faden, feine Elektrodendrähte (Silber oder Platin an Kupfer angelötet).

Ausführung. Das Froschherz wird nach 25a, S. 66, präpariert unter besonderer Berücksichtigung des Sinus venosus, der als ganzes möglichst unverletzt mit abgebunden wird. Um den Aortenursprung an der Kanüle wickelt man das blanke Ende des einen als Elektrode dienenden feinen Drahtes herum und bindet es mit einem Faden fest, damit der Kontakt während der ganzen Versuchsdauer fest und unverändert bleibt. Den anderen Draht, der gleich beschaffen ist, taucht man mit seinem blanken Ende in die in der Kanüle befindliche Ringer-Lösung ein.

Beobachtungsaufgaben. Während das Herz spontan schlägt — man sorge durch Abkühlung mit kalter Ringer-Lösung für langsameren Rhythmus — und die Herzschläge aufgeschrieben werden, wird derart mit einem elektrischen Einzelreiz (Kondensatorentladung oder Öffnungsinduktionsschlag) gereizt, daß der Reiz entweder während der Systole oder während der Diastole oder während der Pause eintrifft. Je nachdem erfolgt entweder keine Kontraktion (refraktärer Zustand) oder eine Extrasystole. Man beachte die Latenzzeit. Nach der

Extrasystole tritt eine kompensatorische Pause auf. Man schaltet mehrere Extrasystolen nacheinander ein und beachtet die Pause.

Das Präparat kann noch dazu benutzt werden, um zu zeigen, daß das Herz sich nur dann auf jeden Reiz hin kontrahiert, wenn die Reizungen nicht zu frequent sind. Hierzu bedarf es eines Stabunterbrechers oder Wechselstromgenerators, um Reize verschiedener Frequenz zu erzielen. Der Versuch wird erst durchgeführt, nachdem das Herz durch Abbindung des Sinus vom Vorhof (1. STANNIUS-Ligatur) stillgestellt wurde. Dadurch wird der störende Einfluß der Spontankontraktionen vermieden. Man zeigt: 1. daß das Herz nicht tetanisierbar ist, 2. daß die Systolen unabhängig von der Reizfrequenz sind.

e) Die STANNIUS-Ligaturen.

Aufgabe. Es sind die Folgen der STANNIUS-Ligaturen zu beobachten und zu registrieren.

Prinzip des Versuches. Durch Anlegen von Ligaturen werden die automatischen Reizbildungszentren voneinander funktionell getrennt (1. Ligatur) oder zur Tätigkeit angereizt (2. Ligatur).

Platz Nr.

Gebraucht werden: Froschherz an der Kanüle, präpariert nach **25a**, S. 66, vgl. Abb. 45, Rußkymographion, Stativ mit Muffen und Halter, Suspensionshebel, Wollfäden in RINGER-Lösung getränkt.

Ausführung. Das Froschherz wird nach **25a**, S. 66, präpariert unter besonderer Berücksichtigung des Sinus venosus, der als ganzes möglichst unverletzt mit abgebunden wird. Man registriert 1. einen Trommelumlauf lang die normale Schlagfolge des Herzens. Dann hebt man die Trommel, so daß unter die 1. Kurve die nächste Kurve geschrieben wird. An der, als seichte Furche sichtbaren Grenze zwischen Sinus und Vorhof wird ein Wollfaden angeschlungen und energisch zugezogen, nachdem die richtige Lage mit einem Finder überall sichergestellt wurde. *1. STANNIUS-Ligatur.* Man registriert 2. einen Trommelumlauf lang die Kontraktionen des Venensinus am sonst stillstehenden Herzen (die Serre-fine ist eventuell am Venensinus direkt zu befestigen) und vergleicht sie bezüglich der Frequenz mit der darüberstehenden Normalkurve. Löst man am stillgestellten Herzen die Ligatur vorsichtig mit stumpfem Finder, so beginnt das Herz wieder zu schlagen, vorausgesetzt, daß die Herzwand beim Zuziehen nicht zu stark beschädigt wurde. Durch neuerliches Zuziehen ist wieder Herzstillstand herbeizuführen. Die Kymographiontrommel wird wieder um ein Stück gehoben. Eine zweite Ligatur wird lose um die Grenze zwischen Kammer und Vorhof geschlungen und zugezogen. *2. STANNIUS-Ligatur.* Solbald man zuzieht, wird in der Mehrzahl der Fälle die Kammer regelmäßig zu schlagen beginnen. Man registriert 3. einen Trommelumlauf lang den Kammerrhythmus und vergleicht die Kurve bezüglich der Frequenz mit den beiden darüberstehenden Kurven.

f) Minimaler und maximaler Reiz.

Aufgabe. Es ist zu zeigen, daß der Herzmuskel jeden überhaupt wirksamen Reiz mit maximaler Kontraktion beantwortet.

Gebraucht werden: Froschherz an der Kanüle, präpariert nach **25a**, S. 66, vgl. Abb. 45, Rußkymographion, Stativ mit

Platz Nr.

Muffen und Halter, Suspensionshebel; *Reizvorrichtung* (Induktorium oder Kondensatorgerät, vgl. Abb. 49, S. 65), Teller, Finder, Pipetten, RINGER Lösung, Faden, feine Elektrodendrähte (Silber oder Platin an Kupfer angelötet).

Ausführung. Präparation des Frosches nach **25a**, S. 66. Der an der oberen Grenze des Sinus angelegte Faden, der den Sinus von den einmündenden Venen abschließt, soll am Herzpräparat belassen werden, um die spätere Anlegung der STANNIUS-Ligatur zu erleichtern. Die Herzkontraktionen werden bei stehender Kymographiontrommel registriert; die Trommel wird nach jeder Kontraktion mit der Hand verschoben. Die Anlegung der ersten STANNIUSschen Ligatur geschieht in der Weise, daß man mit dem obenerwähnten, an der Sinusgrenze hängengebliebenen Faden den Sinus ein wenig in die Höhe zieht, einen dicken Wollfaden um ihn schlingt und an der als seichte Furche sichtbaren Grenze zwischen Sinus und Vorhof die Ligatur ausführt. Als Elektroden dienen zwei feine Drähte, von denen der eine mit seinem blanken Ende um den Aortenursprung herumgewickelt und durch einen Faden fixiert wird, der andere in die RINGER-Lösung in der SYMES-Kanüle eingetaucht wird.

Beobachtungsaufgaben. 1. Man beginnt mit unterschwelligen, sehr schwachen Reizen das stillgestellte Herz zu reizen. Nach jedem Reiz wird die Kymographiontrommel von Hand um etwa 1 cm vorgeschoben und die Reizstärke angeschrieben. Langsam steigert man die Reizstärke bis zum Schwellenreiz und darüber und geht dann wieder allmählich zurück. Man überzeugt sich von der Gültigkeit des Alles-oder-Nichts-Gesetzes.

2. Man achtet auf die eventuell auftretende „Treppe", die sich bei überschwelliger Reizung darin äußert, daß bei gleichbleibender Reizstärke die Zuckungshöhe zunimmt bis zu einem Maximum.

3. Die Kanüle ist einmal mit RINGER- das andere Mal mit Blutlösung zu füllen und der Versuch zu wiederholen: je nach der Ernährung des Herzens ist das Zuckungsmaximum verschieden groß, bei geltendem Alles-oder-Nichts-Gesetz.

g) Der Einfluß von Wirkstoffen auf das Herz.

Aufgabe. Es ist der Einfluß einiger physiologisch interessanter Wirkstoffe auf das Herz zu beobachten.

> Platz Nr.

Prinzip der Methode. Ein Froschherz an einer Kanüle ist eines der empfindlichsten Testobjekte zur biologischen Auswertung von Wirkstoffen. Adrenalin und Acetylcholin sind als Wirkstoffe der sympathischen und parasympathischen Herznerven besonders interessant. Unbekannte Lösungen können mit Hilfe derartiger Herzteste durch Vergleich mit bekannten Lösungen auf ihren Gehalt an Wirkstoffen untersucht werden.

Gebraucht werden: Froschherz an der Kanüle, präpariert nach 25a, S. 66, vgl. Abb. 45, S. 58, Stativ, Halter, Muffe, Kymographion.

Lösungen. Ringer, chloroformgesättigte 0,65%ige NaCl-Lösung, Adrenalinstammlösung 1 : 1000, Acetylcholinstammlösung 1 : 10000, Atropinlösung 1 : 500, bezeichnete Pipetten hierzu, Teller, Faden, Finder, Präpariernadel, Filtrierpapier, Maßzylinder, Meßpipetten.

Ausführung. Präparation des Froschherzens und Verbindung des Herzpräparates mit dem Suspensionshebel wie in 25a, S. 66.

1. Chloroform-Adrenalinversuch. Zunächst werden die Herzschläge bei Anwendung von RINGER-Lösung registriert. Nach Registrierung der normalen Herztätigkeit wird die RINGER-Lösung mit der Pipette aus der Kanüle entfernt und anstatt derselben die mit Chloroform gesättigte 0,65%ige NaCl-Lösung mit Ringer vierfach verdünnt zugefügt. Inzwischen wird die zur „Rettung" des Herzens bestimmte Adrenalinlösung (0,2 cm³ der Adrenalinstammlösung auf 10 cm³ RINGER-Lösung) vorbereitet. Wenn die Schläge des durch Chloroform geschädigten Herzens schwächer werden oder vollständig aufhören, entfernt man rasch die Chloroformlösung aus der Herzkanüle und ersetzt sie durch die bereit gehaltene Adrenalinlösung. Die mächtig erholende Wirkung, welche Adrenalin auf das stark geschädigte Herz ausübt, wird registriert. Vollständige Erholung des Herzens.

2. Acetylcholin-Atropinversuch. Nach Registrierung der normalen Herztätigkeit setzt man tropfenweise zu der in der Herzkanüle befindlichen RINGER-Lösung Acetylcholin in der Konzentration 1 : 1000000 (falls die Stammlösung nicht frisch ist, müssen unter Umständen etwas stärkere Konzentrationen versucht werden) bis die Herzschläge sehr klein und langsam geworden sind oder vollständig aufgehört haben. Man fügt sofort 2 Tropfen Atropinlösung 1 : 500 hinzu und sorgt durch Hin- und Hersaugen mit der mit einer Gummikappe versehenen Pipette dafür, daß die Atropinlösung in das Innere des Herzens gelangt. Das Herz beginnt wieder zu schlagen und erreicht bald die ursprüngliche Amplitude. Man wiederholt die Vergiftung mit Acetylcholin: sie bleibt jetzt wirkungslos. Die für die Aufnahme von Atropinlösung bestimmte und mit entsprechender Etikette versehene Pipette darf nur für diesen Zweck benutzt werden. Dasselbe gilt auch für die Acetylcholinpipette.

3. Gallenversuch. Man legt das Herz eines Frosches frei und eröffnet über dem Herzen die Gallenblase des Frosches so, daß die Galle über das Herz fließt. Die Hemmung, eventuell Lähmung des Herzens ist deutlich zu erkennen.

h) Die Dynamik des Herzmuskels.

Aufgabe. 1. Es ist die isometrische Kontraktion des Herzmuskels und ihre Abhängigkeit vom Füllungszustand des Herzens zu untersuchen.

2. Es soll die isotonische Kontraktion des Herzens aufgeschrieben werden, sowie der Einfluß der zu- und abnehmenden diastolischen Herzfüllung auf diese Kontraktionsart.

3. Es ist die natürliche Kontraktion des Herzens und die Wirkung des Überlastungsdruckes und der Herzfüllung getrennt auf die Volum- und die Druckkomponente dieser Kontraktion zu untersuchen.

Gebraucht werden: Apparat zur Untersuchung der Herzdynamik nach KRONECKER-SCHEINFINKEL, vgl. Abb. 54, Kymographion, Druck- und Volumkapsel, Herzkanüle, RINGER- und Blutlösung, Teller, Faden, Finder, Präpariernadel, Pipette, Filtrierpapier, Vaselin. Froschherz an einer Kanüle.

α) **Prinzip und Beschreibung des Apparates zur Untersuchung der Herzdynamik.**

Der Apparat besteht aus mehreren Einzelteilen, die mit Hilfe von Gummischläuchen leicht miteinander verbunden und durch Hähne und Klemmen rasch einzeln in das Gesamtsystem ein- und ausgeschaltet werden können, vgl. Abb. 54.

Der erste Teil des Apparates setzt sich zusammen: 1. Aus einer etwa 50 cm³ fassenden,

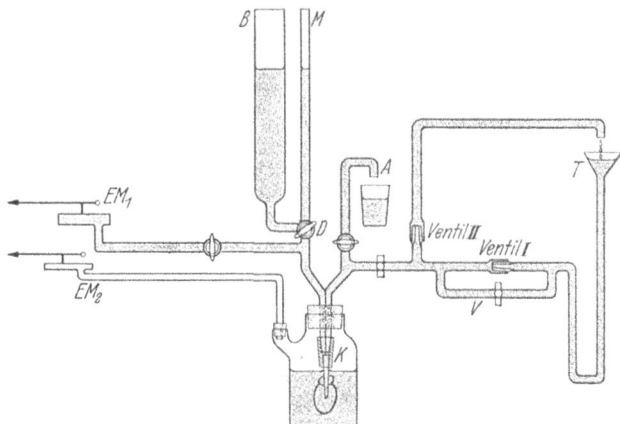

Abb. 54. Anordnung zur Untersuchung der Herzdynamik. *A* Abflußrohr, *B* Blutbürette, *D* Dreiweghahn, *EM₁* Druckkapsel, *EM₂* Volumkapsel. *K* KRONECKER-Kanüle, *T* verstellbarer Trichter, *V* Verbindungsschlauch, *M* Manometer.

an passendem Stativ befestigten Bürette *B*, welche als Vorratsgefäß die Blutlösung enthält, mit welcher das Herz jedesmal unmittelbar vor der Ausführung der ersten, zweiten und dritten Aufgabe durchspült wird.

2. Einer in $^1/_{100}$ cm³ geteilten, an demselben Stativ fixierten Meßpipette *M*, die gleichfalls die Blutlösung enthält, mit der das Herz quantitativ abstufbar gefüllt werden kann, zur Prüfung der Abhängigkeit der Maxima der isometrischen Kontraktionen von der Herzfüllung.

3. Einem Dreiweghahn *D*, am Stativ befestigt, und durch Gummischläuche mit der Bürette, der Meßpipette und dem einen Schenkel der KRONECKERschen Doppelwegkanüle *K* verbunden. Das Herz an der Glaskanüle wird zu Beginn des Versuches an die KRONECKER-Kanüle angeschlossen, von deren beiden Schenkeln der eine über den Dreiweghahn *D*, je nach seiner Stellung entweder mit der Bürette oder mit der Meßpipette verbunden werden kann, der andere zu den übrigen Teilen des Apparates führt. Die beiden Schenkel von KRONECKERs Doppelwegkanüle ermöglichen die Verbindung des Herzens mit der Abflußvorrichtung, mit dem elastischen Manometer *EM₁* zur Registrierung der intrakardialen Druckveränderungen und schließlich mit der Vorrichtung, die gestattet, sowohl die isotonischen, wie auch die natürlichen Kontraktionen des Herzens zu ermöglichen.

4. Einer Abflußvorrichtung *A*, bestehend aus einem gebogenen, mit Hahn versehenen Glasrohr und einem Becherglas, welches dazu bestimmt ist, die aus dem Glasrohr während der Durchspülung des Herzens abfließende Blutlösung aufzunehmen.

Der zweite Teil des Apparates, der dazu dient, dem Herzen entweder die isotonische oder die natürliche Kontraktion aufzuzwingen, besteht aus einem in der Höhe verstellbaren Trichter *T*, einem rechtwinkligen, gleichfalls in der vertikalen Richtung verschiebbaren Abflußrohr und zwei Ventilen, welche die Stromrichtung garantieren (Trichter — Ventil 1 — Ventil 2 — Abflußrohr — Trichter). Dieser in sich geschlossene Kreislauf ist seitenständig an den Hauptteil des Apparates angegliedert. Außerdem kann der Trichterinhalt durch Umschaltung direkt, ohne Ventil mit dem Herzinhalt verbunden werden. Im letzteren Falle kontrahiert sich der Herzmuskel isotonisch. Wird der Verbindungsschlauch durch eine Klemme abgeklemmt, so daß die Verbindung des Trichters mit dem Herzen nur auf dem Wege des Ventils übrig bleibt, dann erfolgt die natürliche Kontraktion des Herzens, d. h. das Herz entwickelt zuerst Druck, der das Ventil 2 öffnet, darauf folgt die Änderung des Volumens des Herzens, indem die dem Schlagvolumen entsprechende Flüssigkeitsmenge aus dem Abflußrohr in den Trichter abtropft.

Der 3. Teil des Apparates, welcher der Registrierung des Schlagvolumens und der durch die Herzkontraktion entwickelten Spannung dient, besteht aus zwei Kapseln (Volum- und Druckkapsel). Die KRONECKERsche Doppelwegkanüle ist mit der Druckkapsel EM_1, das Herzbad mit der MAREYschen Volumkapsel EM_2, für die Registrierung des Schlagvolumens des Herzens verbunden.

Ausführung. Präparation des Herzens nach **25 a**, S. 66. Die Herzkanüle mit dem Herzen wird luftfrei mit der KRONECKERschen Doppelwegkanüle K verbunden, darauf das Herz mit der Blutlösung aus der Bürette B durchspült (Bürette—Dreiweghahn—Doppelwegkanüle—Herz—Doppelwegkanüle—Abflußvorrichtung) und schließlich mit dem Trichter T, dessen Flüssigkeitsniveau etwa auf der Herzhöhe steht, in Verbindung gebracht. (Alle anderen Leitungswege sind abgeschlossen.) Das Herzbad wird zu etwa $^3/_4$ mit RINGER-Lösung gefüllt, in den Apparat eingesetzt und mit der MAREYschen Volumkapsel mittels eines Gummischlauches verbunden. Unmittelbar vor Ausführung der Aufgabe soll das Herz mit der in der Bürette befindlichen Blutlösung durchspült werden.

Beobachtungsaufgaben. 1. Man sorgt für vollständige Entleerung des Herzens (minimale Herzfüllung als Ausgangspunkt jeder Untersuchung) durch genügend tiefe Senkung des Trichters T. Das Herz wird mit der Druckkapsel EM_1 verbunden, alle anderen Leitungswege zum Herzen werden abgesperrt. Mit der Druckkapsel werden die isometrischen Kontraktionen des Ventrikels registriert. Mit steigender Herzfüllung wachsen die Maxima der isometrischen Kontraktionen. Die steigende Füllung des Herzens geschieht in der Weise, daß man nach vorsichtiger Verbindung mit der in $^1/_{100}$ cm³ geteilten Meßpipette jedesmal 0,03 cm³ der Blutlösung zufließen läßt.

2. Der Hahn nach dem Manometer wird geschlossen. Das Herz wird mit dem Trichter T verbunden. Man registriert mit Hilfe der MAREYschen Luftkapsel EM_2 die isotonischen Kontraktionen. Mit wachsender Füllung des Herzens nehmen die isotonischen Kontraktionen sehr stark zu. Die Änderung der Herzfüllung erfolgt hierbei durch die Hebung und Senkung des Trichters T. Man hebt bzw. senkt den Trichter jedesmal um 1 cm, um gleichmäßige Resultate zu erhalten.

3. Der Verbindungsschlauch V wird abgeklemmt und dadurch werden die Ventile eingeschaltet. Der Hahn zur Druckkapsel wird geöffnet und die natürlichen Kontraktionen des Herzens, welche aus Druck- und Volumkomponente bestehen, werden registriert. Man registriert diese beiden Grundfunktionen des Herzens getrennt und beobachtet den Einfluß der Herzfüllung oder des Überlastungsdruckes auf Volum- und Druckkomponente.

Die Änderung der Herzfüllung geschieht durch die Hebung und Senkung des Trichters, diejenige des Überlastungsdruckes durch die Hebung und Senkung des Abflußrohres oberhalb T.

Während die Änderung der Füllung des Herzens das Schlagvolumen direkt beherrscht, übt sie einen geringen Einfluß auf die entwickelte Spannung aus. Umgekehrt verhält es sich mit dem Einfluß des Überlastungsdruckes auf die Volum- und Druckfunktionen des Herzens. Das Schlagvolumen des Herzens bleibt bei Änderung des Überlastungsdruckes innerhalb eines weiten Bereiches unbeeinflußt, während der intrakardiale Druck jeder Veränderung des Überlastungsdruckes folgt.

β) Optische Registrierung der Herzarbeit mit dem FRANKschen Indicator.

Durch photographische Registrierung der Bewegung eines Lichtstrahles, der nacheinander vom Spiegel einer Volumen- und Druckkapsel in zwei senkrechten Ebenen reflektiert wird, ist es möglich, ein Arbeitsdiagramm aufzuzeichnen, dessen Fläche der Herzarbeit proportional ist[1].

---

[1] Methodik vgl. N. SCHEINFINKEL: Handbuch der biologischen Arbeitsmethoden, V. Teil, 8, S. 1058. 1935.

i) Das überlebende Kaninchenherz.

Aufgabe. Es ist die Lebenstätigkeit des überlebenden Kanin-
chenherzens zu untersuchen und dabei die Wirkung verschiedener
Eingriffe zu beobachten.

Platz Nr.

Gebraucht werden: LANGENDORFFS Apparat zur Untersuchung
des überlebenden Säugetierherzens (evtl. läßt sich ein einfacher
Apparat aus tubulierten Flaschen improvisieren), Sauerstoffbombe, leichter Hebel,
Serre-fine, Kymographion, Tyrodelösung.

Herstellung. Die Tyrodelösung enthält in 1 l : 8,0 g NaCl, 0,2 g KCl, 0,2 g CaCl$_2$,
0,1 g MgCl$_2$, 1,0 g NaHCO$_3$, 0,05 g NaH$_2$PO$_4$, 1,0 g Traubenzucker.
Um Niederschläge des Calciums beim Zusammenbringen mit dem Carbonat und
Phosphat zu vermeiden, muß man die verdünnten Lösungen mischen. Man ver-
einfacht sich das ganze sehr, wenn man sich zwei konzentrierte Lösungen und einige
kleine Päckchen abgewogenen Traubenzuckers vorrätig hält.
Zweckmäßig sind folgende Lösungen:
Lösung I: 20 % NaCl; 0,5 % KCl; 0,5 % CaCl$_2$; 0,25 % MgCl$_2$.
Lösung II: 5 % NaHCO$_3$, 0,25 % NaH$_2$PO$_4$.
(Um 2 l Tyrodelösung zu machen, verdünnt man 80 cm³ der Lösung I, 40 cm³
der Lösung II, auf je 1 l und gießt nach Zusatz von 2 g Traubenzucker unter Um-
schütteln zusammen.)
Adrenalinlösung, MARIOTTEsche Flasche, Zeitschreiber (JAQUET-Uhr).

Ausführung. Der Apparat wird vor Beginn des Versuches mit Wasser gefüllt
und auf diejenige Temperatur erwärmt, die notwendig ist, um die Lösungen, welche
durch das Herz perfundiert werden sollen, auf Körpertemperatur zu erhalten. Die
tubulierten Flaschen werden mit Tyrodelösung gefüllt, ebenso die ganze Leitung
bis zur Ausflußstelle in das Herz luftfrei durch Druck mit Hilfe der Sauerstoffbombe.
Ein junges Kaninchen wird vom Assistenten narkotisiert und aufgebunden. In
die beiden Carotiden werden Glaskanülen eingebunden. Auch in die Vene kommt eine
Glaskanüle. Diese wird luftfrei mit Kochsalzlösung oder Tyrodelösung gefüllt und
mit einer Bürette verbunden, welche körperwarme Tyrodelösung enthält. Die beiden
Kanülen in den Arterien werden durch ein Gabelrohr verbunden. Darauf öffnet
man die Klemmen, welche die beiden Arterien verschließen, und läßt arterielles
Blut ausströmen. Nach einiger Zeit verschließt man die Klemmen wieder, ehe das
Tier sich verblutet hat und öffnet die Klemme an der Vene, so daß Tyrodelösung ein-
läuft. Man kann abwechselnd ausbluten und Tyrodelösung einlaufen lassen. Dies
geschieht, um das Herz möglichst blutfrei auszuwaschen.
Der Thorax wird eröffnet und das Herz freigelegt. Darauf isoliert man rasch
die Aorta von der Pulmonalis und führt zwei starke gut gewachste Fäden unter die
Aorta. Der obere Faden dient zur Abbindung. Die Aorta wird eröffnet, eine möglichst große Glaskanüle in das geöffnete Gefäß eingeführt und fest eingebunden.
Bei der Einbindung ist darauf zu achten, daß das Ende der Kanüle das Spiel der
Aortenklappen nicht stört. Der Einbindungsfaden wird durch einen weiteren Faden
auf der Kanüle gesichert. Darauf wird das Herz aus dem Körper herausgeschnitten
und in eine Porzellanschale versenkt, welche mit körperwarmer Tyrodelösung gefüllt
ist. Man eröffnet durch einen Scherenschnitt den rechten Vorhof, damit die Flüssigkeit leichter ausfließt. Mit Hilfe einer Pipette wird die Aortenkanüle mit größter
Sorgfalt luftfrei mit Tyrodelösung gefüllt und luftfrei mit dem Schlauch, der von
einer MARIOTTEschen Flasche kommt, verbunden. Unter möglichst hohem Druck
wird das Herz mit Tyrodelösung ausgewaschen, wobei es gewöhnlich wieder zu
schlagen anfängt. Die Verbindung mit der MARIOTTEschen Flasche wird gelöst
und das Herz an die Ausflußöffnung des LANGENDORFFschen Apparates gebracht.
Mit Hilfe der Sauerstoffbombe wird Druck in den Perfusionsflaschen hergestellt,
während man das Herz mit dem Apparat verbindet. Luft in der Leitung muß ab-
solut vermieden werden.
Die Herzspitze wird mit dem Serre-fine-Häckchen mit dem Schreibhebel verbunden. Dem Faden wird die richtige Spannung erteilt und der Hebel wird leicht
belastet. Er registriert die Schläge des Herzens, die auf der Kymographiontrommel
aufgeschrieben werden. Gleichzeitig verzeichnet man mit der JAQUET-Uhr die
Sekunden.
Der Druck, der mit der Sauerstoffbombe auf die Flüssigkeitsbehälter ausgeübt
wird, wird auf etwa 60—80 mm Quecksilber einreguliert. Wenn nötig, erhöht man
im Laufe des Versuches den Druck.

Beobachtungsaufgaben. Man beobachtet die Veränderungen des Herzschlages
bei Veränderung der Temperatur der durchströmenden Flüssigkeit, ferner den Ein

fluß verschiedenen Druckes der Perfusionsflüssigkeit. In den einen Flüssigkeitsbehälter des Apparates bringt man einige Tropfen der Adrenalinlösung. Durch
Umstellung eines Hahnes wird die Durchströmung mit reiner Tyrodelösung abge-
stellt und anstatt dessen die adrenalinhaltige Lösung mit dem Herzen verbunden.
War die Dosis richtig gewählt, so verstärkt und beschleunigt sich der Herzschlag.
Durch erneute Umstellung kann man dann wieder die reine Tyrodelösung einschalten.

Der Apparat kann auch in Verbindung mit einer *Stromuhr* und einer *Sauerstoffuhr*
gebraucht werden, um den Einfluß des Adrenalins zu untersuchen[1].

26. Isoliertes Herz in situ.

a) Präparation.

Aufgabe. Das Froschherz ist in situ so freizulegen, daß
seine Tätigkeit registriert werden kann.

Gebraucht werden: Frosch, Präparierbesteck, Wollfäden,
Suspensionshebel (sehr geeignet sind die schwedischen Hebel,
vgl. Abb. 41 a), Serre-fine, vgl. Abb. 42, Stativ mit Muffen und Halter, Rußkymographion, vgl. Abb. 46, gepufferte RINGER-Lösung, Froschbrett.

Ausführung. Der Frosch wird durch Köpfen getötet. Das Rückenmark
wird ausgebohrt. Auf dem Thorax wird ein Fenster in die Haut und unter vorsichtiger Durchschneidung des Sternums und der Rippen in die Thoraxwand
gemacht. Der Herzbeutel wird mit feiner Pinzette gefaßt und gespalten. Nach
Freilegung des Herzens wird eine Ligatur unter die Plica pro vena bulbi gelegt
und die Plica nach ihrer Unterbindung durchschnitten. Dann wird eine Ligatur unter die beiden Äste des Truncus arteriosus gelegt. Der Frosch wird auf
das Froschbrett aufmontiert. Durch eine Serre-fine wird die Herzspitze mit dem
Schreibhebel verbunden. Einige normale Herzschläge werden registriert, vgl.
Abb. 46.

b) Abhängigkeit des Herzschlages von der Temperatur.

Aufgabe. 1. Beobachtung des Einflusses auf die führenden
und geführten Teile des Herzens.
2. Bestimmung des Temperaturkoeffizienten des Herzens.

Prinzip der Methode. Änderung der Temperatur ist einer
der schonendsten Eingriffe, um an Organen poikilothermer Tiere
Funktionszusammenhänge zu untersuchen. Durch lokale Temperatureinwirkung wird
die „Schrittmacherfunktion" des Venensinus am Froschherzen gezeigt.

Gebraucht werden: Froschherz präpariert wie 26 a. Stativ mit Muffen und
Halter, Suspensionshebel, Rußkymographion, Zeitregistrierung (JAQUET-Uhr, vgl.
Abb. 44, S. 58), Metall- oder Glaskanüle mit Befestigungsmöglichkeit am Froschbrett, Dreiweghahn, Gummischläuche, Behälter auf hohem Stativ für Eislösung
und heißes Wasser, Thermometer, RINGER-Lösung, Pipetten, Faden. Auffanggefäß
für ablaufendes Wasser.

Ausführung. 1. Der Einfluß der lokalen Abkühlung des Sinus ist zu beobachten:
Die U-förmig gebogene Metall- oder Glaskanüle wird möglichst tief am gefensterten
Frosch in die Nähe des Venensinus versenkt (vgl. Abb. 46). Sie wird mit Gummi-
schläuchen über den Dreiweghahn mit dem Gefäß mit Eislösung verbunden. Der
Ablauf erfolgt über ein Schlauchstück in das unter dem Tisch stehende Auffang-
gefäß. Bei geschlossenem Hahn wird zuerst eine Trommelrunde der Herzschlag bei
Zimmertemperatur registriert. Dann wird die Trommel um etwas mehr als Ampli-
tudenbreite gehoben. Während das Kymographion läuft, wird der Hahn geöffnet,
so daß das Eiswasser durch die am Sinus angelegte Kanüle läuft und allmählich den
Sinus kühlt. Unter der Normalkurve wird die Kurve mit langsam abnehmender
Frequenz registriert. Herzschlagzahl/min. ist vor, während und nach der Abkühlung
zu registrieren und zu vermessen.

2. Der Einfluß der lokalen Erwärmung des Sinus ist zu beobachten: Der Dreiweghahn wird so gestellt, daß das warme Wasser (etwa 40° C) aus dem Behälter durch

---

[1] Vgl. GAUER u. KRAMER: Pflügers Arch. **242**, 328 (1939).

die Kanüle fließt und den Sinus erwärmt. Die Kurve der Erwärmung wird unter die beiden vorherigen Kurven registriert. Herzschlagzahl/min. ist vor, während und nach Erwärmung zu registrieren.

3. Das Verhältnis der Herzfrequenz ist festzustellen für 10° Temperaturveränderung: entweder ist die Kanüle mit Thermometeransatz versehen, dann kann die Temperatur direkt abgelesen werden, oder aber es muß die Temperatur im Behälter und die Temperatur in der ausfließenden Flüssigkeit gemessen werden und der Mittelwert als maßgebende Temperatur angenommen werden.

c) Künstliche Reizung des schlagenden Herzens.

Aufgabe. Feststellung: 1., daß das Herz während einer bestimmten Periode seiner Kontraktion unerregbar, bzw. schwer erregbar ist; 2. daß außerhalb der refraktären Periode eine Extrasystole ausgelöst werden kann; 3. daß auf die Extrasystole eine kompensatorische Pause folgt; 4. daß nach Einschaltung mehrerer Extrasystolen die Zeit vom Anfang der letzten spontanen Systole bis zum Anfang der ersten spontanen Systole nach der Reizung immer ein gerades Vielfaches der normalen Periodendauer ist.

> Platz Nr.

Gebraucht werden: Froschherz präpariert nach **26a**. Stativ mit Haltern und Muffen, Suspensionshebel, Rußkymographion, Zeitregistrierung (JAQUET-Uhr, vgl. Abb. 44, S. 58).

Reizvorrichtung. (Induktorium, Kondensatorengerät oder Wechselstromgenerator) unpolarisierbare Elektroden, vgl. Abb. 51, oder Wollfäden mit RINGER-Lösung getränkt (sog. Seilelektroden) in passenden Haltern, vgl. Abb. 46.

Ausführung. Das Froschherz wird nach **26a**, S. 76, präpariert. Die normale Tätigkeit wird während einer Trommelrunde auf dem Kymographion registriert. Anlegen der in RINGER-Lösung getränkten Wollfäden (Seilelektroden) an die Herzbasis, in kleiner Spirale und an die Herzspitze, so daß ihr äußerstes Ende eben gerade durch Capillarität in Kontakt gehalten wird. — Eventuell Kühlung des Herzens mit der Kanüle nach **26b**. — Während das Herz spontan schlägt, Reizung durch Einzelreiz (Kondensatorentladung oder Öffnungsinduktionsschlag) so, daß der Reiz entweder während der Systole oder während der Diastole oder während der Pause eintrifft. Je nachdem erfolgt entweder keine Kontraktion (refraktärer Zustand) oder eine Extrasystole. Man beachte die Latenzzeit. Nach der Extrasystole tritt eine kompensatorische Pause auf.

Das Präparat kann noch dazu benutzt werden, um zu zeigen, daß das Herz sich nur auf jeden Reiz hin kontrahiert, wenn die Reizungen nicht zu frequent sind. Hierzu ist ein Stabunterbrecher oder Wechselstromgenerator notwendig, um Reize verschiedener Frequenz zu erzielen. Der Versuch wird erst durchgeführt, nachdem das Herz durch Abbindung des Sinus vom Vorhof (I. STANNIUS-Ligatur) stillgestellt wurde. Dadurch wird der störende Einfluß der Spontankontraktionen vermieden. Man zeigt: 1. daß das Herz nicht tetanisierbar ist, 2. daß die Systolen unabhängig von der Reizfrequenz sind.

d) Die STANNIUS-Ligaturen.

Aufgabe. Es sind die Folgen der STANNIUSschen Ligaturen zu beobachten und zu registrieren.

> Platz Nr.

Prinzip der Methode. Durch Anlegung von Ligaturen werden die automatischen Reizbildungszentren voneinander funktionell getrennt (1. Ligatur) oder zur Tätigkeit angereizt (2. Ligatur).

Gebraucht werden: Frosch nach **26a** präpariert, Rußkymographion, Stativ mit Muffen und Halter, Herzhebel, Wollfäden.

Ausführung. Das Froschherz wird nach **26a**, S. 76, präpariert. Man registriert einen Trommelumlauf die normale Schlagfolge des Herzens. Dann hebt man die Trommel um Amplitudenbreite, so daß die nächste Kurve darunter geschrieben wird. Das Herz wird an der Plicaligatur emporgehoben und die beiden Enden des unter dem Truncus arteriosus durchgeführten Fadens werden an der Dorsalseite des Vorhofes so um den Sinus (Venensinus) geschlungen, daß die zunächst lose geknüpfte Ligatur an der als seichte Furche sichtbaren Grenze zwischen Sinus und Vorhof liegt. Hat man sich von der richtigen Lage der Ligatur überzeugt oder sie im Falle unrichtiger Lagerung mit einem Finder zurechtgeschoben, dann schnürt man den Faden fest zu. *1. STANNIUS-Ligatur.* Nach Zuziehen der Ligatur steht das Herz (Vorhof und Ventrikel) still, während der Sinus weiter pulsiert. Die kleinen Sinuspulsationen werden unter der bereits geschriebenen normalen Herztätigkeitskurve registriert und bezüglich der Frequenz mit ihr verglichen. Berührt man jetzt den stillstehenden Ventrikel an der Herzspitze mit einem Finder, so vollführt er auf jede Berührung eine einzelne Kontraktion. Übt man aber an einer bestimmten Stelle der Vorhofskammergrenze (am HISSchen Atrioventriculartrichter), welche an der ventralen Herzwand gelegen ist, einen nicht zu starken Druck aus, dann folgt auf diese mechanische Reizung eine ganze Reihe rhythmischer Herzkontraktionen, die registriert werden. Löst man am stillstehenden Herzen die um die Grenze von Sinus und Vorhof gelegte Ligatur durch vorsichtige Lockerung mit einem stumpfen Finder, dann beginnt das Herz wieder zu schlagen, vorausgesetzt, daß man die Herzwand beim Zuziehen der Ligatur nicht vollständig durchgequetscht hat. Nun wird durch neuerliches Zuschnüren der Ligatur wiederum Herzstillstand herbeigeführt und eine zweite Ligatur lose um die Grenze zwischen Kammer und Vorkammer (Sulcus coronarius) geschlungen. *2. STANNIUS-Ligatur.* Sobald man diese zuzieht, wird in der Mehrzahl der Fälle die Kammer wieder regelmäßig zu schlagen beginnen, während der Vorhof nach wie vor stillsteht. Dieser Kammerrhythmus wird unter der bereits geschriebenen Kurve der Sinuspulsationen registriert und bezüglich der Frequenz mit den beiden darüberstehenden Kurven verglichen.

e) Minimaler und maximaler Reiz.

Aufgabe. Es ist zu zeigen, daß der Herzmuskel jeden überhaupt wirksamen Reiz mit maximaler Kontraktion beantwortet.

Platz Nr.

Gebraucht werden: Frosch nach 26a präpariert. Rußkymographion, Stativ mit Muffen und Halter, Suspensionshebel, *Reizvorrichtung* (Induktorium oder Kondensatorgerät, vgl. Abb. 49, S. 65), Teller, Finder, Pipetten, RINGER-Lösung, Faden, unpolarisierbare Elektroden (vgl. Abb, 51, S. 65) oder Wollfäden mit RINGER-Lösung getränkt (sog. Seilelektroden) in passenden Haltern, vgl. Abb. 46, S. 58.

Ausführung. Präparation des Frosches nach **26a**, S. 76. Das Herz wird durch Anlegung der 1. STANNIUS-Ligatur stillgestellt und die Elektroden werden wie in **26c**, S. 77 angelegt. 1. Man beginnt mit unterschwelligen, sehr schwachen Reizen. Nach jedem Reiz wird die Kymographiontrommel von Hand um etwa 1 cm vorgeschoben und die Reizstärke angeschrieben. Langsam steigert man die Reizstärke bis zum Schwellenreiz und darüber, um nach mehreren starken Reizen mit der Reizstärke wieder zurückzugehen. Man überzeugt sich von der Gültigkeit des Alles-oder-Nichts-Gesetzes.

2. Man achtet auf die eventuell eintretende „Treppe", die sich bei überschwelliger Reizung darin äußert, daß bei gleichbleibender Reizstärke die Zuckungshöhe zunimmt bis zu einem Maximum.

f) Das Herz-Lungenpräparat nach STARLING.

Die Herstellung des einfachen Herz-Lungenpräparates ist von STARLING beschrieben[1], die Technik der künstlichen Belüftung mit Oxygenator von EVANS, GRANDE und HSU[2], eine verbesserte Form des Oxygenators mit verkleinertem totem Raum, einer Pumpe zur Konstanterhaltung des Blutdurchflusses durch den Oxygenator, unabhängig von Schlagfrequenz und Schlagvolumen und ein Verfahren

---

[1] STARLING: Handbuch der biologischen Arbeitsmethoden, V. Teil, 4, Liefg. 93.
[2] EVANS, GRANDE u. HSU: Quart. J. exper. Physiol. **24**, 283 (1934).

zur Verwendung des gleichen Tieres als Blutspender und Versuchstier wurde von BOGUE und GREGORY angegeben[1]. Methode des innervierten Herzlungenpräparates: STARLING und VISSCHER[2], KRAYER und VERNEY[3], GOLLWITZER-MEIER und KRÜGER[4].

27. Extrakardiale Steuerung.

a) Vagusreizung beim Frosch.

Aufgabe. Die Hemmung des Herzens bei elektrischer Vagusreizung ist zu beobachten.

Gebraucht werden: Frosch, Elektroden (günstig sind Gummielektroden)[5], Reizeinrichtung (Induktorium, Kondensatorgerät oder Wechselstromgenerator), Froschbrett, Stativ mit Muffen und

Platz Nr.

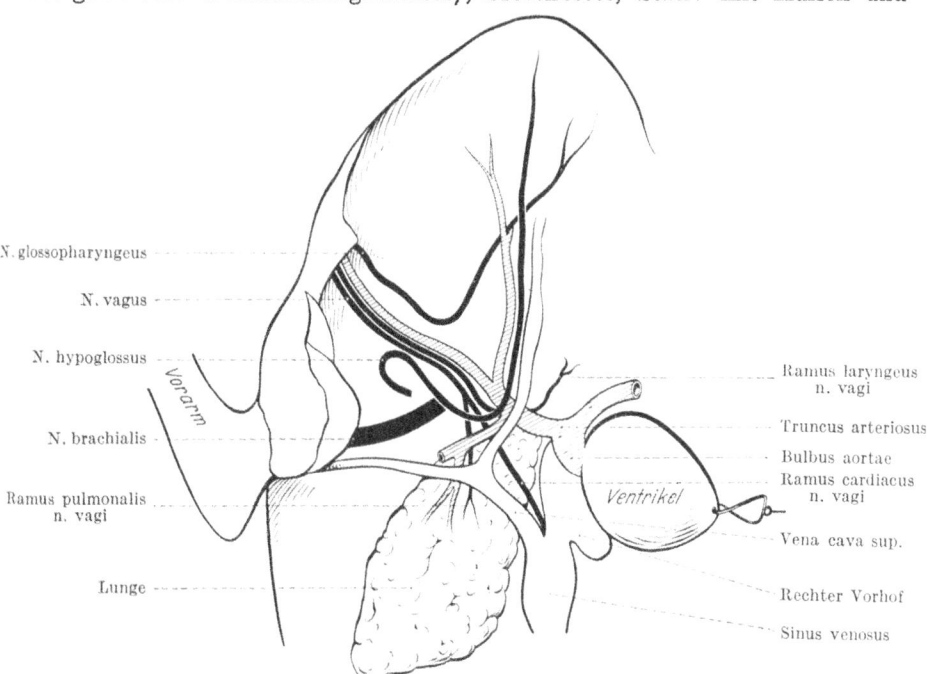

Abb. 55 a. Vagus-Darstellung am Frosch.

Halter, Reagensrohr, Suspensionshebel, 1%ige Atropinlösung, Teller, Finder, Präpariernadel, Faden, RINGER-Lösung, Pinsel, Pipette.

Ausführung. α) Nach rascher Köpfung des Frosches wird ein Querschnitt mit der Schere unterhalb der Medulla oblongata etwa auf der Höhe des Cervicalmarkes gemacht und das Rückenmark *unterhalb* der Durchschneidungsstelle rasch und gründlich zerstört. Die Medulla bleibt dabei intakt, was sich für den Erfolg der Vagusreizung als vorteilhaft erweist. Der obenerwähnte Schnitt unterhalb der Medulla wird nun weiter rings um den Frosch so geführt, daß die obere Körperhälfte, welche das Herz enthält, von der unteren dicht am unteren

[1] BOGUE und GREGORY: Quart. J. exper. Physiol. **29**, 105 (1939).

[2] STARLING u. VISSCHER: Durchströmung des Kopfteiles mit zweitem Herz-Lungenpräparat. J. Physiol. **62**, 243 (1927).

[3] KRAYER u. VERNEY: Durchströmung des Kopfteiles von der Aorta eines zweiten eviscerierten Hundes aus. Arch. f. exper. Path. **180**, 75 (1935).

[4] GOLLWITZER-MEIER u. KRÜGER: Durchströmung des Kopfteiles durch eine Pumpe mit dem defibrinierten Blut eines zweiten Hundes. Pflügers Arch. **240**, 89 (1938).

[5] Hergestellt durch Einlegen von 2 Elektrodendrähten in eine Gummiunterlage.

Leberrande vollständig abgetrennt wird. Ein schmales Reagensrohr wird in das Maul geführt und vorgeschoben, bis es in der durch die Durchschneidung bewirkten Magenöffnung herauskommt. Durch den vorsichtig geführten und nicht in die Tiefe reichenden Medianschnitt wird der Thorax eröffnet, das Präparat umgedreht und die Schulterblätter vom Rücken her freigelegt (Abb. 55a). Nach vollständiger Freilegung der beiden Scapulae wird das Präparat wiederum auf den Rücken gelegt, die Thoraxwand mit den Schulterblättern abgetragen und das Herz in bekannter Weise freigelegt. Das Abtragen der Brustwand soll möglichst vorsichtig ohne Verletzung der darunter liegenden Zweige des Nervus vagus geschehen, am besten dadurch, daß man die Scheren immer dicht an der Innenwand des Thorax führt und diese vorsichtig von den anhaftenden Muskeln abtrennt. Nach vollständiger Abtragung der Brustwand und der Schulterblätter sieht man den dicken Brachialnerven und drei weitere Nerven oberhalb am Rande des Schädels austretend herzwärts ziehen. Einer davon (von der Arterie begleitet) ist der Vagus). Man bringt unter den Strang, welcher die Nerven enthält, die Elektroden. Das ganze Präparat wird nun mittels Stecknadeln auf einem am Stativ befestigten Froschbrett fixiert, an die Herzspitze wird eine Serre-fine gebracht, die mit dem Suspensionshebel, dessen Spitze an das Kymographion fein angestellt ist, verbunden bleibt.

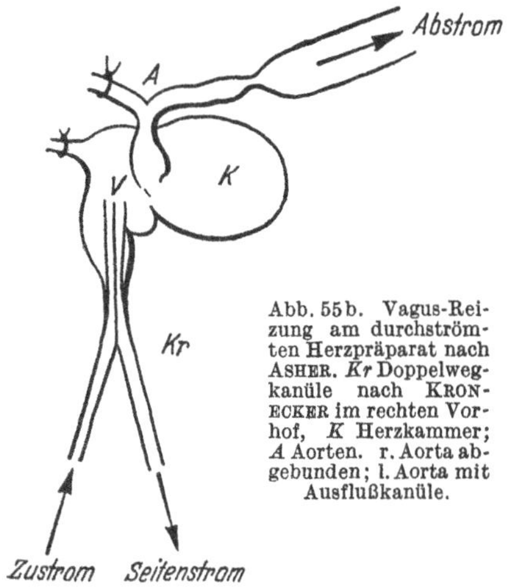

Abb. 55b. Vagus-Reizung am durchströmten Herzpräparat nach ASHER. *Kr* Doppelwegkanüle nach KRONECKER im rechten Vorhof, *K* Herzkammer; *A* Aorten. r. Aorta abgebunden; l. Aorta mit Ausflußkanüle.

Beobachtungsaufgaben. 1. Reizung des einen Vagus erst mit schwächeren, dann mit stärkeren tetanisierenden Strömen. Zählung der Schlagzahl des Herzens, vorher und während der Reizung. Man notiert, wann Verlangsamung, wann vollständiger Stillstand eintritt.

2. Reizung beider Vagi. Es tritt völliger Stillstand ein.

3. Man atropinisiert das Herz (die Sinusgegend wird reichlich mit 1%iger Atropinlösung begossen) und reizt die Vagi wieder; es tritt entweder nichts oder Beschleunigung des Herzschlages ein (Wirkung von beschleunigenden Fasern).

β) **Ausführung nach ASHER.** Zur genauen Ermittlung der Reizschwellen und der Reizwirkung des Vagus muß das Herz mit Nährlösung durchströmt werden, um länger dauernde Versuche zu ermöglichen. Bei der Durchströmung besteht die Gefahr der Überdehnung des Vorhofes, mit entsprechender Veränderung der Reizschwelle. Diese Gefahr wird durch Einführung einer KRONECKER-Kanüle behoben (vgl. Abb. 55b). Durch den Seitenstrom kann der Druck im Vorhof konstant und einstellbar gehalten werden, während das Herz vom Hauptstrom aus ernährt wird.

b) Acceleransreizung beim Frosch.

Aufgabe. Die Förderung des Herzens durch Reizung des Nervus accelerans ist festzustellen.

Gebraucht werden: Frosch, Elektroden, Reizeinrichtung, RINGER-Lösung, Kanüle, MARIOTTEsche Flasche.

Ausführung. Als Versuchstiere benützt man große, weibliche ungarische Frösche. Die Tötung geschieht durch Abschneiden des Craniums hinter den Augen. Ferner wird der Hinterkörper einschließlich des Magens und der Schultergürtel samt Sternum und Rücken entfernt. Der Rest, also der Unterkiefer, die Wirbelsäule, eventuell mit Rippenresten, daraufliegend der Oesophagus, die beiden Lungen und das Herz bilden das Versuchspräparat. Mit besonderer Sorgfalt schreitet man jetzt zur Präparation des Grenzstranges bzw. des Nervus accelerans cordis. Durch Aufheben des dicken Nervus spinalis III mit der Pinzette wird mit demselben ein diesen kreuzendes, der Wirbelsäule entlang ziehendes pigmentiertes Gefäßbündel, das der Wirbelsäule eng anliegt, von seiner Unterlage gelöst. Dieses Gefäßbündel enthält den Grenzstrang, der mit gut sichtbaren Rami communicantes mit dem N. spinalis III verbunden ist. Bei einiger Sorgfalt läßt sich der Grenzstrang leicht aus dem Gefäßbündel ausschälen und bis unter den Stumpf des M. levator scap. inf. isolieren. Etwa 5 mm oberhalb des N. spin. III befindet sich eine Kreuzung mit dem Vagosympathicus, die ohne die geringste Verletzung gelöst werden muß. Der Vagosympathicus kann dann um den Stumpf des M. levator scap. inf. herumgelegt werden, um ein Anschmiegen an den Grenzstrang zu verhindern. Am Grenzstrang sucht man das 3. und 4. Ganglion auf, zwischen welchen man den Grenzstrang auf feine Platinelektroden lagert; wodurch man den N. accelerans an seiner Ursprungsstelle reizt. Ein Loslösen des Grenzstranges vom N. spin. III ist nicht notwendig. Das fertige Präparat wird mit Stecknadeln gut auf einem Holzbrett befestigt. Zur Durchspülung des Herzens mit RINGER-Lösung wird nach Abbindung des rechten Truncus arteriosus in den linken eine Kanüle eingebunden und diese mit einer MARIOTTEschen Flasche durch eine Schlauchleitung in Verbindung gebracht.

Beobachtungsaufgaben. 1. Man reizt den N. accelerans mit schwachen und stärkeren Reizen von mittlerer Frequenz. Man beobachtet erstens eine Beschleunigung, zweitens eine Verstärkung der Herzschläge. In geeigneten Fällen läßt sich beobachten, daß sehr verschiedene Reizstärken gleich starke Förderungswirkungen erzielen: Gültigkeit des „Alles-oder-Nichts-Gesetzes".

2. Man atropinisiert das Herz. Im Gegensatz zum Erfolge der Vagusreizung ändert sich die Reizwirkung des Accelerans nicht.

c) Herzversuch am Kaninchen.

Der Versuch ist von einem ausgebildeten Versuchsleiter, unter eventueller Assistenz durch Studenten als Demonstration vorzuführen.

> Platz Nr.

Operationsplan. Besichtigung des schlagenden Warmblüterherzens in situ. Einfluß der Vagusreizung. Herzflimmern.

Operation. Narkose (vgl. IV, 10, S. 255) Kanüle in die linke Jugularvene (oberer Ast über der Teilung) T-Kanüle in die Trachea. Rechten und linken Vagus, rechten Sympathicus aufsuchen und mit Fäden anschlingen. Reizung des Sympathicus. Pupillen und Ohrgefäße auf der gleichen Seite beobachten. Künstliche Atmung. Zwischen den Ansätzen der Sternocleidomastoidei am Jugulum Gefäße unter dem Sternumstumpf lösen, Brustbein medial spalten, bis zum Zwerchfellansatz. Thymus hochklappen.

Beobachtungsaufgaben. Kontraktionsablauf, Größe und Farbe der Vorhöfe eventuell Ekg. aufnehmen.

1. Erstickung, durch Abschaltung der künstlichen Atmung während 30 sec. Beobachtung von Kontraktionsablauf, Größe und Farbe des Herzens, Frequenz. Bei Herstellung der Atmung Beobachtung der Vorhöfe.

2. Vagusreizung, schwach beginnend bis zum Herzstillstand. Wirkung des rechten und linken Vagus getrennt im Reizversuch beobachten.

3. Doppelseitige Vagusdurchtrennung, eventuell reizlos nach vorheriger Abkühlung. Beobachtung der Frequenz.

4. Zentralen und peripheren Vagusstumpf getrennt reizen.

5. Wiederholung des Erstickungsversuches. Vaguswirkung fehlt.

6. Atropininjektion durch die Jugularkanüle. Reizung des peripheren Vagusstumpfes.

7. Injektion von Blausäure in die Jugularkanüle. Beobachtung des Vorhofflimmerns („Wogen und Wühlen") und des Kammerflimmerns. Herztod.

8. Die Lungen des Tieres können zur Herstellung eines Modells der Zwerchfellatmung benützt werden (vgl. 33 b, S. 109).

28. Der Blutdruck.

a) Unblutige Messung des Blutdrucks am Menschen.

Aufgabe. Es ist der Blutdruck am Arme des Menschen zu messen.

> Platz Nr.

Gebraucht werden: Blutdruckapparat von RIVA ROCCI, Manschette von RECKLINGHAUSEN, Manometer vgl. Abb. 55.

Prinzip der Methode. Beim Menschen wird der Blutdruck in der Regel indirekt gemessen. Durch eine Manschette, die aus einem inneren dehnbaren und

einem äußeren undehnbaren Blatt besteht, kann durch Druckerhöhung im
Zwischenraum der beiden Blätter ein konzentrisch auf den Oberarm einwirken-
der Druck meßbar erzeugt werden. Dieser Druck wirkt auch auf die Arteria
brachialis, die kollabiert, sobald der Außendruck größer ist als der Innendruck
(Blutdruck). Durch Messung des Druckes, der notwendig ist, um die Arterie
zum Kollaps zu bringen, wird der Blutdruck indirekt ermittelt.

Ausführung. α) *Palpatorische Methode.* Der Blutdruck wird gewöhnlich in
Arterien des Armes gemessen. Die Gummimanschette wird dicht um den Oberarm oberhalb der Cubitalgegend gelegt und der Verschluß angezogen. Zunächst
muß der Puls der A. radialis am distalen Radiusende deutlich zu fühlen sein.
Dann wird mit dem Gebläse eine Drucksteigerung in der Manschette erzeugt,

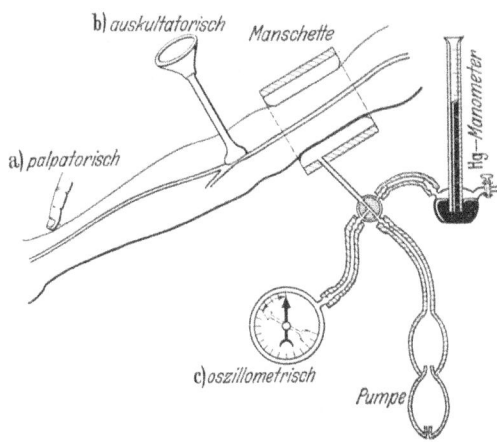

wodurch die von der Manschette
umschnürten Teile des Armes mit
einem bestimmten Druck kom-
primiert werden, der an der Skala
abgelesen wird. Man steigert den
Kompressionsdruck solange, bis
man den während der Drucksteigerung unausgesetzt palpierten
Radialispuls eben verschwinden
fühlt. Der hierzu erforderliche
Druck, welchen man an der Skala
abliest, ist etwas größer als der
systolische Druck im Gefäß, weil
er das Gefäß komprimieren
mußte, damit der Puls verschwindet. Man sucht durch langsame
Druckverminderung (Lüften der
Schraube, wodurch die Luft langsam entweicht) jenen Druck auf,
bei dem der Puls gerade wieder
zu tasten ist; dieser Druck ist
etwas unter dem systolischen
Druck gelegen, da ein Überdruck

Abb. 56. Methoden der Blutdruckmessung am Menschen.
(ea alpatorisch, durch Tasten des Pulses. b) Auskultatorisch
n dPr Cubitalgegend, Abhorchen des Zischgeräusches. c) Os-
zillatorisch durch Beobachtung der Amplituden
des Manometers.

von innen besteht. Als *systolischen* oder maximalen *Blutdruckwert* bezeichnet
man das arithmetische Mittel der beiden Messungen. Um zu halbwegs brauch-
baren Werten zu kommen, darf man sich nicht mit einer Doppelbestimmung
begnügen; die Messung muß mehrfach wiederholt und gemittelt werden.

β) *Auskultatorische Methode.* Unterhalb des unteren Randes der Manschette wird ein Stethoskop in der Ellenbeuge auf die Gegend der A. cubitalis
gesetzt; nach Erreichung eines bestimmten Manschettendruckes, der noch unterhalb des systolischen Druckes liegt, hört man deutlich den Pulsschlag mit leisem
Zischgeräusch. Bei weiterer Erhöhung des Manschettendruckes verschwindet
das Geräusch. Der hier abgelesene Druck wird dem maximalen systolischen
Druck gleichgesetzt.

Bei Entlastung der Manschette tritt das Geräusch wieder deutlich auf und
verschwindet bei einem bestimmten minimalen Druck. Dieser Druck entspricht
dem *diastolischen Blutdruck* und ist wie oben mehrfach zu bestimmen und aus
dem Mittelwert zu berechnen.

γ) *Oszillatorische Methode.* Das Zusammenklappen der A. brachialis im Bereich zwischen systolischem und diastolischem Druck führt zu Oszillationen im
Manometer. Diese Oszillationen können in Apparaten besonderer Konstruktion (eingebaute 2. Kammer in der Manschette, verbunden mit dem Manometer
über Umweghahn) durch Umlegen eines Hebels vergrößert sichtbar gemacht
werden. Das Maximum dieser Oszillationen liegt beim Erreichen des diastolischen Druckes in der Manschette. Wird der systolische Druck überschritten, so
treten auch noch Oszillationen auf, die vom „Anschlagen" der Pulswelle an die
Manschette herrühren.

Normalwerte. Man beachte, daß an modernen Blutdruckgeräten 2 Skalen sind, die den Druck in mm Quecksilber und in cm Wasser anzeigen. Als Normalwert gilt für eine gesunde, junge Versuchsperson: systolisch: 110 mm Hg, diastolisch 75 mm Hg.

δ) Optische Registrierung des Blutdruckes. Als Demonstration. Der Luftdruck in der Manschette wird mit Glasplattenmanometer, die Luftdruckschwankung mit Differentialkapsel und der Radialispuls mit Transmissionssphygmograph optisch registriert. Durch zeitlich automatisch einschaltbare Druckänderungen kann systolischer und diastolischer Blutdruck zusammen mit der Herzfrequenz fortlaufend registriert werden.

b) Blutige Messung des intraarteriellen Druckes am Menschen.

BUCHTHAL und WARBURG[1] haben ein handliches elektrostatisches Manometer zur absoluten Druckmessung und zur fortlaufenden Registrierung der Druckwelle angegeben. Das Manometer wird in einer 1 cm³-Spritze untergebracht und durch Arterienpunktion *am Menschen* angeschlossen. Zur Verhütung der Gerinnung wird Citrat verwendet. Mit einem besonders abgeschirmten Kabel wird das Manometer mit dem Meßgerät verbunden. Durch Kapazitätsänderungen wird die eine Seite eines Schwingungskreises verstimmt und liefert etwa 1 Volt pro 100 mm Hg Druck. Das Manometer arbeitet linear im ganzen Blutdruckbereich und registriert Amplituden getreu bis 100 Hz. Im *Tierversuch* hat sich das Manometer von HAMPEL und REIN (vgl. S. 86) sehr gut bewährt.

c) Messung des Capillardrucks am Menschen.

Aufgabe. Den Blutdruck in den Capillaren am Menschen zu bestimmen.

Prinzip der Methode. Man kann mit dem Mikroskop die Capillaren des Nagelfalzes sehr genau beobachten.

Platz Nr.

α) Entweder wird nach v. KRIES durch eine Glasleiste ein meßbarer Druck ausgeübt, bis die Capillare kollabiert,

β) oder es wird nach dem Verfahren von LANDIS eine Capillare punktiert und durch Kompensation mit einer Flüssigkeit der Druck bestimmt bei dem weder Blut austritt noch Flüssigkeit eintritt.

Gebraucht werden: α) Glasleiste mit aufgeklebtem Glasplättchen von 4 mm² Fläche, Gewichte, Xylol, Capillarmikroskop mit seitlicher Beleuchtung.

β) Feinste Quarzkanülen mit geschärften Spitzen in Halter mit Ansatzstücken, Meßbürette, m/3 Sodalösung.

Ausführung. α) Der Nagelfalz eines Fingers wird mit Xylol eingerieben und unter dem Capillarmikroskop so eingestellt, daß die Capillarschlingen sichtbar werden. Die Glasleiste mit dem Glasplättchen wird auf die eingestellte Stelle aufgelegt und so lange mit Gewichten belastet, bis die Capillaren unter dem Druck kollabieren. (Ist kein Mikroskop vorhanden, so kann dieser Punkt von bloßem Auge schon am Abblassen der Hautfarbe festgestellt werden.)

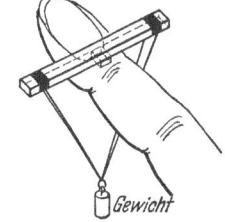

Abb. 57. Glasleiste mit aufgekittetem Glasplättchen von 4 mm² Fläche zur Messung des Capillardruckes am Menschen.

Berechnung. Es sei ein Gewicht von insgesamt g g aufgelegt worden (Glasleiste + Gewichte). Dann lastet auf der Oberfläche von 1 cm² ein Druck von

$$x = g/4 \cdot 100 \text{ g/cm}^2 = \text{Druck in cm Wasser.}$$

Dieser Druck kann noch in mm Hg umgerechnet werden.

β) Zur Erweiterung der Capillaren wird ein heißes Handbad, wie in 1a, S. 6, genommen. Die Haut wird mit Xylol eingerieben. Unter einer Binokularlupe wird eine oberflächliche Capillare aufgesucht. Die ausgekochte Quarzkanüle mit scharfer Spitze, die durch ihren Ansatz mit der Bürette mit Sodalösung in Verbindung steht und luftfrei gefüllt ist, wird mit scharfem Stoß in die Capillare eingeführt. Durch Regulierung der Flüssigkeitshöhe in der Bürette durch Bewegung der kommunizierenden Nivellierbirne wird der Druck eingestellt, bei dem weder Blut in der

---

[1] BUCHTHAL u. WARBURG: Acta physiol. scand. **5**, 55 (1943).

Capillare vordringt, noch das Blut aus der Capillarspitze verdrängt wird. Der gesuchte Capillardruck in cm Wasser ist gleich der Höhe der Flüssigkeit in der Bürette.

Beobachtungsaufgaben. Der Capillardruck in der Hand ist zu bestimmen: 1. in Herzhöhe; 2. in Scheitelhöhe; 3. in möglichst tiefer Lage.

d) Messung der mittleren Pulswellengeschwindigkeit am Menschen.

Platz Nr.

Aufgabe. Die Pulswellengeschwindigkeit ist zu messen.

Prinzip der Methode. Durch zwei schmale Manschetten, wie sie zur Blutdruckmessung verwendet werden, kann an zwei verschiedenen Stellen des Gefäßgebietes etwas mehr als diastolischer Blutdruck eingestellt werden. Die Amplitude der Pulsationen ist unter diesen Bedingungen maximal und kann sehr leicht durch pneumatische Übertragung mechanisch registriert werden. Da die MAREYschen Kapseln nicht für hohe Drucke gebaut sind, werden die Erlanger Ballons E dazwischen geschaltet, die die Pulsationen durch eine feine Gummimembran vom pneumatischen System hohen Druckes auf das pneumatische System niedrigen Druckes übertragen vgl. Abb. 58. Durch Bestimmung der Verspätung der herzferneren Pulsregistrierstelle gegenüber der herznäheren und Ermittlung des Abstandes wird die *mittlere* Pulswellengeschwindigkeit gefunden. (Die genauere Bestimmung der wirklichen Pulswellengeschwindigkeit muß durch optische Registrierung am gleichen Gefäßgebiet, z. B. Subclavia brachialis oder radialis, oder durch elektrische Bestimmung vorgenommen werden.)

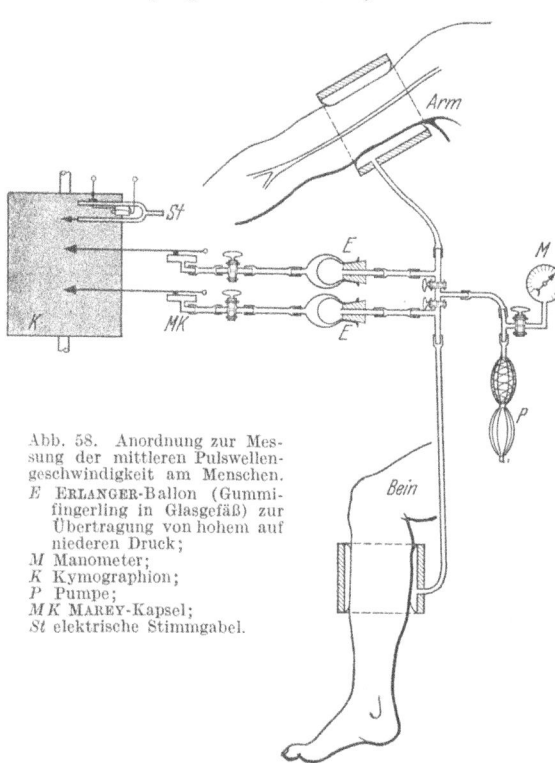

Abb. 58. Anordnung zur Messung der mittleren Pulswellengeschwindigkeit am Menschen. E ERLANGER-Ballon (Gummifingerling in Glasgefäß) zur Übertragung von hohem auf niederen Druck; M Manometer; K Kymographion; P Pumpe; MK MAREY-Kapsel; St elektrische Stimmgabel.

Gebraucht werden: Zwei Blutdruck - Manschetten, zwei ERLANGER-Ballons (die selben werden improvisiert aus Glasbirnen mit T-förmigem Zuleitungsstück und Glasrohr zur Verbindung der MAREYschen Kapsel, Gummifingerlingen und gut schließenden Gummistopfen), zwei MAREYsche Kapseln, MAREYsche Ventile, Klemmen, Quecksilbermanometer, Schraubenklemmen, Pumpe zum Aufpumpen der Blutdruckmanschette, Kymographion, elektrische Stimmgabel mit Schreibspitze.

Ausführung. α) Um den Oberarm und um den Unterschenkel etwas oberhalb des Fußgelenkes wird je eine Blutdruckmanschette gelegt. Dieselben werden aufgepumpt bis etwas über diastolischen Druck. Die Pulsschwankungen werden über den ERLANGER-Ballon E, der mit der Blutdruckmanschette kommuniziert, durch die MAREYsche Kapsel MK registriert. Die Herrichtung geschieht folgendermaßen: Durch starkwandigen Schlauch Manschette mit dem abführenden Schenkel des Doppel-T-Rohres verbinden, zuführenden Schenkel mit der Pumpe zum Aufpumpen. In diesen Teil der Leitung wird ein Manometer eingeschaltet. Während des Aufpumpens darf der Glasbirne des ERLANGER-Ballons nicht mit der MAREY-Kapsel verbunden sein. Hat man den zur Registrierung geeigneten diastolischen Druck in der Manschette erzeugt, so wird mit Schraubenklemmen die Leitung nach dem Manometer und der Pumpe abgeschlossen und die Glasbirne des ERLANGER-Ballons durch Schlauch mit der MAREY-Kapsel verbunden. Das Kymographion wird auf raschen Gang eingestellt, die beiden Schreibspitzen der MAREY-Kapseln kommen genau untereinander und wenn möglich, auch die Schreibspitze der elektrischen Stimmgabel *St*, vgl. Abb. 58.

Dann wird die Stimmgabel in Gang gesetzt und die Arretierung des Kymographions gelöst. Man erhält zwei untereinanderstehende Pulskurven, über denen die Linie mit die Zeitmarken sich befindet. Ohne an der Lage des Hebels etwas zu ändern, öffnet man die Verbindung. Die Schreibspitzen der beiden Registrierhebel stehen dann gewöhnlich etwas tiefer als die Fußpunkte der Pulskurven. Man stellt die Schreibspitzen genau auf die Fußpunkte der Pulskurven ein. Dann dreht man die Kymographiontrommel langsam so lange, bis der Schreibhebel des Brachialispulses eben am Beginn des aufsteigenden Schenkels der Pulskurve steht und markiert diese Stelle durch ein leichtes Bewegen des Hebels mit der Hand (1. Marke). Gleichzeitig markiert man den Stand des Hebels, welcher den Unterschenkelpuls registriert, die von ihm gezeichnete Linie fällt *vor* den Beginn der Pulskurve. Dann dreht man die Kymographiontrommel so weit, bis dieser Hebel am Beginn der Pulskurve steht und markiert am oberen Hebel die 2. Marke. Die gleichen Markierungen wiederholt man an mehreren Pulsen. Die Distanz der beiden Marken gibt den Zeitabstand an, um welchen der Puls im Unterschenkel *später* auftrat als in der Brachialis. Wenn Zeitmarken durch die Stimmgabel geschrieben worden sind, kann man ausmessen, welchem Zeitraum der lineare Abstand der beiden Marken entspricht. Mißt man nun noch den Abstand der Stellen, an denen die beiden Manschetten aufgesetzt worden sind, dann kann man aus diesen Daten die mittlere Fortpflanzungsgeschwindigkeit (v = Weg/Zeit) des Pulses berechnen.

Zur Ausmessung der Kurven ist die Anbringung der beiden Marken unbedingt notwendig. Selbst bei genau übereinanderstehenden Schreibspitzen kann nicht einfach die Senkrechte von der oberen zur unteren Kurve und umgekehrt gezogen werden, weil die von beiden Hebeln verzeichneten Kurven Abschnitte von Kreisbögen sind, deren Radien die Längen der beiden Hebel darstellen.

β) Methode nach v. MURALT[1]. Durch die Pulswelle, abgegriffen an zwei verschiedenen Stellen des gleichen Gefäßgebietes, wird je ein elektrischer Kontakt betätigt. Die Zeitdauer zwischen den beiden Kontaktschlüssen wird elektrisch mit der Methode der Kondensatorentladung gemessen.

e) Sphygmographie.

Aufgabe. Die Druckveränderungen in der A. radialis des Menschen sind mit Hilfe von Sphygmographen aufzuzeichnen.

Gebraucht werden: Die verschiedenen Typen der Sphygmographen, Sphygmograph von MAREY, von DUDGEON, von JAQUET-SAHLI, von FRANK-PETTER, Berußungsvorrichtung, vgl. Abb. 59.

Ausführung. Man sucht am Vorderarm der Versuchsperson den Radialispuls auf und markiert die deutlichste Stelle farbig. Hierauf bindet man bei denjenigen Apparaten, welche einen Grundrahmen haben, denselben so um den Arm fest, daß die sichtbar gemachte Pulsstelle der Pelottenmitte entspricht. Auf den Grundrahmen wird der übrige Apparat montiert. Man überzeugt sich von der richtigen Lage der Pelotte, daran erkennbar, daß die Pulsanschläge an dem mit der Pelotte verbundenen Hebel deutlich sind. Wenn dies nicht der Fall ist, muß die Lage der Pelotte verändert werden. Die Schreibspitze des Hebels wird an die berußte Papierfläche angelegt und der Papierstreifen in Bewegung gesetzt. Bei dem JAQUETschen und FRANKschen Apparat wird gleichzeitig noch die Zeit aufgeschrieben. Der Papierstreifen, welcher unter anliegenden Rändern vorbeigezogen wird, darf nicht zu lang sein, und seine gleichmäßige Bewegung ist durch Führung mit der Hand zu unterstützen.

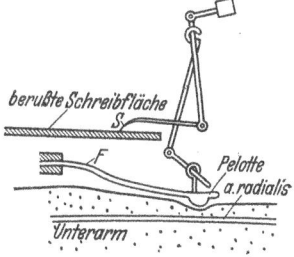

Abb. 59. Prinzip der Sphygmographen. Die Pulswelle schlägt gegen die Pelotte, der eine einstellbare Spannung gegeben werden kann (*F*). Als berußte Schreibfläche wird ein Papierstreifen durch ein Uhrwerk mit einstellbarer Geschwindigkeit senkrecht zur Zeichnungsebene fortbewegt. Die Schreibfeder *S* zeichnet dann den Puls als Zeitkurve auf.

---

[1] MURALT, A. v.: Verh. Ver. Schweiz. Physiol. Januar 1941; ferner B. STEINMANN u. K. WIESINGER: Helvet. physiol. Acta **1**, C 32 (1943).

Beobachtungsaufgaben. 1. Puls bei verschiedener Spannung der Feder durch Drehung des Exzenters bzw. am FRANKSchen Apparat durch Verschraubung der Spannfeder am kurzen Hebelarm des Pelottenträgers. 2. Einfluß der Atmung (Atemanhalten, Pressen bei geschlossener Glottis, inspiratorische Bewegung bei geschlossener Glottis, Hyperventilation) registrieren. 3. Vergleich der Pulse bei einer sehr großen und sehr kleinen Versuchsperson. 4. Registrierung an der gleichen Versuchsperson vor und nach körperlicher Arbeit.

f) Messung des Blutdruckes im Tierversuch.

Aufgabe. Der Blutdruck und seine Änderung sind mit blutiger Methode im Tierversuch zu registrieren.

Platz Nr.

Prinzip der Methode. Durch Einbinden einer Kanüle in ein Gefäß wird die direkte Verbindung mit dem im Gefäß herrschenden Druck hergestellt. Das klassische Verfahren besteht darin, diesen Druck auf ein Quecksilbermanometer zu übertragen, dessen Ausschläge durch einen Schwimmer auf der offenen Seite auf einen Schreibhebel und die Registrierfläche übertragen werden. Für Demonstrationen und einfache Versuche ist dieses Verfahren immer noch zweckmäßig. Wissenschaftlichen Anforderungen genügt

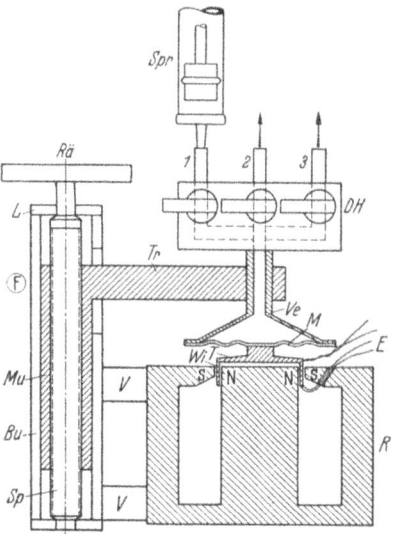

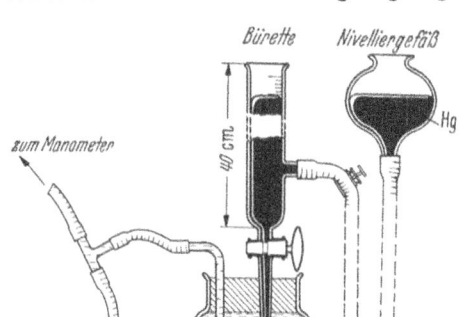

Abb. 60a. Abb. 60b.

Abb. 60a. Elektrisches Transmissionsmanometer von HAMPEL und REIN. *R* Ringspaltmagnet mit Nord- und Südpol *NS*. Die Membran *M* trägt die Tauchspule *T*, auf der die Wismutdrahtwicklung *Wi* aufgezogen ist. Druckzunahme führt zu tieferem Eintauchen der Tauchspule in das Magnetfeld und damit zu einer Widerstandsänderung des Wismutdrahtes. *DH* Dreifachhahn mit den Anschlüssen *1, 2, 3*. Mit der Spritze *Spr* kann ein beliebiger anfänglicher Überdruck eingestellt werden; bei *2* wird mit einer 15 cm langen, 3,5 mm lichten Bleiröhre das Blutgefäß des Tieres angeschlossen; bei *3* wird zu Eichzwecken ein Hg-Manometer angeschlossen. *F* mikrometrische Feineinstellung bestehend aus: *Bu* zylindrische Führungsbuchse, *Mu* Mutterführungsstück, *Tr* befestigter Träger, *Sp* Spindel mit Feingewinde, *L* Lager, *Rä* Rändelknopf.

Abb. 60b. Anordnung nach TRENDELENBURG zur Gerinnungsverhinderung. Die Na₂CO₃-Lösung wird in dosierbarem Zustrom in die Arterienkanüle durch das einfließende Quecksilber eingedrückt. Durch Einstellung des Hahnes kann die Menge pro Zeiteinheit genau dosiert werden, durch Einstellung der Höhe der Hg-Säule der Druck.

das Quecksilbermanometer wegen seiner Trägheit (niedrige Eigenschwingung) nicht mehr. Es ist durch registrierende Manometer moderner Konstruktion (Glasplattenmanometer, optische, photoelektrische oder magneto-elektrische Übertragung) zu ersetzen.

Gebraucht werden: Narkotisiertes Kaninchen auf Kaninchenbrett, Ausrüstung für künstliche Atmung. Quecksilbermanometer mit Schreibschwimmer, Bleirohr und Carotiskanüle, oder Glasplattenmanometer mit Anschlußrohr und direkter mechanischer oder optischer Übertragung der Ausschläge; oder kleines Transmissionsmanometer nach REIN[1], mit Lichtquelle und ringförmiger Photozelle für photo-

---

[1] REIN, H.: Pflügers Arch. **243**, 329 (1940).

elektrische Übertragung der Ausschläge (Durchbiegung der Platte) oder Manometer nach HAMPEL-REIN[1]; für länger dauernde Versuche Apparatur nach TRENDELENBURG zur Verhinderung der Blutgerinnung; Operationsbesteck, Schleifenkymographion oder fortlaufendes Kymographion mit großem Durchmesser oder Photokymographion; Handelektroden und Reizgerät; 25%ige Magnesiumsulfatlösung zur Füllung der Manometerleitung, falls nicht die TRENDELENBURGsche Apparatur verwendet wird; JAQUET-Uhr; Injektionsspritzen, Tupfer, Kanülen usw.

Apparatur nach TRENDELENBURG zur Verhinderung der Blutgerinnung: Das Prinzip dieser Apparatur beruht darauf, daß ein langsamer Strom einer gerinnungshemmenden Flüssigkeit unter Überdruck durch die in die Arterie eingebundene Kanüle in den Kreislauf gepreßt wird. Auf diese Weise gelingt es bei stundenlangem Arbeiten, ohne daß die Gerinnung des Blutes eintritt, eine Konzentration von Sodalösung als gerinnungshemmende Flüssigkeit zu benutzen, die keinen schädigenden Einfluß auf den Kreislauf und auf die Atmung des Tieres hat. Wie die Abb. 60 b zeigt, besteht der Apparat aus einer kleinen etwa 500—600 cm³ fassenden Flasche mit Sodalösung luftfrei gefüllt und einer Bürette, die mit kurzem Glasrohransatz oberhalb des Hahnes durch einen dickwandigen Schlauch mit einem in der Höhe verstellbaren Quecksilbervorratsgefäß verbunden ist. Das an das Bürettenende angeschmolzene etwa $1/2$ cm weite, 40 cm lange Glasrohr wird durch einen festsitzenden Gummistopfen in die obenerwähnte kleine Flasche gesteckt, zusammen mit einem winkelig abgebogenen Glasrohr, das durch ein T-Stück in die Schlauchverbindung zwischen Arterienkanüle und Manometer eingefügt ist. Vor dem Versuch wird die Flasche mit Sodalösung luftfrei gefüllt, die auch durch das Büretten-Ansatzrohr in die Bürette bis oberhalb der Hahnbohrung in die Höhe gepreßt wird.

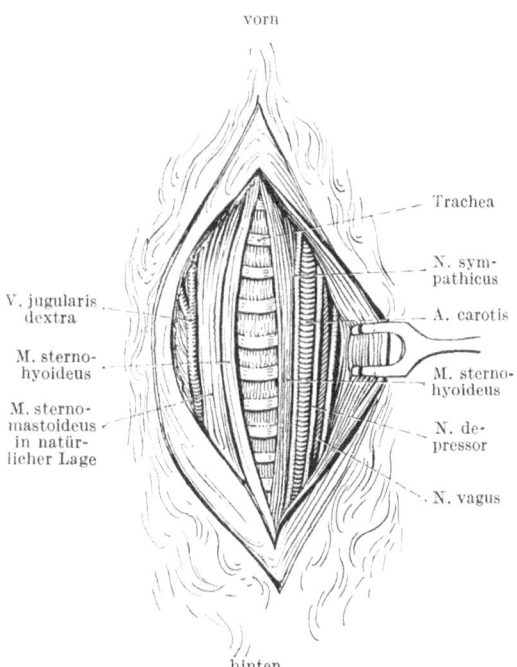

Abb. 60 c. Hals-Situs am Kaninchen. (Nach VERWORN.)

Nun füllt man das Hg-Vorratsgefäß mit reinem Hg, läßt das Hg durch Heben des Gefäßes in die Bürette einströmen, bis der Spiegel etwa 40 cm oberhalb des Hahnes steht. Dann wird der Schlauch zwischen Bürette und Hg-Vorratsgefäß durch Schließen einer Schraubklemme unterbrochen.

Ausführung. Das Kaninchen wird 2 Stunden vor Beginn des Versuches mit einer 20%igen Urethanlösung narkotisiert; es wird so viel subcutan injiziert, daß das Tier 1 g Urethan pro Kilogramm Körpergewicht erhält. In tiefer Narkose werden die beiden Carotiden, Nervus vagus, Nervus depressor und die Vena jugularis freigelegt und unter dieselben mit Hilfe einer gelochten stumpfen Präpariernadel verschieden gefärbte Fäden geführt. Unter eine Carotis und unter die Vena jugularis werden je zwei gut gewachste Fäden gelegt. Die Lage von Arterien und Nerven ergibt sich aus Abb. 60 c. Zunächst wird in die Vena jugularis eine Metallkanüle, die mit Hahn versehen ist und an die Spritze angeschlossen werden kann oder eine Glaskanüle, die mit kurzem, abgeschlossenem Gummischlauch endet, luftfrei eingebunden. Vor Einbindung der Venenkanüle wird an die Vene herzwärts eine Klemme angelegt, damit sich das Blut in der Vene staut. Erst dann wird der obere Faden zugebunden und in das strotzend mit Blut gefüllte Venenstück die Kanüle eingebunden. Damit das Blut in der Kanüle nicht gerinnt, setzt man an die Kanüle die mit physiologischer NaCl-Lösung gefüllte Spritze an, oder sticht den Gummischlauch

Die Abbildungsbeschriftung: vorn — Trachea — N. sympathicus — A. carotis — V. jugularis dextra — M. sternohyoideus — M. sternomastoideus in natürlicher Lage — M. sternohyoideus — N. depressor — N. vagus — hinten

[1] HAMPEL: Pflügers Arch. **244**, 141 (1940).

an der Glaskanüle an und läßt intravenös etwa 1 cm³ einfließen. Der Einbindung der Venenkanüle folgt die Einbindung der *Carotiskanüle*, die in folgender Weise geschieht: Der obere peripherwärts vom Herzen gelegene Faden wird zugebunden; unterhalb d. h. herzwärts vom zweiten Faden, wird eine leichte mit Gummi geschützte Klemme zum Verschluß des Gefäßes angelegt. Darauf wird mit einer feinen Schere dicht unterhalb der oberen Abbindung das Gefäß leicht angeschnitten; ein Assistent hält die so geschaffene Öffnung mit einem Finder offen, so daß der Operateur leicht die mit Sodalösung gefüllte Glaskanüle in die Öffnung einführen kann. Die eingeführte Kanüle wird von dem Assistenten an der verengten Stelle festgebunden. Die Verlängerung des Fadens wird nochmals mit einem Faden am Glasteil der Kanüle festgebunden, sog. Sicherung. Mit Hilfe der Pipette wird die in der Arterie befindliche Glaskanüle mit Sodalösung gefüllt. Sodann verbindet man luftbläschenfrei diese Kanüle mit der Manometerleitung zum Manometer und der TRENDELEN-BURGschen Anordnung. Nach hergestellter Verbindung erzeugt man im System einen Überdruck von etwa 110—120 mm Hg, öffnet an der TRENDELENBURGschen Anordnung durch sehr vorsichtiges Drehen den Hahn der Bürette so weit, daß durch den sehr engen Spalt der Bohrung nur noch ein feiner Hg-Staubregen in die Flasche niederrieselt, und nimmt die Klemme von der Arterie ab. Die feine Einstellung des Hahnes gelingt am besten, wenn man den Schwanz mit einem Metallinstrument (Schere!) leicht beklopft. Der Strom ist richtig, wenn in der Minute etwa 0,5 ccm Hg aus der Bürette abfließen. Ist bei lange anhaltenden Versuchen der Spiegel des Hg in der Bürette über 5—10 cm abgesunken, so erhöht man ihn durch vorübergehendes Öffnen der Verbindung zwischen Bürette und Vorratflasche.

g) Regulation des Blutdruckes im Tierversuch.

Platz Nr.

Aufgabe. Die Regulation des Blutdruckes ist am Kaninchen in tiefer Narkose durch Reizung der isolierten Nerven, durch Untersuchung der reflektorischen Steuerung und durch Prüfung hormonaler Faktoren zu untersuchen.

Prinzip der Methode. Der Tierversuch macht es möglich, durch übersehbare und isolierte Eingriffe die verschiedenen Komponenten die in vivo zur Regulation des Blutdruckes im Zusammenspiel wirken, einzeln darzustellen.

Gebraucht werden: Kaninchen, vorbereitet nach 28 e mit allem Zubehör. *Lösungen:* Physiologische Kochsalzlösung, Sodalösung, Adrenalinlösung 1:1000, Acetylcholinlösung 1:1000, Atropinlösung 1:100, Ammoniaklösung 25%ig.

Operationsplan. 1. Normale Blutdruckkurve. Registrierung der Pulsschwankungen mit etwa 3 cm/sec., dann mit 1—2 cm/sec. Registrierung der respiratorischen Schwankungen mit ganz kleiner Trommelgeschwindigkeit.

2. Wirkung der Einatmung von Ammoniakdämpfen auf den Blutdruck.

3. Freilegung der A. carotis communis auf der unversehrten Seite, Verfolgung bis zur Teilungsstelle und Freilegung, so daß über dem Carotis-Sinus eine Arterienklemme angelegt werden kann. Verschluß der Carotis mit einer mit Gummiüberzug gut geschützten Klemme einmal ober- und einmal unterhalb des Carotis-Sinus. Freilegung des Sinusnerven: man geht nicht nur von oben nach unten in die Tiefe ein, sondern muß sich das Operationsfeld auch seitlich freilegen. Oberflächliche Venen doppelt unterbinden und mit den Drüsen entfernen. Muskulatur auf die Seite ziehen. Freilegung der A. carotis externa, der darüber verlaufende dicke N. hypoglossus kann peripher durchschnitten und zentral herausgedreht werden. Nach Unterbindung und Entfernung der A. carotis externa wird der Sinusnerv, falls nicht zu viel Fettgewebe vorhanden, sichtbar. Im Zweifelsfall ist die Abgangsstelle vom N. glossopharyngeus nahe am Schädel durch Verfolgung dieses Nerven aufzusuchen und von dort aus der Sinusnerv peripherwärts zu präparieren. Elektrische Reizung des Sinusnerven: Absinken des Blutdruckes und Verminderung der Schlagfrequenz. Nach Vagusdurchtrennung (s. 7.) wiederholen. Wirkung auf die Frequenz bleibt aus.

4. Aufsuchen des N. depressor, vgl. Abb. 60c. Elektrische Reizung, mit ganz kleinen Reizstärken beginnend. Man achtet auf die Latenz in der Senkung des Blutdruckes und die Minderung der Schlagfrequenz. Nach Vagusdurchtrennung (s. 7.) wiederholen. Wirkung auf die Frequenz bleibt aus.

5. Vagusreizung. Elektrische Reizung mit kleinen Reizstärken beginnend. Sinken der Herzfrequenz und des mittleren Blutdruckes. Steigen der Blutdruckschwankung.

6. Einführung einer Trachealkanüle nach Tracheotomie. Erstickungsversuch, entweder durch Verschluß oder durch Stickstoffatmung. Letzteres gibt schönere

Kurven. Beginn: Steigerung des Blutdruckes und der Herzfrequenz (Sympathicus-reiz), dann Vaguswirkung. Entwicklung der Dyspnoe.

7. Vagusdurchtrennung eventuell reizlos mit kleinem Friergerät. Reizung des zentralen und peripheren Stumpfes. Reizung des Sinusnerven. Reizung des N.depressor.

8. Adrenalinversuch in unphysiologischer Dosis (Adrenalin in physiologischer Dosis hat fast keine Wirkung auf den Blutdruck, sondern nur auf die Blutverlagerung, die im vorliegenden Versuch nicht beobachtet werden kann). 0,1—0,2 cm³ 1 : 1000 intravenös durch die Kanüle injizieren. Gefäßverengerung im Splanchnicusgebiet, mächtige Blutdrucksteigerung.

9. Acetylcholinversuch in unphysiologischer Dosis. Kanüle mit physiologischer Kochsalzlösung auswaschen, 0,1—0,2 cm³ Acetylcholin 1 : 10000 injizieren, Blutdrucksenkung, bis zum Herzstillstand. Sobald die Erscheinungen bedrohlich, 1 cm³ Atropin injizieren. Wiederholung der Vagusreizung zur Demonstration der Atropinwirkung.

10. Aortenkompression und Kompression der Vena cava inferior. Demonstration der Bedeutung der Füllung des Herzens für den Blutdruck. Nach Aortenkompression Steigerung, bei Entlastung Absinken unter die Norm und allmähliche Rückkehr zur Norm. Nach Kompression der Vena cava Absinken und Anstieg nach Entlastung.

11. Unterbindung der Pfortader. Kreislaufkollaps, besonders im Zusammenhang mit einer Carotis-Sinus-Entlastung und -Belastung.

12. Eichung des Manometers. Aufnahme von Eichlinien für 50, 100 und 150 mm Hg.

Der Operationsplan wird zweckmäßig in Stichworten auf einer Tafel, für den demonstrierenden Operateur sichtbar, angeschrieben.

29. Blutstrom.

a) Beobachtung des Blutstromes in den Capillaren.

α) Beim Frosch.

Aufgabe. Beobachtung des Blutstromes in den Capillaren der Froschschwimmhaut, des Mesenteriums, der Zunge und der Lunge.

| Platz Nr. |

Gebraucht werden: Frosch, Mikroskop, Glasplatte mit aufgeleimten Korkplättchen, Korkplatte mit Loch, Stecknadeln oder Igelstacheln, 25 %ige Urethanlösung, Faden, Tupfer, Spritze mit Nadel.

Narkose des Frosches. Auf 50 g Frosch werden 1 cm³ 25 %iges Urethan 15 bis 20 min. vor dem Versuch in den dorsalen Rückenlymphsack injiziert. Eintritt der Narkose wird dadurch kontrolliert, daß der auf den Rücken gelegte Frosch ruhig liegen bleibt, während ein unbetäubter Frosch sich sofort wendet.

Ausführung. Der tief narkotisierte Frosch wird in Bauchlage auf die mit passenden Löchern versehene Korkplatte gebracht und mit einigen Stecknadeln oder Igelstacheln fixiert (vgl. Abb. 61a). Die *Schwimmhaut* zwischen der 3. und 4. Zehe — wo sie am breitesten ist — wird über dem einen Loch der Korkplatte ausgebreitet und durch Stecknadeln festge-

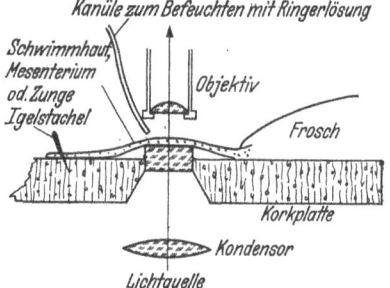

Abb. 61a. Anordnung zur mikroskopischen Betrachtung des Kreislaufes in der Schwimmhaut, der Zunge oder dem Mesenterium des Frosches.

halten. Die Nadeln steckt man ganz schräg durch den Fuß und die benachbarten Schwimmhäute, damit sie nicht im Wege stehen, wenn man den Tubus des Mikroskops auf die Schwimmhaut senkt. Soll die Zirkulation nicht leiden, so darf die Schwimmhaut nicht zu stark gespannt werden und muß wiederholt mit einem Pinsel von oben und von unten durch das Loch in der Korkplatte hindurch mit Wasser angefeuchtet werden. Die Schwimmhaut wird nun unter das Mikroskop gebracht und da die Korkplatte für den Objekttisch desselben zu groß ist, so stellt man den kleinen Tisch, der die gleiche Höhe hat, neben das Mikroskop und bekommt dadurch eine gute Unterlage, um den Frosch festlegen und verschieben zu können. Erst bei schwacher, dann bei starker Vergrößerung beobachten. Namentlich für die letztere ist es nötig, auf die nasse Schwimmhaut ein Stückchen Deckglas zu legen, doch muß dies auf der Oberfläche trocken bleiben.

Ein schönes Bild des Capillarstromes erhält man vom *Mesenterium*. Man schneidet seitlich das Abdomen des Frosches auf und zieht vorsichtig den Darm heraus. Eine Schlinge desselben wird um das zweite Loch der Korkplatte gelegt, so daß das Bauchfell das Loch überspannt. Die Darmschlinge und der übrige Frosch werden wieder mit Stecknadeln fixiert. Da das Mesenterium sehr dünn und durchsichtig ist, kann man hier die Capillaren ausgezeichnet beobachten und an diesem Präparat das Auswandern der weißen Blutkörperchen studieren. Häufiges Berieseln mit RINGER-Lösung ist erforderlich. Günstig ist eine kleine Berieselungscapillare am Objektiv, vgl. Abb. 61 a.

Auch die *Zunge* des mit Urethan narkotisierten Frosches eignet sich zur Beobachtung der Capillaren. Dieselbe wird aus dem Munde hervorgezogen und mit der Ventralfläche nach oben wie das Mesenterium befestigt. Man beleuchtet von oben durch ein starkes elektrisches Glühlicht.

Zur Beobachtung der *Lunge* wird eine Kanüle in den Kehlkopf des Frosches eingebunden. Die Leibeshöhle wird etwas unterhalb der Mitte der Axillarlinie mit einer Schere eröffnet. Haut vorsichtig mit Pinzetten in die Höhe heben, um das Anschneiden von Gefäßen zu vermeiden. Nach genügender Eröffnung kommt die Lunge zum Vorschein. Durch Einblasen von Luft durch die Kanüle wird die Lunge passend aufgeblasen. Auf eine günstig gelagerte Partie wird ein Bruchstück eines Deckgläschens feucht aufgelegt und mit dem Mikroskop eingestellt.

Beobachtungsaufgaben. 1. Unterschied zwischen arterieller und venöser Strömung. 2. Stellung der roten und weißen Blutkörperchen. 3. Wirkung einer verdünnten Adrenalinlösung (1 : 1000) auf die Gefäße des Mesenteriums. 4. Wirkung der Zerstörung des Rückenmarkes durch Ausbohren auf den Gefäßtonus und die Strömungsgeschwindigkeit.

β) Beobachtung der Capillaren beim Menschen.

Aufgabe. Die Capillaren am menschlichen Nagelfalz sind bei vertikaler Beleuchtung unter dem Mikroskop zu beobachten.

Gebraucht werden: Capillarmikroskop (Zeiß, Leitz usw.) mit Beleuchtungseinrichtung und Fingerhaltung, vgl. Abb. 61 b. Falls nicht vorhanden, läßt sich die Einrichtung leicht mit vorhandenem Mikroskop, einer Konvexlinse, einer starken Lichtquelle, einer Rinne zur Lagerung des Fingers und Unterlagen und Stativen improvisieren. Cedernöl.

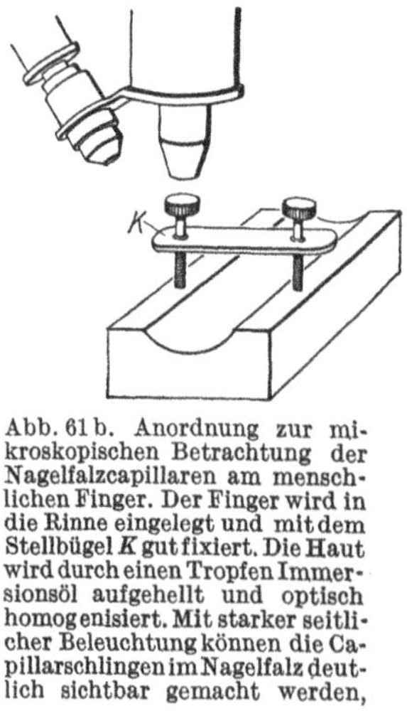

Ausführung. Ein Finger der linken Hand, am besten der Ringfinger, wird in die Rinne unter dem Mikroskop gelagert und gut fixiert. Das Licht muß von oben und etwas seitlich so auf die Gegend des Nagelfalzes gerichtet werden, daß möglichst keine Reflexe im mikroskopischen Bild auftreten. Mit einem Tropfen Cedernöl wird die Hornhaut optisch geglättet und aufgehellt. Bei der Einstellung im Mikroskop erkennt man die Capillarschlingen als feine, leicht gewellte, aus der Tiefe aufsteigende Schlingen.

Abb. 61 b. Anordnung zur mikroskopischen Betrachtung der Nagelfalzcapillaren am menschlichen Finger. Der Finger wird in die Rinne eingelegt und mit dem Stellbügel *K* gut fixiert. Die Haut wird durch einen Tropfen Immersionsöl aufgehellt und optisch homogenisiert. Mit starker seitlicher Beleuchtung können die Capillarschlingen im Nagelfalz deutlich sichtbar gemacht werden,

Beobachtungsaufgaben. 1. Zahl der Schlingen pro mm² durch Auszählung und Vermessung bestimmen. 2. Weite der Schlinge und Veränderungen im Laufe der Beobachtung feststellen.

Platz Nr.

b) Strömung von Flüssigkeiten in engen Röhren.

Aufgabe. Die Strömungsgesetze für die laminare Strömung von Flüssigkeiten in engen Röhren sind experimentell zu prüfen.

Gebraucht werden: MARIOTTESCHE Flasche, damit Glascapillaren mit je einem Steigrohr am Ende verbunden, Verbindungsschläuche und Stücke von weitem Lumen, Stoppuhr, Meßzylinder, vgl. Abb. 62.

Prinzip der Methode. Aus einer MARIOTTESCHEN Flasche M 'strömt Flüssigkeit mit immer gleichem Druckgefälle durch Glascapillare G. Durch Einstellung der MARIOTTEschen Flasche kann die Druckdifferenz verschieden eingestellt werden. An der Capillare sind Steigröhren S angebracht, durch die die Druckdifferenz genau gemessen wird. Der Widerstand eines engen Rohres bei laminarer Strömung ist

$$W = 8 \cdot \frac{\eta \cdot l}{r^4 \cdot \pi},$$

worin η die Viskosität der Flüssigkeit, l die Länge des Rohres, r der Radius und $\pi = 3{,}141\ldots$ ist. Für die Strömung gilt das OHMsche Gesetz: Stromstärke $= \dfrac{\text{Druckdifferenz}}{W}$. Durch verschiedene Einstellung der Druckdifferenz, Berechnung von W aus den Dimensionen des Rohres und Messung der erhaltenen Stromstärken mit dem Meßzylinder Z ist dieses Gesetz zu prüfen.

Ausführung. 1. Feststellung der Nullpunktsdifferenz der Steigrohre: Bei geschlossenem Ausfluß wird der Druck in beiden Steigrohren abgelesen. Er sollte gleich sein. In der Regel wird aber eine geringe Nullpunktsdifferenz festgestellt.

2. Messung mit einer engen Capillare: Einstellung einer großen Druckdifferenz mit der MARIOTTEschen Flasche. Während 3 min. (Stoppuhr) wird die Ausflußmenge durch Auffangen des Wassers in einem Meßzylinder bestimmt. Die gemessene Menge in cm³ dividiert durch die Sekundenzahl ergibt die Stromstärke in cm³/sec. Die Druckdifferenz, die während des Versuches konstant sein soll, wird korrigiert und die Nullpunktsdifferenz bestimmt. Druckdifferenz in cm Wasser × 981 ergibt die Druckdifferenz in dyn/cm². Man berechnet den Widerstand $W = \dfrac{\text{Druckdifferenz}}{\text{Stromstärke}}$

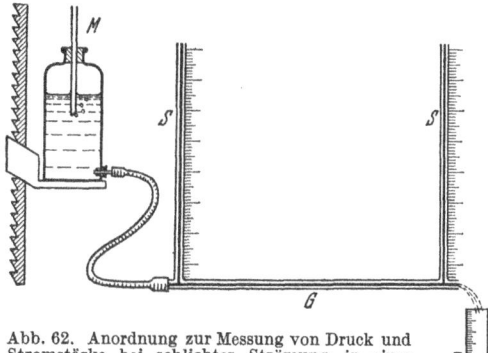

Abb. 62. Anordnung zur Messung von Druck und Stromstärke bei schlichter Strömung in einer Capillaren. M MARIOTTEsche Flasche zur Erzeugung eines konstanten Anfangsdruckes; G Glascapillare; S Steigrohre mit Skala; Z Meßzylinder.

und führt die Bestimmung bei verschiedenen Druckdifferenzen durch. Vergleich des gemessenen Wertes mit dem berechneten Wert.

3. Durchführung der gleichen Messung mit einer weiten Capillare.

4. Bestimmung des Widerstandes der weiten und engen Capillaren bei Parallelschaltung. Berechnung: $\dfrac{1}{W} = \dfrac{1}{W_1} + \dfrac{1}{W_2}$.

5. Bestimmung der Viskosität des Blutes, vgl. 14, S. 41.

c) Messung der Strömungsgeschwindigkeit mit der Stromuhr.

a) Blutige Methode. Durch Einschaltung der Stromuhr nach CARL LUDWIG wird das Blut gezwungen, einen Umweg über ein Meßgefäß zu nehmen, so daß die in der Zeiteinheit durchfließende Blutmenge direkt bestimmt werden kann[1].

---

[1] Vgl. TIGERSTEDT: Handbuch der physiologischen Methodik, Bd. 2, S. 105. 1910; ferner GÖMÖRI u. PODHRADSZKY: Pflügers Arch. **243**, 82 (1940).

b) Blutige Methode. Im Zusammenhang mit künstlicher Durchblutung kann das VENTURI-Prinzip (Druckdifferenz zwischen Stau und Sog vor und nach einer Staustelle in der Strombahn) zur Messung der Strömungsgeschwindigkeit benützt werden. Zweckmäßig besonders in der Ausführung von FLEISCH[1].

c) Unblutige Methode. Thermostromuhr von REIN. Messung der Strömungsgeschwindigkeit am uneröffneten Gefäß durch Messung des Temperaturunterschiedes mit Thermoelektroden oberhalb und unterhalb einer Heizstelle. Bei Einhaltung der von REIN aufgestellten Meßvorschriften können mit dieser Methode alle Fragen der Blutverteilung im Tierversuch zuverlässig untersucht werden[2].

Eine auf anderem Prinzip beruhende Stromuhr wurde von E. WETTERER[3] angegeben.

d) Unblutige Methode. Indirekt durch Plethysmometrie, vgl. 29 d oder mit dem Differential-Sphygmograph nach BRÖMSER[4] mit optischer Registrierung, zur Messung am Menschen geeignet.

d) Plethysmometrie am Menschen.

Aufgabe. Es sind die Variationen der Blutzufuhr zu einer Extremität durch die Volumschwankung der Extremität zu registrieren.

Platz Nr.

Gebraucht werden: Plethysmograph nach MOSSO, Kautschukring zum Abschluß, Kymographion, Thermometer, Gestell zum Aufhängen des Plethysmographen, Bürette, JAQUETsche Uhr, vgl. Abb. 63.

α) Ausführung. Mit dem Plethysmographen nach MOSSO: Der Plethysmograph wird in seinem Gestell aufgehängt und das vordere Ende desselben mit Hilfe eines Schlauches mit der MAREYschen Kapsel verbunden, die zur Registrierung der Volumschwankungen dient. Der seitliche Schenkel des T-Rohres wird mit einer MARIOTTEschen Bürette verbunden. Diese Bürette dient zum Zufüllen oder zum Ablassen von Flüssigkeit aus dem Glaszylinder. Die zu- oder abgelassene Flüssigkeitsmenge ist ein Maß für die Größe der Volumschwankungen des Armes im Zylinder.

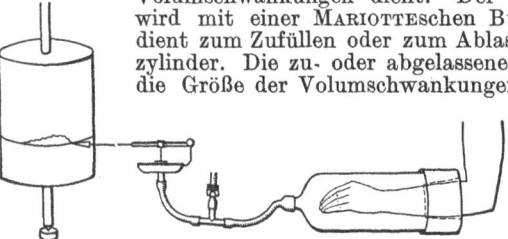

Abb. 63. Volumregistrierung von Extremitäten oder Organen (Plethysmographie). Das zu untersuchende Organ wird in ein starres Gefäß eingeschlossen. Bei einer Volumzunahme wird daraus Luft — oder auch Flüssigkeit — verdrängt und dadurch die „MAREYsche" Kapsel betätigt. Letztere ist eine durch elastische Membran verschlossene Kapsel. Durch die Ausbauchung der Membran wird der einarmige Schreibhebel gehoben. (Aus H. REIN, Physiologie des Menschen, 5./6. Aufl.)

Die Versuchsperson bringt den entblößten Arm in den Glaszylinder, etwa bis zum unteren Drittel des Oberarmes. Der am vorderen Ende des Glaszylinders angebrachte Kautschukring dient zur Abdichtung, eventuell kann noch der Rand durch gelbes Vaselin abgedichtet werden. Die Abdichtung geschieht am besten in der Art, daß die Gummimanschette nach innen umgestülpt wird. Der Kautschukring muß so dicht schließen, daß jeder Flüssigkeitsaustritt aus dem Zylinder verhindert wird. Andererseits darf er nicht so fest drücken, daß der venöse Kreislauf gehemmt wird. Nachdem sich die Versuchsperson mit eingebrachtem Arm in bequeme Lage gesetzt hat, wobei dafür zu sorgen ist, daß der Glaszylinder streng horizontal hängt, wird durch eine der beiden oberen Öffnungen des Glaszylinders warmes Wasser von etwa 34° eingefüllt. Der Zylinder wird vollständig luftfrei mit Wasser gefüllt. Wenn die letzten Luftbläschen aus dem System entfernt worden sind, wird die eine Öffnung des Glaszylinders mit einem Stopfen, die andere Öffnung mit einem mit Thermometer versehenen Stopfen verschlossen. Der Hebel wird am Kymographion eingestellt, und die Registrierung beginnt.

Beobachtungsaufgaben. Zunächst wird die Volumveränderung des Armes bei möglichster Ruhe der Versuchsperson aufgenommen. Der Einfluß von tiefer und

---

[1] FLEISCH: Handbuch der biologischen Arbeitsmethoden, Abt. V, Teil 8, Liefg. 447.

[2] Technik vgl. H. REIN: Handbuch der biologischen Arbeitsmethoden, Abt. V, Teil 8, Liefg. 313. — Kriterien zur Beurteilung von Stromuhrkurven, vgl. H. REIN, Arch. f. exper. Path. **174**, 7 (1933).

[3] WETTERER, E.: Z. Biol. **98**, 26 (1937).

[4] BROEMSER: Z. Biol. **88**, 264 (1928).

flacher Atmung wird geprüft, ebenso der Einfluß des Atemanhaltens und eines plötzlichen Schrecks (Pistolenschuß). Während der ganzen Beobachtungszeit muß die Versuchsperson ihren Arm ruhig in dem Glaszylinder halten.

β) **Ausführung** mit offenem Plethysmometer (durch großen Glaszylinder zu improvisieren.) Das Plethysmometer, welches in einer trockenen größeren Schale steht, wird genau bis an den Rand mit Wasser von 32° C gefüllt. Beim Eintauchen des Armes, bis die gerade gestreckten Finger den Boden berühren, wird Wasser verdrängt, das aus der Schale in einen graduierten Zylinder gegossen und genau auf Volumen gemessen wird. Wiederholung in Wasser von 45° C und kaltem Leitungswasser und Vergleich der gefundenen Werte.

Der Einfluß von Muskelarbeit wird geprüft, indem das Volumen des Armes in Wasser von 32° C abermals bestimmt wird. Nach der Messung bleibt das Plethysmometer unverändert stehen bis zur nächsten Messung. Beim Herausziehen des Armes wird das anhängende Wasser mit der anderen Hand in das Plethysmometer abgestrichen. Muskelarbeit: 20mal eine schwere Eisenstange mit beiden Armen strecken. Sofort danach wird die Zunahme des Armvolums durch die abfließende Wassermenge gemessen. Wiederholung der Muskelarbeit, bis das Volumen des Armes nicht mehr zunimmt.

Der Einfluß der *Erholung* wird gemessen, indem von 2 zu 2 min. nach der letzten Muskelarbeit das Volumen des Armes gemessen wird, indem dem Plethysmometer so viel lauwarmes Wasser zugegeben wird, bis der erste Tropfen jeweils überfließt. In den Pausen wird nach Abstreichen des Wassers jeweils ein Handtuch um den Arm gewickelt, um störende Temperatureinflüsse zu vermeiden.

Die Resultate sind graphisch darzustellen.

γ) Ausführung mit dem *Finger-Plethysmometer:* auf das sehr exakte Finger-Plethysmometer nach GÖTZ[1] und seine Anwendung sei hingewiesen.

e) Zirkulierende Blutmenge.

Die zirkulierende Blutmenge kann durch Einatmung von Kohlenoxyd, welches quantitativ vom Blut aufgenommen wird, bestimmt werden. Man mißt den Prozentgehalt an Kohlenoxyd-Hämoglobin und kann, wenn die aufgenommene Menge Kohlenoxyd bekannt ist, direkt die zirkulierende Blutmenge berechnen. Zur Bestimmung eignet sich die photoelektrische Methode von HARTMANN[2].

Die zirkulierende Plasmamenge kann durch Injektion eines Farbstoffes und Bestimmung der Verdünnung ermittelt werden. Kongorot, oder noch besser der Tetrazo-Farbstoff T 1824 (EVANS-Blau) eignet sich, da er langsam ausgeschieden wird und colorimetrisch leicht bestimmt werden kann (vgl. CROOKE u. MORRIS[3]). Die Farbstoff-Methode eignet sich *nicht* zur Blutmengenbestimmung, wegen dem großen Hämatokrit-Fehler, es sei denn sie werde mit der auf S. 14 erwähnten Volumenbestimmung von ALDER kombiniert, eine Kombination, die nach eigenen Erfahrungen sehr zuverlässige Werte liefert.

f) Schlag- und Minutenvolumen beim Menschen.

α) Gasanalytische Methode.

Aufgabe. Es ist das Minutenvolumen am Menschen zu bestimmen.

Prinzip der Methode. Die Lunge liegt im Hauptschluß des Kreislaufes. Nimmt das Blut während einer kurzen Zeit (d. h. vor Beendigung eines Kreislaufes) eine bestimmte Menge eines gut löslichen Gases aus der Lunge auf, so darf angenommen werden, daß dieses Gas in der in der Versuchszeit durch die Lunge geflossenen Blutmenge in Lösung gegangen ist. Kennt man die Löslichkeit des Fremdgases und den Partialdruck, mit dem es in der Lunge zur Wirkung kommt, so kann die Blutmenge aus der Menge des verschwundenen Gases berechnet werden. Bezogen auf die Minute ist diese Menge das Minutenvolumen des Herzens unter stationären Bedingungen.

| Platz Nr. |

---

[1] GÖTZ: Pflügers Arch. **235**, 271 (1935).

[2] HARTMANN, H.: Erg. Physiol. **39**, 413 (1937). — STEINMANN, B.: Arch. exper. Path. **191**, 237 (1938). — HILL, D. K.: J. of Physiol. **98**, 23 P (1940).

[3] CROOKE, A. C. u. C. J. O. MORRIS: J. of Physiol. **101**, 217 (1942).

Als einfachstes Gas kommt der Sauerstoff in Frage. Da die Sauerstoffsättigung des ankommenden Venenblutes aber nicht Null ist, muß der Unterschied
zwischen Sauerstoffsättigung auf der venösen und arteriellen Seite bekannt sein.
Das Minutenvolumen ist dann:

$$\text{Minutenvolumen} = \frac{O_2\text{-Aufnahme durch Lunge (cm}^3/\text{min.)} \times 100}{\text{Arterio-venöse Differenz des Blutes (\%)}} \quad (\text{Ficksches Prinzip}).$$

Experimentell besteht die Schwierigkeit, venöses Blut vor dem Eintritt in die
Lunge zu gewinnen und zu analysieren. Die arterio-venöse Differenz muß daher
indirekt aus dem Versuch mit einem Fremdgas (Acetylen) ermittelt und zur
Sauerstoffaufnahme, die in einem Vorversuch bestimmt wurde, in Beziehung
gesetzt werden.

Bestimmung der arterio-venösen Differenz mit Acetylen (GROLLMANN). Läßt
man ein Acetylengemisch atmen, so ist der mittlere Partialdruck des Acetylen-
gemisches in der Lunge:

$$p = \frac{(C_2H_2) \cdot (P - 48)}{100},$$

worin (C_2H_2) die mittlere prozentuale Konzentration des Acetylens in der Lungen-
luft, P der Barometerdruck und 48 mm die Wasserdampfspannung in der Lunge.
Zwischen dem von 1 l Blut aufgenommenen Volumen Acetylen V und dem
Partialdruck p besteht folgende Proportion:

$$\frac{V}{740} = \frac{p}{760},$$

worin 740 die Zahl der cm³ Acetylen sind, die bei einem Partialdruck von 760 mm
Hg in 1 l Blut in Lösung gehen würden.

Zwischen der von X Litern Blut in der Versuchszeit t aufgenommenen
Acetylenmenge V_t und der von 1 l aufgenommenen Menge V besteht folgende
Proportion:

$$\frac{X}{V_t} = \frac{1}{V}.$$

Damit ist die in der Versuchszeit t durch die Lunge geflossene Blutmenge bestimmt und das Minutenvolumen X_m ist dann:

$$X_m = \frac{X}{t} = \frac{V_t}{V \cdot t} = \frac{V_t \cdot 760}{740 \cdot p \cdot t} = V_t \cdot \frac{760 \cdot 100}{740 \cdot (C_2H_2) \cdot (P - 48) \cdot t}.$$

Wird im Versuch gleichzeitig die in der Zeit t aufgenommene Sauerstoffmenge bestimmt, so kann nach dem Fickschen Prinzip aus X_m und aufgenom-
mener Sauerstoffmenge die arterio-venöse Differenz berechnet werden.

$$\text{Arterio-venöse Differenz} = \frac{\text{Aufgenommene } O_2\text{-Menge im Acetylenversuch}}{X_m}$$

und die Zeit t hebt sich im Nenner und Zähler heraus.

Da die Acetylenaufnahme die Atmung und damit die Sauerstoffaufnahme
verändert, macht man die Bestimmung der Sauerstoffaufnahme in einem Vorversuch und benützt diesen Wert, zusammen mit der aus dem Acetylenversuch
indirekt bestimmten arterio-venösen Differenz zur Ermittlung des Minutenvolumens. Man wird damit unabhängig von Veränderungen der Atmung und
des Kreislaufes, die im Acetylenversuch auftreten können, ist aber an die
fragliche Annahme gebunden, daß sich die arterio-venöse Differenz des Blutes
zwischen beiden Versuchen nicht verändert hat.

Die Methode ist ferner davon abhängig, daß innerhalb der Kreislaufszeit
im Lungensacksystem ein homogenes Gemisch hergestellt wird, was bei Herz-
kranken, verminderter Vitalkapazität usw. oft auf Schwierigkeiten stößt. Sie
eignet sich nicht zur Erfassung rascher Änderungen im Kreislauf.

Gebraucht werden: Gummiballon mit doppelter Öffnung, Dreiweghahn mit großer Bohrung, 2 evakuierte Gefäße für Gasproben, Mundstück (vgl. Abb. 64), reines Acetylen in Bombe (Achtung; Explosionsgefahr, kein Feuer, Vermeidung elektrischer Funken, Erdung der Bombe), HALDANE-Gasanalysenapparat mit Acetylen-Absorptionsgefäß (vgl. Abb. 75 b, S. 113), Vorrichtung zur Bestimmung der Sauerstoffaufnahme (Sack-Methode, Spirometer mit CO_2-Absorption, KROGH- oder KNIPPING-Apparat, vgl. S. 141 u. f.), Stoppuhr.

Ausführung. Der Gummiballon wird mit einer Mischung von Luft und Acetylen, mit einem Gehalt von 20—30% Acetylen gefüllt. $2^1/_2$ l genügen in der Regel für einen Erwachsenen mittlerer Größe.

Die Versuchsperson atmet durch das Mundstück Luft und gewöhnt sich an die Vorrichtung. Der eigentliche Versuch beginnt mit einer tiefen Exspiration, nach welcher der Dreiweghahn zum Gummiballon freigegeben wird, so daß bei der Inspiration das ganze Gemisch eingeatmet werden kann. Darauf wird 6mal hintereinander in das geschlossene System hin- und hergeatmet, so daß eine gründliche Durchmischung des Acetylen-gemisches mit der Residualluft der Lunge erfolgt. Am Ende der 6. Exspiration wird der Atem angehalten und eine erste Probe des Gemisches in das 1. evakuierte Gefäß eingelassen. Darauf werden 3 Atemzüge genommen und am Ende der 3. Expiration wird die zweite Gasprobe entnommen. Der ganze Versuch sollte in 25 sec. beendet sein und muß daher in allen Handgriffen und der Verständigung zwischen Versuchsleiter und Versuchsperson ohne Acetylengemisch als Blindversuch zuerst eingeübt werden. Dauert er länger als 25 sec., so ist die Gefahr vorhanden, daß bereits ein Kreis-lauf für acetylenbeladenes Blut beendet ist und die Voraussetzungen der Methode nicht mehr gelten.

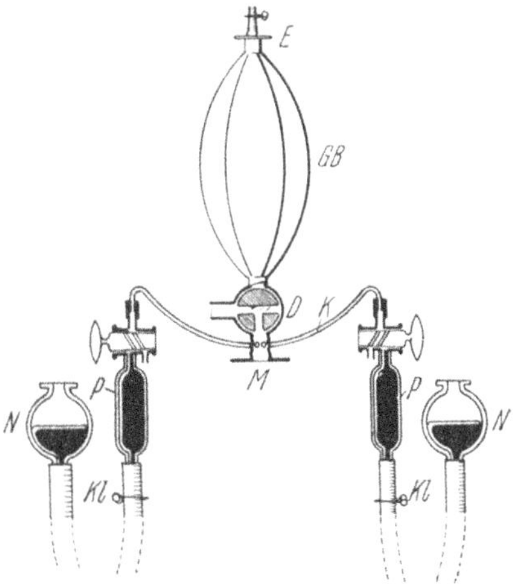

Die Technik der Bestimmung der Sauer-stoffaufnahme im Vorversuch ist unter **42 b**, S. 141, beschrieben.

Die Technik der Bestimmung des Ace-tylengehaltes der beiden Gasproben ist unter **35**, S. 113, beschrieben.

Die Bestimmung der aufgenommenen Menge Acetylen V_t erfolgt indirekt aus der Änderung der prozentualen Konzen-tration des Stickstoffes in der Probe I und II. Da der Stickstoff sich am Gasaustausch nicht beteiligt hat, steht die prozentuale Abnahme des Stick-stoffes in den Proben I und II, zu den Gasvolumina im System in den Augen-blicken I und II in folgender Beziehung

Abb. 64. Anordnung für die Minutenvolumen-bestimmung mit Acetylengemisch. *E* Einfüll-stutzen für das Gasgemisch; *GB* Gummiballon; *D* Dreiwegehahn, um die Verbindung zwischen Außenluft und Mundstück *M* oder Gummiballon und Mundstück rasch herzustellen. (Die Bohrung des Hahnes muß sehr groß gehalten werden, damit kein zusätzlicher Widerstand entsteht.) *K* feine Kupferröhrchen mit möglichst kleinem Lumen (Verminderung des toten Raumes), *P* Gasproberöhrchen, mit Hg gefüllt. Durch Drehen des Hahnes kann im gegebenen Zeit-punkt je eine Gasprobe unter geringem Sog in das Proberöhrchen aufgenommen werden: *N* Ni-velliergefäß zur Einstellung des Unterdruckes; *Kl* Klemme zum Abklemmen nach erfolgter Füllung.

$$\frac{(N_2)_I}{(N_2)_{II}} = \frac{V_{II}}{V_I},$$

worin $(N_2)_I$ die prozentuale Konzentration der Probe I, $(N_2)_{II}$ der Probe II und V_I und V_{II} die Gasvolumina bedeuten.

Berechnung. Die Gasanalyse liefert:

1. Den prozentualen Acetylengehalt der Proben I und II: $(C_2H_2)_I$ und $(C_2H_2)_{II}$.

2. Den prozentualen Sauerstoffgehalt der Proben I und II: $(O_2)_I$ und $(O_2)_{II}$.

3. Den prozentualen Stickstoffgehalt der Proben I und II berechnet als Differenz aus dem bestimmten Acetylen-, Sauerstoff- und Kohlensäuregehalt: $(N_2)_I$ und $(N_2)_{II}$.

Der Vorversuch liefert die unter normalen Bedingungen pro Minute erfolgende Sauerstoffaufnahme. Aus diesen Daten wird das Minutenvolumen folgendermaßen berechnet:

1. Berechnung der aufgenommenen Acetylenmenge V_t:

$$V_t = V_I (C_2H_2)_I - V_{II} (C_2H_2)_{II}$$

oder da

$$\frac{V_I}{V_{II}} = \frac{(N_2)_{II}}{(N_2)_I} \text{ ist, kann } V_I = V_{II} \cdot \frac{(N_2)_{II}}{(N_2)_I}$$

substituiert werden, und es gilt

$$V_t = V_{II} \cdot \left[\frac{(N_2)_{II}}{(N_2)_I} \cdot (C_2H_2)_I - (C_2H_2)_{II} \right],$$

der Klammerausdruck, d. i. die Größe V_t/V_{II}, kann aus den Daten sofort berechnet werden.

2. Berechnung der aufgenommenen Sauerstoffmenge V_{O_2}

$$V_{O_2} = V_I \cdot (O_2)_I - V_{II} \cdot (O_2)_{II}$$

und in gleicher Umformung

$$V_{O_2} = V_{II} \cdot \left[\frac{(N_2)_{II}}{(N_2)_I} \cdot (O_2)_I - (O_2)_{II}] \right],$$

der Klammerausdruck, d. i. die Größe V_{O_2}/V_{II} kann ebenfalls aus den Daten sofort berechnet werden.

3. Berechnung der arterio-venösen Differenz: Trotzdem V_t und V_{O_2} selbst nicht berechnet werden können, kann aus den Quotienten V_t/V_{II} und V_{O_2}/V_{II} die arterio-venöse Differenz direkt berechnet werden, da nur das Verhältnis V_{O_2}/V_t in die Berechnung eingeht und somit die Unbekannte V_{II} wegfällt.

$$\text{Arterio-venöse Differenz} = \frac{\dfrac{V_{O_2}}{V_{II}} \cdot 740 \cdot (C_2H_2) \cdot (P-48)}{\dfrac{V_t}{V_{II}} \cdot 760 \cdot 100},$$

die mittlere Acetylenkonzentration (C_2H_2) berechnet man aus

$$\frac{(C_2H_2)_I + (C_2H_2)_{II}}{2}.$$

4. Berechnung des Minutenvolumens:

$$\text{Minutenvolumen} = \frac{(\text{Sauerstoffverbrauch/min.}) \cdot \dfrac{V_t}{V_{II}}}{\dfrac{V_{O_2}}{V_{II}} \cdot (P-48) \cdot 0{,}00974} \text{ cm}^2/\text{min.,}$$

da $\dfrac{740}{760 \cdot 100} = 0{,}00974$.

Das Minutenvolumen kann also direkt (ohne Durchführung der Zwischenrechnung 3) aus dem im Vorversuch ermittelten minütlichen Sauerstoffverbrauch, den direkt bestimmten Größen $\dfrac{V_t}{V_{II}}$ und $\dfrac{V_{O_2}}{V_{II}}$ und dem Barometerdruck P in mm Hg berechnet werden.

Zahlenbeispiel. $P = 760{,}1$, korrigiert; Sauerstoffverbrauch, 246 cm³/min.

$$(C_2H_2)_I = 10{,}54\% \qquad (C_2H_2)_{II} = 9{,}36\% \qquad (C_2H_2) = 9{,}95\%$$
$$(O_2)_I \; = 14{,}23\% \qquad (O_2)_{II} \; = 13{,}30\%$$
$$\underline{(CO_2)_I \; = \; 5{,}41\%} \qquad \underline{(CO_2)_{II} \; = \; 6{,}03\%}$$
$$ 30{,}18\% \qquad\qquad\quad 28{,}69\%$$

$$(N_2)_I \; = 69{,}82\% \qquad (N_2)_{II} \; = 71{,}31\%$$

1. $\dfrac{V_t}{V_{II}} = \dfrac{71{,}31}{69{,}82} \cdot 10{,}54 - 9{,}36;$ 2. $\dfrac{V_{O_2}}{V_{II}} = \dfrac{71{,}31}{69{,}82} \cdot 14{,}23 - 13{,}30.$

2. Minutenvolumen =

$$\frac{246 \cdot \left[\dfrac{71{,}31}{69{,}82} \cdot 10{,}54 - 9{,}36\right]}{\left[\dfrac{71{,}31}{69{,}82} \cdot 14{,}23 - 13{,}30\right] \cdot (7{,}60 \cdot 1 - 48) \cdot 0{,}00974} = 4060 \text{ cm}^3/\text{min.}$$

β) Physikalische Methode.

Aufgabe. Aus der physikalischen Messung wichtiger Kreislauffaktoren ist das Schlagvolumen des Herzens und damit auch das Minutenvolumen zu bestimmen.

Platz Nr.

Prinzip der Methode. Die Methode beruht auf der Erwägung, daß mit jeder Systole ein Teil des Schlagvolumens im Windkessel des arteriellen Systems gespeichert wird (Speichervolumen V_1) und der andere Teil schon während der Systole abfließt (systolisches Durchflußvolumen V_2). Das Schlagvolumen V_s ist also

$$V_s = V_1 + V_2;$$

nach WEZLER darf praktisch $V_2 = V_1$ gesetzt werden, so daß $V_s = 2 V_1$ (nach FRANK $V_s = 1{,}33 \cdot V_1$). Das Speichervolumen ist bestimmt durch

$$V_1 = \Delta Q \cdot l,$$

worin ΔQ die durch das systolische Speichervolumen bedingte, zylindrisch angenommene Erweiterung des Querschnittes und l die Länge des Windkesselrohres bedeuten. Zwischen dieser Länge l und der Wellenlänge der stehenden Welle, die im System entsteht, ist von WEZLER und BÖGER die Beziehung $l = \lambda/4$ (FRANK $l = \lambda/2$) aufgestellt worden, deren Bedeutung noch heute diskutiert wird.

Die Wellenlänge steht zur Wellengeschwindigkeit und der Grundschwingung im Femoralispuls, die regelmäßig und mit großer Genauigkeit gemessen werden kann, in Beziehung:

$$\frac{\lambda}{4} = c \cdot T_{\text{Femoralis}},$$

worin c die Wellengeschwindigkeit im Abschnitt Aorta-Iliaca und T die Grundschwingung des Femoralispulses bedeutet. Die physikalische Analyse der Schlauchwellen hat ergeben, daß die Querschnittserweiterung ΔQ eines elastischen Rohres, zum Querschnitt Q, zur Druckamplitude p und zur Wellengeschwindigkeit c in folgender Beziehung steht

$$\Delta Q = \frac{Q \cdot p}{\varrho \cdot c^2},$$

worin ϱ die Massendichte des Blutes ($= 1{,}06$) bedeutet. Es ergibt sich also bei Substitution

$$V_s = 2 V_1 = 2 \frac{Q \cdot p}{\varrho \cdot c^2} \cdot \frac{\lambda}{4} = \frac{Q \cdot p \cdot T_{\text{Femoralis}}}{2 \varrho \cdot c}[1].$$

Q ist der Querschnitt des Windkesselrohres, also praktisch der Aorta ascendens.

---

[1] Vgl. APÉRIA: Acta physiol. scand. **2**, 64 (1941); ferner für eine stark vereinfachte Formel: BLASIUS, W.: Arch. Kreislaufforsch. **12**, 48 (1943).

Ausführung. 1. Die Dichte ϱ des Blutes ($= 1{,}06$) ist eine konstante Größe.

2. Die Wellengeschwindigkeit c cm/sec. im Windkesselrohr muß experimentell durch Registrierung eines zentralen und eines peripheren Pulses und Berechnung aus der zeitlichen Verspätung und dem Abstand der beiden Registrierstellen ermittelt werden.

3. Die Messung der Grundschwingung T in sec. wird aus der Registrierkurve des Femoralispulses entnommen. Sie wird gemessen vom 1. bis zum 2. Maximum und zu der gleichzeitig geschriebenen Zeitkoordinate in Beziehung gesetzt.

4. Der wirksame Querschnitt Q des Windkesselrohres in cm² wird aus der Alterskurve von SUTER abgelesen, vgl. Anhang (Abb. 150).

5. Die Blutdruckamplitude wird möglichst rasch anschließend an die übrigen Messungen bestimmt. Das Verfahren ist unter 28, S. 82, beschrieben. P wird in absoluten Einheiten Dyn/cm² bestimmt, durch Multiplikation des in mm Hg gefundenen Druckes mit $1{,}36 \cdot 981$.

Die Versuchsperson wird auf einem einfachen Untersuchungstisch gelagert. Zweckmäßig Holztisch 180 cm lang, 62 cm breit, 71 cm hoch mit Kopfteil zum Hochklappen an Scharnier, 55 cm vom Kopfende entfernt. Zweites Scharnier am Fußende zum Herunterklappen, 70 cm vom Fußende entfernt. An den Kanten angeschraubte Muffen zur Befestigung der Stangen für die Sphygmographen. (Matratze und eventuell Kopfhalter.) Mit Stangen, die die Sphygmographen tragen („künstliche Hände"[1]) werden die Sphygmographen an Carotis, Radialis und Femoralis aufgelegt. Die Ausschläge der mit Spiegeln ausgerüsteten Kapseln werden auf einem Photokymographion optisch registriert. Die Lichtstrahlen der 3 Spiegel müssen in der Ruhestellung senkrecht auf die Registrierfläche auftreffen. Gleichzeitig wird die Zeit optisch mitgeschrieben. [Durch Unterbrechung der Lichtstrahlen mit $1/5$ sec.-Pendel, oder durch $1/5$ sec.-Lichtblitze, oder durch ein Lämpchen, dessen Strom alle $1/5$ sec. ganz kurz ausgeschaltet wird (Halbtonschreibung). Das letzte Verfahren liefert die schönsten photographischen Kurven, da dadurch ein ordinaten- und abscissengetreues Netz von weißen Strichen auf grauem Halbton entsteht, auf dem sich die schwarzen Registrierkurven besonders schön abheben (vgl. S. 57).]

Die wirksame Arterienstrecke wird durch Messung des Abstandes von der Carotis bis zum Jugulum, des Abstandes Jugulum — Nabel und Nabel — Leistenband, durch Subtraktion der Strecke Carotis — Jugulum von der Summe der Strecken Jugulum — Leistenband gemessen.

Der Blutdruck wird sofort anschließend nach dem akustischen Verfahren bestimmt (vgl. 28 a, S. 82). Der systolische Druck wird infolge des „Wasserschlages" etwa 4—12 mm Hg überhöht gefunden, was für die Bestimmung ohne Bedeutung ist.

Berechnung. Die Verspätung des Femoralispulses gegenüber dem Carotispuls ist durch Ausmessung von 2—5 randscharfen Kurven und Mittelwertbildung zu bestimmen. Als Meßpunkt wird das erste Fünftel der Gesamtamplitude der Meßkurve benützt. Der horizontale Abstand der beiden Meßpunkte, bezogen auf die Kurvenabszisse, wird unter Benützung der Zeitmarken in Verspätungszeit umgerechnet. Die gemessene wirksame Arterienstrecke in cm, dividiert durch die Verspätungszeit in sec., liefert die Wellengeschwindigkeit c.

Die Blutdruckamplitude p ist die Differenz zwischen gemessenem systolischem und diastolischem Blutdruck in dyn/cm².

Die Grundschwingung T in sec. liefert die Messung des Femoralispulses

Das absolute Schlagvolumen ist

$$V_s = \frac{p \cdot Q \cdot T_{\text{Femoralis}}}{2 \cdot c} \text{ cm}^3.$$

---

[1] Hersteller: Firma Edelmann, München, oder Hellige, Freiburg.

g) Wirkung des Adrenalins auf die Hautcapillaren beim Menschen.

Aufgabe. Es ist die verengernde Wirkung des Adrenalins auf die Hautcapillaren und die nachfolgende reaktive Hyperämie nach Unwirksamwerden des Adrenalins beim Menschen zu beobachten.

Platz Nr.

Gebraucht werden: Widerstand als Potentiometer, Voltmeter, Schlüssel, Milliamperemeter, großflächige und kleinflächige Elektrode, Schale mit Leitungswasser, Adrenalinlösung 1 : 100000, Filtrierpapier.

Ausführung. Auf die Haut eines Unterarmes wird ein Blatt Filtrierpapier, getränkt mit einer Adrenalinlösung 1 : 100000, aufgelegt. Die Lösung dringt, da die Haut für wässerige Lösungen undurchlässig ist, nicht in diese ein. Um sie einzuführen, setzt man eine positive Plattenelektrode auf das Filtrierpapier auf. Als negative (indifferente) Elektrode dient eine großflächige Elektrode, welche auf die Haut des Oberarmes aufgelegt wird. In den Stromkreis ist ein Milliamperemeter eingeschaltet. Der Strom wird ganz allmählich verstärkt (Einschleichen), bis die Stromdichte etwa 0,5 mA/cm² der positiven Elektrode beträgt. Nach Stromschluß wird durch den Strom die Adrenalinlösung durch Elektroendosmose in die Poren der Haut (Drüsen und Haarbälge) eingeführt. Nach 2—3 min. ganz langsames Ausschleichen des Stromes. Die behandelte Stelle erscheint schneeweiß im normalen Hautfeld der Umgebung. Adrenalinanämie durch maximale Verengerung der Hautcapillaren. Berühren der anämischen Hautstelle mit einem leicht erwärmten Gegenstand wird als schmerzhaft empfunden, da die wärmeausgleichende Wirkung des Blutstromes fehlt. Nach $1/_2$ bis 1 Stunde färbt sich die Hautstelle blauviolett (reaktive Hyperämie der tieferen Hautgefäße, die durch die anämische oberste Haut durchschimmern). Nach längerem Zuwarten tritt auch oberflächliche Hyperämie ein, das gesamte Hautfeld ist mächtig gerötet. Die Ursache der reaktiven Hyperämie liegt in der Ansammlung von Stoffwechselprodukten in der anämischen Haut, die nach Unwirksamwerden des Adrenalins gefäßerweiternd wirken. Das Unwirksamwerden des Adrenalins (Oxydation) kann durch Erwärmen der Haut beschleunigt werden.

30. Elektrische Erscheinungen.

a) Aktionsstrom des Froschherzens.

Aufgabe. Es sind die Aktionsströme des Froschherzens zu beobachten.

Platz Nr.

Gebraucht werden: Capillarelektrometer, Saitengalvanometer oder Verstärker-Oszillograph, vgl. Abb. 48g, Froschherz, unpolarisierbare Elektroden, eventuell Neusilberelektroden oder Tonstiefelelektroden, vgl. Abb. 65 oder 46, Vorreiberschlüssel zum Elektrometer oder Saitengalvanometer, Drähte, Pinsel und Kochsalzlösung.

Prinzip der Methode. Mit einem elektrischen Meßinstrument mit hoher Stromempfindlichkeit, hohem inneren Widerstand und hoher Eigenschwingungszahl können die Aktionsströme des Froschherzens direkt oder in Projektion beobachtet werden, vgl. Abb. 48e.

Ausführung. Man legt das Herz des Frosches nach Köpfung mit möglichst geringem Blutverlust frei, bindet die Gefäße ab, schneidet es heraus und legt es möglichst trocken in eine Glasschale; verbindet die Elektroden mit dem Vorreiberschlüssel, der geschlossen sein muß; verbindet die Drähte, welche vom Saitengalvanometer oder vom Capillarelektrometer kommen, ebenfalls mit dem Vorreiberschlüssel, legt eine Elektrode an den Vorhof, eine an die Spitze des Herzens, öffnet kurze Zeit den Vorreiberschlüssel und beobachtet die Ausschläge.

Beobachtungsaufgaben. Man stellt fest: 1. daß eine Beziehung zwischen der Zahl der Herzschläge und der Zahl der elektrischen Ablenkungen besteht; 2. daß die elektrischen Erscheinungen den mechanischen vorangehen; 3. daß

7*

die Ablenkungen komplizierter Natur sind, d. h. jeder Herzkontraktion mehr als ein Ausschlag am Elektrometer entspricht (Elektrokardiogramm); 4. daß die Ablenkungen verschieden sind, je nach den beiden Stellen, von denen am Herzen abgeleitet wird.

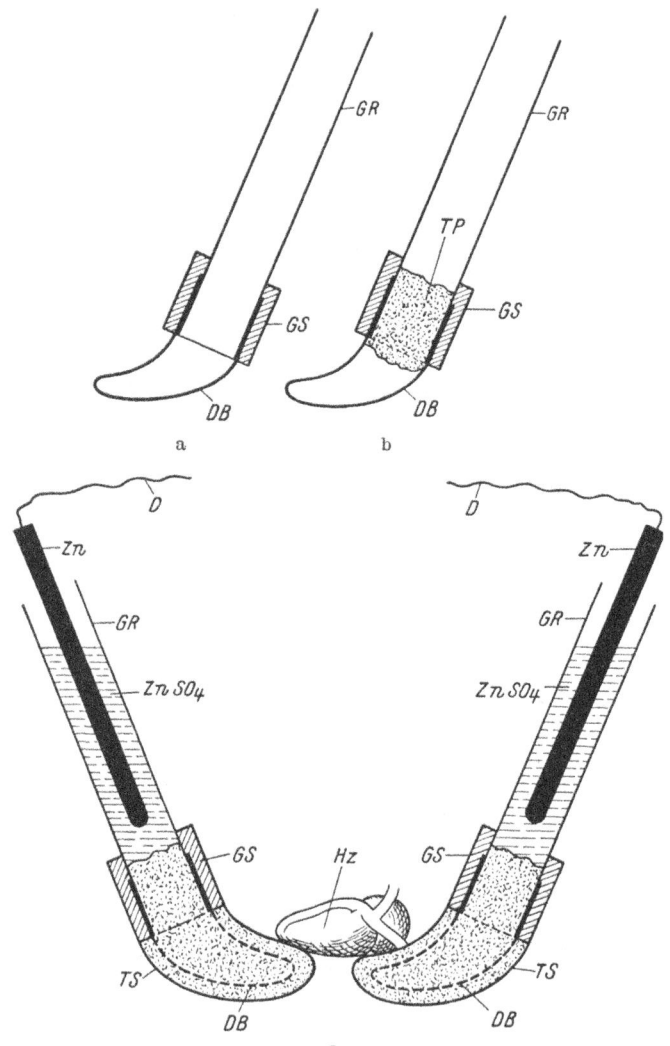

Abb. 65. Herstellung der unpolarisierbaren Tonstiefelelektroden und Anordnung zur Abnahme der Herzkontraktionsströme. a leere Elektrodenhülse; b Elektrode mit eingesetztem Tonpfropfen; c zwei fertige Tonstiefelelektroden mit aufgelegtem Froschherzen. *D* Zuleitungsdraht; *DB* Drahtbügel. *GR* Glasrohr; *GS* Gummischlauch; *Hz* Froschherz; *TP* Tonpfropfen; *TS* Tonstiefel; *Zn* Zinkstab; *ZnSO₄* gesättigte Zinksulfatlösung. (Aus SCHEMINZKY: Physiolog. Prakt. 2. Aufl.)

Mit dem Verstärker-Oszillographen wird der Versuch im Prinzip gleich durchgeführt. Es kann eine photographisch aufzunehmende Registrierkurve gewonnen werden. In diesem Fall werden folgende Ableitungen registriert: 1. Spitze—Basis; 2. basaler und apikaler Teil an der Kammer; 3. zwei Punkte in der Mitte der Kammer vgl. Abb. 65. Für die Aufnahme monophasischer Ströme am Warmblüterherzen eignet sich die Mikro-Sogelektrode[1].

---

[1] SCHAEFER, PEÑA u. SCHÖLMERICH: Pflügers Arch. **246**, 728 (1943).

b) Aufnahme des menschlichen Elektrokardiogramms.

Aufgabe. Es ist das menschliche Elektrokardiogramm zu registrieren.

Prinzip der Methode. Das klassische Instrument ist das Saitengalvanometer zur Registrierung der Aktionsströme (vgl. Abb. 48f., S. 60). Dieses Instrument besitzt eine hohe Eigenschwingungszahl, die erforderliche elektrische Stromempfindlichkeit und einen passenden inneren Widerstand. Alle übrigen Galvanometer sind wegen ihrer niedrigen Eigenschwingung für die kurvengetreue Aufnahme des Ekg unbrauchbar. Die Oszillographen (Vibrationsgalvano-

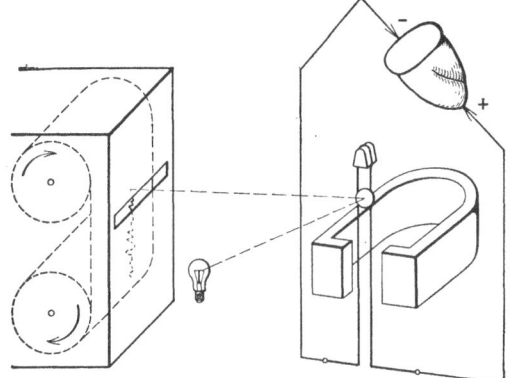

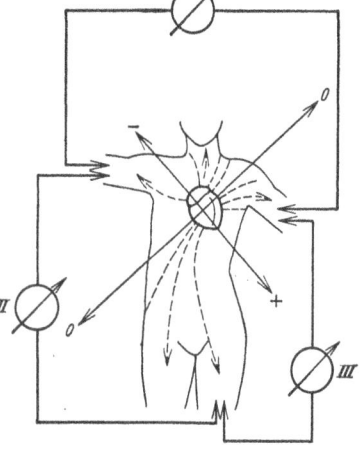

Abb. 66. Ableitung des Herzens von Basis und Spitze zu einem „Oszillographen". Die Schleife dreht sich bei Stromfluß im Feld des Magneten. Der Lichtzeiger des Oszillographenspiegels fällt in den Spalt der Kamera, hinter welchem Bromsilberpapier abläuft. (Aus H. REIN: Physiologie des Menschen, 5./6. Aufl.)

Abb. 67. Schema der drei gebräuchlichen Ableitungen des Ekg von den Extremitäten des Menschen. (Aus H. REIN: Physiologie des Menschen, 5./6. Aufl.)

meter, Elektronenstrahl-Oszillographen) besitzen zwar die erforderliche hohe Eigenschwingungszahl, sind aber alle so unempfindlich, daß sie zur direkten Aufnahme des Ekg nicht benützt werden können. Durch Zwischenschaltung eines Verstärkers werden sie aber brauchbar und haben wegen ihrer Unempfindlichkeit gegen mechanische Erschütterungen und der Einfachheit ihrer Verwendung das Saitengalvanometer ganz verdrängt.

Gebraucht werden: Saitengalvanometer[1] oder Oszillograph, Ableitelektroden, entweder Metallwannen oder Silberstreifen, die mit Kochsalz getränkten Gazebinden umwickelt werden, photographischer Registrierapparat, optischer Zeitschreiber.

Ausführung. Bei Anwendung eines *Saitengalvanometers* wird die Mitte der Saite durch eine Bogenlampe scharf beleuchtet und auf der Registrierfläche durch die Projektionsoptik genau als scharfe Linie abgebildet. Der zum Apparat gehörende Kompensations- und Eichapparat muß so geschaltet sein, daß keine Spannungen in die Saite gelangen können. Die Versuchsperson wird auf einen isolierten Stuhl gesetzt und mit den Elektroden in Verbindung gebracht. Werden Metallwannen benutzt, so werden dieselben mit körperwarmer 10- bis 20%iger Kochsalzlösung gefüllt, um den Übergangswiderstand der Haut zu erniedrigen. Auch die Binden, mit denen man die Silber-(eventuell Blei-) streifen umwickelt, werden mit körperwarmer Kochsalzlösung getränkt. Von den Elektroden führen Verbindungsdrähte zum Eichungs- und Kompensations-

---

[1] Eventuell mit einstufigem Vorverstärker nach COLLATZ: ABDERHALDENS Handbuch der biologischen Arbeitsmethoden, Abt. V, Teil 8.

kasten und von dort zum oberen und unteren Ende der Saite des Saitengalvanometers. Man beginnt mit allmählicher Ausstöpselung des Shuntes, wodurch ein Teil der von der Versuchsperson abgeleiteten Potentialdifferenz in das Saitengalvanometer gelangt. Dabei zeigt sich meist eine konstante einseitige Fadenablenkung, welche von Potentialdifferenzen der Haut herrührt. Dieser sog. Hautstrom ist mit einer Kompensationsvorrichtung zu kompensieren, indem abgegriffene Teile der Spannung eines Akkumulators in die Saite geschickt werden. Allmählich wird der ganze Shunt unter fortdauernder Kompensation des Hautstromes herausgenommen. Jetzt können die Schwankungen der Saite registriert werden. Es kommen folgende Ableitungen in Frage: vgl. Abb. 67,

I. Rechter Arm — linker Arm,
II. rechter Arm — linkes Bein,
III. linkes Bein — linker Arm.

Entweder nach oder vor der Aufnahme des Elektrokardiogramms muß geeicht werden, indem ein Millivolt durch die Versuchsperson und durch die Saite geschickt wird. Findet man hierbei, daß die Ausschläge zu klein sind, so wird mit Hilfe der Spannvorrichtung die Spannung der Saite vermindert, während bei zu großen Ausschlägen die Spannung der Saite vermehrt wird. Alle Änderungen der Saitenspannung erfolgen unter Beobachtung der Saite durch das seitenständig angebrachte Beobachtungsmikroskop. Die Saite darf nicht an das Beleuchtungs- oder Projektionsobjektiv anstoßen, da sie sonst zerreißt. Der geringeren Spannung der Saite entspricht größere Empfindlichkeit, dafür wird sie zeitlich träger. Je nachdem es mehr auf die Größe des Ausschlages oder auf die Richtigkeit der zeitlichen Veränderung ankommt, ist die Saitenspannung zu wählen.

Die Zeitregistrierung geschieht bei der Aufnahme des Elektrokardiogramms mit optischem Zeitschreiber, der auf Fünftel Sekunden eingestellt wird. Als photographischer Apparat dient ein Photokymographion. Bei den modernen *Oszillographen* ist der Verstärker, der Oszillograph und das Photokymographion mit dem Zeitschreiber, meist alles in einem Instrument, vereinigt. Die Wirkung des Hautstromes wird durch Kondensatoren, die nur die Schwankungen der Herzspannung durchlassen, ausgeschaltet.

Beobachtungsaufgaben. Das Ekg. einer gesunden Vp. ist in allen drei Ableitungen aufzunehmen und zu analysieren. Die zeitlichen Abstände und die Größe der einzelnen Ausschläge in mVolt sind zu vermessen. Interessant ist auch die gleichzeitige optische Registrierung des Carotispulses und der Vergleich der Pulskurve mit dem Ekg.

Nähere Angaben zur Elektrokardiographie vgl. E. KOCH[1].

31. Leistungsprüfung am gesunden Menschen
nach SCHNEIDER[2,3]

Zu diesen Aufgaben treten die Studenten im Sport- oder Badeanzug mit Turnschuhen an.

| Platz Nr. |

Aufgabe. Die Leistungsfähigkeit eines gesunden Menschen ist zu prüfen: 1. durch einen Test, der Herz und Kreislauf belastet; 2. durch Aufnahme einer Pulsindexkurve.

Gebraucht werden: 1 Ruhebett, Blutdruckapparat, Stoppuhr, kräftiger Stuhl, Stethoskop.

---

[1] KOCH, E.: Allgemeine Elektrokardiographie. Dresden u. Leipzig 1943.
[2] Vgl. BAINBRIDGE: Physiology of Muscular Exercise. Philadelphia 1933.
[3] Eine einfache Leistungsprüfung ist auch von BLASIUS [Arch. Kreislaufforsch. 12, 48 (1943)] angegeben worden.

Ausführung. *1. Leistungsprüfung.* Die Versuchsperson legt sich während 5 min. völlig entspannt auf das Ruhebett, bis der Puls ganz gleichförmig geworden ist. Die Pulszahl/min. wird notiert und der *systolische* Blutdruck so genau als möglich gemessen. Die Versuchsperson steht nunmehr auf und bleibt während 2 min. ruhig stehen. Nach dieser Zeit wird 1. die Pulszahl/min. im Stehen festgestellt (man achte bei Ruhe und im Stehen darauf, daß die Zahlen von 20 zu 20 sec. immer gleich sind, ist dies nicht der Fall, so muß mit der Messung zugewartet werden) und 2. der Blutdruck im Stehen gemessen. Mit der Stoppuhr wird jetzt eine Übung, bestehend aus „Stuhlsteigen" überwacht. Die Versuchsperson hat in 15 sec. 5mal auf einen Stuhl zu steigen. Die Übung ist einheitlich folgendermaßen auszuführen:

Das Kommando lautet: „Eins—hoch—ab—und—zwei—hoch—ab—und—drei—" usw. Auf „eins" wird ein Fuß bei gebeugtem Knie auf den Stuhlsitz gestellt, auf „hoch" stellt sich die Versuchsperson mit beiden Füßen auf den Stuhlsitz, auf „ab" wird ein Bein wieder auf den Boden gestellt, auf „und" das zweite Bein, usw. Der Zeitnehmer hat sein Kommando so einzurichten, daß das Aufsetzen beider Füße genau immer nach je 3 sec. erfolgt. Mit Beendigung der Übung beginnt die fortlaufende Pulszählung in Perioden von 15 sec. Die Werte werden mit 4 multipliziert und mit dem Ruhepuls im Stehen verglichen. Die Zählung wird solange fortgesetzt, bis der Puls auf den Ruhewert im Stehen zurückgekehrt ist und die Anzahl der abgelaufenen Sekunden notiert.

Aus der Tabelle 10 werden die „Punkte" ermittelt und zusammengezählt.

Als *Norm* gilt: Sehr gute Leistungsfähigkeit 17—18 Punkte
Gute Leistungsfähigkeit . . 14—16 „
Genügende Leistungsfähigkeit 8—13 „
Schwache Leistungsfähigkeit 7 oder weniger Punkte

Die Prüfung soll bei Wiederholung unter *gleichen Bedingungen* gut übereinstimmende Resultate geben.

Im Anschluß an diese Untersuchung kann die Prüfung auf Widerstandsfähigkeit gegen Sauerstoffmangel, vgl. **34 a**, S. 110, angeschlossen werden.

Tabelle 11. Bewertung der Leistungsfähigkeit.

1. Pulszahl in Ruhe		2. Pulszunahme beim Stehen (nach 2 min gemessen)				
Zahlen	Punkte	0–10 Schläge Punkte	11–18 Schläge Punkte	19–26 Schläge Punkte	27–34 Schläge Punkte	35–42 Schläge Punkte
50—60 . . .	3	3	3	2	1	0
61—70 . . .	3	3	2	1	0	—1
71—80 . . .	2	3	2	0	—1	—2
81—90 . . .	1	2	1	—1	—2	—3
91—100 . . .	0	1	0	—2	—3	—3
101—110 . . .	—1	0	—1	—3	—3	—3

3. Pulszahl im Stehen (nach 2 min gemessen)		4. Pulszunahme, gemessen 15 sec. nach der Übung				
		0–10	11–20	21–30	31–40	41–50
60—70 . . .	3	3	3	2	1	0
71—80 . . .	3	3	2	1	0	0
81—90 . . .	2	3	2	1	0	—1
91—100 . . .	1	1	1	0	—1	—2
101—110 . . .	1	1	0	—1	—2	—3
111—120 . . .	0	1	—1	—2	—3	—3
121—130 . . .	0	0	—2	—3	—3	—3
131—140 . . .	—1	0	—3	—3	—3	—3

Alle Zahlen beziehen sich immer auf Pulse/min.

Tabelle 11. (Fortsetzung.)

5. Rückkehr der Pulszahl zur Norm		6. Änderung des systolischen Blutdruckes im Stehen	
Sekunden	Punkte	Änderung in mm Hg	Punkte
0—30	3	Zunahme + 8 oder mehr .	3
31—60	2	Zunahme + 2 bis + 7 . . .	2
61—90	1	Keine Zunahme	1
91—120	0	Abfall von — 2 bis — 5 . .	0
Nach 120: 2—10 Schläge über Norm	—1	Abfall von mehr als 6 . . .	—1
Nach 120: 11—30 Schläge über Norm	—2		

Die Summe der aus 1. bis 6. ermittelten Punkte ergibt eine Bewertung für die Leistungsfähigkeit. **Maximum 18.**

2. *Die Pulsindexkurve.* Zur Ermittlung der Pulsindexkurve führt die Versuchsperson eine Reihe von Übungen mit zunehmender Belastung aus.

Die Versuchsperson sitzt ruhig auf einem Stuhl, bis der Puls gleichförmig wird. Der Puls wird nunmehr während 2 min. ausgezählt und als Zahl P_1 notiert. Dann wird die 1. Übung ausgeführt und *sofort* anschließend der Puls über 2 min. gezählt und als Zahl P_2 notiert. Jetzt wird gewartet, bis der Puls zur Norm zurückgekehrt ist und wiederum 2 min. lang ausgezählt = P_3. Anschließend wird die 2. Übung ausgeführt und sofort anschließend P_4 gemessen. In gleicher Weise werden die übrigen Übungen absolviert. Die „Ruhewerte" P_1, P_3, P_5, P_7 und P_9 dürfen um nicht mehr als 10—15 Schläge im 2 min.-Intervall auseinanderliegen, besonders zwischen Übung 4 und 5 muß so lange gewartet werden, bis sich der Puls entsprechend beruhigt hat.

Die Übung wird durchgeführt, indem 3 min. lang „Stuhlsteigen" in wechselnder Geschwindigkeit kommandiert wird. Die Versuchsperson steigt auf den Stuhl mit dem rechten Fuß, zieht den linken nach, drückt beide Knie durch, steigt mit dem rechten Fuß ab, zieht den linken nach, und so fort, vgl. S. 101.

Übung 1. Stuhlsteigen 1mal alle 5 sec., im ganzen 36mal,
„ 2. „ 3mal in 10 sec., im ganzen 54mal,
„ 3. „ 2mal „ 5 sec., „ „ 72mal,
„ 4. „ 1mal alle 2 sec., im ganzen 90mal,
„ 5. „ so schnell wie möglich während 3 min.
Anzahl notieren!

Besonders bei Übung 4 und 5 muß darauf geachtet werden, daß auf dem Stuhl beide Knie kurz durchgedrückt werden, damit der Schwerpunkt immer gleich gehoben wird!

Ordinate	Abszisse
P_2/P_1 . .	36
P_4/P_3 . .	54
P_6/P_5 . .	72
P_8/P_7 . .	90
P_{10}/P_9 . .	—

Berechnung. Als Pulsindex werden die Quotienten: P_2/P_1, P_4/P_3, P_6/P_5, P_8/P_7, P_{10}/P_9 bezeichnet.

In Tabelle 11 ist ein Musterblatt eines Funktionsprüfungsbefundes, wie es in Bern in den letzten 3 Jahren zur Anwendung kam, abgedruckt. Nach diesem Muster können hektographierte Blätter hergestellt werden, die von den Studenten auszufüllen und abzugeben sind.

Tabelle 12.

Physiologischer Kurs   Protokoll Nr. . . . . .

Befund der Funktionsprüfung.

Name. . . . .   Alter. . . . .
Größe. . . . .   Gewicht. . . . . .   Untersucher. . . . .

Punkte
1. Pulszahl in Ruhe . . . .
2. Pulszunahme beim Stehen . . . .
3. Pulszahl im Stehen . . . .
4. Pulszahl 15 sec. nach Übung . . . .
5. Rückkehr der Pulszahl zur Norm. . . .sec. . . . . .
6. Änderung des Blutdruckes . . . .

Bewertung der Leistungsfähigkeit: Punkte: . . . .

Tabelle 12. (Fortsetzung.)

Pulsindex.

I	II	III	IV	V
1× alle 5 sec. total 36×	3× in 10 sec. total 54×	2× in 5 sec. total 72×	1× alle 2 sec. total 90×	So schnell als möglich total . . . ×
P_1 =	P_3 =	P_5 =	P_7 =	P_9 =
P_2 =	P_4 =	P_6 =	P_8 =	P_{10} =
P_2/P_1 =	P_4/P_3 =	P_6/P_5 =	P_8/P_7 =	P_{10}/P_9 =
A = mkg	A = mkg	A = mkg	A = mkg	A = mkg

Beilage: *Pulsindexkurve.*

Allgemeine Beurteilung. Lebensweise, Sport, Alkohol, Nikotinverbrauch, durchschnittliches Schlafbedürfnis, Ernährung, allgemeine Charakterisierung des Typs.

32. Perkussion und Auskultation am Menschen.

Zu diesen Aufgaben treten die Studenten im Sport- oder Badeanzug an.

Platz Nr.

Aufgabe. Durch Perkussion und Auskultation sind festzustellen:

1. die Ausdehnung der Lungen,
2. die Bewegungen des Zwerchfells und der Lungen,
3. die Grenzen des Herzens,
4. die Herztöne,
5. durch Palpation ist die Lage des Herzspitzenstoßes festzustellen und eine Herzspitzenstoßkurve aufzunehmen,
6. Beobachtung der Tätigkeit der Herzklappen.

Gebraucht werden: Monaurales und binaurales Stethoskop, Plessimeter, Untersuchungsbett, Farbstifte.

(Für die Herzspitzenstoßkurve: Kardiograph, MAREYsche Kapsel, MAREYs Kardiographenventil, Schlauch, Kymographion, elektrisches Markiersignal, Tasterschlüssel, Zeitmarkierung, Stromquelle, Stativ.)

Ausführung. *1. Die Ausdehnung der Lungen.* Auf den unbekleideten Thorax wird die linke Hand fest aufgelegt. Der hackenförmig gekrümmte Mittelfinger der rechten Hand schlägt kurz, leicht und elastisch unter Bewegung des Handgelenkes auf die zweite Phalanx des Mittelfingers der linken Hand. Der Schlag geschieht stets senkrecht auf die Oberfläche des Thorax. Je nach der Stärke des Schlages ist schwache, mittelstarke und starke Perkussion zu unterscheiden. Man trennt folgende Schallqualitäten:

a) *Laut* und *leise* (= hell und gedämpft),
b) *langschallend* und *kurzschallend* (= voll und leer),
c) *hoch* und *tief,*
d) *klangähnlich* und *nichtklangähnlich* (= tympanitisch und nichttympanitisch).

Am normalen Menschen findet man lauten Schall im Bereich der Lunge, des Magens und des Darmes, leisen Schall erhält man an den Stellen wo Herz, Leber, Milz und Nieren der Wandung anliegen. Luftleere harte Teile, wie z. B. das Sternum leiten den Schall fort, so daß lufthaltige Organe, die ihnen anliegen, vorzüglich perkutiert werden können. Langschallend ist der Schall der normalen Lunge. Kurzschallend ist der Schall über der Muskulatur oder über einer infiltrierten Lunge. Die Höhe des Tones ist gegeben durch die Zahl der Schwingungen in der Sekunde. Die tiefen Eigentöne des Lungenschalles (etwa 120/sec.) werden am besten wahrgenommen, wenn man mit einem Reflexhammer auf einen der Brustwand angelegten Radiergummi klopft. Beim tympanitischen Schall, wie er über einem lufthaltigen Magen oder Darm gefunden wird, ist ein Ton-beherrscher vorhanden, der die Tonlage besonders stark zum Anklingen bringt. Der tympanitische Schall ist meist durch eine hohe Tonlage ausgezeichnet.

Die *untere Lungengrenze* (vgl. Abb. 68) wird am rechten Sternalrand auf der 6. Rippe, in der rechten Mamillarlinie meist am unteren Rand der 6. Rippe, in der vorderen Axillarlinie am unteren Rand der 7., in der Scapularlinie an der 9. Rippe, neben der Wirbelsäule am Proc. spinosus des 11. Brustwirbels gefunden. Auf der linken Seite wird durch die Herzdämpfung und den lauten tympanitischen Schall des Magens die Feststellung erschwert.

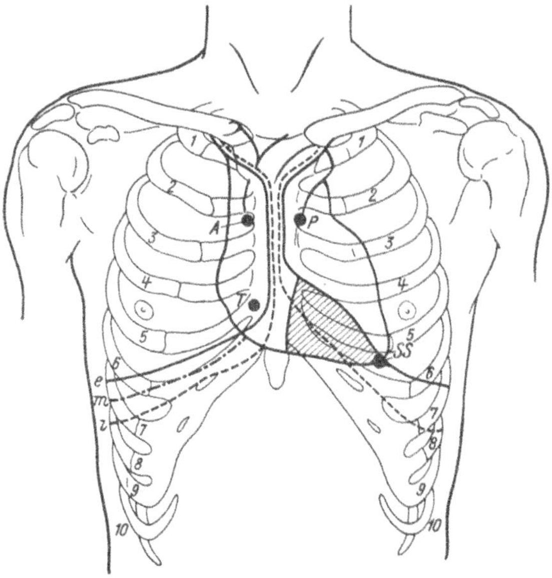

Abb. 68. Schematische Darstellung der Lage des Herzens im Brust-raum und der Lage der Lungengrenzen bei maximaler Inspira-tion (*i*), Exspiration (*e*) und mittlerer Atmungslage (*m*). Auskul-tationspunkte: *A* Aortenklappe; *P* Pulmonalisklappe; *T* Tricus-pidalisklappe; *SS* Lage des Spitzenstoßes. Das schraffierte Gebiet entspricht der absoluten Herzdämpfung.
(Aus Scheminzky: Physiolog. Praktikum, 2. Aufl.)

Die *obere Lungengrenze* liegt vorne 3—4 cm über dem oberen Rand der Clavicula, hinten in der Höhe des Proc. spinosus des 7. Halswirbels. *Die Grenzen sind zu er-mitteln und mit Farbstift fest-zuhalten.*

2. *Die Bewegungen des Zwerchfells.* Man stellt sich hinter die Versuchsperson, die mit nach vorne geneigtem Kopf und Schultern und schlaff herabhängenden Ar-men auf einem Stuhle oder im Bett sitzt. In Exspirations-stellung wird die Lungen-grenze festgestellt. Etwa 3 bis 4 cm tiefer wird nun fortlau-fend perkutiert, während die Versuchsperson eine tiefe In-spiration ausführt. Das Tiefer-treten des Zwerchfells wird deutlich am Auftreten des Lungenschalles wahrgenom-men. Bei der Exspiration ver-schwindet der Lungenschall an der perkutierten Stelle mit dem Hochgehen des Zwerchfells. Die gleiche Beobachtung wird auch vorne durchgeführt. Die Grenzen der Verschieblichkeit können in der Seitenlage 9 cm und mehr betragen. Sie sind mit Farbstift zu markieren.

3. *Die Grenzen des Herzens* (vgl. Abb. 68). Man beginne mit starker Per-kussion der rechten Seite, indem man in der rechten Parasternallinie nach ab-wärts perkutiert: der volle, tiefe und lang dauernde, reine Lungenschall geht über in einen intensiv gedämpften, die Leberdämpfung. Hierauf perkutiert man in der linken Parasternallinie, bis man auf die Herzdämpfung trifft, sodann vom linken Sternalrand nach außen zu, bis man wieder in das Gebiet des hellen Lungenschalles gelangt. Auf diese Weise fortfahrend, grenzt man allseitig die Zone des durch das Herz bedingten intensiv gedämpften Schalles ab und zeichnet die gefundenen Grenzen mit dem Farbstift auf. Hierauf schreitet man von oben und seitwärts vor zur oberflächlichen oder leisen Perkussion. Hierbei muß nicht allein sehr leise perkutiert werden, sondern der aufliegende Finger soll nur durch seine eigene Schwere der Brustwand aufliegen. Die auf diese Weise perkutierten Grenzen sind diejenigen der oberflächlichen Herzdämpfung, bedingt durch den-jenigen Teil des Herzens, welcher nicht durch die Lunge überdeckt ist.

4. *Die Herztöne.* Um die Herztöne zu hören, muß das Stethoskop auf die in Abb. 68 bezeichneten Stellen aufgesetzt werden. Das Ohr wird fest auf den

Hörtrichter aufgelegt. Jede Reibung des Stethoskops ist zu vermeiden, weil sie Veranlassung zu Geräuschen gibt. Die Mitralklappe wird im 5. Intercostalraum etwas innerhalb der Mamillarlinie am Ort des Spitzenstoßes auskultiert, die Tricuspidalklappe am unteren Ende des Sternums. Den Ton der Pulmonalklappe behorcht man links vom Sternalrand im 2. Intercostalraum; denjenigen der Aortenklappe im rechten 2. Intercostalraum. Die Unterscheidung von 1. und 2. Herzton ist in Ruhe leicht. Man übt sich auch in der Unterscheidung an einer Versuchsperson, deren Pulsfrequenz durch körperliche Arbeit erhöht wurde.

   5. *Aufnahme einer Herzspitzenstoßkurve.* Vor Anlegung des Apparates zur Verzeichnung des Herzspitzenstoßes wird der Ort des deutlichst fühlbaren Spitzenstoßes durch Betasten der Brustwand mit zwei nebeneinanderliegenden Fingern einer Hand aufgesucht und mit einem Farbstift bezeichnet. Bei den meisten Menschen ist der Herzspitzenstoß am deutlichsten im 5. Intercostalraum und etwas innerhalb der Mamillarlinie (Medioclavicularlinie) zu fühlen. Zur Aufzeichnung des Herzspitzenstoßes bedient man sich des Kardiographen, der mit einer MAREYschen Registrierkapsel durch einen Schlauch von 3—5 mm lichter Weite und 1 bis 1,5 mm Wandstärke verbunden wird (vgl. Abb. 69). Die Ausschläge werden registriert. Der ganze Apparat ist mit einem Gurtband versehen, das den angelegten Apparat auf der Brust fixiert. Der Apparat wird an die entblößte Brust der sitzenden, stehenden oder liegenden Versuchsperson so angelegt, daß die Pelotte P auf der Stelle des deutlichsten Herzspitzenstoßes genau senkrecht steht, was durch passendes Verstellen der Aufnahmekapsel ermöglicht wird. Dann verbindet man den Kardiographen unter Zwischenschaltung einer MAREYschen Registrierkapsel. Um die Ausschläge des Schreibhebels in ihrer Größe verändern zu

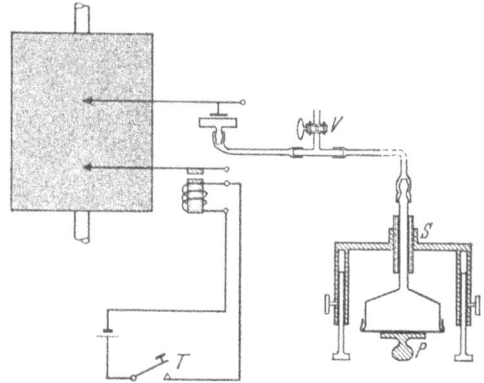

Abb. 69. Anordnung zur Aufnahme einer Herzspitzenstoßkurve. *P* Gummiplatte mit Tastknopf zur Abnahme des Spitzenstoßes auf der Thoraxwand; *S* Schraube zur Regulierung des Tastdruckes; *V* Ventil zur Entlastung der Schreibkapsel bei Veränderungen des Tastdruckes; *T* elektrische Taste zur gleichzeitigen Markierung der abgehorchten Herztöne.

können, kann die Trommel durch eine Schraube ohne Ende verstellt werden, wodurch das an dem Schreibhebel angreifende Stäbchen dem Drehpunkt des Hebels genähert oder von ihm entfernt werden kann. Das MAREYsche Ventil *V* besteht aus einer beiderseits mit Schlauchansätzen versehenen Röhre, die sich nach oben durch ein enges kurzes Röhrchen öffnet. Die Mündung des letzteren ist durch eine federnde Hebelvorrichtung verschlossen, die sich durch Druck öffnen läßt. Während der Herstellung der Verbindungen ist das MAREYsche Ventil, um die Gummimembran der Kapsel vor allen gewaltsamen Dehnungen zu bewahren, offen zu halten.

   Sobald der Kardiograph angelegt ist, wobei die Gurten so fest angezogen werden müssen, daß sich der Apparat durch die Atembewegungen nicht verschiebt, wird die Verbindung mit der Schreibkapsel hergestellt und dann der Seitenweg des *T*-Rohres bzw. die Öffnung des Ventils verschlossen. Nun reguliert man durch Drehen an der Schraubenführung *S* der Kardiographentrommel den Druck der Pelotte *P* auf die Gummimembran so lange, bis man entsprechend große Ausschläge des Schreibhebels erhält. Die Höhe einer guten Kurve braucht 1 cm nicht zu übersteigen. Es ist wichtig, die Pelotte nicht zu fest anzudrücken, weil sonst die Gummimembran des Kardiographen zu stark angespannt wird. Dadurch werden die Ausschläge der Membran nicht nur im ganzen kleiner, sondern die Kurve wird entstellt, weil bei der gespannten Gummimembran bei gleichem Drücken die Deformation um so geringer ausfällt, je stärker die Membran durch die vorangehende Ausdehnung schon gespannt ist. Deshalb wird man die besten Kurven bei einer Spannung der Gummimembran erhalten, welche von der Anfangsstellung nicht zuviel abweicht, zumal bei der Bespannung der Kapsel die Gummimembran ohnehin etwas über ihre elastische Gleichgewichtslage gespannt wird. Es ist deshalb bei der Neubespannung der Kapseln darauf zu achten, daß die Gummimembran zwar allseitig straff gezogen wird, aber keinesfalls zu stark gespannt wird, auch ungleiche Spannung der Membran nach einer Seite muß vermieden werden. Um die Kurve des Herzstoßes in ihren Einzelheiten aufzuklären, werden die Herztöne und die Zeit mit registriert. Die Schreibspitze der MAREY-Kapsel und des elektrischen Signales *ES* müssen genau in einer Vertikalen liegen. Die Einstellung wird durch Benutzung eines vertikal verschiebbaren Kymographions und des vertikal verschiebbaren Stativs erleichtert. Die mit dem binauralen Stethoskop gehörten Herztöne werden durch kurzes Aufschlagen auf den Tasterschlüssel *T* markiert. Vor der Registrierung wird das richtige Markieren beider Töne eingeübt. Die Lage des zweiten Herztones in der Kurve markiert den Schluß der Semilunarklappen.

33. Mechanik der Atmung.

a) Bestimmung der Atemmittellage und der Vitalkapazität.

Aufgabe. Bestimmung der Exspirationsstellung, d. h. des totalen Luftquantums in den Lungen nach einer normalen Exspiration, der Mittelstellung, d. h. der Luftmenge, welche während normaler Respiration in den Lungen vorhanden ist, und der Vitalkapazität, d. h. der nach einer möglichst tiefen Einatmung durch darauffolgende tiefste Ausatmung geförderten Luftmenge. Zu den Volumina, die bei Bestimmung der Exspirationsstellung bzw. Mittelstellung abgelesen werden, hat man noch das Volumen der Residualluft hinzuzufügen.

α) *Ausführung mit registrierendem Spirometer* mit auswechselbarem Mundstück, vgl. Abb. 70.

Ausführung. Das registrierende Spirometer wird mit 3 bis 4 l atmosphärischer Luft gefüllt. Die Versuchsperson atmet in das Mundstück bei verschlossener Nase zur Übung erst einige Minuten lang nach außen, was durch die hierzu geeignete Stellung des Hahnes hinter dem Mundstück erreicht wird. Am Schluß einer

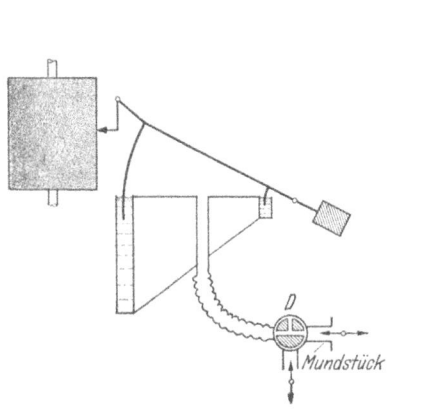

Abb. 70. Registrierendes Spirometer. Die gut ausbalancierte Tauchglocke (im Schnitt gezeichnet) ist mit einem Schreibhebel versehen und registriert Volumzu- und -abnahme auf der berußten Trommel.

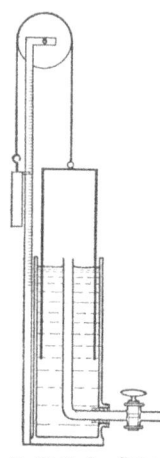

Abb. 71. Einfaches Spirometer. Der Stand der Tauchglocke kann an einer in cm³ geeichten Skala abgelesen werden.

normalen Exspiration wird der Hahn, ohne daß es die Versuchsperson merkt, so gedreht, daß der Weg nach dem Spirometer frei ist. Man registriert ein paar Atemzüge bei langsamer Trommeldrehung. Dann wird eine möglichst tiefe Einatmung mit folgender möglichst tiefer Ausatmung von der Versuchsperson angeführt. Nachfolgendes Versuchsbeispiel von KROGH erläutert Einzelheiten des Verfahrens.

Um die geatmeten Volumina auf der Rußkurve gut ablesen zu können, werden nach beendigtem Versuch für verschiedene Spirometerstellungen die entsprechenden Ordinaten durch Drehung der Rußtrommel von Hand und Beschriftung mit Schreibstift eingezeichnet.

Versuchsbeispiel. Im Spirometer bei normaler Exspirationstellung 3,55 l; bei normaler Inspirationsstellung 2,88 l; bei tiefster Inspirationsstellung 1,17 l; bei tiefster Exspirationsstellung 4,94 l.

Daraus Vitalkapazität: 4,94—1,17 = 3,77 l; Reserveluft: 4,94—3,55 = 1,39 l

Exspirationsstellung: 1,39 + Residualluft; Mittelstellung $1{,}39 + \dfrac{3{,}55 - 2{,}88}{2} =$

1,73 l + Residualluft.

β) *Ausführung mit einfachem Spirometer* mit auswechselbarem Mundstück, vgl. Abb. 71.

Ausführung. Man stelle die Spirometerglocke auf Null, mache eine möglichst tiefe Einatmung, bringe das Mundstück in den Mund und atme nun so tief wie möglich aus. Die so gefundene Luftmenge stellt die Vitalkapazität dar. Vor jeder neuen Atmung in den Spirometer wird *langsam* bei geöffnetem Hahn die schwimmende Glocke herabgedrückt.

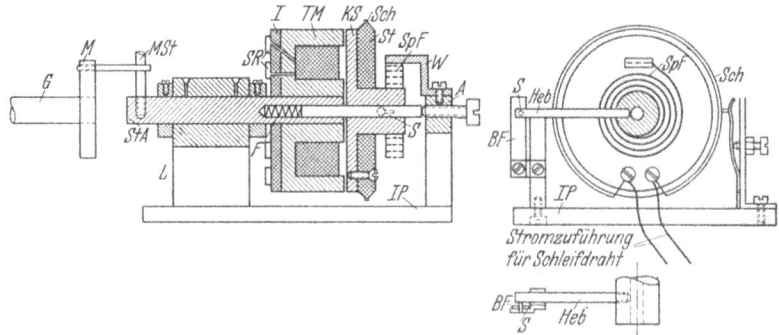

Abb. 72. Registrierende Gasuhr nach REIN und HAMPEL, vereinfachtes Modell. *G* Gasuhrachse; *M* Mitnehmer; *MSt* Mitnahmestift der Achse *StA*; *TM* Topfmagnet; *J* Isolierschicht; *SR* Schleifkontakte für die Stromzufuhr zum Topfmagneten; *F* Feder; *KS* Kupplungsscheibe; *Sch* Schleifdraht; *ST* Schleifdrahtträger. *SpF* Spiralfeder, gehalten durch Winkel *W*; *A* Anschlag; *S* Stift (s. Text). — Rechts: *Sch* Schleifdraht auf Schleifdrahtträger und Schleifkontakt; *Heb* Hebel mit Stift *S*; *BF* Blattfeder. — Unten: Hebel *Heb* mit Stift *S*, der in der Blattfeder *BF* einhakt.
Mit jeder Inspiration durch die Gasuhr wird der Schleifdraht um einen entsprechenden Betrag am Schleifkontakt vorbeibewegt, wodurch ein entsprechender Ausschlag des Galvanometers hervorgerufen wird. In bestimmten, willkürlich wählbaren, aber jedesmal genau gleichen Zeitabständen (z. B. alle 20 sec.) muß nun der Schleifdraht auf seinen Ausgangspunkt zurückgedreht werden. Dies geschieht durch Zurückdrehung der ganzen Scheibe nach Entkupplung der Kupplungsscheibe *KS* vom Topfmagneten *TM* mit Hilfe der Spiralfeder *SpF*. Die Entkupplung geschieht auf elektrischem Wege durch Unterbrechung des Erregerstromes für den Topfmagneten durch eine Kontaktuhr über ein einfaches Relais. Die Spiralfeder setzt durch den Winkel *W* am Stativ an, durch den eine Veränderung der Federspannung bewirkt werden kann. Mit dem anderen Ende setzt sie an der Achse der Kupplungsscheibe und des Schleifdrahtträgers an.

Beobachtungsaufgaben. 1. Bestimmung der *Respirationsluft*. Von einer abgelesenen mittleren Stellung des Zylinders aus vollführt man eine gewöhnliche Atmung.

2. Komplementärluft. Nach einer gewöhnlichen Ausatmung macht man eine forcierte Einatmung aus dem gehobenen Zylinder und zieht davon den Betrag der Respirationsluft ab.

3. Reserveluft. Nach einer gewöhnlichen Inspiration vollführt man eine forcierte Exspiration in den Spirometerzylinder und zieht von dem Luftvolumen die Inspirationsluft ab.

γ) Für wissenschaftliche Zwecke und fortlaufende Registrierung ist die Gasuhr mit Schleifdrahtanordnung nach REIN (vgl. Abb. 72)[1] sehr zu empfehlen. Eine einfache Ausführung ist von KRAMER und GAUER[2] angegeben worden. Eine Registrieranordnung, die mit einfachsten Mitteln aufzustellen ist und bei Tier und Mensch die je Minute geatmete Menge, unabhängig von der Geschwindigkeit aufzeichnet, hat GADDUM[3] angegeben. Bezüglich *Pneumotachographie* vgl. FLEISCH[4].

b) Herstellung eines Thorax-Lungenmodells.

Aufgabe. Die Druckverhältnisse im Pleuraraum bei der Atmung sind modellmäßig zu untersuchen.

Gebraucht werden: Pulverflasche mit abgesprengtem Boden, am Hals mit doppelt durchbohrtem Kork, am offenen Teil mit Gummimembran *G* verschlossen. 1. Zuführung: gabelförmig ver-

Platz Nr.

[1] REIN, H.: ABDERHALDENs Handbuch der biologischen Arbeitsmethoden, Bd. IV, Teil 13.
[2] KRAMER, K. und O. GAUER: Pflügers Archiv **244**, 662 (1941).
[3] GADDUM, J. H.: J. of Physiol. **99**, 257 (1941).
[4] FLEISCH, A.: ABDERHALDENs Handbuch der biologischen Arbeitsmethoden, Bd. V, Teil 8.

zweigtes Glasrohr mit zwei Säcken aus Kondomgummi *LL*. 2. Zuführung: kommuniziert mit dem Raum zwischen Flasche und den beiden Gummisäcken („Pleuraraum" *P*.) Beide Zuführungen mit *T*-Stücken an Manometer angeschlossen und durch Schlauchklemmen abschließbar (Abb. 73).

Beobachtungsaufgaben.

1. Aufblähen der Gummisäcke („Lungen") von der 1. Zuführung („Trachea") aus, Abklemmen der Trachea, Manometer ablesen.

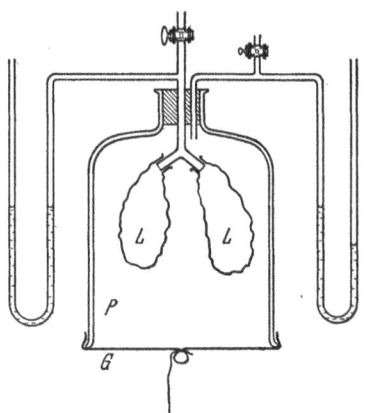

Abb. 73. Modell zur Darstellung der Wirkung des Zwerchfelles. Die Glasglocke ist am offenen Ende mit der Gummimembran *G* überzogen („Zwerchfell") Die „Lungen" sind durch zwei Säckchen aus Kondomgummi dargestellt. Der mit Luft gefüllte „Pleuraraum" *P* steht mit dem einen Manometer, die Lungen stehen mit dem anderen Manometer in Verbindung.

2. 2. Zuführung („Pleuraraum") abklemmen. „Trachea" öffnen. Die „Lungen" kollabieren nicht. Manometer ablesen.

3. Aufblähen der „Lungen" durch Saugen am „Pleuraraum", Abklemmen des „Pleuraraumes", Manometer ablesen. Ausführung von Zwerchfellatmung durch Herausziehen der hochgewölbten Gummimembran. („Zwerchfell") Manometerschwankungen ablesen.

4. „Trachea" verschließen, Hochdrücken des Zwerchfelles („Bauchpresse"), Manometer ablesen und „Trachea" plötzlich öffnen („Hustenstoß").

5. „Trachea" verschließen. „Zwerchfell" nach unten ziehen und Manometer ablesen. („MÜLLERscher Versuch"), „Trachea" öffnen und nach Druckausgleich wieder schließen. „Zwerchfell" durch „Bauchpresse" nach oben drücken und Manometer ablesen. (VALSALVAscher Versuch.)

6. „Pleuraraum" gut aussaugen und verschließen. Einige normale „Atemzüge" durchführen. „Pleuraraum" plötzlich öffnen. „Die Lungen" kollabieren („Pneumothorax") und die „Zwerchfellatmung" kann nicht mehr betätigt werden.

c) Registrierung des negativen Drucks im Pleuraraum bei Atembewegungen.

In Zusammenarbeit mit der medizinischen Klinik können die Druckverhältnisse im Pleuraraum mit *elastischem* Manometer und optischer Übertragung sehr schön anläßlich der Nachfüllung von Pneumothorax-Patienten vorgeführt werden. Vor dem Gebrauch von Wassermanometern für derartige Versuche muß wegen der Gefahr von Inspiration dringend gewarnt werden.

34. Chemische Steuerung der Atmung.

a) Regulation der Atmung durch CO_2-Überschuß und O_2-Mangel.

Platz Nr.

Aufgabe. Die Atmung bei Sauerstoffmangel ist einmal bei Kohlensäureanreicherung und einmal ohne gleichzeitige Kohlensäurewirkung zu untersuchen.

Prinzip der Methode. Aus einem geschlossenen System wird einmal ohne und einmal mit gleichzeitiger CO_2-Absorption hin- und zurückgeatmet. Durch Registrierung wird der Unterschied im Atemtyp besonders deutlich.

Gebraucht werden: Registrierendes Spirometer, große Vorlageflasche, Gummimundstück, Nasenklemme, Kalihydrat- oder Natronkalkpatrone, weite Schläuche.

Ausführung. Die Versuchsperson nimmt das Gummimundstück in den Mund und verbindet dasselbe durch einen möglichst kurzen weiten Schlauch mit der großen Vorlageflasche. Das zweite Rohr der Vorlageflasche wird mit dem genau äquilibrierten Spirometer verbunden. Nachdem die Versuchsperson die Nase mit der Nasenklemme verschlossen hat, atmet sie in dem System

hin und her. Mit dem registrierenden Spirometer wird die allmähliche Veränderung der Atmung als Kurve geschrieben, außerdem wird die Gesichtsfarbe
beobachtet. Die Versuchsperson hat selbst auf das eigene subjektive Empfinden
zu achten. Der Versuch wird abgebrochen, sobald die Atmungsbeschwerden zu
groß werden.

Im zweiten Teil des Versuches werden zur Absorption der Kohlensäure angefeuchtete Kalihydratstangen in die Vorlageflasche gebracht, oder eine Natronkalkpatrone eingeschaltet. Das Spirometer und die Vorlageflaschen sind gründlich zu durchlüften, damit keine Ausatmungsluft vom 1. Versuch her übrig-
bleibt. Im übrigen gestaltet sich die Ausführung des Versuches wie zuvor.

Die qualitativen und zeitlichen Unterschiede in den Ergebnissen sind zu
beachten und die erhaltenen Kurven zu vergleichen.

Der zweite Teil des Versuches ist gleichzeitig eine Prüfungsmethode der
Widerstandsfähigkeit der Versuchsperson gegen Sauerstoffmangel. Sie kann
an die allgemeine Leistungsprüfung, vgl. **31**, S. 102, angeschlossen werden.

b) Thorakographie.

Aufgabe. Die Atembewegungen des Menschen sind unter
verschiedenen äußeren Bedingungen zu registrieren.

Gebraucht werden: Thorakograph mit pneumatischer Übertragung oder direkter Übertragung auf eine von der Versuchsperson mitgetragene Registriertrommel (registrierender Thorakograph nach VERZÁR) (Abb. 74), Rußkymographion, JAQUET-Uhr.

Abb. 74. Thorakograph von VERZÁR. Der Apparat besteht aus
einem kleinen Kymographion, auf dem ein Schreiber, der mit einem
unelastischen Band den Thorax umgibt, den Thoraxraum direkt
registriert. Das kleine Uhrwerk U dreht einen Zylinder aus leichtem
Metall(C). Auf diesem wird glattes weißes Papier aufgespannt. Die
Umdrehungszeit beträgt 45 Min. Die Oberfläche des Papiers ist
7 × 8 cm. Längs der Walze, an der beim Tragen des Apparates dem
Körper zugekehrten Seite, ist eine Laufschiene L angebracht, in der
ein Silberstift in einer Metallfassung St läuft. Durch den an der Fas-
sung angebrachten Hebelarm H_1, der mit einer Feder F_1 verbunden
ist, wird der Stift in einer Nullage lose festgehalten. Der Hebelarm
wird mit dem einen Ende eines Stahlbandes verbunden, das um den
Brustkorb herumgelegt wird und dessen anderes Ende an dem ebenfalls gegen eine Feder F_2 beweglichen Uhrwerk-Walzensystem befestigt wird. Bei den Atembewegungen des Brustkorbes bewegt sich
nun einerseits der Stift entlang der Walzenfläche, andererseits die
Walzenfläche entlang dem Stift. Bei der langsamen Umdrehung
fallen die Kurven der einzelnen Atemzüge eng aufeinander, was aber
für die Registrierung der Änderung der Mittellage nur günstig ist.
[Nach VERZÁR: Pflügers Arch. **232** (1933).]

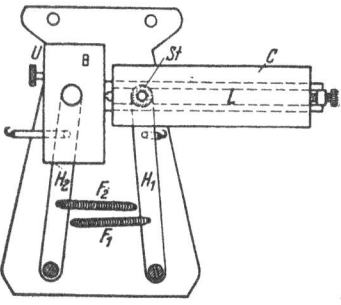

Ausführung. Der Thorakograph wird mit leichter Spannung um den Thorax
gelegt und der Schlauchansatz durch Schlauch mit der MAREYschen Kapsel mit
Schreibhebel verbunden. Das Rußkymographion ist auf etwa 2 mm/sec. einzustellen. Die Versuchsperson darf die Registrierung nicht sehen und muß etwas abgelenkt werden. Bei exakter Ausführung muß die Abdominalatmung durch ein
Spezialkorsett ausgeschaltet werden.

Beobachtungsaufgaben.

1. Aufschreiben der normalen Atmung über einen Trommelumfang.

2. Nach 30 sec. normaler Atmung liest die Versuchsperson 30 sec. lang langsam
und deutlich aus einem Buch vor. Vergleich der normalen und der willkürlich ge-
steuerten Atmung.

3. Nach 30 sec. normaler Atmung trinkt die Versuchsperson ein großes Glas
Wasser ohne abzusetzen aus, anschließend 30 sec. weiterregistrieren.

4. Die Versuchsperson atmet 1 min. reinen Sauerstoff ein. Registrierung der
Atmung bei und im Anschluß an diese Atmung. Apnoe.

5. Die Versuchsperson atmet 30 sec. reinen Stickstoff ein. Registrierung der
Atmung bei und im Anschluß an diese Atmung. Dyspnoe.

6. Bestimmung der Zeit, während welcher der Atem angehalten werden kann,
einmal nach normaler Atmung und einmal nach vorausgegangener Einatmung von
reinem Sauerstoff.

35. Untersuchung der Atmungsluft.

a) Die Gasanalyse nach HALDANE.

Aufgabe. Der Sauerstoff- und Kohlensäuregehalt einer Gasprobe ist zu bestimmen.

Prinzip der Methode. Durch Absorption der Gase nacheinander in entsprechenden Absorptionsflüssigkeiten, kann aus der jeweils erfolgenden Volumverminderung der prozentuale Anteil in der Gasprobe bestimmt werden. Wichtig ist die richtige Einhaltung der Reihenfolge der Absorptionen, so daß Gewähr besteht, daß jeweils nur eine Gasart allein absorbiert wurde, ferner die Ausschaltung von Schwankungen des Barometerdruckes und die Durchführung der volumetrischen Messung bei konstanter Temperatur.

Gebraucht werden: HALDANE-Apparat, vgl. Abb. 75a, eventuell mit automatischer Mischvorrichtung, bei der die Hebung und Senkung der Nivellierbirne durch Hebelübertragung von einem Elektromotor ausgeführt wird (besonders geeignet für Reihenuntersuchungen ist die Aufstellung von 2 Apparaten mit automatischer Mischvorrichtung in der Mitte; während an einer Apparatur abgelesen wird, läßt man an der anderen die Mischvorrichtung laufen) oder für den Studentenkurs sehr geeignet mit Sicherheitsvorrichtung nach BARCROFT[1]. Diese *Sicherheitsvorrichtung* besteht aus einem Zusatzstück:

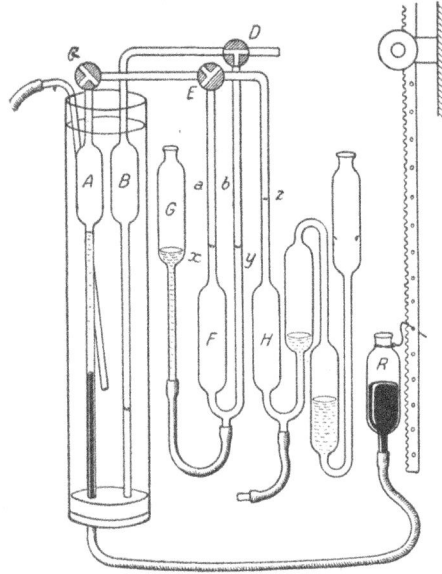

Abb. 75 a. Apparat zur Gasanalyse. (Nach HALDANE.)
A Gasbürette (10—20 cm³) in Wasserbad angeordnet mit Quecksilber als „Sperrflüssigkeit" gefüllt. Bei entsprechender Stellung des Dreiwegehahnes *C* und Senkung des Überlaufgefäßes *R* kann das Hg unten aus der Bürette auslaufen und oben die zu analysierende Luft in dieselbe eintreten. Nach Umstellung von *C* wird über den entsprechend gestellten Hahn *E* das Gas nach *F* gedrückt (durch Hochheben von *R!*), wo CO₂ aus dem Gas durch Kalilauge gebunden wird. Der größte Teil der Lauge weicht dabei nach *G* aus. Nach Rücksaugung des Gasrestes in die Bürette *A* (so lange, bis der Laugenmeniscus wieder bei *x* steht!) kann die mit CO₂ gleichbedeutende Volumabnahme abgelesen werden. Nach Umstellung von Hahn *E* wird die CO₂-freie Luft in *H* gepreßt. Die dort befindliche Pyrogallollösung bindet O₂. Nach der Rücksaugung des Gasrestes in *A*, und zwar bis der Meniskenstand *z* wieder erreicht ist, kann die neuerliche Volumabnahme (gleichbedeutend mit dem O₂-Gehalt) abgelesen werden. *B*, *D* und *y* sind eine Ausgleichsvorrichtung für Temperaturfehler. (Aus H. REIN: Physiologie des Menschen, 5./6. Aufl.)

Die Nivellierbirne trägt an ihrem unteren Ende einen Hahn mit Sicherheitsfeder und an diesen angeschlossen einen Gummischlauch von 9 mm innerem Durchmesser, 2,2 mm Wanddicke und 6 cm Länge. Dieser Schlauch wird mit Isolierband umwickelt, so daß die Windungen sich eben gerade überlappen. Die Dimensionen gelten für den 10-cm³-Apparat. Bei anderen Dimensionen der Gasbürette müssen die Dimensionen entsprechend gewählt werden. Die Mischung des Gases mit der Kalilauge und mit dem Pyrogallol erfolgt nicht durch Heben und Senken der offenen Nivellierbirne, wie es normalerweise durchgeführt wird, wobei die Gefahr besteht, daß der Ungeübte Kalilauge oder Pyrogallol in das System ansaugt, sondern sie erfolgt bei geschlossenem Hahn der Nivellierbirne. Wird unter diesen Umständen gehoben, so kollabiert der weiche Gummischlauch und es fließt nur gerade so viel Quecksilber auf die Bürettenseite, daß die Bürette gerade bis zur obersten Marke mit Quecksilber gefüllt wird. Weiteres Heben bringt bei vollständig kollabiertem Schlauch keine weitere Veränderung mehr hervor. Senkt man den Nivellierapparat, so fließt

---

[1] BARCROFT: J. of Physiol. 84, 23 (1935).

nur solange Quecksilber aus der Bürette aus, bis das weiche Schlauchstück gerade gefüllt ist und nicht mehr, da es durch das Isolierband gegen weitere Füllung armiert ist. In dieser Weise werden die üblichen „Unglücksfälle" ausgeschaltet. Die Vorrichtung funktioniert richtig, wenn bei offenem Hahn der Quecksilbermeniscus auf die 6-cm³-Marke eingestellt wird, was am besten von einem Assistenten vorgenommen wird. Nach dieser Einstellung und Abschluß des Hahnes, kann der Apparat Ungeübten ruhig überlassen werden.

Für Kurszwecke ist sehr geeignet die Ausführungsform des HALDANE-Apparates nach LEE[1] mit Fünfweghahn (vgl. Abb. 75b).

Beschreibung des Apparates. Der Apparat besteht aus der graduierten Gasbürette A (10 oder 20 cm³), die mit dem Nivelliergefäß R einerseits und einem Dreiweghahn (Fünfweghahn) C andererseits verbunden ist. Durch den Dreiweghahn (Fünfweghahn) C kann die Gasbürette entweder mit der Außenluft, einem angesetzten Gasprobengefäß, oder aber mit den übrigen Teilen des Apparates verbunden werden. Diese bestehen aus dem Kohlensäure-Absorptionsgefäß F (mit Lauge gefüllt), das mit dem Ausweichgefäß G und dem Kompensationsgefäß B verbunden ist, und dem Sauerstoffabsorptionsgefäß H (mit Pyrogallol gefüllt), das auch mit den Ausweichgefäßen verbunden ist.

Kompensationsvorrichtungen. 1. Barometrische Schwankungen: Um unabhängig vom Barometerdruck zu sein, werden alle Ablesungen auf die „künstliche Atmosphäre" des Kompensationsgefäßes B eingestellt, das sich als abgeschlossenes System nicht ändert.

2. Temperatur. Die Einwirkung von Temperaturänderungen wird weitgehend kompensiert, da Kompensationsgefäß B und Gasbürette A annähernd gleiches Volumen haben und somit bei Temperaturänderungen

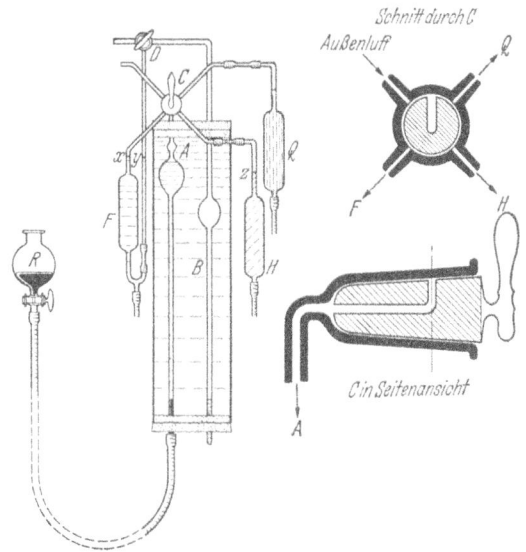

Abb. 75b. Apparat zur Gasanalyse nach LEE. A Gasbürette 10 cm³; B Kompensationsbürette; C Fünfweghahn; D Kompensationshahn; F CO₂-Absorption; H O₂-Absorption; Q C₂H₂-Absorption; x, y, z Marken zur Einstellung der Drucke; R Nivelliergefäß. [Aus LEE: J. of Physiol. **85** (1935).]

dieselben Druckänderungen gegensinnig auftreten und sich kompensieren. Um kurzzeitige Temperaturänderungen möglichst zu unterdrücken, sind außerdem beide Gefäße in einem Wasserbad untergebracht, das durch Einblasen von Luft umgerührt werden kann.

Absorptionsflüssigkeiten. Für *Kohlensäure.* 10% KOH gesättigt mit NaCl oder NaNO₃.

Für *Acetylen.* Quecksilber Cyanid, Hg (CN)₂ 20,0 g; Ätznatron, NaOH 8,0 g; H₂O ad 100 cm³; einige Tropfen Glycerin.

Für *Sauerstoff.* Pyrogallol reinst 10 g; Kalilauge, KOH 10 g; H₂O 55 cm³ oder Natriumhydrosulfit 16 g; Kalilauge, KOH 14 g; anthrachinonsulfosaures Natrium, roh 3 g; H₂O ad 100 cm³.

Ausführung. *1. Vorbereitung des Apparates.* Hahn C wird auf Verbindung der Bürette mit Außenluft gestellt. Außenluft durch Senken des Nivelliergefäßes in die Bürette ziehen. Hahn C schließen. Bürette mit Kohlensäureabsorptionsgefäß über Hahn E verbinden. Nivellierbirne heben, daß die Luft in das Gefäß F getrieben wird, beobachten, wie die Lauge nach G ausweicht, senken, daß die Luft wieder nach A zurückkehrt. Vorsicht, daß Laugenmeniscus nicht über

---

[1] LEE: J. of Physiol. **85**, 38 (1935).

x herausgeht. Übung in der Einstellung der Menisken x und y: x wird durch Bewegung der Nivellierbirne, y durch Bewegen des Gefäßes G eingestellt. Hahn D soll das Kompensationsgefäß mit F verbinden. Kompensationsgefäß und Gasbürette sind jetzt gegen außen abgeschlossen und bilden ein kompensiertes System, in dem immer gleiche Druckbedingungen herrschen, wenn die Menisken x und y genau eingestellt sind. Hahn E (bzw. C) auf Verbindung mit dem Sauerstoffabsorptionsgefäß H stellen.

Gas wiederum vorsichtig mehrmals aus der Bürette in das Gefäß hin- und zurücktreiben. Pyrogallolmeniscus muß vor und nach der Prozedur auf z eingestellt sein. Das Röhrensystem ist jetzt mit Stickstoff gefüllt und der Rest des Gases wird aus der Gasbürette (Hahn C) nach außen ausgetrieben.

2. *Analyse der Zimmerluft.* a) *Abmessen des Ausgangsvolumens.* Das Quecksilber soll den Hahn C füllen. Durch Senken wird Zimmerluft in den Apparat eingezogen und durch grobe Einstellung ungefähr 10 cm³ (20 cm³) eingestellt. Verbindung des Hahnes C mit dem Kohlensäureabsorptionsgefäß und feine Einstellung mit der Klemmschraube[1], so daß die Meniscen genau auf x und y stehen. Ablesung des genauen Gasvolumens unter diesen Standardbedingungen mit Lupe unter möglichster Vermeidung der Parallaxe. b) *Die Kohlensäureabsorption.* Nivelliergefäß heben, bis das ganze Gas aus der Bürette in das Kohlensäure-Absorptionsgefäß getrieben ist. Höchster Stand des Quecksilbers: Hahnbohrung! Senken bis auf $^2/_3$ der Füllung der Gasbürette. Prozedur 10mal wiederholen. (Durch Durchmischung wird auch das Gas im toten Raum von $C—E$ an der Absorption beteiligt.) Senken der Nivellierbirne und zuerst grobe, dann feine Einstellung der Menisken x und y. Ablesung des neuen Gasvolumens unter Standardbedingungen mit Lupe. Weitere Mischungen dürfen keine veränderten Ablesungen geben, wenn die ersten 10 Mischungen zur Absorption der ganzen Kohlensäure geführt haben. c) *Die Sauerstoffabsorption.* Hahn E wird auf Verbindung mit dem Sauerstoffabsorptionsgefäß gestellt. 10malige Mischung des Gases mit dem Pyrogallol wie zuvor mit der Lauge. Senken der Nivellierbirne bis zur Einstellung auf die Marke z. (Achtung! Das Gasvolumen ist um $^1/_5$ kleiner geworden. Hier wird leicht Pyrogallol hochgezogen, was umständliche Reinigungsarbeiten bedingt.) Zwischen Hahn E und Meniscus a befindet sich jetzt in a noch ein sauerstoffhaltiges Gasvolumen. Mischung dieses Volumens mit dem Büretteninhalt durch entsprechende Stellung des Hahnes E. 5malige Mischung des Gases mit dem Pyrogallol, wie zuvor, damit auch dieser letzte Rest noch absorbiert wird. Der Pyrogallolmeniscus wird auf z eingestellt, der Hahn E wird auf Verbindung mit der Lauge gestellt, y und x werden wie zuvor fein eingestellt. Ablesung des neuen Gasvolumens unter Standardbedingungen.

Berechnung. Beispiel: Ausgangsvolumen . . . . . 9,677 cm³
nach CO_2-Absorption . . . 9,672 cm³
CO_2 . . . . 0,005 cm³
nach O_2-Absorption . . . 7,647 cm³
O_2 . . . . 2,025 cm³

Kohlensäure $\dfrac{0,005}{9,677} \cdot 100 \ = \ 0,052\%$

Sauerstoff $\dfrac{2,025}{9,677} \cdot 100 \ = 20,93\%$

Stickstoff und Edelgase $= 79,02\%$

3. *Analyse der Ausatmungsluft.* Die Gasprobe wird in dem Gasprobengefäß an den Apparat angeschlossen. Mit den Dreiweghahnen wird der tote Raum zwischen Gasprobe und Quecksilbermeniscus sorgfältig mit einem Teil der Probe ausgewaschen. Nachher wird gleich verfahren, wie bei der Abmessung und Analyse der Zimmerluft.

4. *Analyse einer sauerstoffreichen Luft.* Der Apparat wird mit reinem Stickstoff so gefüllt, daß ungefähr 7 cm³ in der Gasbürette sind. Das Volumen wird unter Standardbedingungen abgelesen. Dann wird der Stickstoff vorübergehend in das Laugengefäß gesperrt und die Gasbürette mit dem Gasprobengefäß verbunden.

---

[1] In den Abb. 75a und b nicht gezeichnet. Befindet sich unter dem Wassermantel.

Von der sauerstoffreichen Gasprobe werden aber nur etwa 2,5 cm³ aufgenommen. Der Hahn C erhält eine ¹/₈ Drehung, so daß nach allen Seiten Verschluß besteht, um in der Gasbürette leichten Unterdruck durch Senken der Nivellierbirne zu erzeugen. Erst jetzt wird der im Laugengefäß abgesperrte Stickstoff durch weitere Drehung des Hahnes eingelassen. Das Gesamtvolumen wird unter Standardbedingungen gemessen und das Volumen der Probe ergibt sich aus der Differenz zwischen Gesamtvolumen und Stickstoffvolumen. Gasanalyse wie mit Zimmerluft. Die Ergebnisse werden prozentual zum Volumen der Gasprobe berechnet.

5. *Instandhaltung und Reinigung des Apparates.* Die Gasbürette wird gereinigt mit einer Salpetersäure-Alkoholmischung. 20 cm³ Salpetersäure werden mit 5 Tropfen Alkohol versetzt (Vorsicht, nicht mehr!) und sofort in die Gasbürette eingesaugt. Zweckmäßig ist das Einsaugen von unten her nach Entfernung des Quecksilbers und des Schlauches zur Nivellierbirne. Stehenlassen über Nacht. Nachwaschen mit destilliertem Wasser und zuletzt mit schwach angesäuertem Wasser (H_2SO_4 oder Milchsäure). Anschluß des Nivelliergefäßes und Austreiben der letzten Wasserreste mit dem Quecksilber durch Hahn C.

„Unglücksfall": Pyrogallol oder Lauge ist angesaugt worden. Hahn E entfernen und waschen. Hahnbohrung mit Watte ausfüllen. Mit einem auf Hahn C aufgesetzten Schlauch destilliertes Wasser in die Gasbürette ein- und auspumpen durch entsprechende Bewegung der Nivellierbirne. Hahn C so stellen, daß ein kleiner Teil destilliertes Wasser durch die horizontale Verbindung läuft und von der Watte im Hahn E aufgesogen wird. Rest wieder in die Gasbürette zurückziehen und durch C ausstoßen. Watte ersetzen und wiederholen, bis alles Pyrogallol und Alkali verschwunden ist. Letzte Spülung mit angesäuertem Wasser. Hahnen trocknen und frisch fetten. Die Steigrohre zu den Absorptionsgefäßen können mit Pfeifenputzern, die in angesäuertes Wasser getaucht wurden, von der Hahnbohrung aus gereinigt werden.

6. Gasanalyse mit Acetylen.
Aufgabe. Ein Gemisch von Luft mit Acetylen ist zu analysieren. (*Verwendung* bei Bestimmung des Herzminutenvolumens.)

Prinzip der Methode. Es wird in der Reihenfolge Kohlensäure, Acetylen, Sauerstoff absorbiert. Bei der Kohlensäureabsorption wird immer ein geringer Teil des Acetylens absorbiert. Die Zahl der Durchtreibungen durch den Kohlensäure-Absorptionsturm muß daher festgelegt werden und darf von einem Versuch zum andern nicht geändert werden. 8malige Absorption sichert vollständige Kohlensäureabsorption. Die Acetylenabsorption muß sofort angeschlossen werden.

Gebraucht werden: HALDANE-Apparat mit 3 Absorptionsgefäßen: 1. Kalilauge (F); 2. Quecksilber-Cyanid (Q); 3. Pyrogallol oder Natriumhydrosulfit (H); Apparat nach LEE (vgl. Abb. 75b).

Ausführung. Im Prinzip gleiche Ausführung, wie bei der Analyse der Ausatmungsluft, Reihenfolge der Absorptionen: Kohlensäure, Acetylen, Sauerstoff. Bei der Kohlensäureabsorption wird eine feste Zahl der Absorptionen eingehalten.

Berechnung. Die Berechnung der prozentualen Anteile ist normal. Wird aus dem geschlossenen Sacksystem nach der GROLLMANN-Methode hin- und hergeatmet, dann muß die Volumänderung berücksichtigt werden.
Der Korrekturfaktor ergibt sich aus folgender Beziehung:

$$V_I : V_{II} = (N_2)_{II} : (N_2)_I,$$

worin V_I und V_{II} die Gesamtvolumina vor und nach Ablauf der Versuchsperiode sind. $(N_2)_I$ und $(N_2)_{II}$ sind die entsprechenden Teilvolumina des Stickstoffes, der am Gasaustausch unbeteiligt ist und somit mit reinem Teilvolumen der Änderung des Gesamtvolumens umgekehrt proportional ist (vgl. auch Berechnung bei der Sackmethode, S. 139).

b) Die vereinfachte Gasanalyse.

Aufgabe. Mit Spirometer, Meßbürette und Absorptionspipetten ist eine vereinfachte Analyse der Ausatmungsluft durchzuführen.

Prinzip der Methode. Die Kohlensäure und der Sauerstoff werden nacheinander absorbiert und die Volumabnahme in einer Gasbürette gemessen. Zur Vereinfachung wird auf Temperaturkonstanz und Kompensation der Barometerschwankungen verzichtet.

Gebraucht werden: Spirometer, 100 cm³ Gasbürette, HEMPEL-Pipetten für Kohlensäure und Sauerstoff-Absorption (vgl. Abb. 76). Füllung der HEMPEL-Pipetten für Kohlensäureabsorption: 10% KOH gesättigt mit NaCl, für Sauerstoffabsorption: Pyrogallol oder Natriumhydrosulfit (vgl. **35a**, S. 112) oder blankes Kupfernetz in ammoniakalischer Lösung.

zur Gasbürette

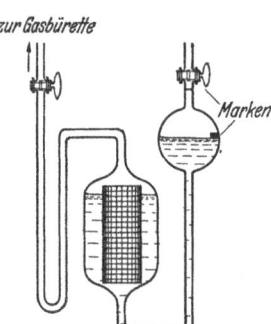

Marken

Abb. 76. HEMPEL-Pipette zur Absorption von Sauerstoff oder Kohlensäure. Für O₂: blankes Kupfernetz in ammoniakalischer Lösung; für CO₂: 10% KOH mit Kochsalz.

Ausführung. a) Sammlung der Exspirationsluft. Nach einer Ruhepause von 5 min. wird die Ausatmungsluft von 5 aufeinander folgenden Atemzügen im Spirometer gesammelt.

b) Abmessen von 100 cm³. Die Spirometerglocke wird mit dünnem Schlauch mit der Gasbürette verbunden. Mit dem Nivelliergefäß wird durch tiefe Stellung die Exspirationsluft in die Gasbürette gezogen. Genaue Einstellung auf die Marke 100 cm³ bei genau gleicher Höhe der Menisken in der Bürette und im Nivelliergefäß. Schließen des Hahnes.

c) Absorption der CO₂. Die Gasbürette wird mit der Kohlensäure-Absorptionspipette mit einem dünnen Gasschlauch verbunden. Überführung des Gasprobe in die HEMPEL-Pipette durch Heben des Nivelliergefäßes. Abschließen des Gases in der HEMPEL-Pipette und Schwenken zur CO₂-Absorption während 5 min.

d) Messung der absorbierten CO₂: Überführung des Gases aus der HEMPEL-Pipette in die Gasbürette durch den dünnen Schlauch mit Hilfe des Nivelliergefäßes. Damit in der HEMPEL-Pipette der gleiche Druck herrscht wie vor Beginn des Versuches, muß der Meniscus der Lauge, durch Marke bezeichnet, abgelesen und nach der Absorption wieder genau eingestellt werden. Erst jetzt darf der Hahn gedreht werden, um das Gas von der Pipette abzutrennen. Das Gasvolumen wird in der Gasbürette bei gleicher Höhe der Menisken in der Bürette und im Nivelliergefäß abgelesen. Die Prozedur ist zu wiederholen, bis Konstanz der Ablesungen, d. h. vollständige CO₂-Absorption erreicht ist.

e) Absorption des O₂. Die Messung erfolgt in der gleichen Weise mit der Sauerstoff-Absorptionspipette, bis Konstanz der Ablesungen erreicht ist.

c) Interferometrische Gasanalyse.

(Vgl. Abb. 77a.)

Prinzip der Methode. Das Laboratoriumsinterferometer von Zeiß mit 3 Kammern 1 m Kammerlänge) eignet sich zur fortlaufenden, periodischen Gasanalyse ohne Registrierung. CO₂-freie Außenluft wird mit einer durch Teilstrom abgezweigten Menge CO₂-freier Ausatmungsluft (Absorption mit Natronkalk, Ascarit oder anderem Adsorbens) verglichen (rechte und mittlere Kammer). Messung des Unterschiedes im Brechungsindex durch Kompensation der auftretenden Verschiebung der Interferenzstreifen, herrührend vom optischen Gangunterschied mit einer geeichten Glasplatte. CO₂-freie Ausatmungsluft, wird mit CO₂-haltiger Ausatmungsluft verglichen (mittlere und linke Kammer) und gemessen. Durch die beiden Messungen werden 2 Gleichungen zur Berechnung der beiden Unbekannten: O₂ und CO₂-Gehalt der Ausatmungsluft erhalten. Bei der ersten Messung macht sich die Abnahme des O₂-Gehaltes der Luftprobe gegenüber der Außenluft und die entsprechende Zunahme des Stickstoffgehaltes, also der Sauerstoffverbrauch optisch bemerkbar und damit meßbar. Bei der zweiten Messung wird die Zunahme der Kohlensäure neben dem Sauerstoffschwund gemessen. Da der Sauerstoffschwund aus der ersten Messung bekannt ist, kann mit Hilfe der ersten Messung aus der zweiten Messung die Kohlensäurebildung berechnet werden. Die Berechnung ist einfach und erfolgt nach Tabellen oder folgenden Formeln:

$$O_2\text{-Schwund} = \frac{T_1}{A} \cdot \left(1 - \frac{T_1}{A}\right),$$

worin T_1 die auf Normalbedingungen korrigierte Ablesung 1, A eine Apparatenkonstante bedeutet

$$CO_2\text{-Bildung} = \frac{T_2}{B}\left(1 - \frac{T_1}{A} + \frac{T_1 + T_2}{B}\right),$$

worin T_2, die auf Normalbedingungen korrigierte Ablesung 2, B eine Apparatekonstante bedeutet[1].

Die Apparatur ist auf Expeditionen, in der Unterdruckkammer und bei unstabiler Aufstellung (Bahn usw.) sehr zweckmäßig, besonders wenn nach dem *Sammelverfahren* von WILBRANDT gearbeitet wird.

Die Meßanordnung für den Tierversuch ist folgende: Eine einfache kleine Stiefelpumpe P_1, die durch Stufenriemenscheibe und überdimensionierten Motor mit Regulierwiderstand variable Gasmengen (20—200 Liter in der Stunde) fördern kann, saugt durch ein mit Natronkalk gefülltes Vorabsorptionsrohr kohlensäurefreie Außenluft an. Diese führt sie über die Gasuhr G dem Tierkasten TK zu.

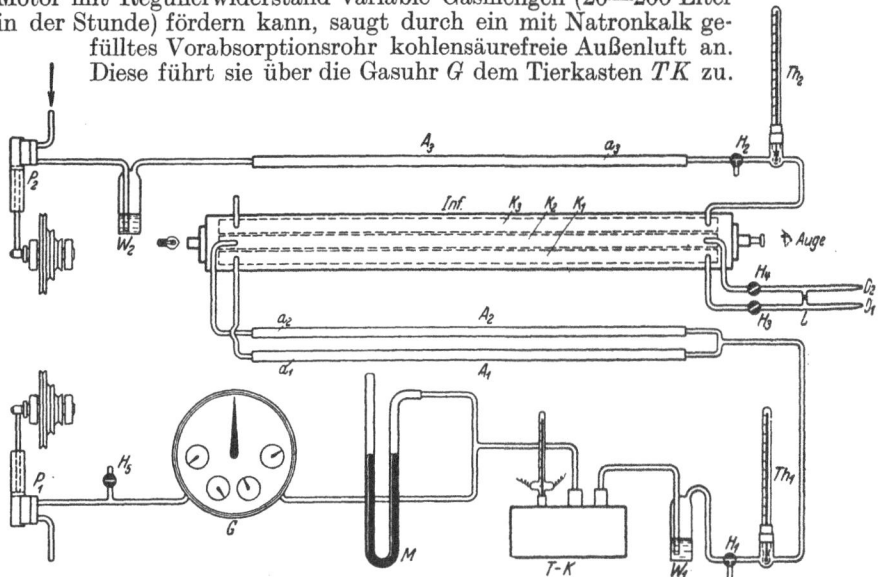

Abb. 77 a. Interferometrische Anordnung zur Gasanalyse im Tierversuch.

Durch vorsichtiges Öffnen des Hahnes H_0 läßt sich der durch den Tierkasten getriebene Strom für lang dauernde Versuche an Kaltblütern beliebig klein gehalten. Gasdichte Wege (Druckschlauch, Glasrohr) verbinden den Tierkasten über die Schwefelsäurewaschflasche W_1, den Entlastungsdreiwegehahn H_1, Thermometer Th_1 (in $1/_{10}^0$) durch ein den Gasstrom teilendes T-Stück gleichzeitig mit den Absorptionsröhren A_1 und A_2. Das Absorptionsrohr A_1 ist mit Calciumchlorid beschickt, dessen Erschöpfung erkannt wird am

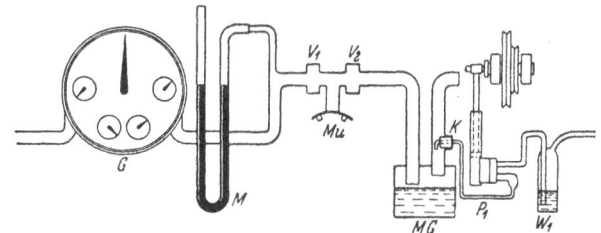

Abb. 77 b. Einzelheit der Anordnung für den Menschenversuch.

Blauwerden der bei a_1 eingelegten Schicht von ausgeglühtem Kupfersulfat. Entsprechend ist A_2 mit Natronkalk zur quantitativen Absorption der Kohlensäure gefüllt. Da bei der Absorption von CO_2 im Natronkalrohr Wasser frei wird, dient wieder calciniertes Kupfersulfat als Indicator für die Erschöpfung des Absorptionsmittels. Zwischen dem Kupfersulfat und dem Ausgang der Röhre ist nochmals Calciumchlorid als Feuchtigkeitssperre eingefüllt. Für Ventilationsgrößen von 30—100 Liter in der Stunde werden Röhren von 120 cm Länge und etwa 2 cm lichter Weite verwendet. Bei geringerer Ventilation

---

[1] Vgl. WOLLSCHITT, BOTHE, RUSKA u. SCHENCK: Arch. f. exper. Path. **177**, 635 (1935). — WILBRANDT, W.: Pflügers Arch. **240**, 708 (1938). — NOTHDURFT, H. u. HOPP: Pflügers Arch. **242**, 97 (1939).

genügen 25 cm lange oder noch kleinere Röhren. Unnötig große Dimensionen vermehren den toten Raum und verlängern dadurch die Zeit, welche zwischen dem Durchgang der Luft durch den Tierkasten und durch das Interferometer verstreicht. Von der Absorptionsröhre A_1 gelangt die scharf getrocknete *kohlensäurehaltige Tierluft* in die vom Beobachter aus linke Meßkammer K_1 des Interferometers *Inf.* Aus A_2 strömt die ebenfalls trockene, aber *kohlensäurefreie Tierluft* in die mittlere Meßkammer K_2 und aus beiden Kammern durch die Düsen D_1 und D_2 ins Freie. Etwa 50 cm vor den Düsenenden sind beide Gaswege durch eine Libelle L untereinander verbunden, durch welche sich eine gleichmäßige Verteilung der die Absorptionsröhren und Meßkammern passierenden Gasströme kontrollieren läßt. Strömt auf einer Seite mehr Gas ab, so wird der Tropfen der Libelle nach der anderen Seite verschoben. Durch die Hähne H_3 und H_4 können beide Gasströme gleichgehalten werden. Alle Hähne müssen ausreichend weite Bohrungen besitzen[1].

Ganz die entsprechende Anordnung, nur ohne Gasuhr und Tierkasten führt durch die Pumpe P_2 und die Schwefelsäurewaschflasche W_2 als Blasenzähler der rechten Meßkammer K_3 des Interferometers trockene, *kohlensäurefreie Außenluft* zu. Die Pumpe Y_2 kann am besten aus dem oben beschriebenen, aber nicht gezeichneten Vorabsorptionsrohr Luft ansaugen, oder sie pumpt die Luft vor der Meßkammer durch das gezeichnete Natronkalkrohr A_3. P_1 und P_2 werden durch denselben Motor angetrieben. Die Durchströmungsgeschwindigkeit der Kammer K_3 muß mit derjenigen von K_1 und K_2 nicht übereinstimmen. Von der Ventilationsgröße abhängig entsteht im Tierkasten ein Überdruck, welcher sich am Manometer M bemerkbar macht. Zur leichteren Einstellung der Interferenzstreifen wird dem Okular des Interferometers eine bikonkave Linse vorgesetzt.

Die Anordnung für den Menschenversuch erfordert eine geringfügige Änderung, welche sich in wenigen Minuten bewerkstelligen läßt. Die Verbindungen mit der Gasuhr werden gelöst, die Eintrittsseite der Uhr wird durch ein weites Rohr mit der Außenluft verbunden. Ebenso weite Rohre lassen den zu untersuchenden Menschen am Mundstück Mu durch das Inspirationsventil V_1 widerstandslos einatmen und durch das Exspirationsventil V_2 in das Mischgefäß MG über konzentrierte Schwefelsäure ausatmen. Aus der Mischkammer, welche das Gas vortrocknet, gelangt die ausgeatmete Luft leicht durch den Kamin K in das Versuchszimmer. Nach dem Vorgehen von REIN saugt die Pumpe P_1 durch ein Capillarrohr einen Teilstrom aus dem Kamin des Mischgefäßes und pumpt ihn in die für den Tierversuch beschriebene, im übrigen unveränderte Anordnung. Der Teilstrom darf ein Fünftel des Ausatmungsstroms der Versuchsperson nicht überschreiten, um ein Ansaugen von Zimmerluft durch den Kamin zu vermeiden.

d) Fortlaufende Gasanalyse nach REIN.

Kurze Beschreibung.

Prinzip der Methode. Zur fortlaufenden Gasanalyse wurde von H. REIN die Hitzdrahtdüse als Meßgerät in die physiologische Technik eingeführt. Die Änderung des Widerstandes des Hitzdrahtes in einer Hitzdrahtdüse kann erfolgen: 1. durch Änderung der Abkühlung bei Änderung der Geschwindigkeit des durchlaufenden Gasstromes, oder 2. durch Änderung seiner Zusammensetzung. Von der ersten Möglichkeit wurde für die Messung des Kohlensäuregehaltes, von der zweiten Möglichkeit für die Messung des Sauerstoffgehaltes Gebrauch gemacht.

Fortlaufende CO_2-Analyse. Das zu analysierende Gasgemisch durchströmt eine Anordnung, in der der Gasstrom in zwei Wege geteilt wird (vgl. Abb. 78a). Im einen Zweig wird die Kohlensäure durch Kalilauge ganz absorbiert, im andern kann durch einen Hahn (2) zu Beginn des Versuches der Strömungswiderstand im Vergleich zum Absorptionszweig abgeglichen werden. Die Hitzdrahtdüsen H_1 und H_2 liegen in einer elektrisch abgeglichenen Brückenanordnung. Läßt man kohlensäurefreie Luft durch die Anordnung strömen, so kann durch Regulierung des Hahnes 2 Gleichheit der Gasströme in den Zweigen des Gasweges und damit Gleichheit der Widerstände der Hitzdrähte bezüglich des Stromes des Akkumulators in der Brückenanordnung

---

[1] Nachteil der Methode ist der relativ hohe Kohlensäuregehalt im Tierkasten.

erzeugt werden. Das Galvanometer im Mittelzweig der Brücke ist stromlos. Wird jetzt an Stelle des kohlensäurefreien Gasgemisches ein kohlensäurehaltiges Gemisch eingeleitet, so wird die Kohlensäure mit einer ihrem Partialdruck (und damit ihrer Konzentration) entsprechenden Geschwindigkeit· absorbiert. Es entsteht im Absorptionszweig ein Unterdruck, der durch Rückwirkung auf die ganze Abzweigung zu einer Erhöhung der Stromgeschwindigkeit bei H_2 und zu einer Erniedrigung bei H_1 führt. Damit ändert sich die Größe der Abkühlung gegensinnig, mit der der elektrische Widerstand und jeder Hitzdraht allein und beide gleichsinnig führen zu einer Verschiebung des Brückengleichgewichtes und damit zu einem Strom durch das Galvanometer. Da H_1 und H_2 unmittelbar nach der Verzweigung in sonst gleichen Zweigen eingesetzt sind, haben alle anderen Änderungen keinen Einfluß, da sie sich in ihrer Wirkung aufheben. Der Galvanometerausschlag steht somit in direkter Beziehung zur Kohlensäurekonzentration. Der Zusammenhang wird durch eine Eichkurve ermittelt, deren Verlauf beinahe gestreckt ist.

Fortlaufende O_2-Analyse. Verschiebt sich in einem Gasgemisch der Gehalt an O_2 zugunsten von N_2, wie das bei der Exspirationsluft der Fall ist (besonders nach CO_2-Absorption), so nimmt die Wärmeleitfähigkeit ab und ebenso die spezifische Wärme c_p. Bei gleicher Strömungsgeschwindigkeit erfolgt also an dem gleichen Hitzdraht eine geringere Abkühlung. Auch die Sauerstoffanordnung besteht aus zwei Gaswegen, in denen aber verschiedene Gase, bei gleicher Strömungsgeschwindigkeit und Temperatur fließen (vgl. Abb. 78b.) Im rechten Zweig wird kohlensäurefreie Außenluft, im linken Zweig kohlensäurefreie Exspirationsluft durchgesogen. Das Wasserbad sichert Temperaturkonstanz, die Gleichheit ·der Capillaren und der zentral ansetzende Sog sichert Gleichheit der Strömungsgeschwindigkeit (außerdem noch durch Hahn *2* auf Gleichheit regulierbar). Sobald auf der linken Seite der Gehalt an Sauerstoff ab- und damit der Stickstoffgehalt zunimmt, wird die Abkühlung unter sonst gleichen Bedingungen kleiner. Die zuvor elektrisch abgeglichene Brückenanordnung gerät aus dem Gleichgewicht, im Mittelzweig fließt ein Strom. Der Galvanometerausschlag steht zur Änderung des Sauerstoffgehaltes in einer durch Eichung feststellbaren Beziehung. Auch hier ist die Eichkurve beinahe gestreckt.

Die Galvanometerausschläge für O_2- und CO_2-Konzentration werden photographisch registriert (vgl. S. 56). Die Kohlensäure und der Sauerstoff können auf 0,01—0,001 % genau bestimmt werden, je nach Galvanometerempfindlichkeit.

Kohlensäurebestimmung.

Durch eine 1 mm weite Capillare wird bei „*A*" die zu analysierende Luft in gleichmäßigem Strom von 10—50 ccm/min. fortlaufend eingesaugt. Dies geschieht durch Anschluß eines Aspirators — etwa einer großen leerlaufenden Flasche — an das andere Ende „*E*" der Apparatur. Die Eingangscapillare teilt sich bald in zwei gleich weite Schenkel, deren einer in ein gestrecktes Laugengefäß „KOH", deren anderer in eine dazu parallel verlaufende Röhre von 2 mm Weite führt. Der Strömungswiderstand dieser letzteren kann durch

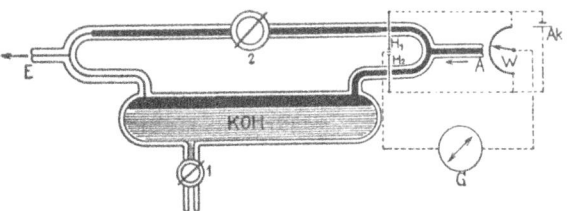

Abb. 78a. Schematische Darstellung der Anordnung zur Bestimmung der Kohlensäurespannung nach REIN.

einen mittelständigen Hahn „*2*" verändert werden, so daß der zeitliche Durchfluß durch beide Äste genau gleich ist. Gleichheit oder Ungleichheit der Strömung in beiden Ästen läßt sich genauestens messen dadurch, daß je ein elektrisch geheizter Hitzdraht in entsprechender Düse (H_1 und H_2) das Lumen der Capillaren durchzieht. Beide Hitzdrähte sind mit einem Widerstand W (Kurbelwiderstand von 200 Ω), einem Akkumulator und einem einfachen Spiegelgalvanometer G zu einer Brückenschaltung vereinigt. Der Brückenakkumulator dient vermöge der bestehenden Widerstandsverhältnisse in der Anordnung zugleich als Heizstromquelle für die Hitzdrähte. Strömungsgleichheit in beiden Röhren läßt das Galvanometer in Ruhe verharren. Ebenso wird bei Gleichheit der Hitzdrahtdüsen gleichsinnige und gleichgroße Strömungsänderung in beiden Röhren gleichzeitig eintretend zu keinem Ausschlag führen. Dagegen wird jede Ungleichheit der Strömung sehr empfindlich angezeigt werden müssen, vor allem, wenn sie in den beiden Röhren gleichzeitig in entgegengesetztem Sinne eintritt — etwa bei H_1 im Sinne einer Verlangsamung und bei H_2 im Sinne einer Beschleunigung.

Zur Füllung des Laugengefäßes dient eine Lösung von 10%iger KOH. Entleerung und Füllung erfolgt durch den Hahn *1*. Das eingesaugte Gasgemisch streicht über die Oberfläche der Lauge und vereinigt sich mit dem abgezweigten Parallelstrom, der durch die obere Röhre und den Hahn *2* verläuft, kurz vor „E" durch Capillaren von nur 0,4 mm lichter Weite. Alle Gasräume der Apparatur sind in der Abbildung zur besonderen Kennzeichnung schwarz dargestellt. Wird durch die Anordnung Frischluft in gleichmäßigem Strome durchgesaugt, so ist, vor allem wenn dieser vorher durch Natronkalk die Kohlensäure entrissen wurde, keine Veranlassung gegeben, daß das Galvanometer einen Ausschlag zeigt. Durch den Widerstand W muß vorher die Brückenanordnung genau abgeglichen worden sein. Tritt mit Beginn des Absaugens ein Galvanometerausschlag ein, so ist er durch entsprechende Einstellung des Hahnes *2* zu kompensieren. Einsaugung von Frischluft in das abgeglichene System ergibt also die Lage der Nullinie. Sobald dann an Stelle der Frischluft kohlensäurehaltige Luft in das System gelangt, wird das Galvanometer einen Ausschlag zeigen, und zwar im Sinne einer Strömungsverlangsamung am Hitzdraht H_1 bei gleichzeitiger Strömungszunahme am Hitzdraht H_2.

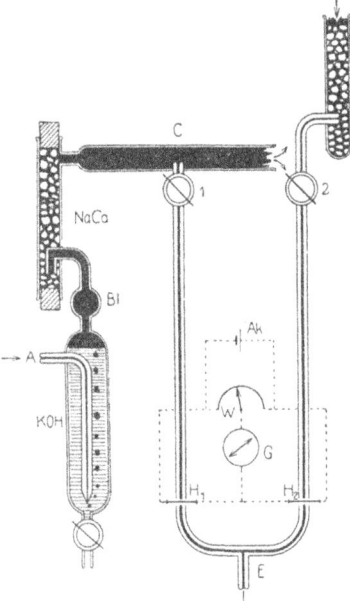

Die Strömungsveränderung kommt dadurch zustande, daß im Absorptionsgefäß die Kohlensäure während des Durchströmens absorbiert wird. Folge hiervon ist eine der schwindenden Molekülzahl proportionale Drucksenkung in der Kammer über der Laugenoberfläche, die sich sofort wieder auszugleichen strebt. Der Druckausgleich wird, bei der erheblich verschieden gehaltenen lichten Weite der zu- bzw. abführenden Capillaren über den Weg des geringsten Strömungswiderstandes sich abspielen, woraus sich eine Veränderung des vorher gleichmäßigen Luftstromes ergeben muß.

Sauerstoffbestimmung.

In die Capillare A wird fortlaufend eine Probe von Exspirationsluft durch eine Säule 40%iger Lauge (KOH) gepreßt. Nach Durchgang durch einen Blasenfänger (*Bl*) gelangt sie in einen kleinen Zylinder, der mit Natronkalk beschickt ist. Völlig von CO_2 und Wasser befreit erreicht sie schließlich die offene Röhre C und entweicht daraus ins Freie. Inmitten dieser Röhre C geht senkrecht nach unten eine 1 mm lichte Capillare ab, deren Zugang durch den Hahn *1* mehr oder

Abb. 78b. Schematische Darstellung der Anordnung zur fortlaufenden Registrierung der prozentualen Verarmung der Atmungsluft an Sauerstoff nach REIN.

weniger gedrosselt werden kann. Diese Capillare ist unten mit einer zweiten zu einem U-Rohr verbunden. Die letztere kann ebenfalls durch einen Hahn (*2*) beliebig abgeschlossen werden und mündet in einen oben offenen Natronkalkzylinder (*D*). Die capillare U-Röhre hat am tiefsten Punkt einen Absaugestutzen (*E*). Dort wird ein Aspirator angesetzt, der in gleichmäßigem Strome von 10—20 cm³ pro Minute aus der Röhre C durch „*1*" die von C_2O befreite Exspirationsluft einsaugt und gleichzeitig durch „*2*" Frischluft, welcher ebenfalls in D alles CO_2 entrissen worden ist. Die beiden senkrechten Capillaren stehen in einem gemeinsamen Wassermantel und werden vor ihrer Vereinigung durch die Hitzdrähte H_1 und H_2

durchquert. Verwendet werden Hitzdrahtdüsen mit Heizintensität von 0,14 W. Die Hitzdrähte liegen in einfacher Brückenschaltung mit dem Rheostaten W und dem Galvanometer G.

Gesamtanordnung.

Wird durch A Frischluft eingedrückt, und mittels der Hähne „*1*“ und „*2*“ der Luftstrom in beiden Capillaren bzw. Hitzdrahtdüsen gleich gemacht, so bleibt das Galvanometer in Ruhe. Sobald aber in C Exspirationsluft vorhanden ist, in welcher die Relation $N_2:O_2$ zugunsten des N_2 verschoben ist, wird der Kühleffekt an H_1 geringer, und das Galvanometer ergibt Ausschläge, welche um so größer werden, je weiter die Verschiebung zugunsten des N_2 fortschreitet, oder aber: je größer die Verarmung der Exspirationsluft an O_2 ist. Ursache dafür ist in erster Linie die Abnahme der Wärmeleitzahl des durchgesaugten Gemisches, andererseits die Auswirkung der geminderten Gasdichte desselben in den senkrecht stehenden, U-förmig angeordneten Röhren. Letztere muß in der Art wirken, daß bei gleichbleibendem Sog die Durchflußmenge auf derjenigen Seite, auf der die Exspirationsluft eingesaugt wird, mit abnehmendem spezifischem Gewicht kleiner wird.

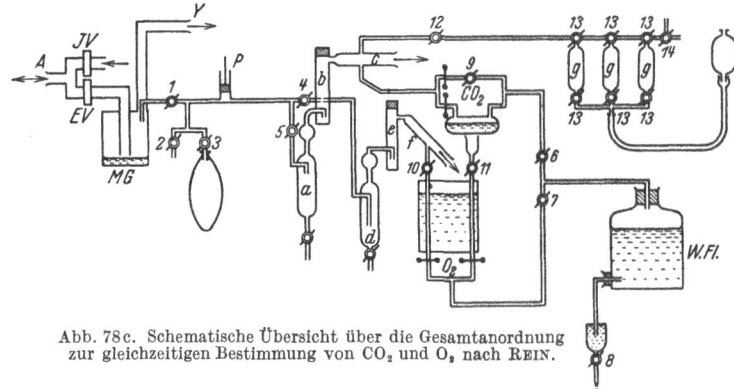

Abb. 78c. Schematische Übersicht über die Gesamtanordnung zur gleichzeitigen Bestimmung von CO_2 und O_2 nach REIN.

Die Versuchsperson atmet durch das Mundstück A, das natürlich auch durch Nasenoliven oder durch eine Trachealkanüle ersetzt werden kann. Durch ein Inspirations- (JV) und ein Exspirationsventil (EV) wird der Luftstrom gerichtet. Die eingeatmete Luft wird aus einem Atemvolumschreiber bezogen, der hier weggelassen ist. Die ausgeatmete Luft tritt in das Mischgefäß (MG) ein, wo Durchmischung des einzelnen Atemzuges und durch konzentrierte Schwefelsäure oder ein anderes Bindungsmittel Wasseradsorption erfolgt. Durch eine hohe Standröhre entweicht die Luft dann widerstandslos bei Y ins Freie. Die Atmung erfolgt also im Gegensatz zu anderen Anordnungen völlig frei im „offenen System“, ohne daß Überwindung irgendwelcher Gegendrucke nötig wird, außerdem ist stets der allein physiologische Atemstoff, nämlich Frischluft, in Verwendung. Durch eine sehr gleichmäßig arbeitende, elektrisch betriebene Pumpe P wird aus dem Mischgefäß ständig eine kleine Luftprobe (100—200 ccm/min.) in konstantem Strome entnommen und durch den Hahn 4 der oben beschriebenen Sauerstoff-Analysenapparatur oder durch den Hahn 5 der Kohlensäureapparatur zugeleitet.

Durch den Hahn 1 kann die Verbindung nach dem Mischgefäß unterbrochen werden. Nach Öffnung des Hahnes 2 kann dann Frischluft durch die Gesamtapparatur getrieben werden. Das Ergebnis ist Aufzeichnung einer Nullinie, die ja, da der Ausgangsstoff für die Normalatmung stets Frischluft ist, der Analyse von Frischluft entsprechen muß. Es ist also jederzeit möglich, durch Umstellung zweier Hähne mitten im Versuche die Lage der Nullinien zu kontrollieren. Durch einen weiteren Hahn 3 ist die Möglichkeit gegeben, statt der Frischluft ein beliebiges Eichgemisch aus einem gasdichten Beutel einzulassen. Man ist also in der Lage, jederzeit ohne den Versuch zu unterbrechen, eine Eichkurve zu schreiben. Der Einbau einer Pumpe erweist sich als nötig, weil ein Antransport der Luftprobe durch den Atemimpuls selbst zu den Analysenapparaten bei verschieden tiefer Atmung stets verschieden rasch vor sich gehen müßte, wodurch die Ermittlung genauer zeitlicher Verhältnisse in den Kurven von vornherein unmöglich geworden wäre. Von Wichtigkeit war ferner die Möglichkeit einer Synchronisierung der Sauerstoff- und Kohlensäureanalyse. Diesem Zwecke dienen die Hähne *4* und *5*. Sie werden so lange verstellt, bis der Anstiegmoment für die Sauerstoff- wie die Kohlensäurekurve nach Einlaß eines Eichgemisches genau zeitlich zusammenfällt. Durch den Hahn *5* gelangt die Luft in ein Gefäß *a*, welches mit konzentrierter Schwefelsäure beschickt wird und von dort durch einen Ca-Chloridzylinder *b*, um schließlich durch die Röhre *c* ins Freie zu entweichen. Aus der Röhre *c* wird in oben geschilderter Weise ein Teil der völlig trockenen Luft in die Kohlensäure-Analysenapparatur CO_2 gesaugt. Letzteres geschieht durch Leerlaufen der Flasche *WFl*, die etwa 20 Liter Wasser enthält und durch einen Wärmeschutzmantel umhüllt ist. Der Auslauf des Wassers erfolgt durch eine Düse *8*, die so auszuziehen ist, daß der Auslauf etwa 50—80 cm³ pro Minute beträgt. An die gleiche Flasche ist auch die Saugleitung für die Sauerstoffanalyse angeschlossen. Die richtige Verteilung des Soges auf beide Analysenapparate ist durch die Hähne *6* und *7* möglich. Man stellt sie so ein, daß durch die Kohlensäureapparatur etwa 50 cm³ pro Minute, durch die Sauerstoffapparatur aber nur 10—20 cm³ pro Minute abgesaugt werden. An den Hahn *4* ist die oben beschriebene Sauerstoff-Analysenapparatur angeschlossen. Die Luft passiert zunächst das Gefäß *d* (KOH 40%) und anschließend den Natron-Kalkzylinder *e*, um durch die offene Röhre *f* ins Freie zu entweichen. Aus dieser wird die Luft in die O_2-Apparatur abgesaugt. Den Sog leistet, wie bereits beschrieben, die Flasche *WFl* durch den entsprechend eingestellten Hahn *7*.

Durch einen Hahn *12* kann aus der Röhre *c* außerdem eine Verbindung nach den Eichgefäßen *g* über die Hähne *13* hergestellt werden. Während die Gesamtanordnung arbeitet, kann man jederzeit durch Herstellung dieser Verbindung und Leerlaufenlassen der Gefäße *g* (diese sind vorher ganz mit Hg gefüllt) eine Luftprobe in diese Gefäße einsaugen. Die dort eingeschlossene Luftprobe wird nachträglich über den Hahn *1* nach einem HALDANEschen Analysenapparat gedrückt zur Ermittlung der Sauerstoff- und Kohlensäurespannung. Es ist also möglich, jederzeit im Versuche, also während der Registrierung, Gasproben zu entnehmen und durch HALDANE-Analysen die Angaben der Apparatur hinsichtlich ihrer Absolutwerte zu kontrollieren.

Bezüglich der wichtigen technischen Einzelheiten muß auf die Beschreibung von REIN[1] verwiesen werden.

36. Bestimmung des CO_2-Gehaltes und der CO_2-Spannung der Alveolarluft.

Aufgabe. Es ist in der Alveolarluft des Menschen der CO_2-Gehalt zu bestimmen und daraus die CO_2-Spannung in der Alveole zu berechnen.

Gebraucht werden: Großer Gummischlauch oder langes Glasrohr mit seitlichem Ansatz zur Entnahme einer Gasprobe (vgl. Abb. 79). Gas-Bürette aus 3 Kugelröhren, $^1/_{40}$ n-Barytlösung, Thermometer, $^1/_{40}$ n-Salzsäurelösung, Klemme, kleine Flasche mit Stopfen, oder HALDANE-Apparat zur Gasanalyse.

Prinzip der Methode. Die Ausatmungsluft wird in laminarer Strömung in einem langen, leicht schräg gestellten Rohr abgefangen. Die einzelnen Rohrabschnitte enthalten dann nach einer Ausatmung verschiedene Anteile der Ausatmungsluft. Der dem Mund zunächst liegende Teil enthält die letzte Portion, deren Zusammensetzung praktisch der Zusammensetzung der Alveolarluft entspricht. Durch Anzapfung kann diese Probe gewonnen und gasanalytisch

---

[1] REIN, H.: Handbuch der biologischen Arbeitsmethoden, Abt. IV, Teil 13. Lfg. 462.

untersucht werden. (Zur Frage der Auswaschung und der verfeinerten Technik vgl. MACKAY[1].)

Ausführung. α) Die aus drei Kugelröhren bestehende Bürette wird aus dem Gummirohr entfernt. Mit einem Gummischlauch wird die Flasche mit Barytwasser mit der Kugel-Bürette verbunden und letztere bis an ihr oberes Ende mit Barytlösung vollgesaugt. Dicht am Ende der Bürette wird der Schlauch mit einer Klemme abgeklemmt. Das obere Ende der Bürette wird in das Ansatzloch im großen Gummirohr eingefügt und der Wassermantel um die Bürette mit Wasser von Zimmertemperatur gefüllt. Die Versuchsperson, welche sonst möglichst normal durch die Nase atmet, macht eine tiefe Ausatmung durch das Gummirohr und verschließt das Mundstück desselben mit der Zunge. Während das Rohr so verschlossen bleibt, werden durch Öffnung der Klemme die zwei oberen Kugeln der Bürette entleert. Der Ausfluß wird

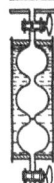

Länge 2 m.

Abb. 79. Anordnung zur Gewinnung einer Alveolarluftprobe nach HALDANE. Die Versuchsperson atmet durch das etwa 2 m lange Rohr aus. Mit dem Seitenhahn kann im gegebenen Augenblick eine kleine Gasprobe in die Kugelgefäße eingezogen werden. Der Wassermantel ist zur Erhaltung gleichmäßiger Temperatur in den Kugelgefäßen sehr zu empfehlen.

unterbrochen, sowie die obere Marke der unteren Kugel erreicht ist. Man wartet 120 sec., bis die Luft in den beiden oberen Kugeln die Temperatur des Wassers im Wassermantel angenommen hat. Die Temperatur wird notiert. Darauf wird das obere Ende der Bürette aus dem Gummirohr entfernt und sofort mit dem Finger verschlossen. Man stülpt um, wobei das Wasser aus dem Mantel ausfließt, und schüttelt die Luft in den beiden oberen Kugeln gut mit der Barytlösung 1 min. lang um. Die CO_2 der Luft gibt mit dem Barythydrat einen Niederschlag von Bariumcarbonat. Man stellt unter die Bürette eine trockene Flasche, zieht den Schlauch ohne Lüftung der Klemme ab und läßt die Lösung in die trockene Flasche ausfließen. Dieselbe wird sofort verschlossen und bleibt bis *2 Stunden stehen.* Eine zweite Bestimmung wird genau in der gleichen Weise ausgeführt, nur wird die Ausatmung am Schlusse einer natürlichen Inspiration und nicht nach einer natürlichen Exspiration als Zusatzausatmung bewerkstelligt. Das Mittel aus den nach diesen beiden Verfahren erhaltenen Werten gibt eine zuverlässige Zahl für die Zusammensetzung der Alveolarluft.

Berechnung. Volum der beiden oberen Kugeln z. B. 117 cm³. Volum der unteren Kugel z. B. 61,5 cm³.

1 cm³ der Barytlösung entspricht 0,0005 g CO_2.

10 cm³ der Barytlösung werden in ein kleines Erlenmeyerkölbchen abpipettiert und mit einer $^1/_{40}$ n-Oxalsäure oder Salzsäurelösung titriert. Die Barytlösung muß vorher mit Hilfe der Säurelösung genau eingestellt werden. Als Indicator dient Phenolphthaleïnlösung. Ist die durch CO_2 in Beschlag genommene Barytlösungsmenge $= d$ cm³, so ist die Gewichtsmenge CO_2 in 117 cm³ Alveolarluft $= 0,0005 \cdot 6,15 \cdot d$; in 1 cm³ Alveolarluft

$$\frac{0,0005 \cdot 6,15 \cdot d}{117} \text{ g } CO_2 = a.$$

Das Gewicht von 1 cm³ reiner CO_2 bei der beobachteten Temperatur und dem beobachteten Barometerstand minus der Spannung des Wasserdampfes bei der Beobachtungstemperatur sei $= b$. Vgl. Tabelle 17, S. 258.

Dann ist a/b-Prozentgehalt der CO_2 in der trockenen Alveolarluft der Lunge.

Dieser so gefundene Prozentgehalt a/b, multipliziert mit dem barometrischen Druck — 47 mm (Wasserspannung in den Lungen bei Körpertemperatur), gibt den Partialdruck der CO_2 in mm Quecksilber in der Alveolarluft.

β) Die mit einem Gefäß durch Auslaufenlassen einer Absperrflüssigkeit am seitlichen Stutzen gewonnene Probe von Alveolarluft wird im HALDANE-Apparat analysiert. Die Anordnung kann sogar so getroffen werden, daß der HALDANE-Apparat direkt an das Ausatmungsrohr angeschlossen wird. Modifiziert kann

[1] MACKAY, I. F. S.: J. of Physiol. **98**, 73 (1940).

natürlich auch mit der vereinfachten Apparatur (nach **35 b**) die Messung durchgeführt werden.

γ) Evakuierte Glasbüretten von 100 cm³ Inhalt können an ein Ein- und Ausatmungsventil angeschlossen werden, wie es Abb. 80 zeigt. (Methode von BECKER-
FREYSENG und CLAMANN [1].) Analyse mit HALDANE-Apparat.

δ) Automatische Alveolarluftentnahme mit dem Alveolarluftkontakt von BENZINGER
und BRAUCH (vgl. Abb. 81)[2], besonders geeignet im Zusammenhang mit fortlaufender Gasanalyse. Vgl. **35 c** und **35 d**, S. 118.

ε) Fortlaufende automatische Registrierung der alveolaren O_2- und CO_2-Mengen (Methode von LOESCHCKE, OPITZ und SCHOEDEL)[3].

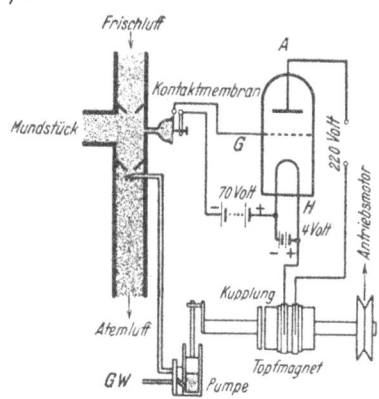

Abb. 81. Fortlaufende, automatische Alveolarluftentnahme.

An das Ausatemventil eines Atemmundstückes wird ein 100 cm
langes Rohr von 25 mm lichter Weite angeschlossen. Dicht
hinter dem Ventil wird aus einem kleinen seitlichen Stutzen
das Gas für die Analyse abgesaugt. Zwischen der Pumpe,
welche das Gas zur Analyse fördert, und dem Motor, der sie an-
treibt, liegt eine atemgesteuerte Kupplung. Diese besteht aus
einem kräftigen Topfmagneten auf der Antriebsachse und aus
einem Anker auf der Pumpenachse. Solange der Topfmagnet
stromlos ist, löst sich diese magnetische Kupplung, und es
steht die Pumpe. Es wird dann keine Luft aus dem Ausatemrohr
in die Gaswechselapparatur gefördert. Das Lösen dieser Kupplung muß mit größter Geschwindigkeit im ersten Augenblick
jeder Ausatmung erfolgen, weil das Vorbeistreichen der Totraum-
luft in dieser Phase sich abspielt. Dieses trägheitslose Aus-
kuppeln steuert ein Röhrenrelais. Der Topfmagnet liegt am
Gleichstromnetz im Anodenkreis einer Elektronenröhre vom
Typ Telefunken RE 604, die bei Heizung mit 4 Volt einem zur
Erregung des Magneten genügenden Strom den Durchtritt gestattet. Durch Anlegen einer negativen Gittervorspannung von
70 V wird der Anodenstromkreis augenblicklich unterbrochen.
Das Einschalten der Gittervorspannung geschieht durch einen
einstellbaren kleinen Kontakt auf der Membran eines Kapsel-
manometers, das unmittelbar am Mundstück der Versuchsperson
angeschlossen ist. Der zur Öffnung des Ausatemventils notwendige geringe Überdruck schaltet die Gittervorspannung ein
und unterbricht hiermit schlagartig den Stromkreis des Kupp-
lungsmagneten. (Nach BENZINGER.)

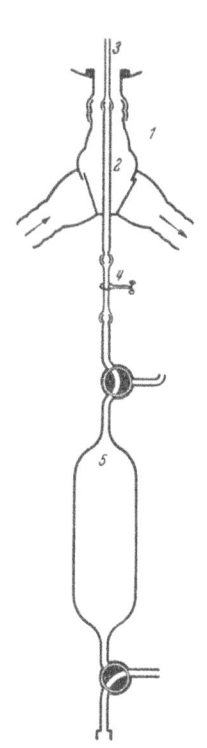

Abb. 80. Anordnung zur Alveolarluftentnahme. *1* Atemventil; *2* Ansatzstutzen; *3* Gummischlauch zum Mund;
4 Schlauch zum Ansatz der Bürette;
5 Gasbürette, 100 ccm Inhalt,
evakuiert.

C. Gesamtenergieumsatz.

Allgemeines.

Am Gesamtenergieumsatz im Körper interessiert ganz besonders der
Teil der Energie, der zu Arbeitsleistungen befähigt ist. In der Thermo-
dynamik spricht man von „freier Energie". Man meint damit die
Energie einer Reaktion oder eines arbeitsfähigen Systems, die als
mechanische, elektrische oder chemische Energie ausgenützt werden

---

[1] BECKER-FREYSENG u. CLAMANN: Klin. Wschr. **1939 II**, 1274.
[2] BENZINGER u. BRAUCH: Klin. Wschr. **1937 II**, 1852.
[3] LOESCHCKE, OPITZ u. SCHOEDEL: Pflügers Arch. **243**, 126 (1940).

kann. Spontan laufen die chemischen Reaktionen unter Abnahme der freien Energie, sie können vorübergehend aber auch umgekehrt geführt werden, falls ein anderer Energiespender zur Verfügung steht, auf dessen Kosten die Zunahme der freien Energie erfolgen kann. Die Kohlehydratsynthese in der Pflanze auf Kosten der Sonnenenergie ist das bekannteste Beispiel solcher Art. Sobald eine ,,energetische Kopplung" besteht zwischen einem Energiespender und einem arbeitsfähigen System, ist eine Aufladung im Sinne einer Zunahme der freien Energie möglich. Durch die Synthese der Kohlehydrate ist eine solche Aufladung erfolgt. Sie stellen somit einen Energiespeicher dar, dessen Beladung für die Beurteilung der Einnahmeseite der menschlichen Energiebilanz wichtig ist.

Die Bestimmung der ,,freien Energie" der Nahrungsstoffe, d. h. ihrer Energiebeladung stößt bis heute auf beinahe unüberwindliche Schwierigkeiten. Die Größe, die als treibender Faktor hinter allen Lebensäußerungen steht, ist der direkten Messung bis jetzt nicht zugänglich.

Aus dieser Schwierigkeit hat man sich geholfen, indem man annimmt, alle Nahrungsstoffe werden im Körper oxydativ abgebaut und die Wärmetönung dieser Verbrennungen sei der ,,freien Energie" der Reaktion gleichzusetzen. Zwei Annahmen, die bei kritischer Betrachtung bedenklich erscheinen und nur durch die Notlage entschuldbar sind.

Bei der Verbrennung der Kohlehydrate ist die ,,freie Energie" der Reaktion vermutlich 10% größer als die Wärmetönung, der Fehler somit geringfügig. Bei den Fetten und Eiweißen ist die ,,freie Energie" der Reaktion nicht abzuschätzen, es besteht aber kein Grund dafür, daß sie mit der Wärmetönung auch nur vergleichbar sein sollte. Die Erfahrungen der physikalischen Chemie zeigen sogar, daß freie Energie und Wärmetönung einer Reaktion nicht nur größenmäßig, sondern sogar im Vorzeichen verschieden sein können. Alle spontan endotherm verlaufenden Reaktionen sind Beispiele für das mögliche, gegensätzliche Verhalten der beiden Größen.

Man steht in der Frage des Energieumsatzes im Körper auf theoretisch denkbar unsicherem Boden. In der Praxis hat man sich im Laufe der Zeit so daran gewöhnt die Verbrennungswärme, gemessen in Calorien, als den Energieinhalt der Nahrungsstoffe anzusehen, daß es aus methodischen Gründen nötig war, die ganze Verlegenheit der Sachlage einmal darzutun[1]. Daß im Körper chemische Umsätze ablaufen, bei denen freie Energie ausgenützt wird, verbunden mit negativer Wärmetönung, hat die Entdeckung der PARNASschen Reaktion gezeigt, bei der Wärme aufgenommen wird. Es ist daher nicht nur theoretisch denkbar, sondern schon praktisch erwiesen, daß im lebenden Organismus schwerwiegende Fehlschlüsse in der Energiebilanz entstehen können, wenn die Wärmetönung der ,,freien Energie" gleichgesetzt wird.

Nachdem während zwei Jahrzehnten keine groben Diskrepanzen zwischen direkter und indirekter Calorimetrie am Menschen gefunden wurden, kann immerhin der Schluß gezogen werden, daß praktisch gesprochen die Verbrennungswärme bei oxydativen Lebensvorgängen einen guten Näherungswert für den Energieumsatz im Körper abgibt. Zwei Gründe

---

[1] Vgl. v. MURALT: Erg. Physiol. **37**, 406 (1935).

können angeführt werden, die diesen Zusammenhang erklären. 1. Sowohl die Reaktion $H_2 + O = H_2O$ wie $C + O_2 = CO_2$ verlaufen mit einer Änderung der freien Energie, die vergleichbar ist mit der Wärmetönung und das gleiche Vorzeichen besitzt. Im Prinzip läßt sich der oxydative Abbau im Körper in jedem Fall auf ähnliche Reaktionen zurückführen, so daß angenommen werden darf, es handle sich auch dort um nicht zu große Abweichungen. 2. Da die Energieumwandlung im Körper meist rasch und in irreversiblen Reaktionen erfolgt, ist der Wirkungsgrad schlecht und es entsteht viel Wärme. Die Wärmeproduktion steht beim Umsatz im Körper so stark im Vordergrund, daß eventuelle Diskrepanzen bei anderen Reaktionen überdeckt werden.

Die Bestimmung des Brennwertes von Nahrungsstoffen, des Grundumsatzes, in Wärmetönungs-Calorien entsprechend der Verbrennungswärme und auch des Leistungszuwachses im gleichen Maß ist daher immer noch bedeutungsvoll und, wie sich gezeigt hat, praktisch brauchbar.

Bei sorgfältiger Bewertung der Resultate ist die Verfolgung des Energieumsatzes durch Messung des Sauerstoffverbrauches und der Kohlensäurebildung von großer theoretischer Bedeutung. Die fortlaufenden Methoden beginnen auch hier das Gebiet zu beherrschen. Sie gewinnen eine besondere Bedeutung, seit im Tierversuch auch der Stoffwechsel einzelner Organe, verfolgt werden kann. Der Gaswechselschreiber wird auf der Kreislaufseite durch die Sauerstoffuhr ergänzt. Die Kohlensäureuhr fehlt uns noch.

40. Calorimetrie der Nahrungsstoffe.

a) Im großen Calorimeter.

Aufgabe. Die Verbrennungswärme eines Stoffes ist zu bestimmen.

Prinzip der Methode. Der zu untersuchende Stoff wird in einer mit Sauerstoff unter hohem Druck gefüllten, starkwandigen Bombe mit elektrischer Zündung verbrannt. Die Bombe befindet sich in einem entsprechend geformten Wassergefäß, welches zur Aufnahme der freiwerdenden Wärmemenge dient. Aus der festgestellten Temperatursteigerung in diesem Wärmegefäß nach der erfolgten Verbrennung und dem Wasserwert des Apparats (Apparaturkonstante) läßt sich auf rechnerischem Wege der Verbrennungswert der zu untersuchenden Substanz ermitteln.

Gebraucht werden: 1. Verbrennungsbombe aus Stahl mit zwei Ventilen und den folgenden ihr zugehörenden Bestandteilen; Untersatz, doppelarmiger Schlüssel zum Festschrauben des Deckels der Bombe, zwei seitliche Anschlüsse, Sechskantschlüssel für die Ventilmuttern, Vierkantschlüssel für die seitlichen Anschlüsse, zwei Ventil-Anziehstifte, Bleiring, Verbrennungsschälchen, Zündungsdraht, Dichtungsringe für die seitlichen Anschlüsse. 2. Rührwerk auf doppelwandigem Kessel aus Kupfer mit Rührer, Wassergefäß, Thermometerhalter, Isolier- und Zentrierscheibe aus Glas, BECKMANNsches Thermometer in 0,01° geteilt mit festem Meßbereich von 15—24° C. 3. Presse zur Herstellung der Brennstoffpastillen mit Vorrichtung zum Einpressen des Zünddrahtes. 4. Manometer mit Sicherheitsventil gegen Überdruck mit Anschlüssen zur Sauerstoffbombe und Verbrennungsbombe. 5. Vorrichtung bestehend aus einem Gleichstrommotor und zwei Schieberwiderständen zum Treiben des Rührwerkes und zur Zündung der Verbrennungssubstanz.

Ausführung. Jede Untersuchung umfaßt drei Perioden:

1. Die Vorbereitungen, zu denen gehören: das Abwägen des Zünddrahtes und der zu untersuchenden Substanz, die Herstellung einer Brennstoffpastille, Einsetzen derselben in die Verbrennungsbombe, welche sodann bei 20—25 Atmosphären Druck mit Sauerstoff gefüllt und in das Calorimetergefäß eingesetzt wird.

2. *Die eigentliche Verbrennung,* die wieder in drei Unterabteilungen zerfällt, in Vorversuch, Hauptversuch und Nachversuch.

3. *Die Wasserbestimmung.* Das bei der Verbrennung des zu untersuchenden Stoffes in der Bombe gebildete Wasser wird aus dem Dampfzustand in den flüssigen kondensiert und auf etwa 20° abgekühlt. Die dabei freiwerdende Wärmemenge wird an das Calorimeterwasser abgegeben und muß von der im Calorimeter festgestellten Verbrennungswärme abgezogen werden.

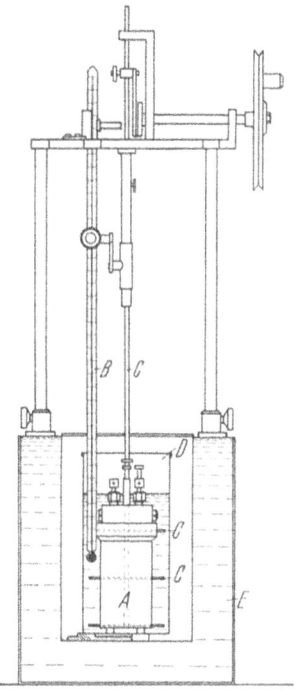

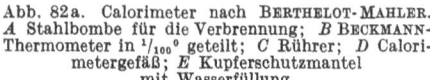

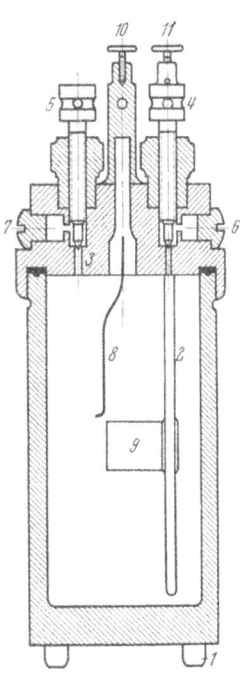

Abb. 82a. Calorimeter nach BERTHELOT-MAHLER. *A* Stahlbombe für die Verbrennung; *B* BECKMANN-Thermometer in ¹/₁₀₀° geteilt; *C* Rührer; *D* Calorimetergefäß; *E* Kupferschutzmantel mit Wasserfüllung.

Abb. 82b. Schnitt durch die Stahlbombe für die Verbrennung. *1* Isolierte Füße; *2* Platinrohr, als Einleitungskanal; *3* Ableitungskanal; *4* und *5* Ventilschrauben; *6* und *7* Verschlußschrauben; *8* Platinpoldraht; *9* Tontiegel für die Verbrennung; *10* und *11* Klemmschrauben für den elektrischen Anschluß.

1. *Die Vorbereitungen.* a) Von dem zu untersuchenden Material, welches vorher durch längeres Verbleiben im Trockenschrank und Exsiccator von Wasser befreit worden ist, wird etwa 1 g abgewogen und wenn nötig pulverisiert zur Herstellung der Verbrennungspastille.

b) *Bereitung der Verbrennungspastille.* Ein etwa 7 cm langer und 0,1 mm starker Zündungsdraht aus Eisen wird auf einer Torsionswaage genau abgewogen und dessen Gewicht notiert. Der gemeinsame mittlere Teil dieser Eisendrahtschleife wird durch das feine Löchlein von den drei Zylindern, welche zu den abnehmbaren Bestandteilen der Presse gehören, durchgeführt und zusammen mit diesem Zylinderchen in die Hohlform aus Metall und in die Presse so eingesetzt, daß die beiden Zünddrahtenden in die dazu passenden Rinnen zu liegen kommen. Von oben her bringt man jetzt das zu untersuchende Material in Pulverform in den Hohlraum, setzt nun das zweite (das größte) zylindrische Metallstück darauf und formt durch Heruntertreiben des Stempels der Presse die zu untersuchende Substanz zusammen mit dem Eisendraht zur Pastille. Zur Herausdrehung der fertigen Pastille wird die Form auf die obere Metallplatte mit hufeisenförmigem Ausschnitt gestellt, der Stempel der Preßmaschine in die Walze eingeführt, wobei der kleine Metallzylinder mit der anhaftenden Verbrennungspastille herausfällt.

c) Mit Hilfe der Torsionswaage wird die Verbrennungspastille genau abgewogen und von diesem Bruttogewicht das früher bestimmte Gewicht des Eisendrahtes abgezogen. Notiere das Nettogewicht der Verbrennungssubstanz. (Verbrennungspastille ohne Eisendraht.)

d) Prüfung der Zündung. Es ist dringend zu raten, ehe man die Pastille in die Bombe einsetzt, den Zündungsmechanismus zu prüfen. Nur eine richtig eingestellte Zündung bietet sichere Gewähr, daß die Substanzprobe vollständig verbrennt. Zu diesem Zweck wird der Deckel der Bombe auf einem besonders dazu konstruierten Stativ montiert. Ein Eisendraht von etwa 7 cm Länge wird um die vertikalen Metallstäbchen des Deckels herumgewickelt und mittelst Verbindungsdrähten mit der Stromquelle 120 Volt (Gleichstrom) unter Einschaltung des Widerstandes verbunden. Der Widerstand für die Zündung ist so einzustellen, daß der Zündungsdraht *mäßig schnell* durchschmilzt und die Lampe, welche den Zündungsvorgang anzeigen soll, nach dem Einschalten des Zündungsstromes für 1 sec. deutlich aufleuchtet.

e) Einsetzen der Pastille in die Verbrennungsbombe. In das Porzellanschälchen, welches an den kleinen seitlichen Fortsätzen der oben erwähnten Metallstäbchen des Deckels der Verbrennungsbombe montiert wird, kommt die Verbrennungspastille mit dem Eisendraht, dessen herausragende Enden fest um die Metallstäbchen, welche den Zündungsstrom zuführen, herumgewickelt werden. Der Deckel wird vom Stativ entfernt, auf die Verbrennungsbombe eingesetzt und mit Hilfe des großen Flügels fest zugeschraubt.

f) Füllung der Bombe mit Sauerstoff. Die am Deckel befindlichen Schrauben *6* und *7* sollen vollständig abgeschraubt werden, dagegen die Ventile *4* und *5* nur um etwa 4—5 Schraubentouren. Mit Hilfe der Metalleitungen wird die Verbrennungsbombe mit der Sauerstoffflasche unter Einschaltung des Manometers an der Stelle, wo die Schraube *6* lag, verbunden. Man führt nun langsam den Sauerstoff in die Bombe ein, wobei die in der Bombe befindliche Luft, da das Ventil *11* offen ist, entweicht. Jetzt schließt man das Ventil *11* zu und hierauf wird die Schraube *7* fest zugeschraubt. Unter einem Druck von etwa 20—25 Atmosphären wird jetzt die Bombe mit Sauerstoff gefüllt, das Ventil *4* rasch durch drehende Bewegungen geschlossen, die Verbindung mit der Sauerstoffflasche gelöst und die Schraube *6* zugeschraubt. Hierauf setzt man die Bombe zusammen mit dem Metallgefäß, in dem sich die abgemessene Wassermenge von 2200 cm³ befindet, in das Calorimeter hinein, sodann das Rührwerk, die Verbindungsdrähte und schließlich das Thermometer. Das Calorimeter wird mit einem Deckel zugedeckt, der drei Ausschnitte für die Verbindungsdrähte, das Rührwerk und das Thermometer besitzt.

g) Einige Minuten, nachdem die Bombe in das Calorimetergefäß gebracht ist, setzt man das Rührwerk in Bewegung. Der Widerstand des Motors ist so einzuregulieren, daß der Rührer 60 bis 80 Umdrehungen pro Minute macht. Die Bezeichnungen „Ein" und „Aus" beziehen sich auf die Einstellung des Widerstandes. Steht der Schieber des Widerstandes auf „Ein", so ist der ganze Widerstand eingeschaltet. Beim Regulieren des Widerstandes beginne man stets mit eingeschaltetem Widerstand („Ein"). Damit sind die Vorbereitungen beendet und es beginnt die eigentliche Verbrennung.

2. Die eigentliche Verbrennung. Sie zerfällt in die drei in der Einleitung erwähnten Phasen: in Vorversuch, Hauptversuch und Nachversuch.

a) Vorversuch. Es wird von Minute zu Minute die Temperatur des Calorimeterwassers etwa 10mal abgelesen und notiert, wobei die Benutzung der Stoppuhr zu empfehlen ist. Erst wenn die minutliche Temperaturveränderung gleichmäßig geworden ist, oder wenn während dieser Zeit überhaupt keine Temperaturdifferenz zu beobachten waren, so hat der Vorversuch sein Ende erreicht. Man berechne die durchschnittliche Temperaturveränderung pro Intervall der Vorperiode (V).

Beispiel:

Vorversuch.

Ablesung	Temperatur	Temperaturveränderung pro Intervall	Ablesung	Temperatur	Temperaturveränderung pro Intervall
1	17,723		7	776	0,007
2	730	0,007	8	784	0,008
3	742	0,012	9	791	0,007
4	752	0,010	10	976	0,005
5	760	0,008	11	17,802	0,006
6	769	0,009			

Mittel aus den 10 Ablesungen 0,0079
$V = 0,0079.$

b) Hauptversuch. Durch das Schließen des Stromes wird der Zünddraht mit der damit verbundenen Brennstoffprobe entzündet. Das Durchbrennen des Eisendrahtes unterbricht den Strom, wobei die eingeschaltete Glühbirne erlischt. Nach erfolgter Zündung ist der Zündstromkreis auszuschalten. Die Zündungsdrähte können an den Polen der Verbrennungsbombe bleiben. Kurz nach dem Schließen des Stromes beginnt das Thermometer schnell zu steigen. Die Temperaturen sind jetzt mit erhöhter Schärfe zu beobachten und es ist besonders auf die Feststellung des *Maximums* der Temperatur Sorgfalt zu legen. Dies wird in der Regel 2—4 min. nach erfolgter Zündung erreicht. Man stelle die Temperaturdifferenz fest, sowie die Anzahl der Temperaturbeobachtungen im Hauptversuch, wobei die erste Ablesung nicht gezählt wird.

m (Anzahl der Temperaturbeobachtungen im Hauptversuch) = 3;

T-Differenz 2,849° C.

Beispiel:
Hauptversuch.

Ablesung	Temperatur
1	17,802
2	18,370
3	19,135
4	20,651
	20,651
	17,802
$T°$-Differenz	2,849

Damit ist der Hauptversuch beendet und es beginnt der Nachversuch.

c) Nachversuch. Die Temperatur fängt an langsam zu fallen und ist etwa 10 min. lang zu beobachten. Während dieser Zeit ist das Rührwerk langsam und gleichmäßig in Bewegung zu erhalten. Man berechne wiederum wie im Vorversuch die durchschnittliche Temperaturveränderung pro Intervall (*N*).

Beispiel:
Nachversuch.

Ablesung	Temperatur	Temperaturveränderung pro Intervall	Ablesung	Temperatur	Temperaturveränderung pro Intervall
1	20,654		7	585	0,011
2	646	0,008	8	575	0,010
3	634	0,012	9	567	0,008
4	623	0,011	10	556	0,011
5	609	0,014	11	545	0,011
6	596	0,013			

Mittel aus den 10 Ablesungen 0,0109

N (durchschnittliche Temperaturveränderung pro Intervall der Nachperiode) = **0,0109.**

Die Vor- und Nachversuche sind erforderlich, um gewisse Korrekturen an der im Hauptversuch ermittelten Temperaturdifferenz anbringen zu können, um die Störungen durch Abkühlungs-Strahlungsfaktoren auszuschalten und die wahre Temperaturdifferenz, die nur von der Verbrennung der untersuchten Substanz herrührt, zu ermitteln, denn das Calorimeterwasser kann je nach seinen Zustandsbedingungen von außen her Wärme aufnehmen oder abgeben. Die von LANGBEIN angegebene Formel ist für praktische Zwecke unter allen Umständen ausreichend und hat den großen Vorteil der Einfachheit. Sie lautet:

$$c = (m-1)\,N + \frac{V+N}{2},$$

wo *c* = Korrekturfaktor, der zur beobachteten Temperaturdifferenz addiert werden soll;

m = Anzahl der Temperaturbeobachtungen im Hauptversuch;
V = durchschnittliche Temperaturveränderung pro Intervall der Vorperiode;
N = durchschnittliche Temperaturveränderung pro Intervall der Nachperiode.

Kehren wir zu unserem obenerwähnten Beispiel zurück, wo
$$m = 3, \quad V = 0{,}0079 \text{ und } N = 0{,}0109$$
ist, so lautet

$$c = (3-1)\,0{,}0109 + \frac{0{,}0079 + 0{,}0109}{2} = 2 \times 0{,}0109 + \frac{0{,}0188}{2} = 0{,}0312.$$

Die korrigierte (wahre) Temperaturdifferenz ist demnach 2,849 + 0,0312 = **2,8802.**

Ist der Nachversuch zu Ende, so wird die Bombe aus dem Calorimetergefäß genommen, sorgfältig abgetrocknet. Für sehr exakte Versuche müßte jetzt noch eine Wasserbestimmung ausgeführt werden.

Berechnung. *Beispiel einer Heizwertbestimmung.*

Gewicht einer Verbrennungspastille	0,9547 g
Gewicht des Eisendrahtes	0,0194 g
Gewicht der zu untersuchenden Substanz (Kohle) . . (1)	0,9353 g
Beobachtete Temperaturdifferenz	2,849° C
Korrektur für die Abkühlung	0,0312
Wirkliche Temperaturerhöhung . . . . (2)	2,8802° C
Gewicht des Wassers im Calorimeter	2200 g
Wasserwert der Bombe und Metallteile	315 g
Wasserwert des ganzen Apparates . . . . (3)	2515 g
Beobachtete Wärmeentwicklung 2515 × 2,8802 = 7243 cal. (4)	

An dieser gesamten Wärmeentwicklung haben Anteil:

1. Die verbrannte untersuchte Substanz;

2. der verbrannte Eisendraht (1 g Eisen bei vollständiger Verbrennung zu Eisen-oxyd liefert 1600 cal.);

3. Bildungs- und Lösungswärmen aus dem Stickstoff und Schwefel der Kohle, die jedoch des geringen Betrages wegen hier außer acht gelassen werden.

Der gesuchte Heizwert ist wie folgt zu ermitteln:

0,0194 g Eisendraht geben bei Verbrennung . . . 0,0194 × 1600 =	31 cal.
Beobachtete Wärmeentwicklung (s. 4)	7243 cal.
Verbrennungswärme des Eisendrahtes	31 cal.
Wärmeentwicklung der Verbrennungssubstanz (0,9353 g Kohle) . . . 7212 cal. (5)	
Für 1 g Verbrennungssubstanz Kohle erhält man 7212/0,9353 = 7710,9 cal. (6)	

Anhang.
Bestimmung des Wasserwertes des Instrumentes.

An der Erwärmung nehmen außer dem im Calorimeter befindlichen Wasser auch das Wassergefäß, die Bombe, der Rührer und das vom Wasser umspülte Thermometer teil. Um diese Wärmeabsorption zu berücksichtigen, drückt man die gesamte Apparaturmasse durch eine äquivalente Menge Wasser aus und nennt diese Konstante *Wasserwert des Instrumentes.* Unter dem Wasserwert versteht man diejenige Wärmemenge, die vom Wasser des Calorimeters und den Metallteilen pro Grad Temperaturerhöhung aufgenommen wird.

Zur Ermittlung dieser wichtigen Konstante gibt es mehrere Methoden. Die sicherste und zugleich bequemste ist, daß man empirisch vorgeht und eine gewogene Menge einer Substanz, deren Verbrennungswärme mit absoluter Sicherheit bekannt ist, im Calorimeter unter gleichbleibenden Umständen wie später verbrennt und die dabei auftretende Temperaturerhöhung mißt.

Folgende Substanzen eignen sich zur Bestimmung der Wasserwerte:

Rohrzucker	3952 cal.	Hippursäure	5668,2 cal.
Benzoesäure	6385,4 cal.	Benzoin	7883,4 cal.
Salicylsäure	5269,2 cal.	Campher	5299,6 cal.
Phthalsäureanhydrid . . .	5299,6 cal.		

b) Im einfachen Calorimeter nach v. Kries.

Prinzip der Methode. An Stelle der Sauerstoffbombe tritt ein einfaches Gefäß aus Kupfer, welches in einer Taucherglocke untergebracht und mit dieser in das Wasserbad des Calorimeters versenkt werden kann. Die zu verbrennende Substanz wird mit einem Sauerstoffspender zusammen in einer Verbrennungsmischung verbrannt. Die Zündung erfolgt mit einer elektrisch beheizten Platinschlinge (nur Rotglut!).

Ausführung. *1. Herstellung der Verbrennungsmischung.* 13,5 g chlorsaures Kali, 1,5 g Braunstein (als Katalysator) und 1,2 g Milchzucker werden abgewogen. KClO₃ und Braunstein werden in einer Reibschale zerrieben (Entzündung bei starkem Schlag!) und erst dann mit einem weichen Pinsel mit dem fein pulverisierten Milchzucker vermischt.

2. *Bestimmung des Wasserwertes des Calorimeters.* Die kupfernen und eisernen Bestandteile des Calorimeters werden getrennt auf der Waage gewogen. Das Wasser wird ebenfalls genau abgemessen (in der Regel 2300 cm³). Der Gesamtwasserwert der ganzen Anordnung ist $V + W$, wenn V das Wasservolumen und W der Wasserwert der übrigen Calorimeterteile ist. Der Wasserwert wird ermittelt, indem das Gewicht m mit der spezifischen Wärme c der betreffenden Substanz multipliziert wird.

Es ist für Kupfer $c = 0,09$; für Eisen $c = 0,11$.

(Wasserwert ist diejenige Wassermenge in Gramm, deren Erwärmung um 1° C die gleiche Wärmemenge verschluckt, wie die entsprechenden Apparatteile.)

3. *Der Versuch.* Die Verbrennungsmischung wird in die Kupferpatrone gebracht, die in der Taucherglocke befestigt und in das mit dem Volumen V Wasser gefüllte Calorimeter eingeführt wird. Ablesung der Temperatur, bis Temperaturkonstanz vorhanden. Zündung mit der Heizschlinge, die nur solange mit Strom beschickt wird, bis das Gemisch sich entzündet hat, was hörbar ist. Die Verbrennungsgase geben ihre Wärme an das Wasser ab. Durch Öffnen des Hahnes der Taucherglocke wird das Wasser eingelassen, so daß die Wärme der Metallteile sich direkt mit dem Wasser ausgleichen kann. Durch Heben und Senken des Verbrennungsraumes wird für gute Durchmischung gesorgt. Ablesung der Maximaltemperatur.

Nachteil der Methode. Das entstehende KCl nimmt bei der Lösung in Wasser Wärme auf. Diese ist gesondert zu ermitteln.

Berechnung. Die Temperaturdifferenz $t_2 - t_1$ wird mit dem Wasserwert der Anordnung multipliziert.

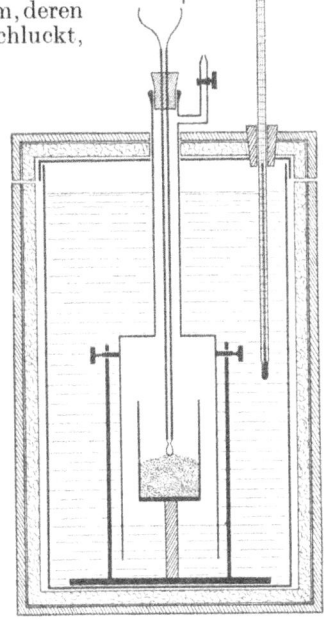

Abb. 83. Calorimeter nach v. KRIES. (Aus TRENDELENBURG.)

Gesamtwärme $Q = (t_2 - t_1)\,(V + W).$

Von dieser Wärme ist abzuziehen die Zersetzungswärme des KClO₃ q (1 g KClO₃) $= 79$ cal.

Die Lösungswärme von KCl ist mit 10 g KCl in 400 cm³ in einer Thermosflasche in einem gesonderten Versuch zu ermitteln. Die auf 13,5 g KClO₃ umgerechnete Wärmemenge ist dem Versuch zuzuzählen.

q' (Lösung von 1 g KCl) $= 59$ cal.

Die umgerechneten Wärmemengen seien q_m und q'_{m_1}. Dann ist die gesuchte Verbrennungswärme

$$q_x = \frac{Q + q'_m - q_m}{1,2}\ \text{cal.}$$

41. Umsatzbestimmung beim Tier.

Prinzip der in Frage kommenden Methoden.

a) Direkte Calorimetrie. Ein Kleintier wird in einen Behälter gebracht, in welchem die von ihm entwickelte Wärme ständig abgeführt wird, (Methode nach v. KRIES) oder in welchem sich die Temperatur so lange erhöht, bis die Wärmeabgabe des Behälters an die Umgebung gleich groß ist, wie die Wärmebildung des Tieres (Methode nach D'ARSONVAL). Der Behälter muß bei der ersten Methode eine gut isolierte DEWAR-Flasche sein, bei der zweiten Methode dagegen ein möglichst großes Blechgefäß mit

günstigen Wärmeabgabe-Bedingungen. In beiden Fällen müssen empfindliche Luftthermometer zur Feststellung des Gleichgewichtszustandes verwendet werden. Bei beiden Methoden ist die Verwendung von zwei gleichen
Gefäßen zur Kompensation sehr zu empfehlen.

<table>
<tr><td>Platz Nr.</td></tr>
</table>

α) *Methode nach* v. KRIES. Zwei DEWAR-Flaschen werden
durch ein Differentialthermoskop miteinander verbunden (vgl.
Abb. 84). Das Gefäß *A* enthält eine Kühlschlange aus Kupfer *K*
und dient zur Aufnahme des Versuchstieres. Durch passende Einstellung des Wasserstromes wird dafür gesorgt, daß das Luft-
thermoskop nur um die Mittellage pendelt, daß also im Mittel in beiden Gefäßen die
gleiche Temperatur bestand. Ist *m* die durchgeflossene Wassermenge und $t_2 - t_1$ die
Temperaturdifferenz zwischen Zu- und Abfluß, so ist die während der Versuchsdauer
abgegebene Wärmemenge $q = m \cdot (t_2 - t_1)$. Die Apparatur eignet sich für Ratten
und Meerschweinchen. Versuchsdauer 20 min.

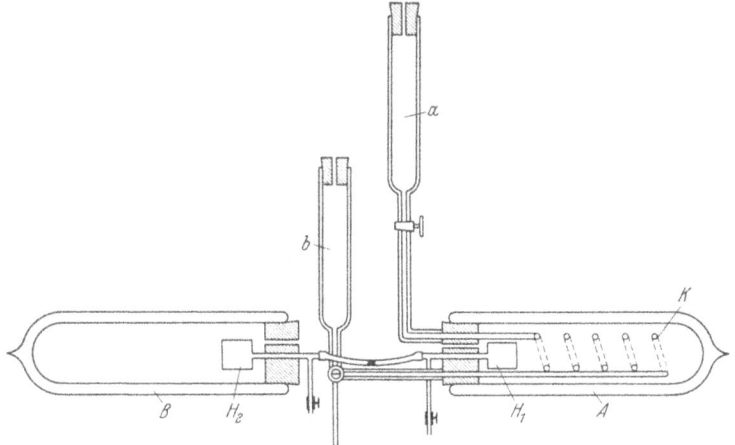

Abb. 84. Tiercalorimeter nach dem Grundverfahren von v. KRIES und D'ARSONVAL. *A* und *B* DEWARsche
Flaschen. *A* der Tierraum; *B* der Kompensationsraum; H_1 und H_2 Hohlräume des Luftthermoskops; *a* und
b Zu- und Abflußflasche zum Kupferrohr *K*. (Aus TRENDELENBURG: Anleitung zu den Physiologischen
Übungen. Berlin 1938.)

<table>
<tr><td>Platz Nr.</td></tr>
</table>

β) *Methode von* BOTHE und WOLLSCHITT (modifizierte D'AR-
SONVAL-Methode). Die D'ARSONVAL-RUBNERsche Methode ist
von BOTHE und WOLLSCHITT zu einer sehr eleganten modernen
Methode ausgebaut worden (vgl. Abb. 85).

Der Tierkäfig *K*, dessen Größe nach dem Versuchstier eingerichtet wird, ist
umgeben von einem Luftmantel *L*, dessen thermische Ausdehnung gemessen oder
registriert werden soll. Für wissenschaftliche Zwecke wird die Anordnung in ein
Thermostatenbad versenkt, für die Zwecke des Kurses genügt gute Wärmeisolation
des Luftmantels *L*. Schwankungen der Außentemperatur und des Barometerdruckes,
werden durch eine gleich dimensionierte Kompensationskammer *K'* aufgenommen
und zur Kompensation durch folgende Vorrichtung herangezogen: Die Luftmäntel
beider Gefäße stehen mit je einem fixierten Tauchzylinder *ZZ'* in Verbindung. Die
Absperrflüssigkeit (Petrol) befindet sich in zwei Glasgefäßen *GG'* die auf den Waage-
armen einer Küchenwaage ausbalanciert sind. Einseitige Temperaturänderung führt
zu Druckänderung in einem Zylinder und damit zu einseitigem Ausschlag der Waage,
beidseitige Druckänderungen dagegen heben sich auf der Waage auf. Der Ausschlag
der Waage, der mit Hebelübertragung fortlaufend registriert wird, ist somit das Maß
für einseitige Temperaturerhöhung. Bei langem Hebelarm ist die Registrierung
praktisch dem Druck und damit der Wärmebildung proportional. Die Apparatur
wird durch Einführung einer Heizspirale bei *K* geeicht. Jede Wärmequelle verursacht zunächst einen Ausschlag des Zeigers, der nach einer gewissen Zeit einen
konstanten Wert erreicht. Unter dieser Bedingung ist der Wärmeverlust der Anordnung an die Umgebung gleich groß wie die Wärmebildung. Durch Vergleich des

Ausschlages im Tierversuch mit den Eich-Ausschlägen wird die pro Zeiteinheit entwickelte Wärme direkt und sehr genau ermittelt. Zur Umrechnung gilt

$$1 \text{ Volt A} = 0,860 \text{ kcal/h (vgl. S. 257).}$$

Die Anordnung kann leicht hergestellt werden. Sie ist außerordentlich genau und bei Einhaltung der technischen Vorschriften (vgl. BOTHE u. WOLLSCHITT [1 u. 2]) können noch Wärmebildungen von 0,014 kcal/h auf einige Prozent genau gemessen werden.

Ein auf dem gleichen Prinzip beruhendes vollautomatisches Tiercalorimeter wurde von v. MURALT [3] angegeben. Bei diesem Calorimeter steuert der Zeiger R der Waage auf photoelektrischem Weg ein Relais, welches im Kompensationsgefäß K' eine elektrische Heizung ein- und ausschaltet. Ein Kilowattzähler summiert die Heizleistung. Die Wärmebildung des Tieres im Kasten K kann am Zählwerk direkt in Wattstunden abgelesen und durch Multiplikation mit 0,86 in kcal/h verwandelt werden. Um die pro Stunde entwickelte Wärme zu berechnen, muß die Versuchsdauer auf eine Stunde extrapoliert werden. Schon in einem Versuch von 15 Minuten wird die Wärmebildung des Tieres mit einer Genauigkeit von 5 % ermittelt.

b) Indirekte Calorimetrie. In einem offenen oder geschlossenen System wird der Verbrauch des Sauerstoffes und die Bildung der Kohlensäure durch das Versuchstier in einer bestimmten Versuchszeit gemessen. Würde das Tier ausschließlich Kohlehydrat verbrennen, so entspräche jeder Liter verbrauchten Sauerstoffes der Bildung von 5,05 kcal. Die im Versuch verbrauchte Sauerstoffmenge würde sofort die entstandene Wärme in Calorien liefern. Das Prinzip der indirekten Calorimetrie hätte eine einfache und genaue Grundlage. Es werden aber neben Kohlehydrat, auch Fett und Eiweiß, und zwar in unbekannten Anteilen, verbrannt. Direkt lassen sich diese Anteile nicht bestimmen. Indirekt

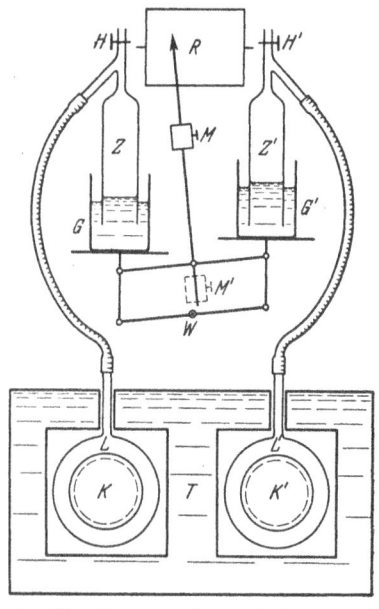

Abb. 85. Tiercalorimeter nach BOTHE und WOLLSCHITT. K Tierkäfig; K' Kompensationsraum; L Luftmantel; T Thermostat; $H H'$ Entlastungshähne; $Z Z'$ Tauchzylinder; $G G'$ Flüssigkeitsbehälter auf Küchenwaage; W Küchenwaage; $M M'$ Reitergewicht; R Registriertrommel. (Aus BOTHE und WOLLSCHITT: Pflügers Archiv **238**.)

liefert aber die Bestimmung des respiratorischen Quotienten (R.Q.) = CO_2/O_2, gemessen in Molarität oder Gasvolumen, einen Anhaltspunkt. Seine Größe gibt annähernd die Anteile der hauptsächlichen Brennstoffe, Kohlehydrat und Fett an. Da außerdem die calorischen Äquivalente für Kohlehydrat (5,05 kcal.) und Fett (4,65) nicht mehr weit auseinanderliegen, läßt sich eine Beziehung zwischen R.Q. und calorischem Äquivalent aufstellen, die mit hinreichender Genauigkeit als Grundlage der indirekten Calorimetrie genommen werden darf (vgl. Tabelle 25, S. 263).

Der R.Q. ist aber nicht immer ein zuverlässiges Maß für die Art der Verbrennungsvorgänge. Bei Umbauvorgängen im Körper und bei

---

[1] BOTHE u. WOLLSCHITT: Pflügers Arch. **238**, 168 (1936). — [2] BOTHE: Pflügers Arch. **241**, 630 (1939). — [3] MURALT, v.: Helvet. physiol. Acta **1**, C. 64 (1943).

Umschaltung des Stoffwechsels auf anaerobe Prozesse bei plötzlicher Muskelarbeit ändert sich der R.Q. und darf dann nicht mehr maßgebend sein für die Berechnung calorischer Äquivalente. Zwei Extremfälle veranschaulichen die Bedeutung von Umbauvorgängen für den Gaswechsel: die Straßburger Mastgans und das Murmeltier im Winterschlaf. Die Mastgans wird mit Kohlehydraten gemästet und wandelt diese in Fett um, unter Freiwerden von Sauerstoff. Ihre Sauerstoffaufnahme wird um diesen Betrag kleiner, die Kohlensäureausscheidung aber ist normal, der R.Q. wird größer als 1, wegen *Verkleinerung des Nenners*. Das Murmeltier nimmt anfänglich im Winterschlaf ohne Nahrungsaufnahme an Gewicht zu und hat einen sehr niedrigen R.Q., offenbar deswegen weil es seine Fettreserven teilweise zu Kohlehydrat zurückverwandelt und Sauerstoff „anbaut". Seine O_2-Aufnahme ist daher größer, als sein O_2-Verbrauch für Verbrennungsvorgänge. Der R.Q. wird klein wegen

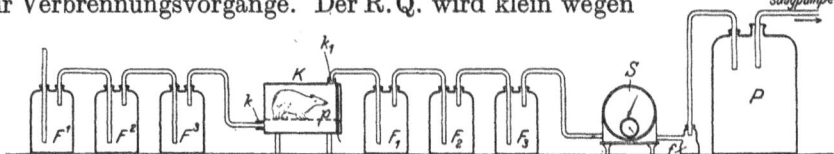

Abb. 86. Bestimmung des respiratorischen Stoffwechsels kleiner Tiere. *K* Tierkammer, *S* Gasuhr (kann weggelassen werden), F^1_1 und F^2_2 H_2O-Absorption, F^3_3 CO_2-Absorption.

Vergrößerung des Nenners. Ganz anders sind die Verhältnisse bei plötzlicher Muskeltätigkeit. Durch die Umschaltung des Körpers auf anaerobe Prozesse entstehen saure Stoffwechselprodukte (Milchsäure usw.), die, soweit sie durch die Bicarbonatpuffer im Blut und in den Geweben abgefangen werden, zu CO_2-Bildung und -Abrauchung Anlaß geben. Der R.Q. wird größer als 1 wegen *Vergrößerung des Zählers*. In der Erholungsphase werden die sauren Stoffwechselprodukte durch Oxydation und Resynthese wieder beseitigt. Die Bicarbonatpuffer müssen durch entsprechende CO_2-Retention wieder aufgebaut werden. Der R.Q. wird klein wegen *Verkleinerung des Zählers*.

Die vier erwähnten Fälle einer Verschiebung des R.Q. haben mit dem Energieumsatz nichts zu tun und müssen als entscheidende Fehlerquellen bei der Auswertung von Versuchsergebnissen bei der indirekten Calorimetrie im Auge behalten werden.

α) *Prinzip des offenen Systems nach* HALDANE. Das Versuchstier befindet sich in einem Kasten, der durch eine Wasserstrahlpumpe im Durchsaugverfahren belüftet wird. Die einströmende Luft wird durch CO_2- und H_2O-Absorption kohlensäurefrei und trocken gemacht. Die abgesaugte, mit Ausatmungsluft vermischte Luft wird in zwei Stufen, zuerst vom Wasserdampf und dann von Kohlensäure befreit (vgl. Abb. 86). Die Gewichtszunahme des Kohlensäure-Absorptionsturmes (KOH, Ascarit usw.) liefert die ausgeschiedene Kohlensäuremenge. Um den Sauerstoffverbrauch zu bestimmen, muß die Gewichtsabnahme des Versuchstieres ebenfalls durch Wägung festgestellt werden. Diese Gewichtsabnahme entspricht den Gewichten des als CO_2 ausgeschiedenen Kohlenstoffes, des im Wasser enthaltenen Wasserstoffes und dem Sauerstoff, soweit er aus dem Körper stammt. Die Differenz des Gesamtgewichtes $CO_2 + H_2O$ und der Körpergewichtsänderung entspricht somit dem Gewicht des aufgenommenen Sauerstoffes.

Berechnung. Die Berechnung, die mit Hilfe von Tabelle 25, S. 263 erfolgen kann, sei an einem Zahlenbeispiel erläutert:

1. Ratte. 207 g vor, Gewichtsabnahme 1,13 g während V., Versuchsdauer 5 Stunden.

In 5 Stunden 2,89 g CO_2-Bildung   3,97 g
„ 5 „   1,08 g H_2O-Abgabe   —1,13 g
„ 5 „   3,97 g Gesamtausgabe   Sauerstoffaufnahme 2,84 g

2. R.Q. 1 g CO_2 hat bei 0° C und 760 mm Hg 508,5 cm³ Volum
       1 g O_2 hat bei 0° C und 760 mm Hg 700,0 cm³ Volum

$$R.Q. = \frac{2,89}{2,84} \cdot \frac{508,5}{700} = 0,739.$$

3. *Wärmebildung* bezogen auf die Einheit der Körperoberfläche. Einem R.Q. von 0,739 entsprechen 4,727 kcal/LO_2. Die Körperoberfläche $= K\sqrt[3]{g^2}$, worin $K = 9,1$ für die Ratte (vgl. Tabelle 26, S. 263).

Die Wärmebildung Q ist dann

$$\frac{2,84 \cdot 700 \cdot 4,727}{9,1 \cdot \sqrt[3]{(207)^2}} \cdot \frac{24}{5} = 1417 \text{ kcal/m}^2/24 \text{ Stunden}$$

unter Berücksichtigung von 5 Stunden Versuchsdauer, umgerechnet auf 24 Stunden.

4. Sehr geeignet ist die tabellarische logarithmische Rechnung nach folgendem Schema:

CO_2-Bildung 2,89 g	—	0,46090
O_2-Bildung 2,84 g		0,45332
		0,00758
$\dfrac{CO_2}{O_2}$ g	+	
Konstante $\dfrac{508,5}{700}$		0,86119
R.Q. 0,739		0,86877
O_2-Bildung 2,84		0,45332
4,727		0,67460
Konstante $\dfrac{700}{9,1} \cdot \dfrac{24}{5}$		3,56750
Z		4,69542
Gewicht 207		2,31597
207^2		4,63194
$\sqrt[3]{(207)^2}$		1,54398
$Z / \sqrt[3]{(207)^2}$		3,17144

1417 kcal/m²/24 Stunden.

Die Methode ist einfach, genau und besonders für Reihenuntersuchungen sehr geeignet. Die Berechnung kann durch Tabellen sehr erleichtert werden. Die Wägungen werden von geschultem Personal in der Regel sehr zuverlässig durchgeführt.

β) Prinzip des geschlossenen Systems nach REGNAULT und REISET. Das Versuchstier befindet sich in einem abgeschlossenen Gefäß, in dem der verbrauchte Sauerstoff fortlaufend meßbar ersetzt wird. Die Kohlensäure wird durch eine angeschlossene Barytwasserschaukel (vgl. Abb. 87) oder durch eine Zirkulationspumpe in Adsorptionstürmen abgefangen. Bei letzterer Ausführung kann die Atmungsluft auch fortlaufend in Schwefelsäure vom Wasserdampf befreit werden. Nach Ablauf der Versuchszeit wird die Kohlensäurebildung direkt durch Titration des Barytwassers mit Oxalsäure oder durch Wägung der Absorptionstürme bestimmt. Der Sauerstoffverbrauch kann direkt volumetrisch abgelesen oder durch Registrierung mit einem Spirographen fortlaufend aufgezeichnet werden. Sehr zweckmäßig ist ein federnder Boden im Tiergefäß, der durch mechanische oder pneumatische Übertragung jede Unruhe des Tieres während der Versuchsdauer auf einem Rußkymographion aufzeichnet. Das Wärmeäquivalent wird nach Ermittlung des respiratorischen Quotienten aus dem Sauerstoffverbrauch berechnet.

γ) In Verbindung mit dem Gaswechselschreiber ist für Kleintiere ein Stoffwechselkäfig von REIN angegeben worden[1].

---

[1] Vgl. ANTAL, J. und R. SCHLEINZER: Pflügers Arch. **244**, 502 (1941).

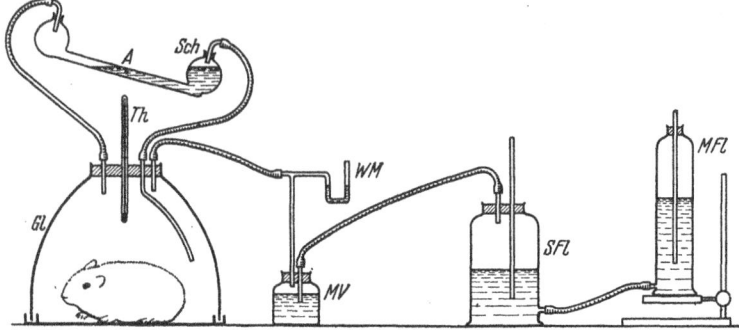

Abb. 87. Verfahren zur Bestimmung des Gesamt-Gaswechsels nach REGNAULT-REISET. *Gl* Glasglocke; *Th* Thermometer; *Sch* Schaukelgefäß mit Barytwasser; *A* Achse der Schaukel; *WM* Wassermanometer; *MV* MÜLLERsches Ventil; *SFl* Sauerstoffflasche; *MFl* MARIOTTEsche Flasche (am Stativ in der Höhe verstellbar). (Aus TRENDELENBURG: Anleitung zu den Physiologischen Übungen. Berlin 1938.)

Berechnung. *1. Bei Kohlensäureabsorption mit der Barytwasserschaukel.* Titration des Barytwassers mit m/10 Oxalsäure. Indicator: Phenolphthalein. a sei die Differenz der Titration in cm^3 m/10-Säure, vor und nach dem Versuch, umgerechnet auf den Gesamtinhalt der Schaukel. Während des Versuches wurden $a \cdot$ m/10 H_2CO_3 gebildet oder

$$a \cdot \frac{22,4}{10} \ cm^3 \ CO_2.$$

Der O_2-Verbrauch wird direkt abgelesen und auf 760 mm Hg und 0°C reduziert.

$$V_0 = V \cdot \frac{p}{760} \cdot \frac{273}{T},$$

worin $p =$ Barometerdruck, $T =$ absolute Versuchstemperatur. War die Temperatur während des Versuches nicht konstant, sondern hat sie von T_a auf T_e abs. zugenommen, so muß die Volumzunahme des Gasvolumens V' des Tierraumes berücksichtigt werden:

$$V_0' = V' \cdot \frac{p}{760} \cdot 273 \left(\frac{T_e - T_a}{T_e \cdot T_a} \right).$$

Je nachdem, ob der Tierraum mit Sauerstoff angefüllt war oder mit Luft, muß das Volumen V_0' direkt, oder nach Umrechnung auf das Teilvolumen vom Sauerstoffverbrauch abgezogen werden.

2. Bei Kohlensäureabsorption mit Absorptionstürmen. Die absorbierte Kohlensäuremenge wird durch Wägung der Absorptionstürme vor und nach dem Versuch ermittelt. Umrechnung des Gewichtes in Volumen: 1 g CO_2 hat bei 0° C und 760 mm Hg 508,5 cm^3 Volum.

3. Berechnung der Größe des Umsatzes. Aus CO_2-Bildung in cm^3 und O_2-Verbrauch in cm^3 wird der respiratorische Quotient R.Q. ermittelt:

$$R.Q. = \frac{CO_2 - Volum}{O_2 - Volum}.$$

Aus Tabelle 25, S. 263 wird zu R.Q. das calorische Äquivalent des O_2 abgelesen. Die Wärme q in kcal. ist dann

$$q = O_2\text{-Verbrauch in } L \times \text{calorisches Äquivalent.}$$

Die Wärmebildung wird entweder auf 1 Stunde und 1 kg Tier umgerechnet,

$$Q_{kg/h} = \frac{q}{\text{Gewicht des Tieres}} \times \frac{60}{\text{Versuchsdauer in min.}}$$

oder auf 24 Stunden und 1 m² Oberfläche. Die Oberfläche O des Tieres ist

$$O = K \cdot \sqrt[3]{(\text{Gewicht g})^2}.$$

Die Konstante K ist aus Tabelle 26, S. 263 abzulesen.

$$Q_{O/24\,h} = \frac{q}{O} \times \frac{1440}{\text{Versuchsdauer in min.}}.$$

42. Umsatzbestimmung am Menschen.

Allgemeines. Die Umsatzbestimmung am Menschen ist das Verfahren der messenden Physiologie, das das größte Anwendungsgebiet in der Praxis gefunden hat. Die Bestimmung des *Grundumsatzes* ist zum unentbehrlichen Hilfsmittel der Klinik geworden. Die Behandlung hormonaler Störungen, besonders ausgehend von Hypophyse und Schilddrüse ohne entsprechende Führung durch fortlaufende Grundumsatzbestimmungen ist heute nicht mehr denkbar. Für Fragen des Kreislaufes und seiner Leistungsfähigkeit, für Ernährungsfragen, sport-physiologische Untersuchungen, Fragen der industriellen Ermüdung, Fragen der zweckmäßigen Arbeitsführung, Fragen der klimatisch bedingten Umstellung u. a. hat sich die Messung des Gesamtumsatzes (Leistungszuwachs + Grundumsatz) oder des Grundumsatzes allein, als führende Methode in den letzten Jahrzehnten überall durchgesetzt.

Es stehen folgende Methoden zur Verfügung:

A. Direkte Calorimetrie, vor allem von BENEDICT durch Ausbau des elektrisch-kompensierten Emissionscalorimeters gefördert.

B. Indirekte Calorimetrie. a) Offene Systeme. Die Versuchsperson atmet entweder aus der Außenluft frei ein, oder sie wird unter einer Maske mit Frischluft in konstantem Zustrom belüftet. Durch entsprechende Ventile wird dafür gesorgt, daß die Ausatmungsluft entweder vollständig in einem Sack oder Spirometer gesammelt, oder durch Abzweigung eines Teilstromes und fortlaufende Gasanalyse ständig überwacht wird. Im ersten Fall liefert die Gasanalyse zusammen mit der volumetrischen Messung der gesammelten Ausatmungsluft die genaue Menge der eingeatmeten Luft, im zweiten Fall muß die Einatmungs- oder Ausatmungsluft durch einen Gasmesser getrieben werden, oder es muß eine Pumpe mit genau bekanntem Fördervolumen verwendet werden, um die Größe der zur Belüftung verwendeten Menge zu bestimmen. Die offenen Systeme, ganz besonders die Sackmethode, haben den großen Vorteil, daß die Versuchsperson sich frei bewegen kann.

b) Geschlossene Systeme. Die Versuchsperson atmet aus einem Spirometer Sauerstoff oder Luft. Durch geeignete Atmungsventile wird die Ausatmungsluft auf einem anderen Weg in das Spirometer zurückgeführt und dabei von Kohlensäure befreit. Die Volumenabnahme des Systemes kann am Spirometer abgelesen oder registriert werden und entspricht in jedem Augenblick der aufgenommenen Sauerstoffmenge. In das System kann eine Zirkulationspumpe eingebaut werden, so daß die Versuchsperson unter einer Maske künstlich belüftet wird. Das für empfindliche Personen erschwerte Atmen gegen Ventile wird dadurch vermieden und durch die angenehm wirkende künstliche Belüftung ersetzt. Diese Methoden haben sich wegen ihrer Übersichtlichkeit in der Klinik überall eingebürgert. Sie haben den Nachteil, daß die Versuchsperson an die Apparatur, die schlecht beweglich ist, gebunden bleibt.

C. Respirationscalorimeter. Die Versuchsperson befindet sich in einem geschlossenen Raum, in dem sowohl die direkte Wärmeabgabe, wie auch der respiratorische Stoffwechsel gemessen werden (ATWATER und BENEDICT). Die Methode ist für wissenschaftliche Zwecke geeignet, um das Ergebnis der direkten mit der indirekten Calorimetrie zu vergleichen.

Die Belüftung der Versuchsperson erfolgt bei allen Verfahren entweder durch ein Mundstück (Ausschaltung der Nasenatmung durch eine Nasenklemme) oder durch eine Gesichtsmaske (großer schädlicher Raum, wenn nicht mit einer Pumpe belüftet wird) oder in einem Kammer- oder Einschlußapparat (nur für langdauernde Versuche brauchbar).

Bei der Auswertung der Versuchsergebnisse sind folgende allgemeine Rechenverfahren anzuwenden:

1. Umrechnung gefundener Gasgewichte auf Volumen.

Es gilt   1 g CO_2 = 508,5 cm³ bei 0° C, 760 mm Hg

1 g O_2 = 700,0 cm³ bei 0° C, 760 mm Hg

2. Reduktion der gemessenen Gasvolumina auf Normalbedingungen. Es gilt

$$V_0 = V \cdot \frac{p}{760} \cdot \frac{273}{T},$$

worin p Barometerdruck in mm Hg, T absolute Versuchstemperatur, V gemessenes Gasvolumen.

3. Berücksichtigung eventueller Temperaturveränderungen während des Versuches. Es entstehen dadurch zusätzliche Volumina V'. Es gilt

$$V'_0 = V' \cdot \frac{p}{760} \cdot 273 \cdot \left(\frac{T_e - T_a}{T_e \cdot T_a} \right),$$

worin V das zusätzliche Volumen, im Versuchsvolumen V bei einer Erhöhung der Temperatur von T_a auf T_e, beim Barometerdruck p in mm Hg bedeutet. (Die Temperaturen werden immer in absoluten Einheiten zur Berechnung herangezogen.)

4. Berechnung des eingeatmeten Volumens V_I des Frischgases, wenn nur das ausgeatmete Volumen V_E bekannt ist. Die Berechnung wird ermöglicht dadurch, daß der Stickstoff und die Edelgase an der Atmung nicht beteiligt sind. Die Analyse der Frischluft liefert den Sauerstoffgehalt und den Kohlensäuregehalt. Stickstoff- und Edelgaskonzentration N_F werden als Differenz zu 100 % ermittelt. Wird vom Körper mehr O_2 aufgenommen als CO_2 abgegeben (R.Q. < 1), dann nimmt eine entsprechende Stickstoff-Edelgasmenge den Raum des in der Ausatmungsluft fehlenden Gases ein. Die Stickstoff-Edelgaskonzentration der Exspirationsluft N_E ist größer als N_F. Wird vom Körper mehr CO_2 abgegeben, als O_2 aufgenommen (R.Q. > 1), dann ist $N_F > N_E$. Für die Berechnung des ursprünglichen Volumens eines der beiden an der Atmung beteiligten Gase aus dem Gesamtvolumen V_E der Ausatmungsluft gilt:

$$V_I = V_E \cdot \frac{N_E}{N_F},$$

und wenn x die Konzentration des Gases in der Inspirationsluft ist, dann ist das gesuchte Volumen v_x des Gases in der Inspirationsluft

$$v_x = \frac{x \cdot V_I}{100} = \frac{x}{100} \cdot V_E \cdot \frac{N_E}{N_F}$$

5. Bei der Atmung wird ständig Wasserdampf abgegeben. Die mit dem Wasserdampf latent abgeführte Verdampfungswärme muß berücksichtigt werden. Werden in einer Vorlage a g H_2O während des Versuches abgefangen, so wurden q_{H_2O} kcal. dem Körper entzogen.

Es gilt:

$$q_{H_2O} = 0,580 \cdot a \text{ kcal.}$$

6. Die Berechnung des Wärmeäquivalentes von 1 l veratmetem Sauerstoff wird mit Hilfe des R.Q. unter Benützung von Tabelle 24 durchgeführt.

7. *Normalwerte.* Der Umsatz des Menschen wird in der Regel berechnet auf
a) Umsatz in Calorien je kg Körpergewicht und Stunde.
b) Umsatz in Calorien je m² Körperoberfläche und 24 Stunden.
c) Sollwerte.

Die Körperoberfläche kann:

a) berechnet werden $\quad 0 = 167,2 \sqrt{\text{Gewicht kg} \times \text{Länge m,}}$
$\qquad\qquad\qquad\qquad\qquad$ (Dubois)
b) aus dem Nomogramm Abb. 150, S. 259 abgelesen werden.

c) Der Grundumsatz kann aus den Tabellen von Knipping (Tabelle 24) entnommen werden als *Sollumsatz.* Der aus dem gefundenen Sauerstoffverbrauch berechnete Grundumsatz wird mit dem Sollumsatz verglichen. Abweichungen werden in ± % auf den Sollwert bezogen angegeben. Die Zahl aus der Tabelle 24 a wird zu derjenigen aus Tabelle 24 b addiert und ergibt den Sollumsatz.

Beispiel. Ein Mann von 23 Jahren und einer Größe von 1,73 m und einem Gewicht von 70 kg hat einen Sollumsatz von:

1029 aus 23 a
711 aus 23 b
_____
1740 Calorien.

Zwischenwerte durch Interpolation.

42. a) Sackmethode nach Douglas.

Aufgabe. Der Umsatz einer Versuchsperson ist mit der Sackmethode im Zustand der Ruhe und bei Muskelarbeit zu bestimmen.

Platz Nr.

Prinzip der Methode. Die Versuchsperson atmet durch ein an Ventile angeschlossenes Mundstück bei ausgeschalteter Nasenatmung. Zur Inspiration dient Zimmerluft, die bei der Exspiration geförderte Luft wird in einen Sack geleitet, der etwa 100 l faßt und zweckmäßig auf dem Rücken getragen wird (vgl. Abb. 88). Die Versuchsdauer wird genau gemessen. Nach Beendigung des Versuches wird
1. die Ausatmungsluft analysiert auf Zusammensetzung,
2. das Volumen der in der Versuchsdauer ausgeatmeten Luft

bestimmt. Daraus kann die Sauerstoffaufnahme und die Kohlensäureabgabe berechnet werden. R.Q. und Umsatz werden nach den unter Allgemeines besprochenen Grundsätzen ermittelt.

Gebraucht werden: Douglas-Sack, Atmungsschlauch, Atemventil, Nasenklemme, Haldane-Apparat zur Gasanalyse, Gasuhr, Stoppuhr.

Ausführung. Die Versuchsperson trägt den Sack auf dem Rücken und atmet durch die Ventile. Im Ruheversuch wird während ungefähr 10 min. die Ausatmungsluft gesammelt. Im Arbeitsversuch (Treppensteigen) wird die Ausatmungsluft während des Versuches und noch so lange nachher gesammelt, bis der Puls wieder auf dem vorher ermittelten Ruhewert angelangt ist. Der Sack

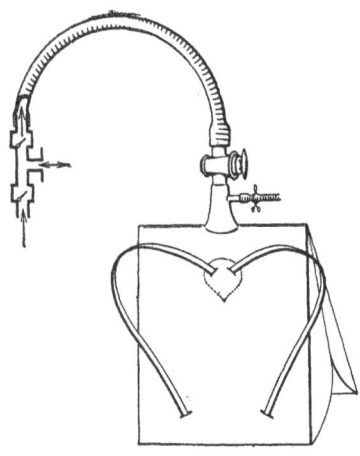

wird abgeschlossen und an eine Gasuhr mit dem weiten Schlauchende angeschlossen. Der kleine Abzapfschlauch in Abb. 88 wird entweder mit einem evakuierten Gasprobengefäß, oder mit dem HALDANE-Apparat direkt verbunden. Während der Sackinhalt durch die Gasuhr ausgetrieben wird, um das Volumen zu messen, wird durch die Abzapfung eine Gasprobe entnommen und analysiert nach **35a**, S. 112.

Berechnung. Der Gang der Berechnung hält sich zweckmäßig an folgende Reihenfolge:

1. Reduktion der abgelesenen Gasmenge auf 0° C, 760 mm Hg und Trockenheit. Berechnung des Minutenwertes.

2. Berechnung des Wertes N_E aus den Werten der Gasanalyse für Sauerstoff und Stickstoff.

3. Umrechnung des Sauerstoffgehaltes der Frischluft auf das korrigierte Volumen und Ermittlung der Differenz.

4. Berechnung der Sauerstoffaufnahme je min.

5. Berechnung der CO_2-Abgabe je min.

6. Berechnung des R.Q.

7. Ermittlung des kalorischen Äquivalentes. Tabelle 25.

8. Berechnung des Umsatzes.

Abb. 88. Die „Sackmethode" zur Untersuchung des respiratorischen Stoffwechsels am Menschen (DOUGLAS). Durch ein Mundstück mit Ventilen wird der Gang der Atemluft so geleitet, daß die gesamte ausgeatmete Luft in einem großen Sack, der bei Muskelarbeit u. dgl. eventuell von der untersuchten Person auf dem Rücken getragen werden kann, und 100—200 Liter faßt, gesammelt wird. Die Zeit der Beatmung des Sackes wird genau gemessen. Dann wird der Sack abgenommen und sein Inhalt gemessen, indem er durch eine Gasuhr entleert wird. Vorher wird aus einer kleinen Seitenröhre eine Luftprobe zur chemischen Analyse entnommen. (Aus H. REIN: Physiologie des Menschen, 5./6. Aufl.)

Arbeitsumsatz — Ruheumsatz =
Leistungszuwachs.

Zahlenbeispiel (nach DOUGLAS). Versuchsdauer 5 min. 45 sec. Volumen der Ausatmungsluft 40,6 l. Temperatur des Gasmessers 12,2° C. Barometer 764 mm Hg. Einzelne Schritte gleich numeriert wie im Text:

$$1. \quad \frac{40,6}{5,75} \cdot \frac{764 - 10,7}{760} \cdot \frac{273}{273 + 12,2} = \frac{38,6}{5,75} = 6,71 \text{ l/min.}$$

2. $CO_2 = 3,5\%$
$O_2 = 16,89\%$

 $\overline{\quad\quad 20,39\%}$
$N_E = 79,61\%.$

3. $(79,61 \cdot 0,265) - 16,89 = 4,19\% \; O_2$-Verbrauch.

$$4. \quad 6,71 \cdot \frac{4,19}{100} = 0,281 \text{ l } O_2/\text{min.}$$

$$5. \quad 6,71 \cdot \frac{3,47}{100} = 0,233 \text{ l } CO_2/\text{min.}$$

6. R.Q. = 0,83.

7. 1 l O_2 entspricht 4,838 kcal.

8. $0,281 \cdot 4,838 = 1,36$ kcal/min.

42. b) Bestimmung mit dem Spirometer nach KROGH.

Aufgabe. Der Grundumsatz einer Versuchsperson ist mit dem KROGHschen Apparat zu bestimmen. Gleichzeitig wird der Umsatz je einer Versuchsperson nach reichlicher Nahrungsaufnahme, bei leichter Arbeit und nach starker Muskelarbeit gemessen und mit dem Grundumsatzwert verglichen.

Prinzip der Methode. Ein registrierendes Spirometer, in dessen Innenraum entweder eine Natronkalkfüllung untergebracht ist oder an welches eine Natronkalkpatrone angeschlossen ist, wird so mit der Versuchsperson im geschlossenen System verbunden, daß die Ausatmungsluft den Natronkalk passieren muß und dabei Kohlensäure gebunden wird (vgl. Abb. 89). Das Spirometer wird mit Sauerstoff gefüllt. Die während der Versuchsdauer registrierte Volumabnahme entspricht dem Sauerstoffverbrauch der Versuchsperson. Die Atmung kann bei diesem Verfahren bezüglich der Regelmäßigkeit an der Spirometerkurve überwacht werden. Die Kohlensäurebildung wird nicht bestimmt.

Gebraucht werden: Lagerungsbett für den Menschen, Atemventile mit Mundstück, der KROGHsche Apparat, Sauerstoffbombe, Natronkalk, Stoppuhr.

Ausführung. In dem äußeren Mantel des Spirometers soll so viel Wasser sein, daß die Aluminiumglocke bei ihrem höchsten Stand ungefähr 1 cm tief in dasselbe eintaucht. Vor dem Versuch führt man durch den Hahn E etwa 5 l Sauerstoff ein, wodurch der Sauerstoffgehalt im

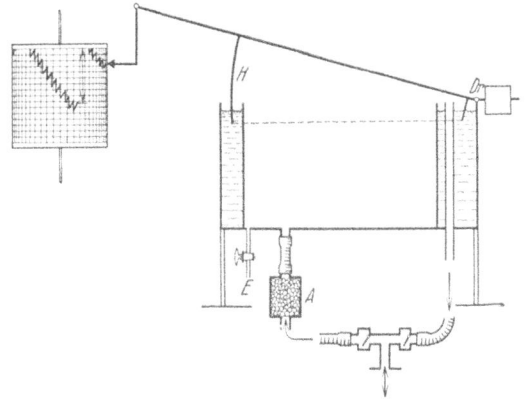

Abb. 89. Schema des KROGHschen Spirometers zur Messung des Sauerstoffverbrauches. Die Spirometerhaube H hat bei Dr ihren Drehpunkt und ist durch ein Gegengewicht ausbalanciert. Das Spirometer ist durch den Einlaß E mit Sauerstoff gefüllt. Die Versuchsperson atmet durch das unten gezeichnete Mundstück gleichmäßig ein und aus. Durch Ventile wird der Luftstrom so „gerichtet", daß reiner Sauerstoff aus dem Spirometer eingeatmet wird. Dabei sinkt die Spirometerhaube um einen Betrag, der von der Tiefe des Atemzuges abhängt, ab. Dieses Absinken wird auf der Registriertrommel (links) aufgezeichnet. Die ausgeatmete Luft wird über das Ausatmungsventil durch eine kohlensäureabsorbierende Natronkalkpatrone (A) in das Spirometer zurückgeleitet. Dabei steigt die Spirometerhaube wieder ein Stück an, kann jedoch die Ausgangsstellung nicht wieder erreichen, da ein Teil des bei der Einatmung entnommenen Sauerstoffes ja verbraucht und die Kohlensäure in A festgehalten wird. Treppenartig wird mit jedem neuen Atemzug die Haube weiter und weiter absinken. Das auf der Trommel verzeichnete Absinken über einen bestimmten Zeitabschnitt gibt, wenn das Spirometer auf Liter geeicht ist, den Sauerstoffverbrauch in der betreffenden Zeit an. (Aus H. REIN: Physiologie des Menschen. 5./6. Aufl.)

Apparat auf etwa 40% ansteigt. An der Aluminiumglocke sitzt der Schreibstift, der auf das Papier des Kymographions eingestellt wird. Bei tiefster Spirometerstellung wird eine Nullinie erhalten, indem man das Kymographion einmal herumlaufen läßt. Die Versuchsperson muß mindestens 30 min. lang auf einem Ruhelager zur Einstellung auf Grundumsatzbedingungen liegen, bevor der Versuch beginnt. Das Mundstück mit den Atemventilen wird so in den Mund genommen, daß der Gummirand zwischen Lippen und Zahnreihen sitzt. Die Nasenklemme wird angelegt. Das gleichmäßige, dem wirklichen Sauerstoffverbrauch entsprechende Absinken der Glocke und damit der Kurve beginnt erst dann, wenn sich die Temperatur ausgeglichen hat und die Exspirationsstellung der Versuchsperson dieselbe bleibt. Da mit jedem Versuch eine genaue Registrierung der Atmung einhergeht, so kann man an dem Verlauf der Kurve beobachten, ob Gleichmäßigkeit der Atmung eingetreten ist. Erst von dem Moment an, wo die gewünschte Gleichmäßigkeit erreicht ist, soll der Versuch verwertet werden. Die vorhergehende Zeit rechnet als *Vorversuch* Sie soll ungefähr 5 min., der *Hauptversuch* etwa 10 min. dauern.

Berechnung. Zur Berechnung der Versuche zieht man durch Anfang und Endpunkt der geschriebenen Kurve eine Gerade und fällt von den beiden Punkten eine Senkrechte auf die vorher geschriebene Nullinie. Mit dem Meßlineal, das in Zehntel Liter eingeteilt ist, mißt man die Anfangs- und Endordinate und subtrahiert die beiden Strecken voneinander. Befindet sich kein Meßlineal beim Apparat, so muß die gefundene Strecke mit der aus der Eichung gefundenen Zahl umgerechnet werden. Die erhaltene Differenz dividiert man durch die Versuchszeit = Sauerstoffverbrauch je min. Die Sauerstoffmenge wird auf 0° und 760 mm umgerechnet.

Um die Calorien zu berechnen, muß man, da die Kohlensäure in der Regel nicht bestimmt wird, einen Wert des R.Q. annehmen. Hat die Versuchsperson eine hauptsächlich aus Kohlehydraten und etwa 50 g Fleisch bestehende Nahrung zu sich genommen, so beläuft sich der R.Q. auf etwa 0,82. Das Wärmeäquivalent wird aus Tabelle 25 entnommen und der Grundumsatz für 24 Stunden berechnet. Er wird entweder auf 1 m² Körperoberfläche oder auf den Sollumsatz bezogen. Vgl. S. 139.

Reihenfolge der Versuche. Es ist zweckmäßig, folgende Reihenfolge einzuhalten.

1. Kurve der nicht-nüchternen Versuchsperson bei gleichzeitiger Durchführung einer leichten Arbeit (Armheben alle 3 sec.).

2. Kurve der nicht-nüchternen Versuchsperson, nachdem sie dreimal nacheinander die Institutstreppe so schnell als möglich herauf- und heruntergesprungen ist, wobei jede Treppenstufe beim Aufstieg einzeln zu nehmen ist. Die Zeit des Beginns der Registrierung nach Beendigung des Laufes ist genau festzuhalten.

3. Kurve der Versuchsperson, die vor dem Versuch eine besonders reichliche Nahrungsaufnahme vorgenommen hatte (besonders Eiweiß!). Diese Versuchsperson hat während der ersten beiden Versuche zu ruhen.

4. Kurve der nüchternen Versuchsperson, die während der Durchführung der ersten drei Versuche, sich auf einem Ruhebett ausstreckend, Gelegenheit hatte, auf Grundumsatzbedingungen zu kommen.

5. Berechnung des Sollumsatzes für alle Versuchspersonen aus Tabelle 24. Berechnung der prozentualen Erhöhung des Grundumsatzes aus Versuch 4 gegenüber dem Sollumsatz. Es kann angenommen werden, daß diese Erhöhung auch für die anderen Versuchspersonen gilt, da sie mit den besonderen Bedingungen des Kursversuches zusammenhängt. (In der Regel werden „Grundumsatzwerte" von 5—10% über Sollumsatz im Kurs gefunden.) Die Abweichung wird auch für die anderen Versuchspersonen, deren Grundumsatz nicht bestimmt wurde, in Rechnung gesetzt. Nach Ausführung dieser Korrektur wird der Zuwachs in Prozent des Sollumsatzes in den Versuchen 1—3 ermittelt.

42. c) Bestimmung mit dem Spirometer
nach BENEDICT und KNIPPING.

Platz Nr.

Aufgabe. Der Grundumsatz einer Versuchsperson ist mit dem BENEDICT- oder KNIPPING-Apparat zu bestimmen.

Prinzip der Methode. α) Motorlose Ausführung, vgl. Abb. 90a. Ein registrierendes, sehr sorgfältig ausbalanciertes Spirometer wird mit der Versuchsperson verbunden. Beim KNIPPING-Apparat mit einer einfachen, reichlich dimensionierten Zuleitung, beim BENEDICT-Apparat mit zwei Leitungen, von denen die eine zu-, die andere abführt. Die Kohlensäureabsorption erfolgt beim KNIPPING-Apparat in einer Natronkalkpatrone ganz nahe am Mundstück. Ventile sind bei dieser Ausführung nicht notwendig. Gleichzeitig sind gute Bedingungen für die fehlerlose Abführung der Absorptionswärme geschaffen. Beim BENEDICT-Apparat erfolgt die

Absorption der Kohlensäure in einer Natronkalkfüllung im Innern des Spirometers. Das Spirometer wird mit Sauerstoff gefüllt. Die während der Versuchsdauer registrierte Volumabnahme ent-
spricht dem Sauerstoffverbrauch der Versuchsperson. Die Atmung kann bei diesem
Verfahren bezüglich der Regelmäßigkeit an
der Spirometerkurve überwacht werden. Die
Kohlensäurebildung wird in der Praxis bei
dieser Bestimmung weggelassen.

β) Ausführung mit Motor, vgl. Abb. 90 b.
Diese Form des KNIPPING-Apparates ist für

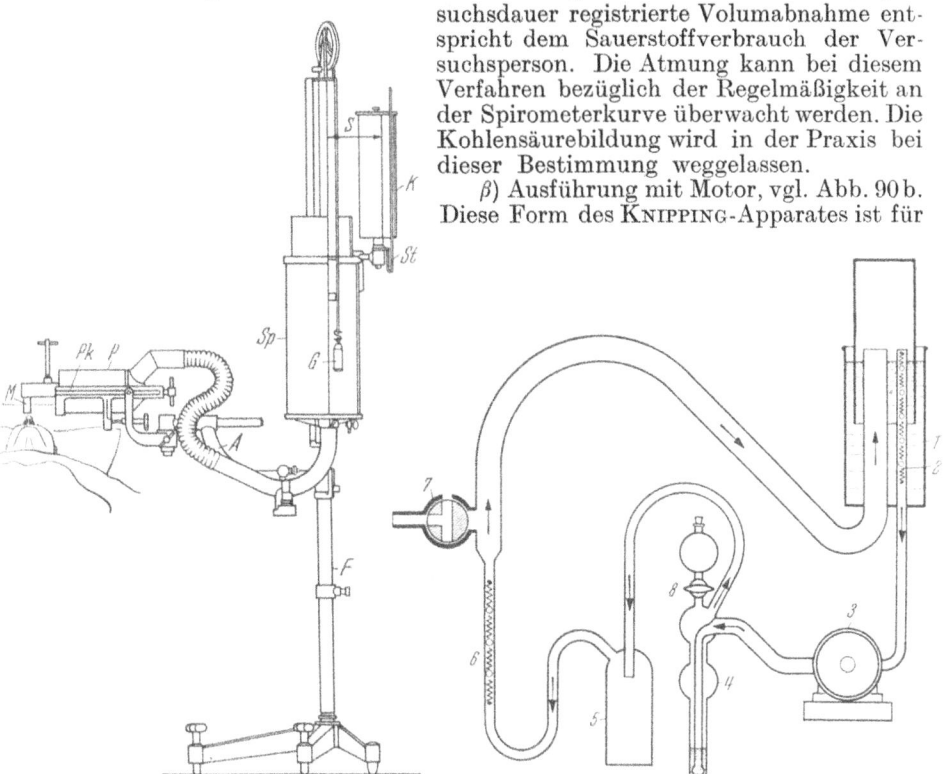

Abb. 90a. Spirometer nach KNIPPING: Motorlose Ausführung. *S* Tintenschreiber; *K* Kymo-
graphion-Trommel; *St* schwenkbare Stange;
G Gegengewicht zur Tauchglocke; *Sp* Spirometer; *P* Kohlensäure-Absorptionspatrone;
PK Patronenkorb; *M* Mundrohr; *A* Stativarm;
F Fuß.

Abb. 90b. Spirometer mit Kreislauf nach KNIPPING. *1* Spirometerglocke; *2* Kanal für den abströmenden Sauerstoff;
3 Umwälzpumpe; *4* Kohlensäureabsorption; *5* Vorlage zum
Abfangen von Laugenblasen; *6* Sauerstoffzufuhr; *7* Dreiweghahn zum Mundstück; *8* Hahn zum Einlassen von Säure;
dadurch wird die während des Versuches gebundene Kohlensäure freigesetzt und kann nachträglich im Spirometer
bestimmt werden.

Grundumsatzbestimmungen, aber auch zu
Leistungszuwachsmessungen als Präzisions-
gerät zu hoher Vollendung entwickelt worden.
Die Versuchsperson wird durch den Motor
(Umwälzpumpe) über ein Mundstück oder
unter einer Maske (vgl. Abb. 90c) konstant
belüftet. Sie ist damit nicht mehr an die
unmittelbare Nähe des Apparates gebunden,
sondern kann durch gut dimensionierte
Schläuche genügender Länge so belüftet werden, daß sie volle Bewegungsfreiheit erhält.
Die Absorption der Kohlensäure kann weiter-
hin auf nassem Wege in einer Laugenwasch-
flasche erfolgen, da der Strömungswiderstand
von der Pumpe aus überwunden wird. Die

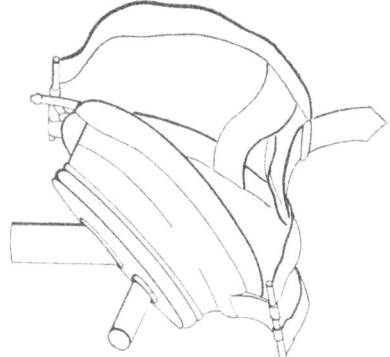

Abb. 90c. Gesichtsmaske aus Kunstharz
mit Gummipolster.

Kohlensäure wird registriert, indem sie nach
Beendigung des Versuches durch Öffnen des Hahnes *8* durch Schwefelsäure
ausgetrieben wird und die Spirometerglocke um den entsprechenden Betrag

hebt. Bei Präzisionsbestimmungen wird sie zweckmäßig durch Titration bestimmt. Vgl. 35 e und 41.

Gebraucht werden: BENEDICT- oder KNIPPING-Apparat, Stoppuhr, Lagerungsbett, Sauerstoffbombe, Natronkalk, oder 47% KOH und 40% H_2SO_4 (Gewichtsprozente!).

Ausführung. α) *Mit dem motorlosen Apparat.* Die nüchterne Versuchsperson (mindestens 12 Stunden ohne Nahrungsaufnahme) soll 1 Stunde ruhig liegen. Das Mundstück wird so in den Mund genommen, daß der Gummirand zwischen Lippen und Zahnreihen sitzt. Mit einem Dreiwegehahn kann zunächst die Atmung durch das Mundstück so lange auf Frischluft gestellt werden, bis die nötige Gewöhnung und Verpassung aller Teile erfolgt ist. Die Nasenklemme wird angelegt. Das mit 6 l O_2 angefüllte Spirometer wird an die Registrierung angeschlossen. Verläuft die Kurve horizontal und parallel zu den Abszissen, solange das System abgeschlossen ist, so herrscht Dichtigkeit und das Papier liegt richtig auf der Trommel. Bei Exspiration wird das System an die Versuchsperson durch Hahndrehung angeschlossen. Nach etwa 10 min. (Stoppuhr) wird abgeschaltet.

β) *Mit Motor.* Die nüchterne Versuchsperson (mindestens 12 Stunden ohne Nahrungsaufnahme) soll 1 Stunde ruhig liegen. Die Atemmaske Abb. 90 c wird angelegt, oder das Mundstück so in den Mund genommen, daß der Gummirand zwischen Lippen und Zahnreihen sitzt. Die Atmung wird vorläufig nicht an das System angeschlossen, bis alles verpaßt ist. Bei Mundstückatmung wird die Nasenklemme angelegt. Das mit 6 l O_2 gefüllte Spirometer wird an die Registrierung angeschlossen, der Motor der Pumpe wird in Betrieb gesetzt. Verläuft die Registrierkurve horizontal und parallel zu den Abszissen, solange das System abgeschlossen ist, so herrscht Dichtigkeit und das Papier liegt richtig auf der Trommel. Bei Exspiration wird das System an die Versuchsperson angeschlossen. Während des Versuches muß die Pumpe ganz gleichmäßig laufen. Nach etwa 10 min. (Stoppuhr) wird abgeschaltet. Man wartet, bis am Spirometer die Registrierkurve parallel zu den Abszissen verläuft. Die Schwefelsäure wird durch Drehen des Hahnes 8 langsam in die Lauge eingeführt. Das von der Reaktion erwärmte Gas liefert zuerst einen zu großen Ausschlag, es muß wiederum Linienparallelität abgewartet werden. Der Motor wird abgeschaltet.

Berechnung. Der Gang der Berechnung hält sich zweckmäßig an folgende Reihenfolge:

1. Reduktion der Spirometerablesung auf 0° C und 760 mm Hg bei β) auch für CO_2.

2. Umrechnung auf Minutenwert der Sauerstoffaufnahme, bei β) auch für CO_2.

3. Bei der Kohlensäure muß eine Korrektur für den CO_2-Gehalt der Lauge gemacht werden. Der Leerwert der Lauge muß für jede frisch angebrochene Flasche bestimmt werden.

4. Berechnung des R.Q. $\dfrac{CO_2}{O_2}$.

5. Ermittlung des calorischen Äquivalentes aus Tabelle 25. Bei der Methode α) wird ein R.Q. von 0,82 angenommen.

6. Berechnung des Umsatzes auf 24 Stunden. Berechnung des Sollumsatzes aus den Tabellen 24 und Vergleich mit dem gefundenen Wert, ausgedrückt in ±-% des Sollumsatzes.

42. d) Umsatzbestimmung mit dem Interferometer.
(Vgl. 35 c, S. 116.)

Fortlaufende indirekte Calorimetrie ist durch die Entwicklung der fortlaufenden interferometrischen Gasanalyse im offenen und geschlossenen System, mit und ohne Belüftung unter allen Bedingungen leicht durchzuführen (vgl. WOLLSCHITT, BOTHE, RUSKA und SCHENCK[1], W. WILBRANDT[2] und H. NOTHDURFT und HOPP[3]). Besonders geeignet ist das Sammelverfahren von WILBRANDT.

[1] WOLLSCHITT, BOTHE, RUSKA u. SCHENCK: Arch. f. exper. Path. **177**, 635 (1935).
[2] WILBRANDT, W.: Pflügers Arch. **240**, 708 (1938).
[3] NOTHDURFT, H. u. HOPP: Pflügers Arch. **242**, 97 (1939).

42. e) Umsatzbestimmung mit dem Gaswechselschreiber.
(Vgl. 35 d, S. 118.)

Der Gaswechselschreiber von Rein[1] ist für Laboratoriumszwecke das genaueste und empfindlichste Gerät der Umsatzmessung, besonders zur Erfassung kurzzeitiger Schwankungen.

43. Temperaturmessung am Menschen.

a) Mit dem Quecksilberthermometer.

Aufgabe. Eine Kurve der tageszeitlichen Schwankung der Temperatur ist aufzunehmen.

Prinzip der Methode. Die Körpertemperatur kann in der Achselhöhle, in der Mundhöhle, im Rectum oder der Vagina gemessen werden. Die 3 letzten Meßorte geben Werte, die $1/_2°$ höher liegen als in der Achselhöhle. Bei erhöhter Temperatur kann der Unterschied größer sein. Die normale Tagesschwankung beträgt einige Zehntelgrade. Größere Schwankungen sind nicht mehr normal. Ist die Morgentemperatur höher als die Abendtemperatur, so spricht man von *Typus inversus*. (Zusammen mit abnormalen Schwankungen charakteristisch für Tuberkulose.) Muskelarbeit soll normalerweise keine, ein heißes Bad nur eine geringgradige und kurzdauernde Temperaturerhöhung zur Folge haben.

Gebraucht werden: Geeichtes Fieberthermometer, Koordinatenpapier.

Ausführung. 1. Rectale Temperaturmessung während 24 Stunden alle 2 Stunden. Kurvenmäßige Darstellung des Ergebnisses. Ordinate Temperatur, Abszisse Zeit.

2. Einfluß eines heißen Bades auf die Körpertemperatur. Messung vor, während, unmittelbar nachher, 30 min. nachher. Feststellung der Badetemperatur.

3. Einfluß einer kurzdauernden starken Muskelarbeit. Treppensteigen oder 500 m-Lauf. Messung vor, unmittelbar nachher, 30 min. nachher.

b) Mit dem elektrischen Thermometer.

Aufgabe. Mit dem elektrischen Thermometer ist die Hauttemperatur und die Temperatur von Körperhöhlen zu messen und zu registrieren.

Prinzip der Methode. Zur Temperaturmessung der Haut, der Unterhaut und der Atemluft eignen sich Thermoelemente, zur Messung der Temperatur von Körperhöhlen Widerstandsthermometer. Die Registrierung der entsprechenden Galvanometerausschläge erfolgt photographisch oder mit Kontakt-Registriergalvanometern. Für die Hauttemperatur ist das Spiralelement nach Büttner, für die Unterhaut das Nadelthermoelement, für die Atemluft das Thermoelement geeignet. Der Thermostrom wird mit rasch schwingenden empfindlichen Galvanometern aufgenommen. „Kaltelement" in der Thermosflasche. Einstellzeit Bruchteile bis einige Sekunden, je nach System (vgl. H. Pfleiderer und K. Büttner[2]).

Für Körperhöhlen ist das Widerstandsthermometer von Hartmann & Braun sehr geeignet.

c) Fortlaufende Temperaturmessung am uneröffneten Gefäß.

Eine thermoelektrische Methode ist von Rein und Otto[3] beschrieben worden.

D. Verdauung.

Allgemeines. Bei der Bearbeitung und Untersuchung der Vorgänge, die sich im Inneren des Verdauungstraktes abspielen, ist es zweckmäßig, diese Vorgänge als *außerhalb* unseres Körpers ablaufend zu betrachten. Der Verdauungstrakt ist im Laufe der Entwicklung aus der primitiven

---

[1] Rein: Handbuch der biologischen Arbeitsmethoden, Abt. IV, Teil 13, S. 462.
[2] Pfleiderer, H. u. K. Büttner: Grundlage der Hautthermometrie. Leipzig 1935.
[3] Rein u. Otto: Pflügers Arch. 243, 303 (1940).

„Verdauungsbucht" entstanden und stellt auch heute noch eine Art „modifizierter Außenwelt" dar, mit der unser Körper im Stoffaustausch steht. In dieser „Außenwelt" werden die Nahrungsstoffe vor ihrer Aufnahme *in* den Körper entsprechend mechanisch und chemisch bearbeitet. Von ihr ist der Körper durch eine in beiden Richtungen durchlässige Grenzschicht getrennt. Die Folge ist, daß Ausscheidungen in die „Außenwelt" ihre Rückwirkungen auf das „innere Milieu" des Körpers, das Blut, haben und daß umgekehrt z. B. das Vorkommen besonders stark osmotisch wirkender Stoffe in der „Außenwelt" eine nachhaltige Wirkung auf den ganzen Organismus ausübt. Zwei Beispiele mögen diese Anschauung belegen. Die Ausscheidung der Magen-Salzsäure müßte bilanzmäßig im Blut eine entsprechende Alkalose verursachen: 1. wenn nicht gleichzeitig Bicarbonat im Pankreas- und Darmsaft ausgeschieden würde, 2. wenn die Salzsäure als Chlorid nach erfolgter Neutralisation dem Blut nicht wieder zugeführt würde. Normalerweise ist daher von der Beanspruchung der Stabilität des inneren Milieus Blut durch die Magensaftsekretion wenig zu verspüren. Ganz anders ist es aber, wenn der Kreislauf der Chloride gestört ist, oder wenn gar die Salzsäure ganz nach außen gerät. Das ist der Fall bei Verschluß des Pylorus oder bei Hyperemesis. In beiden Fällen bleibt die Salzsäure in der Außenwelt und es kommt zur relativen Alkalose des Blutes.

Wie stark umgekehrt Änderungen in der osmotischen Wirksamkeit des Darminhaltes sich auf das Gesamtbefinden des Körpers auswirken, zeigen die osmotisch wirksamen Abführmittel in eindrücklicher Form.

Die Motorik des Verdauungstraktes kann bei Mensch und Tier durch Füllung mit Kontrastbrei und Beobachtung vor dem Röntgenschirm verfolgt werden. Abkühlung und CO_2-Anhäufung haben einen starken Einfluß auf die Motorik. Das, was man beim getöteten Tier bei Eröffnung der Bauchhöhle zu sehen bekommt, ist durch die CO_2-Anhäufung stimuliert und durch die Abkühlung gedämpft. Im Zusammenhang mit den Beobachtungen vor dem Röntgenschirm kann der Versuch instruktiv sein, er kann aber ebensogut durch einen Lehrfilm ersetzt werden.

Die Gewinnung von Magen- und Duodenalsaft beim Menschen und seine Untersuchung besitzt methodisch-klinisches Interesse, ebenso die Untersuchung des Darminhaltes. Die wichtigen Messungen der Resorption, besonders die Verfolgung der selektiven Resorption der Zucker, geht über den Rahmen dieses Buches hinaus.

45. Motorik des Darmes.

Aufgabe. Es sind die Bewegungen eines ausgeschnittenen Darmstückes zu untersuchen.

Platz Nr.

Gebraucht werden: Darmstücke. Einem jungen, tief narkotisierten Meerschweinchen wird vom Versuchsleiter (Assistent) die Bauchhöhle eröffnet. Es werden 2 cm lange Darmstücke ausgeschnitten.

Wasserbad, Glasgefäß zum Einbringen des Darmes nebst Zubehör, Hebel, Sauerstoff, Kymographion, Lösungen von Pilocarpin, Adrenalin und Acetylcholin, Seide, Nadeln, Thermometer, Besteck vgl. Abb. 91.

Tyrodelösung. Zusammensetzung der Tyrodelösung: Sie enthält in 1 l 8 g NaCl, 0,2 g KCl, 0,2 g CaCl$_2$, 0,1 g MgCl$_2$, 1,0 g NaHCO$_3$, 0,05 NaH$_2$PO$_4$, 1,0 g Traubenzucker. Zweckmäßig sind zwei Stammlösungen:

Lösung I: 20% NaCl, 0,5% KCl, 0,5% CaCl$_2$, 0,25% CaCl$_2$, 0,25% MgCl$_2$.

Lösung II: 5% NaHCO$_3$, 0,25% NaH$_2$PO$_4$.

Um 2 l Tyrodelösung zu machen, verdünnt man 80 cm^3 der Lösung I und 40 cm^3 der Lösung II auf je 1 l und gießt diese beiden Liter nach Zusatz von 2 g Traubenzucker (unter Umschütteln) zusammen.

Ausführung. Mehrere kleine Darmstücke von etwa 2 cm Länge werden zu Beginn vom Versuchsleiter ausgeschnitten und sofort in ein Glas mit warmer Tyrodelösung eingebracht. Das Glas kommt in das auf 39° C gehaltene Wasserbad. Ein Stück Darm wird in eine flache Schale gebracht, in welcher sich vorgewärmte Tyrodelösung befindet. Es wird mit einer feinen Nadel ein feiner Seidenfaden durch das orale Ende des Darmes hindurchgeführt und die Seide dort angeknotet. Der Inhalt des Darmstückes wird vorsichtig ausgespritzt. Dann wird der Seidenfaden um das Glasrohr gebunden, welches zum Halten des Darmstückes dient und Öffnungen besitzt, aus denen Sauerstoff in die Lösung austreten kann. Durch das Anbinden wird der feste Punkt für die Darmbewegungen gewonnen. Am entgegengesetzten Ende des Darmes wird eine feine Serre-fine mit langem Faden befestigt. Das Glasrohr mit dem Darmstück wird in das mit Tyrodelösung gefüllte Glasgefäß, welches sich schon vorher im Wasserbade befindet, hineingebracht und der Faden mit dem Schreibhebel verbunden. Meist ist eine Übertragung über ein Rad notwendig. Das Glasrohr wird mit dem Sauerstoffbehälter verbunden. Man läßt Sauerstoff durchperlen und bald beginnen die rhythmischen Bewegungen des Darmstückes, welche mit dem Hebel auf dem Kymographion registriert werden. Die Temperatur des Wasserbades muß sorgfältig auf 39° reguliert werden.

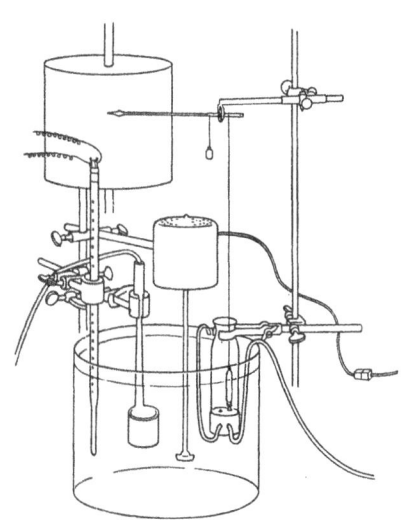

Abb. 91. Thermostat zur Untersuchung der Darmperistaltik. Der Thermostat besteht aus dem großen Wasserbad, welches mit dem elektrischen Tauchsieder auf 37° erwärmt wird. Der Heizstrom wird über ein (nicht gezeichnetes) Relais durch das Kontaktthermometer nach Bedarf ein- und ausgeschaltet. Der Rührer sorgt für gleichmäßige Verteilung des Thermostatenwassers. Das Probestück befindet sich in physiologischer Lösung im Inneren des Glaszylinders und ist mit dem Schreibhebel verbunden. Eine Zuleitung dient der Belüftung mit Sauerstoff, die andere dem Auswechseln der physiologischen Lösung.

Beobachtungsaufgabe. 1. Man beobachtet den Rhythmus der Darmbewegungen und die Änderungen desselben bei Steigen und Fallen der Temperatur.

2. Durch Kneifen mit der Pinzette, durch Reizelektroden oder mit einem Kochsalzkrystall kann ein lokaler Reiz gesetzt werden, der zu einer analwärts fortschreitenden peristaltischen Welle führt.

3. Man bringt in das Gefäß mit einer Pipette eine kleine Menge verdünnter Pilocarpinlösung. Die Intensität der Darmbewegungen wird registriert.

4. Nach Abklingen der Pilocarpinwirkung ist der Versuch mit Acetylcholin zu wiederholen.

5. Nach Abklingen der Acetylcholinwirkung ist 1 Tropfen Adrenalinlösung zuzusetzen. Die auftretende Hemmung kann durch gutes Spülen wieder aufgehoben werden.

6. Mit frischer Tyrodelösung wird die Wirkung des Zusatzes einiger Tropfen Nicotinlösung untersucht.

Bei allen Versuchen ist die Konzentration der Wirkstoffe von unten her an den jeweiligen Versuch anzupassen.

10*

46. Untersuchung des Magen- und Duodenalsaftes beim Menschen[1].

a) Magensaft.

Platz Nr.

Aufgabe. Am gesunden Menschen ist durch Einführung einer Magensonde Magensaft zu gewinnen und auf freie Salzsäure, Gesamtacidität und Menge zu untersuchen.

Prinzip der Methode. Der Magensaft wird entweder nach eingenommenem Probefrühstück oder am nüchternen Magen nach Reizung mit Alkohol- oder Coffeintrunk untersucht. Der normale Magensaft enthält freie Salzsäure, Verbindungen der Salzsäure mit den Eiweißen und ihren Abbauprodukten, saure Salze (Phosphate) und organische Säuren. Die Gesamtheit dieser sauren Produkte bedingt die *Gesamtacidität*. Sie wird bestimmt, indem so lange Natronlauge zugesetzt wird, bis alle sauren Gruppen neutralisiert und die Reaktion neutral ist (Indicator: Phenolphthalein mit Umschlagspunkt oberhalb des Neutralpunktes). Die *freie Salzsäure* besitzt die stärkste Dissoziation und drängt, solange sie vorhanden ist, die Dissoziation der anderen Gruppen zurück. Sie wird zuerst durch Titration mit Lauge beseitigt (Indicator: Kongorot oder Dimethylamidoazobenzol). Ist keine Salzsäure vorhanden, so besteht ein *Defizit*, das durch Zusatz von Salzsäure bis zum Umschlag des Indicators Dimethylamidoazobenzol bestimmt wird. Ist die freie Salzsäure beseitigt, so wird die Dissoziation der sog. gebundenen Salzsäure merklich. Durch Titration mit Lauge bis zum Erreichen des Neutralpunktes (Indicator: Lackmus oder Phenolphthalein) wird dieser Anteil bestimmt.

Die *aktuelle Acidität*, das p_H des Magensaftes liegt im stark sauren Gebiet. Es wird elektrometrisch oder mit Indicatoren bestimmt. Als Indicator eignet sich Methylviolett. Durch Herstellung einer farbgleichen Vergleichslösung, deren p_H berechnet werden kann, wird das p_H indirekt bestimmt.

Aktuelle Acidität: p_H des unveränderten Magensaftes.

Gesamtacidität: Gesamtheit der bei der Titration zum Abfangen von Lauge wirksam werdenden sauren Gruppen.

Gebraucht werden: Sterile starke Magensonde (Länge 75 cm, Durchmesser 12—14 mm, lichte Weite 8 mm), sterile dünne Magensonde (Länge 95—100 cm, Durchmesser 5 mm, lichte Weite 3 mm) mit Metallolive, Speischalen, Gummischürze, Klemmen, Leukoplast, Schere, Ohrenspritze, 20 cm³ Rekordspritzen, Gestell mit 20 numerierten Reagensgläsern, Glaskolben für Mageninhalt.

Probefrühstück: Weißbrötchen 35—40 g, 400 cm³ Wasser.

Alkoholprobetrunk: 300 cm³ 5%iger Alkohol mit 2 Tropfen einer 2%igen Methylenblaulösung.

Coffein-Reizlösung: 300 cm³ Wasser mit 0,2 g Coffeinum purum. (Als Ersatz für Alkoholprobetrunk bei weiblichen Versuchspersonen und Kindern anzuwenden.)

2 Tropfen 2%ige Methylenblaulösung, $1/2$ mg Histamin zur Injektion, sterile Spritze, Stauungsbinde, Äther, Alkohol, Tupfer, Kongopapier, Lackmuspapier, Büretten zur Titration, n/10-NaOH, 1%iger Alkohol, Phenolphthaleinlösung, Dimethylamidoazobenzol-Lösung (0,5 g in 100 cm³ 95%igem Alkohol) Methylviolett, gleichkalibrierte Reagensgläschen, Komparator nach WALPOLE, Magensaft, $1/100$ und $1/10$ n-Salzsäure.

Ausführung. *1. Einführung der starken Magensonde.* Die Versuchsperson A sitzt, mit einer Schürze bedeckt, aufrecht (Gesäß fest an die Stuhllehne gedrückt) auf einem gewöhnlichen Stuhl und hält eine Speischale in der Hand. Das Ende der mit lauwarmem Wasser angefeuchteten Sonde wird über die Zunge bis an den hinteren Rachenrand geschoben, die Versuchsperson wird aufgefordert, einmal zu schlucken, wobei der Schlauch zart weitergeschoben wird. Hat der

---

[1] Drei Gruppen von Versuchspersonen A, B und C haben sich bereitzuhalten. Jeder angehende Arzt sollte diese Versuche an sich selbst erprobt haben!

Schlauch den Schlundring passiert, so gleitet er unter leichtem Nachschieben abwärts. Die Versuchsperson hat tief zu atmen, um Brechbewegung wenn möglich zu vermeiden. Sind von der Zahnreihe aus 50 cm (Marke!) eingeführt, so liegt der Schlauch im Magen.

Fließt der Mageninhalt jetzt nicht von allein, so hat die Versuchsperson zu pressen („wie beim Stuhlgang"), wobei der herausstürzende Mageninhalt in einem bereitgehaltenen Maßzylinder aufgefangen wird. Um die Versuchsperson daran zu hindern, auf den Schlauch zu beißen und [so die Entleerung unmöglich zu machen, drückt man mit dem Zeigefinger der linken Hand die Wange etwas zwischen die Zahnreihen, ein von der Versuchsperson kaum wahrgenommener Kunstgriff, der schon bei der Einführung angewendet werden kann. Kommt beim Pressen kein Mageninhalt, so ist mit der Ohrenspritze etwas Luft in kurzem Stoß in die durch grobe Brocken verstopfte Sonde hereinzupressen.

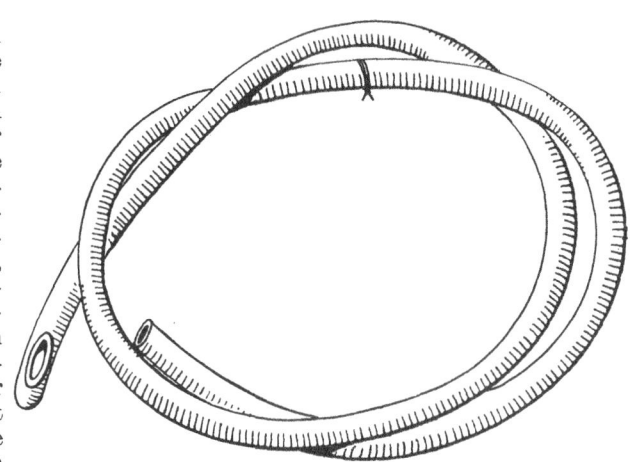

Abb. 92 a. Großer Magenschlauch.

2. *Einführung der dünnen Magensonde.* Die Versuchsperson B sitzt mit nur wenig nach hinten gebeugtem Kopf auf dem Stuhl und hält eine Speischale in der Hand. Die Versuchsperson hat vor der Einführung allen Mundspeichel auszuspucken. Jetzt wird der zusammengerollte Schlauch in die linke Hand genommen, das Ende mit dem Knopf mit der rechten Hand bis an den Schlundring geschoben und unter ständigem Schlucken der Versuchsperson ganz zart nachgestoßen, bis von der Zahnreihe gerechnet 45 cm verschuckt sind (Knopf an der Kardia angekommen). Man läßt die Versuchsperson kurz aufstehen, um jedes Aufrollen des Schlauches zu vermeiden. Dann schiebt man weiter, bis 55—60 cm verschluckt sind (Marke!) Der Nüchterninhalt des Magens wird mit einer Spritze ausgehebert und in einen bereitgehaltenen Kolben verbracht. Dann wird das heraushängende Schlauchstück mit einer Klemme verschlossen, von der Versuchsperson ruhig in einen Mundwinkel geschoben und mit einem kleinen Leukoplaststreifen fixiert.

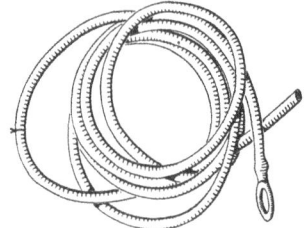

Abb. 92 b. Dünner Schlauch mit Metallolive zur Gewinnung von Magen- und Duodenalsaft.

3. *Das Probefrühstück.* Die Versuchsperson A hat auf nüchternen Magen (mindestens 6 Stunden ohne Nahrungsaufnahme) *genau 1 Stunde* vor Beginn der Aushebung mit der starken Sonde das Probefrühstück einzunehmen. Der mit der starken Sonde durch Aushebung erhaltene Mageninhalt wird auf folgende Punkte untersucht:

a) *Die Menge.* Die Menge des 1 Stunde nach Probefrühstück zu erwartenden Mageninhaltes ist etwa 80—100 cm³.

b) *Der Geruch.* Normalerweise soll der Geruch säuerlich, nicht unangenehm sein. Herrscht der Semmelgeruch vor, so ist dies ein Zeichen für mangelhafte Säurebildung.

Es kann auch gäriger, ranziger oder stechender Schwefel-Wasserstoffgeruch vorliegen.

c) Das Aussehen. Man achtet auf Farbe, Zerteiltheit und beigemischte andere Nahrungsreste.

d) Bestimmung der Acidität. Mit Kongopapier wird die *aktuelle Acidität* geprüft. Wird Kongogpapier nicht gebläut, so ist mit Lackmuspapier zu prüfen. Die Gesamtacidität wird durch Titration von 10 cm³ Mageninhalt mit n/10-NaOH bis zur neutralen Reaktion geprüft. (Als Indicator sind 2 Tropfen Phenolphthaleinlösung zuzusetzen.) Um den Farbumschlag besser sehen zu können, wird als Vergleichslösung ein zweites Glas mit 10 cm³ Mageninhalt und 2 Tropfen Indicator bereit gehalten. Die Anzahl der verbrauchten Kubikzentimeter n/10-NaOH, mit 10 multipliziert, ergibt eine Zahl, die als „*Gesamtacidität*" bezeichnet wird. Durch dieses Verfahren sind neben der freien Salzsäure, die Verbindungen der Salzsäure mit den Eiweißen und ihren Abbauprodukten, die sauren Salze (Phosphate) und organischen Säuren im Mageninhalt titriert worden.

4. Fraktionierte Ausheberung. Nach Einlegung der dünnen Magensonde (s. 2.) werden aus dem nüchternen Magen alle 10 min. die erhältlichen Mengen, meist nur wenige Kubikzentimeter Saft (Sondenreiz!) abgesaugt.

Eine halbe Stunde nach Einführung des Schlauches (nach 4maliger vorangegangener Entnahme!) wird ein Trichter an die Sonde angesetzt und der Alkohol- oder Coffeinprobetrunk verabfolgt. In Abständen von 10 min. werden je 10 cm³ mit der Spritze entnommen, nachdem der Mageninhalt durch Einblasen von Luft durcheinandergewirbelt wurde. Die Proben kommen in die numerierten Reagensgläser. Von dem Augenblick an, wo die Proben keine blaue Farbe mehr zeigen, werden so viele Kubikzentimeter entnommen, als zu dem gegebenen Zeitpunkt erhältlich sind. Das Verfahren wird 1 Stunde lang fortgesetzt. Die Gesamtmenge der 6 Vollentnahmen ist die sog. „*Nachsekretion*". Werden mehr als 80 cm³ erhalten, so liegt *Übersekretion* vor.

Die 20 Proben werden gegen n/10-NaOH einmal mit Phenolphthalein und einmal mit Dimethylamidoazobenzol als Indicator titriert. Zeigt Dimethylamidoazobenzol keine Reaktion, so ist das Salzsäuredefizit mit n/10-HCl herauszutitrieren. Als Umschlagspunkt für Dimethylamidoazobenzol ist die Farbe „lachsfarbig" anzusprechen. Das Verfahren eignet sich nur nach Einnahme eiweißfreier Reizlösungen. Die Differenz der Titrationswerte mit Dimethylamidoazobenzol und Phenolphthalein entspricht der sog. gebundenen, d. h. an organische Stoffe gebundenen Salzsäure.

Die erhaltenen Resultate werden kurvenmäßig aufgetragen: Ordinate Kubikzentimeter × 10; Abszisse Zeit von 10 zu 10 min.

5. Die *aktuelle Acidität* ist nach SAHLI an einer filtrierten Probe von Magensaft zu messen.

Ausführung. Von zwei möglichst gleichkalibrierten Reagensgläschen wird das eine mit 10 cm³ filtriertem Magensaft, das andere mit 10 cm³ destilliertem Wasser versetzt. Zu beiden Röhrchen kommen die gleichen Mengen wäßriger Methylviolettlösung, z. B. 0,5 cm³. Beide Röhrchen werden nebeneinander in den Komparator gesetzt. Ein Röhrchen mit Magensaft kommt vor die Indicatorlösung.

Indem man zu dem Röhrchen mit destilliertem Wasser so lange $^1/_{10}$ bzw. $^1/_{100}$ n-HCl-Lösung zufließen läßt, bis die gleiche Farbe mit dem Magensaftrohr erreicht worden ist, stellt man im Vergleichsrohr gleiches p_H her. Aus der Menge zugesetzter Salzsäure und der Flüssigkeitsmenge in dem betreffenden Reagensgläschen läßt sich die Wasserstoffionenkonzentration im Moment der Farbgleichheit ermitteln. Vgl. Tabelle 22, S. 260.

b) Duodenalsaft.

Aufgabe. Es ist mit der Duodenalsonde Duodenalsaft zu gewinnen. Gallen- und Pankreassaftsekretion sind zu verfolgen.

> Platz Nr.

Gebraucht werden: Dünner Schlauch mit Metallolive (Schlauchdurchmesser 5 mm, lichte Weite 3 mm, Länge 1,40 m), Rekordspritzen, Speischale, Gummischürze, Trichter, Methylenblau, Olivenöl, Äther.

Ausführung. Die Sonde wird bei der nüchternen Versuchsperson C im Sitzen eingeführt. Nach Erreichung von 45 cm hat die Versuchsperson aufzustehen und herumgehend ganz langsam die nächsten 15 cm in einem Zeitraum von mindestens 8—10 min. zu schlucken. (In dieser Weise kann ein Aufrollen vermieden werden.) Sind 60 cm verschluckt, so kommt die Versuchsperson auf ein Bett in rechte Seitenlage bei gleichzeitiger Beckenhochlagerung. Unter langsamem Schlucken gleitet die Sonde in das Duodenum, das bei 65—75 cm erreicht ist. Meist läuft alkalischer Saft spontan ab oder kann aspiriert werden.

Proben über die Sondenlage. 1. Einpressen von 20 cm³ Luft und sofortiges Rücksaugen: Liegt die Sonde im Magen, so gelingt das Rücksaugen, liegt sie im Duodenum, so findet man beim Rücksaugen großen Widerstand.

2. Einspritzen von 20 cm³ gefärbtem Wasser (Methylenblau): Liegt die Sonde im Magen, so kann das Wasser wieder angesaugt werden, im Duodenum gelingt es nicht.

3. Röntgendurchleuchtung.

1. Funktionsprüfung der Gallenblase. Mit aufgesetztem Trichter werden 12—20 cm³ warmes Olivenöl eingegossen. 5—10 min. nachher kommt es zu einer Verdunklung der ansaugbaren Galle, als Folge der Kontraktion und Entleerung der Gallenblase.

2. Funktionsprüfung des Pankreas. Mit Rekordspritze werden 2 cm³ Äther zweimal hintereinander durch die Sonde eingegeben. 5—10 min. nachher fließt ein hellgelber bis weißlicher Duodenalsaft, der zum größten Teil aus dem Pankreas stammt. Man achtet auf das kurzdauernde brennende Gefühl im Duodenum nach der Eingießung des Äthers.

47. Untersuchung des Darminhaltes.

Aufgabe. Der Darminhalt verschiedener Abschnitte ist mikroskopisch und färberisch zu untersuchen.

Prinzip der Methode. Mit einem Glasstäbchen werden aus verschiedenen Abschnitten des Verdauungstraktes (Duodenum, Ileum, Colon) Proben entnommen, fein verrieben, und unter dem Deckglas auf Stärke, Eiweiß und Fett gefärbt. (Stärke mit Jodjodkalilösung, Eiweiß mit MILLONschem Reagens unter Erhitzung, Fett mit Sudanrot.)

Platz Nr.

Gebraucht werden: Geöffnetes Tier in tiefer Narkose (zweckmäßige Verbindung mit Aufgabe 45), Objektträger, Deckgläschen, Glasstäbchen, Jodjodkalilösung, MILLONsches Reagens, alkoholische Sudanrotlösung, physiologische Kochsalzlösung, Mikroskop.

Ausführung. Auf je 3 Objektträger werden möglichst kleine Proben aus je gleichen Darmabschnitten mit Glasstäben gebracht, fein mit Kochsalzlösung verrieben, Deckglas. *Färbung:* Tropfen an den Deckglasrand und durch Absaugen vermittelst Löschblatt an der Gegenseite unter das Deckglas ziehen.

Beobachtungsaufgaben. 1. Beobachtung der Formbestandteile, der Fetttröpfchen Stärkekörner und Luftblasen,

2. Feststellung der Darmabschnitte, in denen Fett vorkommt.

3. Sonstige Unterschiede im Inhalt aus verschiedenen Darmabschnitten.

4. Bei Fehlen von Muskel und Bindegewebsanteilen (Pflanzenfresser!) kann die Färbung mit MILLON-Reagens zur Orientierung mit einem Zupfpräparat eines Stückchens Bauchwand durchgeführt werden.

48. Röntgenologische Verfolgung der Verdauung beim Menschen.

Aufgabe. Die Peristaltik und der zeitliche Ablauf der Weiterbeförderung des Bissens und des Speisebreies sind vor dem Röntgenschirm zu verfolgen[1].

Platz Nr.

Prinzip der Methode. Durch Verfütterung eines die Röntgenstrahlen stark absorbierenden Kontrastbreies wird das Lumen

---

[1] Es werden 4 Versuchspersonen benötigt. Nr. 1 normal ohne Vorbereitung; Nr. 2 Kontrastbrei-Einnahme ½ Stunde vor der Durchleuchtung, nach Einnahme eines leichten Frühstückes; Nr. 3 Kontrastbrei-Einnahme 12 Stunden vor der Durchleuchtung, anschließend nüchtern, ohne Defäkation; Nr. 4 gleich wie 3, aber nach Defäkation.

des Verdauungskanales sichtbar gemacht. Auf dem fluorescierenden Leuchtschirm ist der Kontrastbrei als deutlicher Schatten sichtbar. Er wird nicht resorbiert, kann also bis in die tiefsten Abschnitte verfolgt werden.

Gebraucht werden: Bariumsulfat-Kontrastbrei (8 Teile Bariumsulfat werden mit 1 Teil Stärke, 1 Teil Zucker und 1 Teil Kakaopulver mit etwas Wasser zu einer Paste angerieben, die Paste wird mit 20 Teilen Milch verdünnt und unter starkem Umrühren kurz erhitzt), Röntgeneinrichtung zur Durchleuchtung.

Ausführung. Die Versuchsperson Nr. 1 stellt sich vor den Schirm und schluckt auf Befehl einen Bissen Kontrastbrei. Zeit vom Schlundring bis zur Kardiapassage ist zu bestimmen. Die Einlagerung im Magen ist zu beobachten und mit Versuchsperson Nr. 2 zu vergleichen. Peristaltik im Fundus- und Pylorusteil des Magens. Beobachtung des Pylorusverschlusses bei Versuchsperson Nr. 2. Bestimmung der Aufenthaltsdauer des Breies im Magen der Versuchsperson Nr. 1. Beobachtung der Ileo-coecal-Klappe, bei Versuchsperson Nr. 3 und 4, Beobachtung des Colon transversum und descendens bei Versuchsperson Nr. 3 und 4. Vergleich der Geschwindigkeit der Bewegung im Colon und im Jejunum.

E. Ausscheidung.

Allgemeines. Die schwankende Zusammensetzung und Menge des Harnes ist die Folge der Erhaltung der Konstanz des inneren Milieus. Belastung des Blutes mit Wasser, Salzen, Basen oder Säuren werden einerseits von den Auffangsystemen im Blut und in den Geweben, andererseits von der Niere ausgeglichen und durch die Ausscheidung bilanzmäßig erledigt. In der Ausscheidung spiegeln sich alle Regulationen, die der Konstanterhaltung des inneren Milieus dienen. Allen exogenen und endogenen Ursachen, die zur Störung der Konstanz Anlaß geben könnten, begegnet die Niere durch entsprechend gesteigerte Ausscheidung. Solange exogene Ursachen ausgeschaltet werden können, ist die Ausscheidung zusammen mit dem Gasstoffwechsel der getreue Spiegel der endogenen Umsätze. Die Feinheit der Regulation dagegen wird besonders bei einseitiger und plötzlicher exogener Belastung deutlich (Wasserstoß, Salzstoß).

Es ist zweckmäßig, eine scharfe Trennung von Glomerulusharn und fertigem Harn gedanklich bei der Bearbeitung von Ausscheidungsfragen vorzunehmen. Eine Beziehung zu der Konzentration eines Stoffes im Blut besteht nur beim Glomerulusharn, der als Ultrafiltrat dieselbe Zusammensetzung aufweist wie das eiweißfreie Plasma. Die Konzentration eines Stoffes im fertigen Harn hängt dagegen ab: 1. von der Konzentration dieses Stoffes im Glomerulusharn und damit im Blut; 2. von der Größe der Wasser-Rückresorption; 3. von der Größe der Rückresorption des Stoffes selbst; 4. von einer möglichen zusätzlichen Sekretion des Stoffes in den Tubuli.

Wird ein Stoff gefunden, welcher selbst nicht rückresorbiert wird (Punkt 3) und mit Sicherheit auch nicht sezerniert wird (Punkt 4), dann ist seine Konzentration im fertigen Harn ein Maß für die *Einengung* des Harnes. Aus der Größe der Einengung kann dann die Menge des filtrierten Glomerulusharnes aus der Menge des fertigen Harnes berechnet werden. Substanzen, die für praktische Zwecke die obigen Bedingungen erfüllen, sind das Kreatinin oder noch besser verfüttertes Inulin. Die Messung der *Einengungs*größe („clearance test") erfolgt dann durch Messung der Urinmenge U, der prozentualen Konzentration der Testsubstanz im Urin T_{Ur} und im Plasma T_{Pl}. Die filtrierte Glomerulus-Harnmenge ist dann:

$$F = U \cdot \frac{T_{Ur}}{T_{Pl}}.$$

Die Bestimmung des *spezifischen Gewichtes* des Harnes liefert zusammen mit der Bestimmung der Harnmenge einen ersten orientierenden Aufschluß über die Frage der Konzentration des Harnes. Multiplikation der zweiten und dritten Dezimalstelle des spezifischen Gewichtes mit 2,3 ergibt ungefähr den Gehalt an festen Bestandteilen in Gramm (HÄSERscher Koeffizient). *Beispiel:* Ein Harn hat ein spezifisches Gewicht von 1,015 $(15 \times 2,3 = 34,5)$, also 34,5 g feste Bestandteile.

Die Bestimmung der *Gefrierpunktserniedrigung* liefert exakt die Konzentration der gelösten Teilchen, die Bestimmung der elektrischen *Leitfähigkeit* die Konzentration an Elektrolyten. Diese beiden Messungen sind bedeutungsvoll, wenn durch Eiweiß ein hohes spezifisches Gewicht eines pathologischen Harnes entsteht, da sie die wahre Konzentration der nicht eiweißartigen Stoffe liefern. Die Messung des p_H des normalen Harnes liefert Aufschluß über die Regulation der Wasserstoffionenkonzentration im Blut und die Alkaliausscheidung. Besonders in Verbindung mit der Titration des Harnes ist die p_H-Messung aufschlußreich. Die Harnfarbe ist unabhängig von der Konzentration und gibt bei spektroskopischer Untersuchung Aufschluß über die Harnfarbstoffe (vgl. typische Farbkurve Abb. 93).

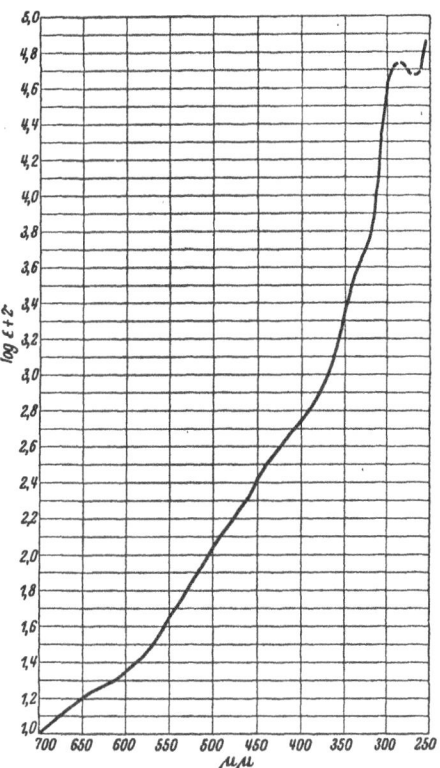

Abb. 93. Typische Farbkurve eines Normalharns. Von 700—250 μμ. Von 700—430 μμ mit KÖNIG-MARTENS', von 430 μμ an mit photographischem Verfahren nach SCHEIBE aufgenommen. (Nach HEILMEYER.)

Der Harnfarbwert F wird nach HEILMEYER bei 535 mμ bestimmt. Zwischen der Extinktion des Harnes E_{535} und dem Harnfarbwert F besteht folgende Beziehung:

$$F = 20 \cdot E_{535} \text{ (für 1 cm Schichtdicke)}$$

Noch besser ist die Benützung des *reduzierten* Harnfarbwertes F_0, in welchem S wiederum die zweite und dritte Dezimale des spezifischen Gewichtes als Zehnerzahl bedeutet. Es ist

$$F_0 = F \cdot \frac{S}{20}.$$

Normalwerte. Harnmenge: Mann 1500—2000 cm³, Frau 1000—1500 cm³; spezifisches Gewicht: 1,010—1,020; Gefrierpunktserniedrigung: — 0,075

bis —2,6°; Wasserstoffionenkonzentration: p_H 5—7; Harnfarbe: vgl.
typische Farbkurve.

Pathologische Abweichungen. Große Harnmenge: Polyurie, kleine Harnmenge: Oligurie; hohes spezifisches Gewicht: Hypersthenurie; immer
gleiches spezifisches Gewicht: Isosthenurie (unabhängig von der Harnmenge); niedriges spezifisches Gewicht: Hyposthenurie; reduzierte Harn-
farbwerte über $F_0 = 2,0$.

50. a) Der Wasserstoß.

Aufgabe. Beim Menschen ist die Geschwindigkeit der
Wasseraufnahme aus dem Darm, die Größe der Ausscheidung
und die Verlagerung des Wassers in die Gewebe zu untersuchen.

Platz Nr.

Prinzip der Methode. Durch einen „Wasserstoß" wird der Körper plötzlich
mit einer größeren Wassermenge belastet. Dieses Wasser wird in das Blut aufgenommen und von dort an die Gewebe und die Niere weitergeleitet. Durch
Hämoglobinbestimmungen kann die Verdünnung des Blutes verfolgt werden,
durch Messung der Harnmenge und ihrer Konzentration wird die Arbeitsleistung
der Niere ermittelt und aus dem fehlenden Wasserwert wird auf die Speicherung
in den Geweben geschlossen.

Gebraucht werden: Wasserglas mit bekanntem Fassungsvermögen, Maßzylinder für Urin (bezeichnet!), Hämoglobinometer mit Zubehör, Apparat zur
Bestimmung des Gefrierpunktes, Aräometer für Urin.

Ausführung. Die Versuchsperson entleert ihren Harn in den Maßzylinder.
Menge, spezifisches Gewicht und Gefrierpunktserniedrigung dieses Harnes sind
im späteren Verlauf des Versuches zu bestimmen. Mit dem Hämoglobinometer
wird zu Beginn der normale Hämoglobingehalt des Blutes gemessen. Sofort nach
diesen Vorbereitungen wird der Wasserstoß durchgeführt. Die Versuchsperson
trinkt 1500 cm³ Leitungswasser. 30 min., 60 min. und 90 min. nach dem Wasserstoß ist der Hämoglobingehalt des Blutes zu messen. 60 min. nach dem Wasserstoß wird der Urin gelassen. Menge, spezifisches Gewicht und Gefrierpunktserniedrigung sind zu bestimmen (eventuell auch Gefrierpunktserniedrigung des
Plasmas).

Berechnung. Das Ergebnis des Versuches ist graphisch darzustellen. Man
berechnet, um wieviel das Blut durch das aufgenommene Wasser am Zeitpunkt
jeder Hämoglobinbestimmung verdünnt war und wieviel Wasser im Blut im
ganzen untergebracht war. Als Gesamtblutmenge können 75 cm³/kg Körpergewicht veranschlagt werden. Man berechnet, wieviel Wasser in der Niere ausgeschieden und wieviel Wasser in den Geweben abgelagert wurde. (Besonders
im Sommer können große Unterschiede beobachtet werden, wenn 2 Personen
verglichen werden, von denen eine einen großen Ausflug oder eine Bergtour, die
andere einen ruhigen Sonntag hinter sich hat.) Man berechnet die osmotische
Arbeit der Niere. Es sei p_B der osmotische Druck des Blutes, p_u der osmotische
Druck des Urins, B die Gesamtblutmenge, dann darf angenähert die Arbeit
folgendermaßen berechnet werden[1].

$$A = {}^1 \cdot B \cdot (p_u - p_B) \text{ Literatmosphären.}$$

b) Der Salzstoß.

Aufgabe. Die Wirkung einer Salzlösung ist mit der Wasser-
wirkung zu vergleichen.

Platz Nr.

Prinzip der Methode. Der Versuch wird mit 1%iger Kochsalz-
lösung durchgeführt. Alle Bestimmungen gleich wie bei 50a.
Man achtet besonders auf den ganz andersartigen Verlauf der
Diurese. Graphische Darstellung.

---

[1] Vgl. H. REIN: Physiologie des Menschen.

51. Harnabsonderung bei Ruhe und bei Tätigkeit.

Aufgabe. Die Ausscheidung ist mengenmäßig fortlaufend bei Ruhe und körperlicher Arbeit zu verfolgen.

Gebraucht werden: Wasserglas mit bekanntem Fassungsvermögen, Maßzylinder für Urin (bezeichnet!).

Platz Nr.

Ausführung. Es werden je 700 cm³ Tee von 2 Versuchspersonen eingenommen. Die Harnmenge wird durch Wasserlassen in möglichst kurzen Zeiträumen (alle 10 min.) bestimmt. Die eine Vp. beginnt 45 min. nach der Aufnahme mit einem Dauerlauf von 15—20 min. Während des Laufes ist mindestens 2—3mal Harn zu sammeln. Die andere Versuchsperson ruht. Die Dauer der Messungen soll mindestens einen Zeitraum von 2 Stunden umfassen.

Auswertung. Die Ergebnisse sind graphisch darzustellen. Ordinate: Harnmenge in Ausscheidungsgeschwindigkeit: cm³ Harn/min. Abszisse: Zeit in min. Vgl. MACKEITH, PEMBREY, SPURVELL, WARNER und WESTLAKE[1].

52. Harnabsonderung beim Tier.

Aufgabe. Es ist die Harnabsonderung beim Kaninchen mit Ureterkanülen und ihre Abhängigkeit vom Blutdruck und diuretischen Substanzen zu prüfen.

Platz Nr.

Prinzip der Methode. Durch die Blase als Sammelgefäß wird die Harnabsonderung, die kontinuierlich erfolgt, in diskontinuierliche Entleerungen verwandelt. Wenn die Harnbereitung untersucht werden soll, müssen Kanülen in die Ureteren eingeführt werden. Die Menge wird durch Abzählung der Tropfenzahl/min. fortlaufend ermittelt.

Gebraucht werden: Kaninchen, Operationsinstrumente, lange feine Glaskanülen mit stumpfen Enden, Blutdruckregistrierung, Tropfenzähler, Kymographion, Kanülen usw. *Lösungen:* warme RINGER-Lösung, 5%ige NaCl-Lösung, 5%ige Natriumsulfatlösung, 0,5%ige Theophyllin- oder Coffeinlösung in RINGER.

Ausführung. Vorbereitung des Tieres nach 28e, S. 85. Kanüle in die Vena jugularis, Kanüle in die Carotis, Blutdruckregistrierung.

Am untersten Ende der Mittellinie des Bauches wird ein 3 Finger breiter Schnitt durch die Haut gelegt, dann durch die Linea alba, bis die Harnblase hervorschimmert. Durch leichten Fingerdruck wird sie vorgestülpt, mit warmer, nasser Gaze gedeckt und der Austritt weiterer Eingeweideteile durch Tupfer verhindert. Durch Injektion von 2—3 cm³ 5% NaCl verursacht man leichte Diurese zur besseren Füllung der Ureteren. Die Ureteren werden stumpf freigelegt und vom umhüllenden Gewebe getrennt. Die Blase wird eröffnet. Durch die Orifizien werden die stumpfen Glaskanülen sehr vorsichtig in die Ureteren eingeführt und dann eingebunden. Widerstand darf nicht gewaltsam überwunden werden. Gelingt es in dieser Weise nicht, so können die Ureteren immer noch abgebunden und mit feiner Schere eröffnet werden. Anschalten der Blutdruckregistrierung, Anschalten der Tropfenzähler an die Ureterkanülen.

Versuchsfolge. 1. Normale Harnbildung: Tropfenzahl/min. 2. Wirkung von 5 cm³ 5% NaCl oder Natriumsulfatlösung intravenös. 3. Nach Abklingen der Diurese Injektion von 5—10 cm³ Theophyllin oder Coffeinlösung. 4. Nach Abklingen der Wirkung Dauerinfusion von Adrenalin.

Beobachtungsaufgaben. Blutdruck und Tropfenzahl werden fortlaufend verglichen.

53. Beobachtung der Nierentätigkeit im Fluorescenzlicht nach ELLINGER und HIRT.

Aufgabe. Die Nierentätigkeit, insbesondere die Tätigkeit der Glomeruli und der Verlauf des Ausscheidungsvorganges ist durch direkte Beobachtung unter dem Mikroskop zu verfolgen.

Platz Nr.

Prinzip der Methode. Fluorescein, Trypaflavin, Thioflavin S oder Phosphin O fluoreszieren stark und können ohne Schaden vital injiziert werden. Damit wird es möglich, die oberflächlichen Partien einer Niere mit Ultraviolettlicht zu bestrahlen und den fluorescierenden Farbstoff ohne störende

---

[1] MACKEITH, PEMBREY, SPURVELL, WARNER u. WESTLAKE: Proc. roy. Soc. B. 95, 407 (1923).

Reflexe intrarenal auf seinem Weg vom Vas afferens bis zum Nierenkanälchen zu beobachten. Die Farbe der Flurescenz läßt sogar Schlüsse über die p_H-Änderungen auf diesem Wege zu. (Fluorescein ist besonders p_H-empfindlich.)

Gebraucht werden: Auflichtmikroskop (Epikondensor von Zeiss, Ultropak-Einrichtung von Leitz, Univertor von Busch, Epilum von Reichert.) Wasserimmersion (am besten mit Zuflußvorrichtung für RINGER-Lösung), Froschbrett, Präparierbesteck, Thermokauter, Tupfer. Fluorescenzlösung aus Trypaflavin, Fluorescein, Thioflavin S oder Phosphin O in RINGER.

Ausführung. Die Frontlinse des Mikroskopes ist durch eine Berieselungsvorrichtung ständig mit RINGER-Lösung zu versehen. Der Frosch wird narkotisiert und unter möglichst geringen Blutverlusten (Thermokauter, Tupfer!) so präpariert, daß die Niere bequem unter die Frontlinse gebracht werden kann. In den Rückenlymphsack wird die fluorescierende Lösung eingespritzt. 1 cm³ pro 100 g Körpergewicht, Konzentration 1 : 1000.

Beobachtungsaufgaben. Das Einströmen der Lösung in den Blutgefäßen ist am hellen gelbgrünen Aufleuchten gut zu erkennen. Nach und nach leuchten die Glomeruli auf, dann die Tubuli und die Schleifen. Der zeitliche Ablauf, die Helligkeit, die Färbung und die Zahl der sichtbaren Glomeruli sind in einem Versuchsprotokoll festzuhalten.

F. Innere Sekretion.

Allgemeines. Die Untersuchung der inneren Sekretion beschreitet folgende methodisch unterscheidbaren Wege: 1. Entfernung der Drüse innerer Sekretion und Beobachtung der Ausfallserscheinungen. 2. Injektion des Hormones und Beseitigung der Ausfallserscheinungen. 3. Verpflanzung der Drüse an eine andere Körperstelle. Beobachtung des Verschwindens oder Fehlens von Ausfallserscheinungen. 4. Reindarstellung des Hormones. 5. Wertbestimmung des reinen Hormones. 6. Feststellung des täglichen Bedarfes im Organismus. 7. Abklärung der nervösen Steuerung der Drüse innerer Sekretion. 8. Abklärung der hormonalen Korrelationen zu anderen Drüsen innerer Sekretion. Von diesen Methoden, die in ihrer Gesamtheit zum Verständnis der inneren Sekretion führen, ist nur die Methode 5 für ein Praktikum geeignet.

55. Nachweis der Thyroxinwirkung nach ASHER.

Platz Nr.

Aufgabe. Die Tätigkeit des Atemzentrums im Zusammenhang mit der Einatmung von Luft mit verschiedener CO_2-Spannung ist bei einem Normaltier und bei einem mit Thyroxin vorbehandelten Tier zu prüfen.

Prinzip der Methode. Durch Thyroxin wird die Erregbarkeit des Atemzentrums erhöht. Diese Erhöhung macht sich in einem viel größeren Atemvolumen bei Reizung mit gleichen Kohlensäurekonzentrationen bemerkbar. Die Vergrößerung des Atemvolumens ist ein empfindlicher und rascher Test auf Thyroxin.

Gebraucht werden: Kaninchen mit Kopfkappe, Atmungsventile, Gasuhr, Spirometer, Gasmischgerät.

Herstellung der Kopfkappe. Ein der Kopfform angepaßter Blechtrichter wird mit KERR-Masse ausgefüttert. Die in braunen harten Platten käufliche Masse (Zahnärzte) wird in warmem Wasser plastisch gemacht. Mit der plastischen Masse wird im Trichter ein Kopfabguß des Tieres erstellt. Die Spitze des Trichters wird mit den Atemventilen verbunden, der Rand wird noch mit Glaserkitt oder Plastilin gut abgedichtet, so daß das Tier in der Kopfkappe mit möglichst geringem schädlichem Raum atmet.

Im Gasmischgerät wird Luft von 20 und 40 mm Hg Kohlensäurepartialdruck hergestellt. (Erniedrigung des Druckes im Behälter um 20, bzw. 40 mm Hg, Druckausgleich durch Einströmen von reiner Kohlensäure.)

Ausführung. Das Kaninchen 1 wird in den Kopfkasten eingesetzt, die Kopfkappe aufgebunden und abgedichtet. Einatmungsluft aus dem Spirometer meßbar entnehmen oder Ausatmungsluft durch eine Gasuhr treiben.

Reihenfolge der Versuche. 1 a. Normale Luft. Dauer einige Minuten. Ablesung des Atemvolumens, Umrechnung auf Minutenvolumen.

2 a. 20 mm Hg CO_2-Spannung in der Luft. Aus dem Gasmischgerät wird das leere Spirometer gefüllt. Atmung dieser Luft während einiger Minuten. Ablesung des Atemvolumens, Umrechnung auf Minutenvolumen.

3 a. 40 mm Hg CO_2-Spannung in der Luft. Gleiches Vorgehen.

4 a. Normale Luft.

Kaninchen 2, von möglichst gleicher Größe und gleichem Gewicht, erhält mindestens $3^1/_2$ Stunden vor dem Versuch, besser am Vortag, $^1/_{10}$ mg Thyroxin/kg Körpergewicht intravenös. Reihenfolge der Versuche 1 b—4 b in gleicher Weise wie 1 a—4 a.

Beobachtungsaufgabe. Graphische Darstellung des Atemminutenvolumens (Ordinate) in Abhängigkeit von der CO_2-Spannung der Luft für Kaninchen 1 und 2. Abschätzung der Empfindlichkeit der Methode.

56. Wertbestimmung des Insulins.

Aufgabe. Die blutzuckersenkende Wirkung des Insulins ist zur Auswertung eines Präparates zu benützen.

Gebraucht werden: Ausrüstung nach **20 a**, S. 49. Rekord-spritzen, Kaninchen, unbekanntes Insulinpräparat.

> **Platz Nr.**

Ausführung. Gleichmäßig ernährte Kaninchen werden 24 Stunden vor Beginn des Versuches ohne Futter gelassen, nur Wasser wird zur Verfügung gestellt. Die Temperatur wird konstant auf etwa 18° C gehalten. Zuerst wird nach der Mikromethode **20 a**, S. 49 der Blutzuckergehalt bestimmt. Dann injiziert man das zu prüfende Präparat unter Benutzung mehrerer Kaninchen in verschiedenen Konzentrationen, aber in gleicher Injektionsmenge von 0,1 cm^3 pro kg, in die Ohrvene. Genau 1 Stunde später wird die Höhe des Blutzuckerspiegels nach der Mikromethode **20 a**, S. 49 festgestellt und diejenige Konzentration, umgerechnet in mg Trockensubstanz, als Einheit bezeichnet, die imstande war, den Blutzuckergehalt um 50% gegenüber dem unmittelbar vor der Injektion festgestellten Normalwert zu reduzieren.

Beobachtungsaufgaben. Es ist darauf zu achten, ob bei gewissen Dosen von Insulin Krämpfe auftreten, und der Grad der Herabsetzung des Zuckergehaltes zu notieren, bei welchem diese hypoglykämischen Symptome auftreten.

57. Wertbestimmung des Follikulins. ALLEN-DOISY-Test.

Aufgabe. Es ist im Scheidenabstrich die durch Follikulin hervorgerufene Brunst an kastrierten Ratten oder Mäusen nachzuweisen.

> **Platz Nr.**

Prinzip der Methode. Bei der kastrierten Ratte ist die Drüse innerer Sekretion, die das Follikulin bereitet, entfernt. Der Ausfall macht sich im Fehlen des Oestrus (Brunst) bemerkbar. Die Ratte ist zur Wertbestimmung besonders geeignet, da ihr Genitalzyklus (Polyoestrus) 5 Tage beträgt. Das Hormon löst nach subcutaner Einspritzung in 36—60 Stunden den Oestrus aus und kann so leicht bestimmt werden. Kennzeichen des Oestrus ist die mit der Umwandlung der Uterusschleimhaut parallel gehende Umwandlung des Vaginalsekretes. Im Vaginalabstrich der Tiere im Oestrus treten charakteristische „Schollen" auf (vgl. Abb. 94). Als Ratteneinheit wird die kleinste Substanzmenge bezeichnet, die nach subcutaner Injektion noch imstande ist, am kastrierten Tier innerhalb von 3 Tagen einen einmaligen Brunstzyklus auszulösen.

Ausführung. Es werden die zu untersuchenden Follikulinpräparate in drei Einzeldosen subcutan unter die Rückenhaut injiziert. Die 1. Portion am 1. Tage zwischen 3—4 Uhr, die 2. Portion am Vormittag 8 Uhr des 2. Tages, die 3. Portion am 3. Tage mittags um 12 Uhr. Der erste Abstrich aus der Scheide wird am 3. Tage abends gemacht, der 2. und 3. am 4. Tage vormittags und nachmittags, der 4. und 5. am 5. Tage vormittags und nachmittags, der 6. am 6. und der 7. am 7. Tag. Der Höhepunkt der Brunst ist fast regelmäßig genau 48 Stunden nach der ersten Injektion erreicht. Es empfiehlt sich für jede Dosis vier Tiere im Gewicht von 160—200 g zu nehmen.

Mit einer ausgeglühten, durch ein Tröpfchen sterilen Wassers angefeuchteten Platinöse wird unter Vermeidung der Berührung der äußeren Genitalien und des Cervix die Vagina ausgestrichen. Die in der Öse sitzende Schmiere wird in einem Wassertropfen auf dem Objektträger ausgestrichen. Fixiert wird der Abstrich entweder durch Methylalkohol oder durch ein halbstündiges Verweilen auf einer gewärmten Platte. Gefärbt wird mit verdünnter GIEMSA-Lösung. Der Nachweis eines wirksamen Follikulinpräparates geschieht durch Auftreten des Schollenstadiums, wo die äußeren Schichten des Schleimhautepithels verhornt sind und im Scheidenabstrich zahlreiche kernlose Schollen auftreten. Im Ruhestadium enthält das Abstrichpräparat nur einige Epithelien und Leukocyten, in der ersten Phase der Brunst. dem Prooestrus, erhält man nur Epithelzellen. In der Phase nach dem Oestrus treten neben den Schollen zahlreiche Leukocyten und Epithelien auf (Metoestrus). Das unbekannte Präparat ist in Ratteneinheiten zu bestimmen.

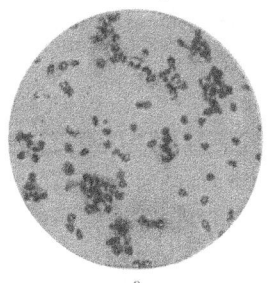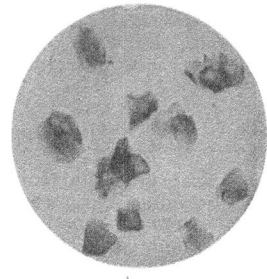

a   b

Abb. 94a u. b. Scheidenabstrich bei der kastrierten Maus. a Leukocyten und Epithelien (vor Follikelhormon),
b Schollen nach Follikelhormon. (Nach CLAUBERG. Aus LEHNARTZ, Chem. Physiologie, 4. Aufl.)

58. a) Wertbestimmung des Pituitrins.

<table>
<tr><td>

Platz Nr.

</td><td>

Aufgabe. Es ist am überlebenden Uterus vom Meerschweinchen (oder Schaf) die kontrahierende Wirkung von Pituitrin zu ermitteln und durch Vergleich mit einer Standardlösung auszuwerten.

</td></tr>
</table>

Gebraucht werden: Badgefäß für Uterus (vgl. 45, S. 147), Wasserbad von 37° C mit Regulierung, Schreibhebel, Kymographion, Tyrodelösung (vgl. 45, S. 147). Sauerstoffbombe, Pipetten, unbekannte Pituitrinlösung, Standard-Pituitrinlösung.

Ausführung. Zur Auswertung wird der überlebende Uterus des Meerschweinchens oder Schafes benützt. (Die Schafuteri werden in einer, mit körperwarmer Tyrodelösung gefüllten Thermosflasche vom Schlachthof ins Laboratorium gebracht. Sie können bis zum nächsten Tag im Eisschrank aufbewahrt werden, wenn man sie vor dem Gebrauch allmählich erwärmt.) Zum Versuch werden je 3 cm lange Stücke aus dem Uterus herausgeschnitten. Diese Stücke werden im Badgefäß mit einem Ende am Glashaken befestigt, das andere Ende wird mit dem Schreibhebel verbunden. Das Badgefäß wird mit Tyrode angefüllt, welche stets auf gleicher Flüssigkeitshöhe zu halten ist. Die Niveauhöhe wird durch ein oberes Ausflußrohr aufrechterhalten, von unten her wird die Flüssigkeit erneuert. In dem großen Wasserbad befindet sich außer dem Badgefäß noch eine Vorratsflasche von Tyrodelösung, auf konstanter Temperatur. Durch das Badgefäß läßt man dauernd Sauerstoff perlen. Sobald der Uterus erschlafft ist und der Schreibhebel eine Horizontallinie schreibt, wird mit dem Versuch begonnen. Im Anfang des Versuchs arbeitet man mit der Standardlösung (hergestellt aus dem VÖGTLINschen Standardhypophysenpräparat), von der man sich eine Verdünnung 1 : 10000 herstellt. Man stellt fest, welche Menge dieser verdünnten Standardlösung eine minimale, welche eine maximale Kontraktion bewirkt, und wählt dann eine Menge, welche ungefähr mittelstarke Kontraktionen auslöst. Darauf wird immer nach je einer Dosis Standardlösung S eine Dosis der zu prüfenden unbekannten Extraktverdünnung E zugefügt, und diejenige Menge Extraktlösung bestimmt, die fast oder ebenso große Kontraktionen des Uterus auslöst wie die Standardlösung. Bei diesem Vergleich kommt immer eine E-Kurve zwischen zwei S-Kurven zu liegen. Sind dieselben gleich, dann kann man auch den Wirkstoffgehalt des zugefügten Extraktvolumens mit dem der bekannten Standardlösung gleichsetzen. Dies Verfahren gestattet zu überwachen, ob die Empfindlichkeit des Uterus während der Versuchsdauer gleichbleibt oder nicht. Extrakt und Standardlösung werden mit einer Pipette auf den Boden der Badelösung gebracht.

b) Wirkung des Pituitrins am Menschen.

Aufgabe. Es ist nach dem Verfahren von Douglas und Priestley zuerst die Wasserdiurese und dann die Hemmung derselben durch Pituitrin zu bestimmen.

Platz Nr.

Gebraucht werden: Apparat zur Hämoglobinbestimmung (vgl. 7, S. 15). Ausrüstung zur quantitativen Bestimmung der Chloride im Blut und Harn (vgl. 20 d, S. 52), Aräometer zur Ermittlung des spezifischen Gewichts des Harns, Maßzylinder, Pituitrinlösung, sterile Spritze.

Ausführung. Vor Erzeugung der Wasserdiurese entnimmt man Blutproben zur Hämoglobinbestimmung und zur quantitativen Mikroanalyse der Blutchloride. Man mißt die während einer Stunde gelieferte Harnmenge, das spezifische Gewicht derselben und den Chlorgehalt. Darauf trinkt man 500 cm³ körperwarmes Wasser. Die Diurese tritt bald ein und erreicht in etwa 1 Stunde das Maximum. Alle 15 bis 20 min. sollen Harnproben aufgefangen werden, in denen das spezifische Gewicht und der Chlorgehalt bestimmt wird. Das spezifische Gewicht und die Chloridkonzentration sinkt, während im allgemeinen die Gesamtmenge der in der Stunde ausgeschiedenen Chloride konstant bleibt. Man entnimmt auch eine Blutprobe auf der Höhe der Diurese zur Ermittlung des Hämoglobins und Chloridgehaltes. Beide haben sich kaum verändert. Jetzt schreitet man zur Untersuchung des Einflusses von Pituitrin. Man injiziert steril 1 cm³ Pituitrinlösung intramuskulär. Dann nimmt man wieder 500 cm³ Wasser zu sich und stellt fest, daß die Diurese 5—6 Stunden verzögert wird. Man wiederholt die gleichen Analysen wie vorher; im Blute ergeben sie, daß während der Periode der Verzögerung das Blut merklich verdünnt ist. Graphische Darstellung der Versuche.

G. Vitamine.

Allgemeines. Die Reindarstellung und Synthese der wichtigsten Vitamine hat in den letzten Jahren große Fortschritte gemacht. Die schwere Avitaminose als Krankheitsbild ist verschwunden. Mit der Verfeinerung unserer Kenntnisse sind aber neue Probleme aufgetaucht. Der Haushalt der Vitamine im gesunden Körper, die Erscheinungen, die mit einem geringen Defizit zusammenhängen und die Regulationsmechanismen sind heute interessant. Um diesen Vorgängen mit der genügenden Sicherheit nachgehen zu können, sind Methoden notwendig, mit denen der Vitamingehalt von Nahrungsmitteln, Organen, Körperflüssigkeiten und Exkreten genau gemessen werden kann.

Unter den heute zur Verfügung stehenden Untersuchungsmethoden unterscheidet man die biologischen und die chemischen Methoden. Der biologische kurative Test am avitaminotischen Tier oder an avitaminotischen Pilzen und niederen Tieren ist bezüglich Spezifität und Empfindlichkeit, solange es sich um unbekanntes Material handelt, immer überlegen. Überall dort, wo die technischen Hilfsmittel und geschultes Personal zur Verfügung stehen, ist der biologische Test die Standardmethode. Der Zeitbedarf der Versuche ist allerdings immer beträchtlich und unbeständiges Material läßt sich oft nicht über die Dauer einer Tierversuchsreihe konservieren. Überall dort, wo Testmaterial bekannter Zusammensetzung vorliegt, wird daher den chemischen Methoden der Vorzug gegeben.

Ohne Prüfung im biologischen Versuch sollte allerdings das Ergebnis der chemischen Bestimmung in entscheidenden Versuchen nie allein verwendet werden. Besonders bei Farbreaktionen kann durch Begleitstoffe ein Vitamingehalt vorgetäuscht werden, der der biologischen Wertigkeit des Materials nicht entspricht. Aber auch der biologische Versuch ist nicht frei von Fehlerquellen. Die fett- und wasserlöslichen Vitamine können antagonistische Wirkungen haben, so daß z. B. bei gleichzeitiger Anwesenheit von Vitamin C und Carotin der Test für Vitamin C zu niedrig ausfällt. Umgekehrt kann auch durch aktivierende Faktoren ein zu hoher Gehalt vorgetäuscht werden. Auf die Abhängigkeit des biologischen Testes von den Resorptionsbedingungen und dem Mineralstoffwechsel der Versuchstiere sei in diesem Zusammenhang auch hingewiesen. Eine eindeutige Bestimmung bei unbekanntem Material wird alle diese Faktoren gegeneinander abzuwägen haben.

Für die Einführung im Rahmen dieses Buches kommen nur chemische Methoden in Betracht, von denen 5 im folgenden erwähnt sind.

60. Bestimmung von Vitamin A.

Aufgabe. In einer Lebertranprobe ist der Gehalt an Vitamin A zu bestimmen.

Prinzip der Methode von CARR-PRICE. Vitamin-A-haltige Stoffe reagieren mit Antimontrichlorid unter Blaufärbung (CARR-PRICE-Reaktion). Die Reaktion ist nicht nur für Vitamin A spezifisch. Carotinoide geben ebenfalls diese Reaktion. Für die Praxis hat sich die Reaktion aber bewährt. Die colorimetrische Bestimmung kann erfolgen im *Lovibond-Tintometer* (international anerkannt) im Stufenphotometer oder im Colorimeter nach AUTENRIETH-KÖNIGSBERGER (Hellige). Die Blaufarbe der Reaktion ist äußerst unbeständig. Die Ablesung muß daher zeitlich genau festgelegt werden.

Reagenzien. *Antimontrichlorid-Reagens.* **Herstellung:** Reinstes, wasserfreies Chloroform wird über geglühter Potasche getrocknet und im Dunkeln destilliert. (Die ersten 10% des Destillates sind zu verwerfen.) 250 g Stibium chloratum werden aus 100 cm³ Chloroform umkrystallisiert und über Schwefelsäure getrocknet. Mit dem gereinigten Chloroform wird bei 20° C eine gesättigte Lösung hergestellt (21 bis 23 Vol.-%). Zur Kontrolle wird 1 cm³ der Lösung mit einer Lösung von 2 g Kalium-Natrium-Tartrat in 20 cm³ Wasser gut umgeschüttelt. Dazu 2 g Natriumbicarbonat und Titration mit n/10-Jodlösung, 1 cm³ der Jodlösung = 0,01141 g Antimontrichlorid. Das Reagens ist unter Lichtabschluß aufzubewahren und vor Feuchtigkeit zu schützen. Reinstes wasserfreies Chloroform.

Apparatur. α) Lovibond-Tintometer, β) Stufenphotometer, γ) Hellige-Colorimeter.

Ausführung. α) *Mit dem Lovibond-Tintometer.* 2 g Lebertran werden in einem Meßkölbchen mit reinstem, wasserfreiem Chloroform auf 10 cm³ aufgefüllt. Von dieser Lösung werden genau 0,2 cm³ in der Cuvette des Tintometers zu 2 cm³ Antimontrichlorid Reagens bei 10 mm Schichtdicke zugemischt. Man liest zwischen der 5. und 10. sec. nach erfolgter Mischung ab. Der Versuch ist mindestens 5mal zu wiederholen unter Mittelwertbildung der erhaltenen Einstellungen. Es müssen 2 Beobachter zusammenarbeiten, damit schnell genug abgelesen wird.

Berechnung. 10 Lovibond-Standardblau-Einheiten sind = 1 Standard-Lebertran-Einheit = 0,035 mg Carotin in 1 cm³ Reaktionsmischung (Fehlerbreite 5%). 100 Standard-Lebertran-Einheiten = 1 Vogan-Einheit. [Bei Dorschlebertran findet man nach Verseifung im Unverseifbaren in der Regel doppelt so hohe Werte als im ursprünglichen Tran. Es ist also, um eine vollständige Bestimmung durchzuführen, die Verseifung vorzunehmen (vgl. GSTIRNER[1]).]

β) *Mit dem Stufenphotometer.* Das Stufenphotometer von *Zeiß* (vgl. Abb. 13, S. 16) wird mit dem Filter S 61 benützt. Dieses Filter läßt in der Gegend von 610 mμ

---

[1] GSTIRNER: Chemische Vitaminbestimmung. Stuttgart 1939.

das Licht durch, so daß die für Vitamin A in der CARR-PRICE-Reaktion charakteristische Bande zwischen 610 und 620 mµ gemessen wird.

Ausführung. Auch hier Ablesung nach 5—10 sec. Zusammenarbeit von 2 Beobachtern. Schichtdicke der Cuvetten 10 mm. In die Meßcuvette wird 0,25 cm³ Voganlösung in Chloroform gebracht, in die Vergleichscuvette 2,5 cm³ dest. Wasser. Mit Pipette mit großer Öffnung (rasches Einlaufen, gute Durchmischung) werden 2,5 cm³ Antimontrichloridreagens zur Meßcuvette zugesetzt, durchgeführt und abgelesen. Versuch 5mal wiederholen.

Berechnung.

Lovibond-Einheiten	Lichtschwächung im Stufenphotometer in %
11 Blau	11
10	16
9	20,5
8	25
7	29,4
6,5	31,5

γ) *Mit dem Hellige-Colorimeter.* Das HELLIGE-Colorimeter (vgl. Abb. 19, S. 23) wird mit einem Spezialfilter mit Durchlässigkeit zwischen 550 und 600 mµ ausgerüstet. Als Vergleichslösung wird alkoholische Lösung von Viktoriablau 1 : 300000 verwendet. 0,5 g Lebertran werden mit Chloroform auf 10 cm³ aufgefüllt. Aus einer Bürette werden gemessene Mengen in die Cuvette des Colorimeters abgefüllt. Aus einer 2. Bürette wird Antimontrichloridreagens so zugesetzt, daß die Gesamtmenge 2 cm³ beträgt. Alle 30 sec. wird Gleichheit mit dem mit Viktoriablau gefüllten Keil hergestellt und abgelesen. **Berechnung.** 2 mm Keildicke = 1 Lovibond-Einheit. 10 mm Keildicke bei 2 cm³ Reaktionsgemisch = 0,035 mg Carotin.

61. Bestimmung des Vitamins B₁ im Harn.

Aufgabe. In einem normalen Harn ist der Gehalt an ausgeschiedenem Vitamin B₁ zu bestimmen und daraus der Tagesbedarf zu berechnen. Bei einer mit Vitamin B₁ belasteten Versuchsperson ist die Zunahme der Ausscheidung zu bestimmen und daraus ein eventuelles Defizit zu ermitteln.

<table><tr><td>Platz Nr.</td></tr></table>

Prinzip der Methode von KARRER. Durch milde Oxydation mit Kaliumferricyanid in alkalischer Lösung wird das Aneurin (Vitamin B₁) in das stark blau fluoreszierende Thiochrom übergeführt. Durch Vergleich der Fluorescenz der Testlösung mit einer Standardlösung wird der Gehalt bestimmt. Als Lösungsmittel wird der ganz schwach fluorescierende Iso-Butylalkohol verwendet, in dem die Cocarboxylase (Aneurinpyrophosphorsäure) allerdings nicht löslich ist und somit bei der Bestimmung verlorengeht[1].

Reagenzien. Reines Aneurin oder in Ampullen („Benerva", „Betabion" usw.), Iso-Butylalkohol, 10%ige Natronlauge, 1%ige Kaliumferricyanidlösung, Frankonit (Spezial-Fullererde der Pfirschinger Mineralwerke, Kitzingen a. M.), Natriumsulfat.

Apparatur. Quecksilberdampflampe mit Nickeloxydfilter (Hanauer Analysenquarzlampe oder Philipps Philora 75 W)[2], Reagensgläser gleicher lichter Weite mit geringer Eigenfluorescenz, Pipetten, 25 cm³ Meßzylinder, Zentrifuge.

Ausführung. Zur Verminderung der Eigenfluorescenz wird der zur Untersuchung gelangende Harn (etwa 60 cm³) mit der gleichen Menge Iso-Butylalkohol versetzt und ganz kurz geschüttelt. Durch diese Vorbehandlung wird die Eigenfluorescenz stark abgeschwächt, ohne merkliche Verluste an Aneurin.

Herstellung der Testlösung. Von dem vorbehandelten Harn werden 2 cm³ abpipettiert, in einen Meßzylinder gebracht und mit 10 cm³ 10%iger Natronlauge und sofort anschließend mit 5 cm³ 1%iger Kaliumferricyanidlösung versetzt. Durch mäßiges Schütteln wird während 2 min. gemischt und oxydiert. Das entstandene Thiochrom wird durch Zusatz von 20 cm³ Isobutanol aus der wäßrigen Phase durch kräftiges Schütteln während 2 min. extrahiert. Nach etwa 10 min. hat sich die wäßrige Phase abgesetzt und die Isobutanollösung kann abpipettiert werden und wird zur Befreiung der letzten Wasserteilchen kurz zentrifugiert und durch Abgießen in ein Reagensglas mit etwas Natriumsulfat getrocknet. Die Isobutanollösung wird filtriert und ist jetzt als thiochromhaltige Testlösung für den Vergleich mit einer Standardlösung bereit.

---

[1] KARRER, W. u. U. KUBLI: Helvet. chim. Acta **20**, 369 (1937). — WANG, Y. L. u. L. J. HARRIS: Biochemic. J. **33**, 1356 (1939). — RITSERT, K.: Klin. Wschr. **19**, 446 (1940). — WASSMANN, K.: Acta physiol. scand. **2**, 355 (1941).

[2] Wird im Handel schon mit Filterbirne geliefert.

Herstellung der Standardlösung. Als Vorratslösung dient eine wäßrige 0,002 %ige Aneurinlösung (20 γ in 1 cm³). Von dieser Lösung wird 1 cm³ in einen Meßzylinder gegeben und rasch nacheinander mit 2 cm³ 10 %iger Natronlauge und 0,1 cm³ 1 %igem Kaliumferricyanid versetzt und durchmischt. Nach 2 min. wird mit 20 cm³ Isobutanol extrahiert und, wie oben beschrieben, der Isobutanolextrakt von der wäßrigen Phase abgetrennt. Diese Standardlösung enthält 1 γ Aneurin pro cm³ und ist 1—2 Tage haltbar.

Herstellung der Vergleichslösung. Um eine Vergleichslösung zu erhalten, die neben der Thiochromfluorescenz auch die übrige Eigenfluorescenz des Harnes besitzt, muß eine aneurinfreie Lösung hergestellt werden, die dann mit der Standardthiochromlösung versetzt eine Vergleichslösung ergibt, die in der Fluorescenzfarbe mit der Testlösung vergleichbar wird. Ungefähr 50 cm³ des vorbehandelten Harnes werden mit etwa 1 g Frankonit versetzt und während 10 min. kräftig geschüttelt. Dadurch wird der Harn aneurinfrei und kann jetzt durch Filtration vom aneurinhaltigen Frankonit abgetrennt werden. In 5 Kolben werden je 2 cm³ des aneurinfreien Harnes mit je 10 cm³ 10 %iger Natronlauge und je 5 cm³ 1 %iger Ferricyanidlösung versetzt und nach guter Durchmischung mit je 20 cm³ Isobutanol extrahiert. Von diesen 5 Extrakten werden je 10 cm³ in 5 Reagensgläser gefüllt und dazu 0,1; 0,2; 0,3; 0,4 und 0,5 cm³ der Standardlösung zugesetzt. Will man ganz exakt arbeiten, so sind den Gläsern die entsprechenden Mengen vor dem Zusatz der Standardlösung zu entnehmen, so daß das Volumen überall genau 10 cm³ beträgt. Durch Vergleich der Testlösung mit den 5 Standardlösungen wird festgestellt, zwischen welchen Grenzen der Vitamingehalt des untersuchten Harnes liegt. Die Beobachtung erfolgt unter der Quarzlampe, indem schräg von oben in die unter die Quarzlampe gehaltenen Reagensgläser geblickt wird. Falls die Testlösung zu keiner der Standardlösungen paßt, muß durch Verdünnung ein passender Vergleich gesucht werden. Dabei ist zu beachten, daß nach erfolgter Verdünnung immer nur 10 cm³ zur Beobachtung kommen dürfen, damit die Schichthöhe gleichbleibt.

Berechnung. 10 cm³ Testlösung enthalten das aus 1 cm³ Harn extrahierte, zu Thiochrom oxydierte Aneurin. Die Vergleichslösungen enthalten neben der Eigenfluorescenz des Harnes 0,1—0,5 γ Aneurin. Wurde die Fluorescenz der Testlösung zwischen Vergleichslösung III und IV „eingegabelt", so beträgt ihr Aneuringehalt etwa 0,35 γ. 100 cm³ Harn enthalten somit 35 γ Aneurin. Als normale Grenzen wurden 10—40 γ/100 cm³ gefunden. Der Tagesbedarf an Aneurin ist für 1500 cm³ Tagesausscheidung zu berechnen.

Alle normalen Personen scheiden in den ersten vier Stunden nach Belastung mit 5 mg Aneurin oral, oder mit 350 γ/m² Körperoberfläche intramuskulär injiziert, im Harn mehr als 50 γ Aneurin aus. Wird weniger ausgeschieden, so besteht ein Defizit [1].

62. Bestimmung des Vitamins C im Harn.

Aufgabe. In einem normalen Harn ist der Gehalt an ausgeschiedenem Vitamin C zu bestimmen. Bei einer Versuchsperson ist Vitamin C zu verabfolgen und die Größe der Retention zu ermitteln.

> **Platz Nr.**

α) **Prinzip der Methode von JEZLER und NIEDERBERGER.** Die Ascorbinsäure reduziert stark. Sie ist auf Grund dieses Vermögens durch Titration mit Oxydationslösungen zu bestimmen. Im Harn können allerdings durch andere reduzierende Stoffe zu hohe Werte vorgetäuscht werden. In wäßriger Lösung erfolgt die Oxydation schon an der Luft, so daß rasch gearbeitet werden muß. Zur Titration wird 2,6-Dichlorphenolindophenol benützt, welches in saurer Lösung durch Ascorbinsäure allein reduziert wird.

Gebraucht werden: 2,6-Dichlorphenolindophenollösung n/100, 50 cm³ Bürette, Eisessig, ERLENMEYER-Kolben etwa 300 cm³, Pipetten.

Ausführung. 10 cm³ Harn werden in den ERLENMEYER-Kolben pipettiert. 1 cm³ Eisessig zum Ansäuern. Titration mit Dichlorphenolindophenol aus der Bürette, bis bei ständigem Umschütteln die Rötung 30 sec. bestehen bleibt. Titration nicht länger als 2 min., sofort anschließend an die Harngewinnung. Der Blindwert der Reagenzien ist zu bestimmen und abzuziehen. Die Bestimmung ist in 2—3 Parallelversuchen auszuführen.

Eine Versuchsperson hat am Vortag 1 g Ascorbinsäure eingenommen. Der Anstieg der ausgeschiedenen Menge ist bei dieser Versuchsperson zu ermitteln. Eine

---

[1] MELNICK: J. Nutrit. **24**, 131, 139 (1942).

eventuelle Retention ist zu berechnen. Die Dauer der erhöhten Ausscheidung beträgt normal 3 Tage.

Berechnung. Das 2,6-Dichlorphenolindophenol-Reagens ist folgendermaßen herzustellen und zu titrieren. 0,16 g Reagens werden in 100 cm³ H_2O warm aufgeschwemmt. Durch Filter in 1 l-Meßkolben abfüllen und auf 1 l verdünnen. Einstellung mit n/100 Lösung von MOHRschem Salz (pro analysi) 3,9215 g/l, haltbar gemacht mit 40 cm³ n/2 H_2SO_4. Einstellung mit 10 cm³ Farblösung und einer Messerspitze Natriumoxalat.

1 cm³ n/100 Farblösung = 0,88 mg Ascorbinsäure.

β) Eine photoelektrische Methode mit Dichlorindophenol-Reduktion ist von REHBERG [1] angegeben worden. Serum kann ohne Entweißung, Urin mit Pufferung bei p_H 4,5 am besten bestimmt werden. Als Filter werden 2 mm VG 9 und 4 mm BG 18 von SCHOTT benützt.

63. Bestimmung des Vitamins D.

Aufgabe. Der Vitamin-D-Gehalt eines Öles ist zu bestimmen.

Prinzip der Methode von BROCKMANN und CHEN. Vitamin D reagiert mit Antimontrichlorid unter Bildung einer orangeroten Farbe, charakterisiert durch eine Absorptionsbande bei 500 mμ. Vitamin A und Sterine stören diese Reaktion und das Auftreten der Bande nicht. Durch Änderung der Schichtdicke oder durch Verdünnung wird der Farbton gesucht, bei dem die Bande im Spektroskop eben gerade noch zu sehen ist. Dieser Wert entspricht recht gut immer der gleichen Konzentration. Ist die Schichtdicke oder die Verdünnung bekannt, dann kann daraus die Konzentration an Vitamin D bestimmt werden.

Gebraucht werden: Antimontrichloridreagens (vgl. 60, S. 160). Spektroskop, Keilcuvette oder Cuvette mit Pipetten.

Ausführung. *1. Eichung.* Von einer Reihe von Vitamin-D-Lösungen wird zur Eichung des Keiltroges, oder der Cuvette 0,2 cm³ Lösung mit 4 cm³ kalt gesättigter Antimontrichloridlösung in reinstem Chloroform versetzt. 10 min. nach Zusatz wird die Schichtdicke oder Verdünnung so eingestellt, daß die Bande bei 500 mμ so ebengerade zu erkennen ist. Eichkurve: Ordinate: Konzentration, Abszisse: Keildicke oder Verdünnungsgrad. Zweckmäßig sind Eichlösungen mit 0,02—0,4 mg Vitamin D in 0,2 cm³.

2. Messung. Die Substanzmenge wird so abgewogen, daß etwa 0,04—0,4 mg Vitamin enthalten sind (Vorbestimmung) und in 0,2 cm³ Chloroform gelöst. Einstellung der Schichtdicke, nach Reaktion mit 4 cm³ Reagens, so daß die Bande eben noch sichtbar ist. Vitamin-D-Gehalt wird aus der Eichkurve abgelesen. Die zu prüfende Substanz darf keinen Alkohol enthalten.

---

[1] BRANDT REHBERG: Acta physiol. scand. 5, 277 (1943).

II. Übungen zur animalen Physiologie.

A. Muskulatur.

Allgemeines.

In den Muskeln wird chemisch gebundene Energie in mechanische Spannung oder Arbeit umgesetzt. Das Verständnis dieses Umsatzes und die Zurückführung auf bekannte physikalische und chemische Vorgänge ist eines der grundlegenden Probleme der Biologie überhaupt. Durch die Arbeiten von FLETCHER und HOPKINS, EMBDEN, HILL, MEYERHOF, PARNAS u. a. ist gerade dieses Gebiet der Physiologie bis nahe an die Erfassung der Elementarprozesse herangebracht worden. Vom klinisch-praktischen Gesichtspunkt aus gesehen kommt der Muskelphysiologie keine besondere Bedeutung zu, da Erkrankungen der Muskulatur relativ selten sind. Das ist wohl einer der Gründe, warum sich eine gewisse Reaktion gegen die Muskelphysiologie oder „Froschphysiologie" bemerkbar gemacht hat. In früheren Zeiten, merkwürdigerweise sogar vor der Zeit der großen Entdeckungen in der Muskelphysiologie, haben die Versuche mit Froschmuskeln im physiologischen Praktikum einen breiten Raum eingenommen. Beinahe jedes physiologische Institut besitzt noch heute eine umfangreiche Sammlung von Muskelhebeln, Wippen, Induktorien u. a. m. als sprechende Zeugen einer in Verruf geratenen Vergangenheit.

Und doch eignet sich keine Lebensäußerung so zur messend-quantitativen Erfassung, wie gerade der Umsatz: chemische Energie — mechanische Energie. Eine Schwierigkeit besteht allerdings: die Verfolgung der chemischen Vorgänge erfordert zeitraubende und umständliche chemische Versuche, die über den Rahmen eines einfachen Praktikums hinausgehen. Drei Arbeitsverfahren haben sich für die Aufklärung der chemischen Vorgänge vor allem bewährt: 1. Durch rasche Fixierung des Muskels (vorzugsweise in flüssiger Luft) wird dafür gesorgt, daß ein chemisches Momentbild in einer bestimmten Tätigkeitsphase erhalten wird. Durch Zusammensetzung der chemischen Momentbilder verschiedener Tätigkeitsphasen wird der Ablauf und die Bedeutung des verfolgten chemischen Vorganges rekonstruiert. 2. Durch Veränderung des Stoffwechsels (Aerobiose, Anaerobiose, Monojodessigsäurevergiftung, Fluoridvergiftung usw.) wird der Ablauf der Prozesse beeinflußt, unterbunden oder in andere Richtung gelenkt. Durch chemische Kombination wird aus diesen Versuchen der normale Ablauf rekonstruiert. 3. Im Muskelbrei oder in Preßsäften werden einzelne Systeme isoliert untersucht, wobei sich vor allem der Zusatz vermutlicher Zwischenstufen und das Studium ihrer Einwirkung auf den Reaktionsablauf als besonders aufschlußreich erwiesen hat.

Durch Kombination der mit diesen drei Methoden gewonnenen Erfahrungen entsteht ein chemisches Bild der Vorgänge, das so lange in der Luft hängt, als es nicht mit den physikalischen Vorgängen verbunden werden kann. Hier setzen die energetischen Überlegungen ein, gestützt durch calorimetrische und direkte myothermische Messungen. Besonders die direkte Messung der entstehenden Wärme hat eine große Bedeutung erlangt, weil durch diese Messung an die Stelle des chemischen Momentbildes der zeitlich gedehnt abrollende Film (um bei diesem Vergleichsbild zu bleiben) gesetzt wird. Die Frage nach meßbaren Größen, die eine fortlaufende Verfolgung der im Inneren des Muskels ablaufenden chemischen Prozesse ermöglichen, ist besonders in dem Augenblick bedeutsam geworden, als es sich gezeigt hat, daß eine ganze Reihe von chemischen Vorgängen, zeitlich gestaffelt, sich gegenseitig ablösend und doch eng verknüpft im Anschluß an den physikalisch-chemischen Elementarvorgang ablaufen. Daß die dabei entstehenden Wärmeschübe Größen sind, deren genaue Vermessung, kombiniert mit den chemischen Kenntnissen und verknüpft mit den thermochemischen Daten, Einblick in den Umfang und die Richtung der jeweils ablaufenden chemischen Prozesse verschaffen, ist leicht zu verstehen. Weniger einleuchtend sind die Beobachtungen, daß auch die Lichtdurchlässigkeit des Muskels, seine Volumänderung und seine elektrischen Eigenschaften eng mit den chemischen Prozessen zusammenhängen und als Bezugsgrößen für diese messend verfolgt werden können. Die Verknüpfung dieser Größen mit den chemischen Prozessen erfolgt durch Mitbeteiligung des Eiweißes am Kontraktionsvorgang, ein Faktor, der sich der chemischen Betrachtung bis jetzt entzogen hat, für die zukünftige Erforschung aber von Bedeutung sein wird[1].

Was sich an der eigentlichen Muskelmaschine, den Myosinketten, als Elementarprozeß abspielt, ist noch dunkel. Der primäre Energieumsatz erfolgt an diesem System offenbar auf physikalisch-chemischer Grundlage. Sämtliche bisher bekannt gewordenen chemischen Vorgänge dagegen müssen als Erholungsvorgänge betrachtet werden, deren Energie durch stufenweise Übertragung zur Wiederaufladung der im Elementarprozeß entladenen Muskelmaschine verwendet wird.

Die Durchführung eines Versuches mit einem Muskel ist nur dann sinnvoll, wenn bei jedem Versuch die Kenntnisse der chemischen und energetischen Grundlagen, soweit sie heute vorliegen, den geistigen Hintergrund bilden.

Die Einzelzuckung, besonders bei niedriger Temperatur, ist als Zeitlupenbild des funktionellen Einzelbestandteiles, dessen Anreihung zur tetanischen Kontraktion führt, zu betrachten. Die Ermüdungsreihe mit Einzelzuckungen ist nichts anderes als die zeitlich gedehnte Auflösung dessen, was in situ, gerafft unter viel günstigeren Ernährungsbedingungen als Muskeltätigkeit beobachtet wird. Durch die Entfernung des Muskels aus dem Körper werden allerdings neue Ernährungsbedingungen geschaffen. Der Stoffaustausch spielt sich nicht mehr zwischen dem reichen Gefäßnetz und dem Verbrauchsort, sondern zwischen der Badeflüssigkeit und dem

---

[1] Vgl. A. v. MURALT: Erg. Physiol. **36**, 406 (1935).

Verbrauchsort ab. Der Weg ist damit sehr viel größer geworden, damit
auch die Zeit für den Austausch. Man trägt diesem Umstande Rechnung,
indem an die Stelle des Tetanus die zeitlich gedehnte Reihe der Einzelzuckungen tritt.

Ist C_0 der äußere Sauerstoffdruck in Atmosphären, D der Diffusions-
koeffizient des Sauerstoffes im Gewebe (in at je cm³) und A die Atmung
in cm³ O_2 je cm³ Gewebe und Minute, so ist die Dicke der Schicht, die
im ganzen ausreichend mit Sauerstoff versorgt wird,

$$d' = \sqrt{8\,C_0 \cdot \frac{D}{A}}$$

für eine parallelflächige Schicht der Dicke d'

$$r' = 2\sqrt{C_0 \cdot \frac{D}{A}}$$

für ein zylindrisches Organ (unter Vernachlässigung der Grundfläche)
des Radius r'

$$R' = \sqrt{6 \cdot C_0 \cdot \frac{D}{A}}$$

für ein kugeliges Organ des Radius R'.

Wird ein einzelnes zylindrisches Gewebsstück vom Radius r_1', vom
Blutgefäß aus mit Sauerstoff versorgt und bildet es als ganzes ein Bündel
von Zylindern r_2', die als ausgeschnittenes Organ von außen mit Sauerstoff ausreichend versorgt werden sollen, dann muß sich die Zeit t_1 bei
Versorgung in situ, zur Zeit t_2 beim Versuch am ausgeschnittenen Gesamt-
muskel verhalten wie:

$$\frac{t_1}{t_2} = \frac{r_1'^2}{r_2'^2},$$

wenn die Versorgung dieselbe sein soll. Aus diesem Grund müssen die
Versuche an ausgeschnittenen Muskeln zeitlupenmäßig gedehnt werden.

Die großen Entdeckungen der Muskelphysiologie sind fast ausschließlich mit ausgeschnittenen Kaltblütermuskeln gemacht worden.
Eine Übertragung der Ergebnisse auf den Warmblüter muß mit Vorsicht
erfolgen. Besonders durch die vegetative Benervung entstehen ganz
andere Verhältnisse. Hier greifen Stromuhr und Sauerstoffuhr als neue
Hilfsmittel ein. Für die vorliegenden Übungen sind diese Versuche zu
weitgehend. Es wurden daher nur die anschaulichsten Versuche der Kalt-
blüter-Muskelphysiologie ausgesucht.

Herstellung der Muskel- und Nerv-Muskelpräparate.

Man faßt den Frosch vom Rücken her zwischen Daumen und Zeigefinger
der linken Hand durch kräftiges Zugreifen und wickelt ihn in ein altes Tuch
ein, so daß nur noch der Kopf herausragt. Das stumpfe Blatt einer starken
Schere wird flach in das Maul eingeführt und so gedreht, daß das andere Scherenblatt hinter und über der Verbindungslinie zwischen beiden Augen oberhalb des
Schädels steht. Jetzt wird mit einem kräftigen Schnitt die vordere Schädel-
partie mit dem Oberkiefer und den Augen abgetrennt. In den offenen
Rückenmarkskanal wird eine Stricknadel mit starkem Stoß eingeführt und durch
bohrende Bewegung das ganze Rückenmark zerstört. Man achtet bei diesem
Vorgang auf das völlige Verschwinden des Tonus im ganzen Froschkörper. Jetzt
wird das Tuch soweit zurückgezogen, daß die Hand mit dem Tuch nur noch die
Ober- und Unterschenkel des Frosches in beinahe aufrechter Stellung faßt,

während der übrige Froschkörper vornübergebeugt über den Daumen fällt. An der Knickstelle fährt man mit dem spitzen Scherenblatt seitlich einstoßend unter der Wirbelsäule durch und trennt die Wirbelsäule vom Becken. Neben den beiden Beckenknochen führt man abwärts und auswärts auf beiden Seiten einen Hautschnitt aus. Jetzt hält man durch Drehung der linken Hand den Frosch mit der Kopfpartie nach unten und läßt so die ganzen Eingeweide in den oberen Teil der Bauchhöhle fallen. Führt man jetzt einen Verbindungsschnitt vor und etwas über der Symphyse durch die Bauchhaut, so fällt in den meisten Fällen der Oberkörper mit allen Eingeweiden ab. Ist das nicht der Fall, so genügt noch ein Schnitt durch das Rectum, um dies zu erreichen. Nun faßt man mit einem Tuchzipfel die Wirbelsäule am proximalen Ende mit der rechten, die Haut auf der Wirbelsäule mit dem anderen Tuchzipfel mit der linken Hand und zieht mit *einem* kräftigen Ruck die Haut von Ober- und Unterschenkeln ab. (Vorsicht auf das spritzende Sekret, welches ätzende Wirkung auf die Augen hat!) Das enthäutete Schenkelpräparat (vgl. Abb. 95a) wird auf einen reinen Porzellanteller gelegt, Hände und sämtliche Instrumente werden von dem für Nerv und Muskel schädlichen Hautsekret gereinigt.

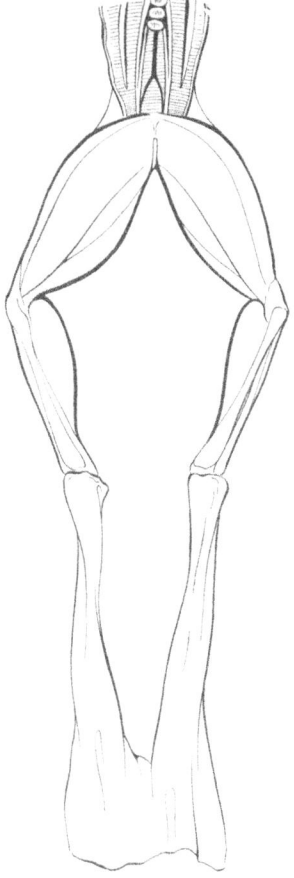

Abb. 95a. Enthäutetes Froschpräparat. Die Haut ist bis zum Fußgelenk vom Schenkelpräparat abgezogen.

Gastrocnemius-Nerv-Muskelpräparat.

Das saubere Beinpräparat wird mit der dorsalen Seite nach unten auf den Teller gelegt. Der offen liegende Nervenplexus wird auf beiden Seiten mit je einem Faden möglichst hoch oben angeschlungen und von der Verknüpfung zentralwärts durchschnitten. Durch vorsichtiges Lösen werden die Fäden mit dem Ischiadicus nach beiden Seiten so weit herauspräpariert, daß die sichtbaren Abschnitte nirgends mehr der Wirbelsäule anliegen. Jetzt wird das Präparat gewendet. Mit der Schere wird medial von der Wirbelsäule links und rechts bis zu ihrem Ende, und nachher genau in der Mitte bis gegen die Analöffnung hin eine Spaltung vorgenommen. Durch die entstandenen Schlitze werden die Nerven der beiden Seiten an den Fäden vorsichtig nach rückwärts, d. h. in dieser Lage nach oben gezogen. Der Oberschenkel der zu präparierenden Seite wird zwischen Daumen und Zeigefinger mit beiden Händen so gefaßt, daß durch leichten Zug der Verlauf des Ischiadicus vom Kniegelenk bis zum Becken sichtbar gemacht wird. Durch stumpfe Präparation gelingt es meistens, den Nerven, ohne ihn zu berühren, so weit darzustellen, daß er am Becken nur noch durch einen schmalen Muskelstreifen vom bereits freigelegten Plexus getrennt ist. Mit der Schere wird diese Brücke durchtrennt und der Nerv vom Plexus an in seiner ganzen Länge bis zum Kniegelenk aus seinem Bett herausgehoben.

Jetzt wird die Plantarsehne in der Mitte durchtrennt und von hier aus die Achillessehne mit dem in ihr befindlichen Sesambein präpariert. Durch stumpfe Durchtrennung gelingt es dann meist sehr leicht, den Gastrocnemius von unten nach oben zu lösen (vgl. Abb. 95b). Das Kniegelenk wird mit der starken Schere durchschnitten und nachdem die Verbindung zwischen Nerv und Gastrocnemius sichergestellt ist, werden alle am Knie inserierenden Oberschenkelmuskeln abgeschnitten und vom Femur abpräpariert, der durch Schaben mit dem Scherenblatt vom Kniegelenk an aufwärts auf eine Länge von etwa 1 cm sauber gemacht

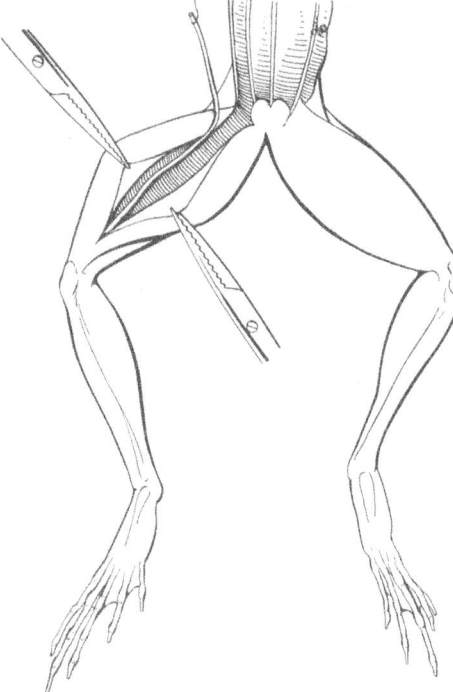

Abb. 95b. Präparation des N. ischiadicus.
Schenkelpräparat von hinten.

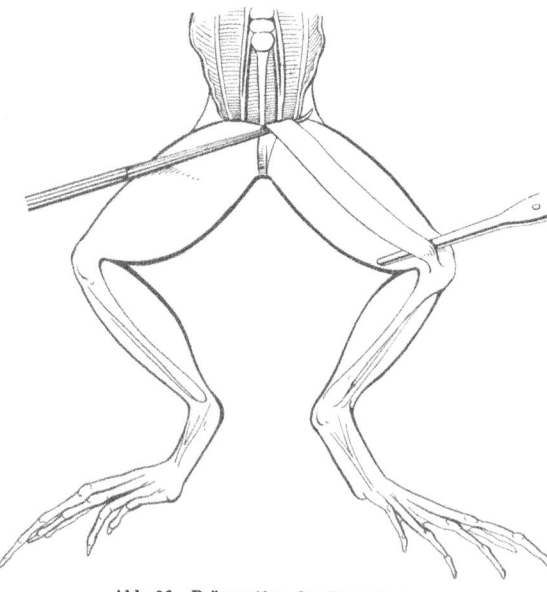

Abb. 96. Präparation des M. sartorius.
Schenkelpräparat von vorn.

wird. Der Femur wird durchtrennt. Das Präparat ist zum Einspannen bereit. Der Femurstumpf kann in einer Klemmschraube sehr leicht und zuverlässig an jedem Apparat fixiert werden. In das Sesambein in der Achillessehne wird ein scharfer S-Haken eingestochen, an welchem Schreibhebel u. a. angebracht werden können. Bis zur Fertigstellung des Präparates muß dem freien Nervenende reichlich RINGER-Lösung zugeführt werden, um jedes (auch vorübergehendes) Eintrocknen zu verhüten.

Sartoriuspräparat.

Das saubere Beinpräparat wird auf den noch vorhandenen Rückenstumpf gelegt. Durch sorgfältiges Abpräparieren der Bauchmuskelstümpfe (Recti externi und transversi) wird die Symphyse freigelegt und durch leichtes Schaben von Fascienresten befreit. Mit einer Rasierklinge, die zwischen Daumen und Zeigefinger gehalten wird, ist die Symphyse in einem ziehenden Schnitt genau in der Mitte zu spalten. Durch Nachhelfen mit einem älteren Skalpell kann der Schnitt in den tieferen, stark verknöcherten Beckenabschnitten zur völligen Trennung gebracht werden. Bei richtiger Schnittführung muß die Ansatzstelle beider Sartorien unverletzt sein. (Der eine Schenkel wird bis zur weiteren Verwendung in eine feuchte Kammer gelegt.) Das Schenkelhalbpräparat wird am besten auf eine Korkplatte gelegt und mit einer Nadel durch das Kniegelenk hindurch fixiert. Mit einer feinen, gekrümmten Pinzette geht man unter der Außenseite der deutlich sichtbaren Sartoriussehne am Kniegelenk ein und stößt unter der Sehne durch (vgl. Abb. 96). Mit einem kräftigen Seidenfaden wird die Sehne angeschlungen, wobei darauf zu achten ist, daß nur Sehne und gar keine Muskelfasern gefaßt werden, und dann am Kniegelenk durchtrennt. Unter vorsichtigem Anheben der Sehne und des Muskels wird dieser beckenwärts stumpf aus der Fascie und von der Unterlage gelöst. Eine Einzelzuckung beim Durchtrennen des Nerven ist nicht zu vermeiden. Ist der Muskel bis zur Symphysenhälfte frei, so wird er angehoben. Hart am Knochen wird mit wenigen kräftigen Schnitten die Muskulatur, die Gelenkkapsel und die Knochenverbindung mit dem Darmbein durchschnitten. Das Präparat besteht nach dieser Operation aus Faden, Sehne, Sartorius und kleinem Beckenstück, an dem gerade noch die Gelenkpfanne stehen geblieben ist. Die Sartoriushebel sind so eingerichtet, daß eine besondere Klemmschraube dieses Beckenstück in der Gelenkpfanne faßt.

Verwendung. Das Sartoriuspräparat eignet sich zu Untersuchungen über den Muskelstoffwechsel, da es dünn genug ist, um einen Stoffaustausch (Sauerstoff, Blausäure, Milchsäure usw.) in nützlicher Zeit zu gewährleisten. Das Gastrocnemiuspräparat eignet sich zu allen Versuchen, wo große Leistungen verlangt werden, und wo die Sauerstoffversorgung nicht von Belang ist. Das Nerv-Muskelpräparat ist bei allen Nervenversuchen herzustellen.

Verschiedene Muskelhebel.

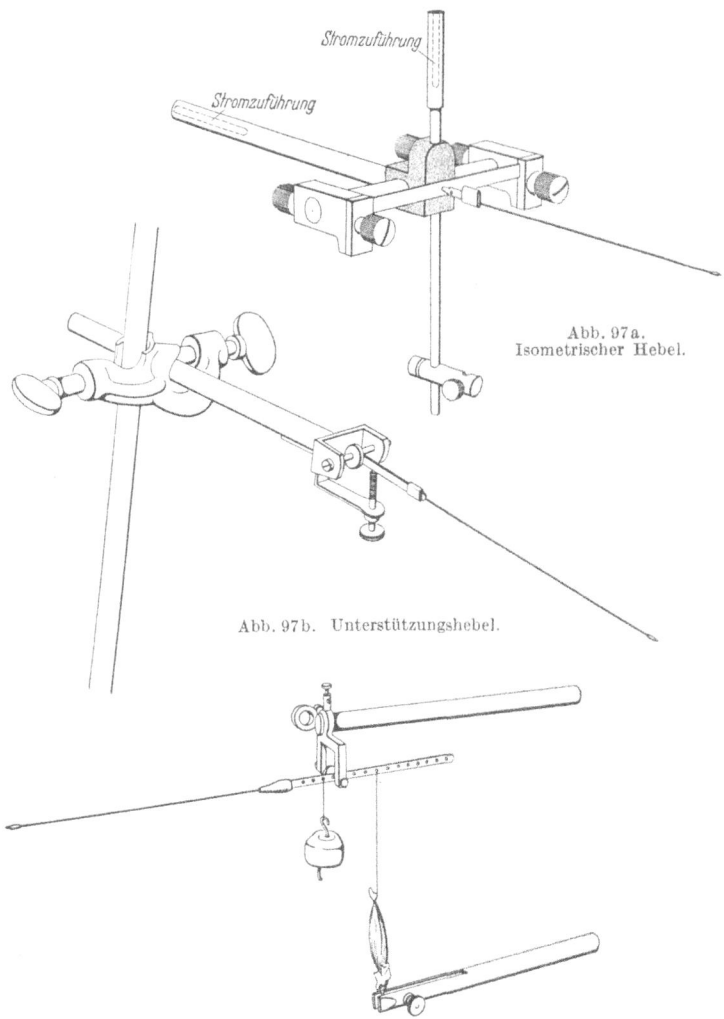

Abb. 97a. Isometrischer Hebel.

Abb. 97b. Unterstützungshebel.

Abb. 97c. Isotonischer Hebel.

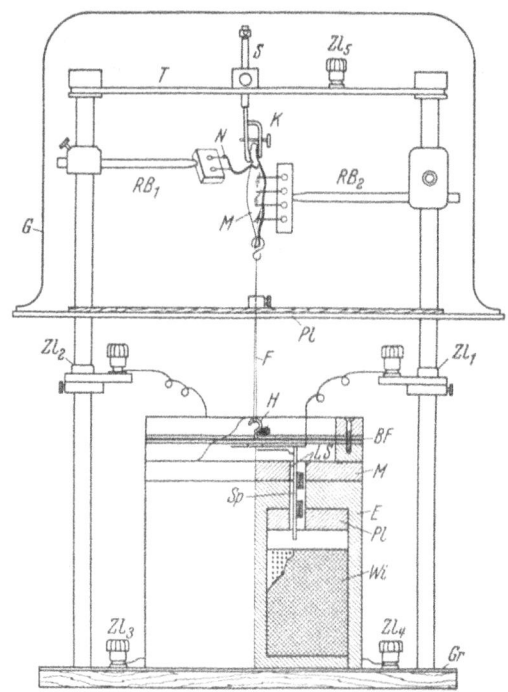

Abb. 97 d. Skizze der Ausführung eines Muskelzuckungsgerätes mit Hilfe des galvano-magnetischen Wismuteffektes, *Gr* Grundplatte; *Zl₃* und *Zl₄* Zuleitungen zum Magneten; *Wi* Magnetwicklung; *MPl* Messingplatten zum Temperaturausgleich; *E* Eisenkörper des Topfmagneten; *Sp* Spule; *LS* Luftspalt; *BF* Blattfeder; *H* Haken verbunden mit *BF* und *Sp*; *Zl₁* und *Zl₂* Zuleitung zur Spuleneinrichtung *Sp*; *F* Faden; *Pl* Zwischentrennplatte; *G* Glassturz; *M* Muskel; *RB₁* und *RB₂* Reizbrettchen für direkte und indirekte Reizung; *N* Nerv; *K* Knochenklemme; *S* Spanneinrichtung; *T* Tragtraverse; *Zl₅* Zuleitung zur Knochenklemme. Die Änderung des Widerstandes des Wismutdrahtes wird mit einem schnellschwingenden Galvanometer photographisch registriert. (Nach HOLZER: Pflügers Archiv 244.)

70. Physikalische Eigenschaften des ruhenden Muskels.
a) Dehnungskurve.

Aufgabe. Es ist die Dehnungskurve eines parallelfaserigen und eines gefiederten Muskels zu untersuchen.

Prinzip der Methode. Der Muskel wird α) durch Anhängen von Gewichten stufenweise oder β) durch Quecksilberzufluß kontinuierlich immer stärker belastet und anschließend entlastet. Die Längenzunahme für jede Belastungsstufe wird mit einem Schreibhebel registriert (Ordinate). Mit jeder Belastungsstufe wird die Schreibfläche um ein proportionales Stück verschoben (Abszisse). Bei der Entlastung wird umgekehrt verfahren, indem die Verschiebung der Schreibfläche rückgängig gemacht wird. Die bei Dehnung entstehende Treppenzeichnung oder Kurve ist die Dehnungskurve des Muskels. Die Entlastungskurve verläuft anders (Hysteresis). Die Fläche zwischen Dehnungskurve = negative Ordinate und Abszisse vom Punkt maximaler Dehnung zum Ende der Kurve gezogen, ist die Arbeit, die bei der Dehnung des Muskels aufgewendet wurde. Die Fläche zwischen Entlastungskurve und den gleichen Linien ist die Arbeit, die bei der Entlastung vom gedehnten Muskel hätte geleistet werden können. Sie ist kleiner als die Arbeit, die zur Dehnung aufgewendet wurde. Die Differenz (Fläche zwischen Dehnungs- und Entlastungskurve) ist derjenige Teil der Energie, der zu Wärme bei der Überwindung der inneren Reibung des Muskels degradiert wurde. Bei der idealen elastischen Feder tritt dieser Verlust nicht auf. Der Muskel dagegen besitzt eine elastische und eine visköse Komponente. Je rascher Dehnung und Entlastung vorgenommen werden, desto stärker tritt die visköse Komponente hervor, desto größer sind auch die Reibungsverluste.

Gebraucht werden: Muskelhebel (vgl. Abb. 97, S. 169); Muskelhalter, Gewichte, Kymographion, Gefäß zum Anhängen an den Muskel (vgl. Abb. 98), Bürette mit Hahn, Quecksilber, Teller, Präparierbesteck, RINGER-Lösung.

Ausführung. Präparat: Sartorius und Gastrocnemius.

α) *Mit Gewichten.* Der Sartorius wird im Muskelhalter befestigt und mit Gewichtsschale versehen. Der Schreibhebel wird an das Kymographion angelegt. Bei Belastung mit leerer Gewichtsschale wird die Ausgangslänge durch Verschieben der Schreibfläche von Hand als 10 cm langer Strich gezeichnet. Rückstellen der Schreibspitze auf den Anfang. Belastung des Muskels mit 5 g. Jede Zerrung ist zu vermeiden. Durch Verschieben der Schreibfläche um 5 mm entsteht ein Strich, der die neue Länge festhält. Bei jeder weiteren Belastung (in Stufen von 5 oder 10 g) wird gleich vorgegangen. Die Schreibfläche ist immer um 1 mm je g zu verschieben. Es entsteht eine Treppenzeichnung bis zur maximalen Belastung.

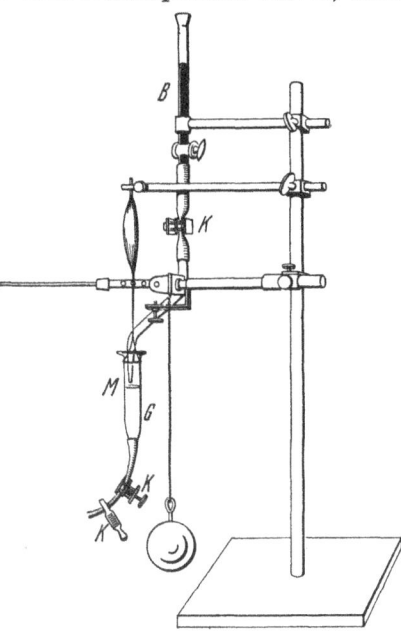

Abb. 98. Vorrichtung zur Aufnahme der Dehnungskurve. *B* Bürette mit Quecksilber; *K* Klemmen, *G* Glasgefäß mit Eichmarke *M*.

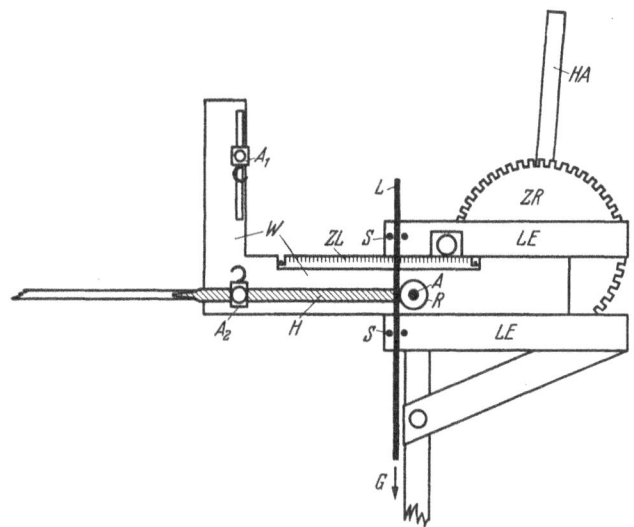

Abb. 99. Myographion (schematisch, maßstäblich richtig). *A* Achse; *A₁* Muskelaufhängepunkt; *A₂* Muskelangriffspunkt; *G* Gewicht; *H* Hebel; *HA* Handgriff; *L* Lamelle; *LE* Hartgummileisten; *R* Ring; *S* Stiftpaare; *W* Winkelstück; *ZL* Zahnleiste; *ZR* Zahnrad. Durch Herunterklappen des Handgriffes *HA* wird die Bewegung über das kleine Zahnrad auf die Zahnleiste *ZL* übertragen und das Winkelstück *W* nach rechts bewegt. Dadurch wird der Drehpunkt *R* verschoben und der Hebelarm des über *L* an *H* angreifenden Gewichtes vergrößert. Hebung von *HA* führt wieder zu Verkleinerung des Hebelarmes. (Nach REMBERG: Pflügers Archiv 240.)

Bei der Entlastung wird gleich verfahren, aber die Schreibfläche wird rückwärts bewegt. Man achtet dabei auf die zeitlichen Verhältnisse. Die Länge wird registriert, wenn sie einen annähernd konstanten Wert angenommen hat.

Wiederholung des Versuches mit einem Gastrocnemius, kräftigem Hebel und großen Gewichten (Stufen von 50 g).

β) Mit Quecksilber. An den Muskel hängt man ein Auffanggefäß mit Abflußrohr und Hahn. Aus einer Bürette läßt man in feinem Strahl Quecksilber in das Gefäß fließen. Mit der Uhr bestimmt man, in welchem Zeitpunkt z. B. 100 g Hg (= 7,3 cm³) eingeflossen sind. Das Kymographion wird auf langsamen Gang eingestellt. Man läßt bei langsamem Gang die Schreibspitze die Ruhelänge des Muskels mit angehängtem Gefäß während der gleichen Zeit als Gerade schreiben. Dann entspricht die Länge dieser Abszisse 100 g Gewichtszunahme im Versuch. Die Schreibspitze wird wieder auf den Anfangspunkt zurückgestellt. Der Versuch wird jetzt wiederholt unter Zufließen von Hg. Die Dehnungskurve des Muskels wird geschrieben. Um die Entlastungskurve des Muskels zu schreiben, muß in einem Vorversuch die Stellung des Hahnes am Gefäß bestimmt werden, bei der das Quecksilber in der gleichen Zeit wieder ausfließt. Diese Stellung ist gefunden, wenn bei weiterem Zufluß von Quecksilber der Meniscus im Gefäß weder steigt noch sinkt. (Eine Eichung des Gefäßes für 100 g Hg (= 7,3 cm³) ist zweckmäßig.) Kymographion mit umkehrbarem Antrieb.

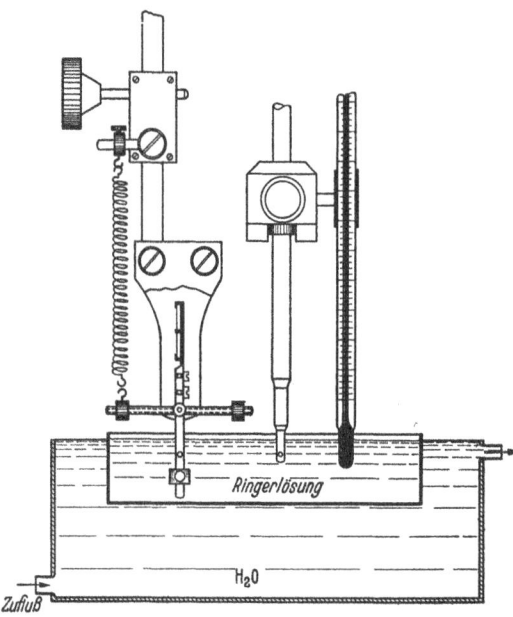

Abb. 100. Thermisches Dilatometer nach Wöhlisch. In einem Wasserbad, dessen Temperatur im Durchstrom verändert wird, befindet sich ein Muskelbad mit Ringer-Lösung. Der Muskel wird zwischen dem festen Widerlager mit dem Thermometer und einem beweglichen Kreuzhebel ausgespannt. Die Spannung kann durch Änderung der Länge einer Spannfeder nach Wunsch eingestellt werden. Auf dem Kreuzhebel ist ein Spiegel angebracht, der jede Längenänderung des Muskels anzeigt. Das Thermometer gestattet die Feststellung der Badetemperatur. [Z. Biol. **91** (1931)].

γ) Der Versuch kann auch mit dem Blixschen Myographion durchgeführt werden (vgl. Remberg [1], Abb. 99).

Beschriftung. Ordinate Δl = Längenzunahme in mm, berechnet auf den Muskel unter Berücksichtigung der Hebelübertragung. Abzisse Δp = Gewichtszunahme in g; Fixierung.

Berechnung. Die bei der Dehnung aufgewendete Arbeit kann durch Vermessung der Fläche der Kurve berechnet werden. Die bei Entlastung gewonnene Arbeit kann in gleicher Weise berechnet werden. Die Differenz ist der Reibungsverlust. Berechnung der Arbeit und des Reibungsverlustes je g Muskel für den Sartorius und Gastrocnemius.

b) Thermisches Verhalten.

Prinzip der Methode. Der lineare Ausdehnungskoeffizient des Muskels wird mit empfindlichen thermischen Dilatometern gemessen. Der lebende Muskel besitzt einen negativen linearen Ausdehnungskoeffizienten, der mit dem Tod verschwindet. Diesem anomalen Verhalten entspricht auch die thermische Änderung bei Dehnung und Entlastung. Bei Dehnung kühlt er sich entsprechend ab, bei Entlastung erwärmt er sich.

Platz Nr.

Ausführung. Vgl. Abb. 100; ähnliche Apparate können mit eigenen Hilfsmitteln improvisiert werden.

[1] Remberg, H.: Pflügers Arch. **240**, 329 (1938).

c) Verletzungspotential des Muskels.

Aufgabe. Es ist das Verletzungspotential eines Muskels zu messen.

Prinzip der Methode. Die ruhende Muskelfaser weist bei Ableitung von zwei oberflächlichen Stellen kein Potential auf. (Ein ganz geringes „Ruhepotential" von 2—4 mV kann unter Umständen reell sein.) Bei Ableitung von einem „Querschnitt" und einer oberflächlichen Stelle wird dagegen ein beträchtliches Verletzungspotential gemessen. Durch die Anlegung des Querschnittes ist die Membran, die „außen" (Oberfläche) und „innen" (Zellinneres) trennt, von außen und innen abgegriffen. Ihr Potential (Membranpotential) nebst den übrigen an der Grenzschicht bestehenden Potentialdifferenzen (Grenzflächenpotential, Diffusionspotential) wird durch Kompensation (vgl. Abb. 101) in mV gemessen. Als Ab-

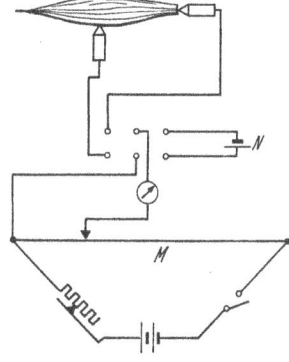

leitelektroden müssen unpolarisierbare Elektroden verwendet werden. Bei der Kompensation muß mit möglichst geringer Stromentnahme gearbeitet werden, da die bioelektrische Stromquelle wenig ergiebig ist. Als „Querschnitt" gilt: eine Schnittfläche, eine leicht verletzte Stelle, eine verbrannte Stelle, eine unerregbar gemachte Stelle (Cocain, K-Wirkung usw.), d. h. allgemein eine Stelle, an der die Ableitelektrode direkt oder durch eine geschädigte Membran mit dem „Inneren" in Verbindung gebracht wird. Beim Absterben, Ersticken, Verbrennen oder Lähmen entstehen tiefgreifende Veränderungen der Membran, die mit dem Verlust des Potentiales an der betroffenen Stelle verbunden sind. Damit ist die Trennung zwischen „außen" und „innen" an diesen Stellen aufgehoben.

Abb. 101. Schaltung zur Messung des Verletzungspotentials. M geeichter Meßdraht; N Normalelement.

Gebraucht werden: Gastrocnemius und Sartoriuspräparat, unpolarisierbare Elektroden, Einrichtung zur Potentialmessung durch Kompensation (vgl. Abb. 101) (Akkumulator, Regulierwiderstand, Schleifdraht, Normalelement, Stromwippe, empfindliches Galvanometer).

Ausführung. Anordnung nach Abb. 101. Zuerst werden die unpolarisierbaren Elektroden hergestellt, dann wird der Meßdraht geeicht mit Hilfe des Normalelementes. Man mißt zuerst das Ruhepotential durch Anlegen der beiden Elektroden an zwei unverletzte Oberflächenstellen des Gastrocnemius. Dann wird das Potential an folgenden „Querschnitten" gemessen: 1. mit heißem Draht verbrannte Stelle, 2. cocainisierte Stelle, 3. ganzer Querschnitt. Die Messungen sind für den Sartorius in gleicher Weise zu wiederholen. Anschließend Beobachtung des Aktionspotentiales (vgl. Abb. 65 und 77, S. 194).

d) Elektrische Eigenschaften.

Prinzip der Methode. Der ruhende Muskel besitzt keine einfach deutbare Leitfähigkeit. Der größere Teil der Elektrolyte ist im Innern der Muskelfasern eingeschlossen, deren Membran

den elektrischen Strom (Gleichstrom und Wechselstrom niederer Frequenz) nur schlecht hindurchläßt. Wird die Leitfähigkeit des Muskels mit niederen und mittleren Frequenzen bestimmt, so wird vorwiegend die Leitfähigkeit der Flüssigkeit der Zwischenräume zwischen den Fasern gemessen *(äußere Leitfähigkeit)*. Diese Leitfähigkeit nimmt mit dem Gewebstod zu und kann als Maß für seinen Eintritt und Verlauf benützt werden. Die *innere Leitfähigkeit*, die Leitfähigkeit der Elektrolyte im Innern der Membran, kann durch den Wirbelstromverlust eines hochfrequenten elektromagnetischen Feldes (10^7 Hertz) indirekt durch Vergleich mit dem Wirbelstromverlust eines bekannten Elektrolyten gemessen werden. Die wahre Leitfähigkeit einer organischen Struktur ist erst dann definiert, wenn die elektromotorischen Kräfte in der Struktur bekannt sind. Sie

äußern sich dadurch, daß sie einem durchfließenden Wechselstrom eine Phasen-
verschiebung φ (Phasenwinkel φ) erteilen; sie wirken wie eine Kapazität C ($\varphi =$
$- 90°$) in Verbindung mit Widerständen ($\varphi < - 90°$). Derartige Kapazitäten nennt
man *Polarisationskapazitäten*. Um sie zu ermitteln, muß eine Messung bei niedriger
und hoher Frequenz gemacht werden. Bei Hochfrequenz ist praktisch nur der
Serienwiderstand des Muskels wirksam, bei Niederfrequenz dagegen Serienwiderstand und Polarisationskapazität (näheres vgl. v. MURALT[1]).

Ausführung. Sehr geeignet ist die Messung am M. rectus abdominis des Frosches,
der über ein Glasrohr gezogen, zwei Flüssigkeitsräume, die mit RINGER-Lösung
gefüllt werden, wie eine Membran trennt. Die Mes-
sung erfolgt in einer Brückenschaltung, deren
Meßarm eine Kapazität enthalten muß, um Abgleichung zu erreichen. Methodik vgl. ACHELIS[2] und
LULLIES[3], eine moderne Einrichtung vgl. GERSTNER[4]
(vgl. Abb. 102).

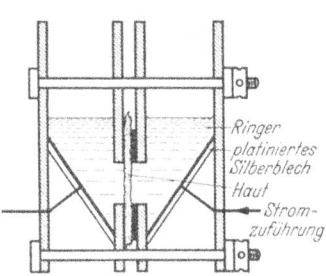

Abb. 102. Vorrichtung zur Messung der Polarisationskapazität.
Platinierte Silberelektrode aus Plexiglas. In zwei Gefäße aus Plexiglas mit 15 × 15 mm quadratischem Querschnitt und 50 mm Höhe
ist je ein Silberblech schräg, um die Fläche und damit die Kapazität zu vergrößern, eingefügt. Die Oberfläche wird platiniert. Der
Strom ist isoliert von der Rückseite aus zugeleitet. Gegenüber
der platinierten Fläche des Bleches trägt die Gefäßwand eine Bohrung von 8 mm Durchmesser in der Weise, daß beim Aneinander-
legen beider Gefäße die Bohrungen sich decken. Zur besseren
Dichtung ist eine von einem Gummiring umgeben. Auf diesen wird das Präparat gelegt, das andere Gefäß
durch eine Metallspange dagegen gedrückt und beide Seiten mit Ringer bzw. ¹/₃ Ringer gefüllt. Die gemessene
Hautfläche beträgt also bei dieser Elektrode 0,5 qcm. Die Vorteile der Anordnung sind folgende: 1. Sym-
metrischer Aufbau (für Gleichrichteffekte wichtig). 2. Feste und geschützte Lage der sehr empfindlichen Platin-
schicht, wodurch der Eigenwiderstand der Anordnung leicht und genau bestimmt werden kann. Dadurch
wird es möglich, die Meßgrößen um diesen Betrag zu korrigieren und so zu „Nettowerten" zu kommen.
3. Rasches und schonendes Anbringen der Froschhaut, da das Aufbinden leichter zu Schädigungen führen kann.
4. Möglichkeit, gleichzeitig mit der elektrischen Messung den Durchtritt einer gefärbten Substanz colorimetrisch
zu verfolgen, was für Parallelversuche wichtig ist. (Nach GERSTNER.)

71. Atmung und chemische Vorgänge.

a) Atmung des Muskels.

Aufgabe. Die Atmung eines Muskels ist chemisch nachzuweisen.

Prinzip der Methode. α) Die Reduktion von m-Dinitrobenzol
zu m-Nitrophenylhydroxylamin mit Farbumschlag von farblos
zu gelb wird benützt, um die Atmung zerkleinerter Muskulatur
(in diesem Fall Dehydrierung) nachzuweisen. Durch Kochen werden in einem
Kontrollversuch die Fermente unwirksam gemacht.

$$\underset{NO_2}{\overset{NO_2}{\bigcirc}} + 2\,H_2 \rightarrow \underset{NO_2}{\overset{NH(OH)}{\bigcirc}} + H_2O \,.$$

Gebraucht werden: m-Dinitrobenzol, Handwaage, Jenaer 25 cm³-ERLENMEYER-
Kölbchen, Dikaliumphosphat, ausgekochtes, wenn möglich sauerstofffreies, dest.
Wasser.

Ausführung. Eine größere Menge Muskulatur von frischen, kühl aufbewahrten
Temporarien wird mit der Schere fein zerschnitten und sorgfältig durcheinander-
gemischt. Portionen von 2 g werden auf der Handwaage abgewogen und in die
Kölbchen mit 10 cm³ dest. Wasser gebracht und gemischt. Nach 15 min. Zusatz von 0,2 g fein gepulvertem m-Dinitrobenzol. Das Kölbchen wird luftfrei
verkorkt und öfters umgeschüttelt. Nach mehrfachem Umschütteln wird die Flüssigkeit durch ein trockenes Filter gegossen und das Filtrat in ein kleines Reagensglas
aufgefangen. Die Lösung ist schwach gelb, während ein Kontrollröhrchen mit
Dinitrobenzollösung oder auch mit vorher gekochtem Muskel farblos ist. Auf Zusatz

[1] MURALT, A. v.: Erg. Physiol. **37**, 471 (1935). — [2] ACHELIS, J. D.: Pflügers Arch.
230, 412 (1932). — [3] LULLIES, H.: ABDERHALDENS Handbuch, 5. Teil, 2. Aufl. 1932. —
[4] GERSTNER, H.: Pflügers Arch. **242**, 587 (1939); **246**, 1 (1943).

von Dikaliumphosphatlösung schlägt die gelbe Farbe in rot um. Die Färbung beruht auf der Entstehung von Nitrophenylhydroxylamin (rot).

β) Die Atmung eines Muskels kann im WARBURG-*Apparat* mit dem Gefäß nach Abb. 103 direkt gemessen werden. Die Diffusionskonstante D (vgl. S. 166) ist von KROGH zu $1,4 \times 10^{-5}$ bei 20° C gemessen worden. Die Schichtdicke, die für ausreichende Sauerstoffversorgung noch zulässig ist, ergibt sich aus Tabelle 13 (Muskel in reinem Sauerstoff).

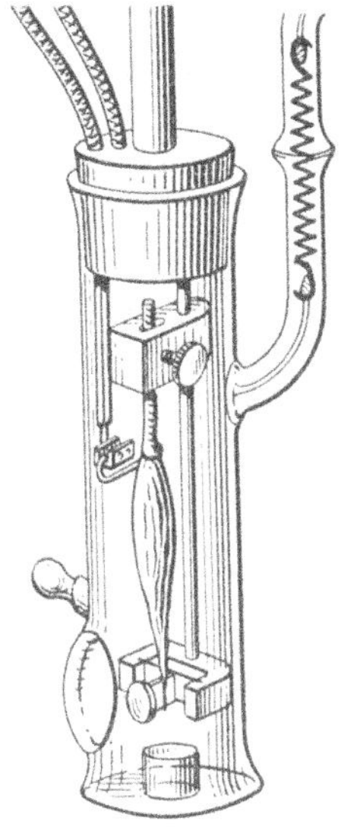

Tabelle 13.

Atmungsgröße in mm³ O₂ je 2 g Frischgewicht und Stunde	Zulässiger Durchmesser von zylindrischen Muskeln in mm	Zulässige Dicke von planen Muskeln in mm
10	11,5	8
20	8,0	5,6
30	6,7	4,7
40	5,6	4,0
60	4,7	3,3
80	4,0	2,8
100	3,6	2,5
150	2,9	2,1
200	2,5	1,8

Abb. 103. Atmungsgefäß für gleichzeitige Messung des Sauerstoffverbrauchs und der Spannungsleistung indirekt gereizter Gastrocnemien. Das Atmungsgefäß besitzt vorn ein aufgekittetes Quarzfenster, durch das das auf den Spiegel des Spannungshebels fallende Licht hindurchfällt. Der zylindrische Einsatz wird mit RINGER-Lösung, der erweiterte Boden mit n-NaOH gefüllt. Der Stopfen des Gefäßes ist ein eingeschliffener Messingkonus, der mit einem Messingstiel festgehalten wird. Seitlich am Gefäß befindet sich ein Glasstopfen zum Durchleiten von Gasen.

Froschmuskeln (Gastrocnemius und Sartorien) haben folgende Durchschnitts-werte der Atmung:

7,5° C 7—12 mm³ O₂ (Sommer), 8—9 mm³ O₂ (Winter),
15° C 12—40 mm³ O₂ (Sommer), 17 mm³ O₂ (Winter),
22° C 25—55 mm³ O₂ (Sommer), 35 mm³ O₂ (Winter).

Nach der Präparation ist eine 2stündige Ruhepause in sauerstoffhaltiger phosphatgepufferter RINGER-Lösung (vgl. **IV 8**, S. 253) vor den Versuch zu schalten.

b) Muskelstarre.

Allgemeines. Eine große Zahl von chemischen Substanzen, Temperaturerhöhung, Sauerstoffmangel und andere Einwirkungen rufen am Muskel Verkürzungen hervor, die man Kontrakturen nennt. Bei der Kontraktur ist das Verhältnis von Spannung und Verkürzung anders als bei der aktiven Kontraktion. Die Spannung ist bei gleichem Verkürzungsgrad bei der Kontraktur kleiner als bei der Kontraktion. Verläuft die Kontraktur irreversibel, so spricht man von Starre.

Die *Totenstarre* entsteht durch Ausbleiben der Sauerstoffversorgung in situ oder durch anaerobe Aufbewahrung von ausgeschnittenen Muskeln. Es ist eine Milchsäure-Starre: durch Anhäufung von Milchsäure im Ruhestoffwechsel oder durch vorangegangene anaerobe Tätigkeit oder durch beides verursacht. Je mehr Milchsäure durch die Tätigkeit entsteht, desto schneller tritt beim Absterben die Totenstarre ein. Sie ist mit gleichzeitigem Zerfall der Kreatin- und Adenylpyrophosphorsäure verbunden, besonders bei glykogenarmen Muskeln. Atypisch kann sie bei glykogenarmen Muskeln als alaktazide Starre (ähnlich der Monojodessigsäurestarre) schon sehr rasch und mit geringer Spannungsentwicklung unter Phosphatabspaltung und Alkalinisierung auftreten.

Die *Wärmestarre*. Bei Erwärmung nicht über 40° ist die Starre, die entsteht, identisch mit der Totenstarre und tritt nur deshalb scheinbar rascher ein, weil durch die Erwärmung der Ruhe-Stoffwechsel des Muskels und damit die anaerobe Milchsäurebildung stark beschleunigt wurde (Temperaturkoeffizient: 3—4/10° C). Bei vorübergehender Erwärmung ist die Kontraktur reversibel, vergleichbar mit dem Verkürzungsrückstand nach ermüdender Tätigkeit. Über 40° C tritt:

a) zusätzliche Milchsäurebildung durch den Temperaturreiz,

b) Denaturierung und Koagulation der Eiweißkörper auf. Beide Faktoren bedingen die Ausbildung der Wärmestarre.

Die *chemischen Starren*. Unter den chemischen Substanzen unterscheidet man direkt wirkende „echte" Kontraktursubstanzen und indirekt über einen Reiz wirkende (BETHE). Chloroform z. B. wirkt als Reiz und löst dadurch eine starke Milchsäurebildung im Muskel aus. Ammoniak wirkt direkt, ein Parallelismus zwischen Spannungsentwicklung und Milchsäurebildung besteht nicht.

Die *Wasserstarre* ist die gröbste Form des Eingriffes, indem Wasser osmotisch von den Muskeln angesogen wird und gleichzeitig die Anionen und Kationen nach Schädigung der Membran ausgewaschen werden. Die fibrillären Zuckungen im Anfangsstadium rühren von der Störung des $K:Ca$-Gleichgewichtes her.

1. Wärmestarre.

Aufgabe. Es ist das allmähliche Eintreten der Starre des Froschmuskels bei Erwärmung über 40° festzustellen.

Gebraucht werden: Muskelhebel, Gewichte, Muskelbad (vgl. Abb. 104; ferner auch Abb. 111, S. 185), Kochgestell, Thermometer, Gasflamme, Kymographion, RINGER-Lösung.

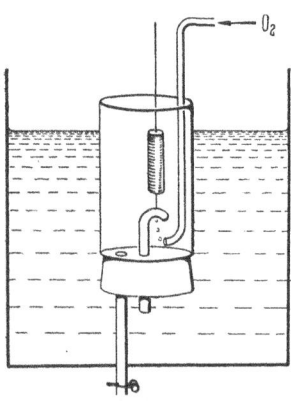

Ausführung. Gastrocnemius oder Sartoriuspräparat am Muskelhebel. Der Muskel wird in RINGER-Lösung entweder in das Muskelbad oder in ein beliebiges passendes Becherglas eingetaucht. Benutzt man das erstere, so wird es in ein Wasserbad regulierbarer Temperatur gebracht, das letztere in ein äußeres größeres Becherglas. Das Wasserbad oder äußere Becherglas wird auf einem Drahtnetz mit der Gasflamme vorsichtig und langsam erwärmt. Sobald die Tempertaur 40° C erreicht hat, beginnt der Muskel sich zu verkürzen. Die Verkürzung nimmt mehr und mehr zu, wenn die Temperatur bis zu 50° C steigt. Dann ist der Muskel vollkommen wärmestarr. Unterbricht man bei 40° mit Beginn der Verkürzung die Erwärmung, so kann durch vorsichtige Abkühlung die Verkürzung wieder rückgängig gemacht werden. Man registriert die Verkürzung am langsam laufenden Kymographion.

Abb. 104. Muskelbad für Wärmestarreversuche.

2. Chloroformstarre.

Aufgabe. Es ist die Wirkung von Chloroform auf den Muskel zu untersuchen.

Gebraucht werden: Muskelbad (vgl. Abb. 104) und die übrigen Vorrichtungen (außer denen zum Erwärmen) Chloroform.

Ausführung. Gleich wie in der Aufgabe über Wärmestarre. Man gießt in das Muskelbad tropfenweise Chloroform und rührt gut um. Der Muskel verkürzt sich sofort auf das heftigste. Die Verkürzung wird am langsam laufenden Kymographion registriert. Sie läßt sich nicht mehr rückgängig machen.

3. Wasserkrämpfe und Wasserstarre.

Aufgabe. Durch Injektionen von dest. Wasser in die Blutgefäße werden Krämpfe und Starre des Muskels ausgelöst und beobachtet.

Gebraucht werden: Frosch, feine Glaskanülen, Faden, Finder, Spritze, dest. Wasser.

Ausführung. Der Frosch wird in der vorgeschriebenen Weise getötet. Die Eingeweide werden sorgfältig entfernt, so daß die Bauchaorta frei liegt. Man führt einen Faden unter derselben durch, möglichst entfernt von der Teilungsstelle in die beiden Iliacae. Ein weiterer Faden zum Einbinden der Kanüle wird unter das Gefäß gelegt. Die Aorta wird mit einer feinen Schere angeschnitten. Die feine Glaskanüle wird durch den Anschnitt in das Gefäß eingeführt, eventuell unter Benutzung eines Finders, der dazu dient, das Gefäß offenzuhalten, während man die Kanüle einführt. Die Kanüle wird mit dem Unterbindungsfaden fest eingebunden. Mit einer feinen Pipette wird sie mit destilliertem Wasser gefüllt. Die Füllung muß so geschehen, daß keine Luft in das Gefäß eintritt. Will man den Versuch besonders anschaulich machen, so unterbindet man die eine A. iliaca, so daß nur auf einer Seite injiziert wird. Die Injektion von dest. Wasser ist langsam und schrittweise vorzunehmen. Man beobachte: Fibrilläre Zuckung, Ödem, Krämpfe, Starre.

c) Alaktacide Tätigkeit.

Aufgabe. Die Zuckungskurve eines Gastrocnemius bei Monojodessigsäurevergiftung ist aufzunehmen. Einsatz und Verlauf der Starre ist zu registrieren.

> Platz Nr.

Prinzip der Methode. Durch die Monojodessigsäurevergiftung wird der Milchsäurebildungsmechanismus blockiert. Damit wird die anaerobe Resynthese der Kreatinphosphorsäure verunmöglicht. Eine aerobe Resynthese kommt unter den Versuchsbedingungen (häufige Reizung, dicker Muskel, Fehlen von Lactat) nicht in Betracht. Damit zerfällt die Kreatinphosphorsäure (Phosphagen) einseitig, so lange Vorrat vorhanden und mit ihr auch die Adenylpyrophosphorsäure. Sind die Vorräte an beiden Stoffen erschöpft, dann kann die Muskelmaschine (Elementarprozeß an den Myosinketten) nicht mehr entspannt werden, und der Muskel bleibt im Zustand der Kontraktur stehen. In diesem Zustand ähnelt er modellmäßig am meisten dem natürlichen Zustand auf der Höhe der aktiven Kontraktion. Kreatinphosphorsäure und Adenylpyrophosphorsäure sind allerdings ganz aufgespalten und das freiwerdende Phosphat hat zur starken Veresterung der Hexosen geführt. Die Vergiftung kann durch Heranbringen der Monojodessigsäure auf dem Blutweg oder durch Diffusion erfolgen. Beim Gastrocnemius kommt wegen der beträchtlichen Dicke nur das erste Verfahren in Betracht. Da der Ruhestoffwechsel verhältnismäßig groß ist und Spontanbewegungen schon während der Vergiftungsdauer den Phosphagengehalt beträchtlich verringern würden, muß vor der Vergiftung der Muskel entnervt werden. Je vorsichtiger anschließend die Präparation durchgeführt wird, desto höher ist dann der Phosphagengehalt zu Beginn des eigentlichen Versuches.

Gebraucht werden: Ein Frosch, dem von einem Assistenten am Vortag in tiefer Narkose durch Durchtrennung des Plexus ischiadicus beider Seiten die hinteren Extremitäten entnervt wurden. Injektionsspritze, *neutrale* Monojodessigsäurelösung, Kymographion, isotonischer Hebel, Induktorium mit Abblender, Reizschlüssel, Metronom, RINGER-Lösung, Teller, Präparierbesteck.

Ausführung. Durch Injektion von 2 cm³ der bereitgestellten Monojodessigsäurelösung (die Minimalkonzentration, die zur Vergiftung führt, wechselt mit der Jahreszeit und muß für jede Versuchsperiode bestimmt werden) in den Rückenlymphsack (vgl. Abb. 105) wird der leicht narkotisierte Frosch vergiftet und ruhig während einer Stunde belassen. Nach dieser Zeit ist er vollständig vergiftet, was meist daran erkannt werden kann, daß die vorderen Extremitäten starr geworden sind. Ein Gastrocnemiuspräparat wird hergestellt und unter

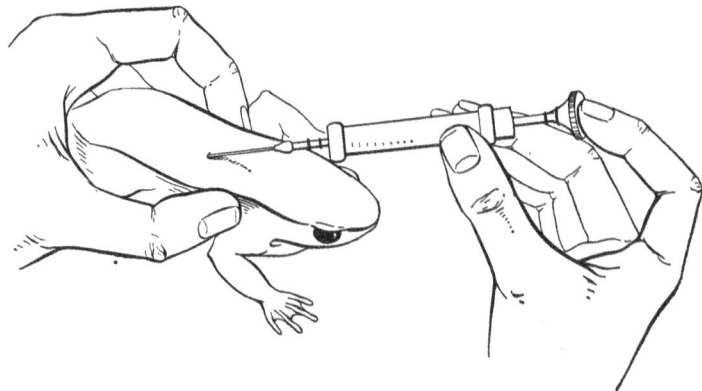

Abb. 105. Technik der Injektion in den Lymphsack des Frosches.

möglichster Schonung des Gewebes im isotonischen Hebel eingespannt. Durch Reizung mit gut übermaximalen Einzelreizen wird eine Zuckungskurve hergestellt. Die Reizung erfolgt entweder von Hand im Takt des Metronomes oder mit Hilfe einer Kontaktuhr. Die Reizung ist erst abzubrechen, wenn auf der Höhe der Starre gar keine Zuckungen mehr zu sehen sind. Nach Beendigung der Aufzeichnungen sind die bei jeder Reizung gehobenen Hubhöhen durch Einziehung eines Netzes von Eichlinien im Abstand von 5 mm zu ermitteln. Die Gesamtarbeit ist zu berechnen und mit den an normalen Gastrocnemien gefundenen Werten zu vergleichen.

Steht wenig Zeit zur Verfügung, so kann die Monojodessigsäure auch direkt in den Muskel injiziert werden.

72. Analyse der Muskelkontraktion.

Allgemeines. Normalerweise führen die Muskeln in fein dosiertem Zusammenspiel von Synergisten und Antagonisten zu ruhigen, zielsicheren und abgewogenen Bewegungen der Extremitäten. Einzelzuckungen beobachtet man in situ nur bei Eigenreflexen. Und doch besteht die tetanische Form der Kontraktion aus summierten Einzelzuckungen, die äußerlich wegen der Trägheit und der inneren Reibung in den Muskeln nicht merkbar sind. Ein Muskel, der eine Halteleistung vollführt, leistet nach außen keine Arbeit, braucht aber, wegen der im Inneren sich rasch folgenden Einzelzuckungen, zur Aufrechterhaltung der Spannung ständig Energie, die zu Wärme degradiert wird. Das beste Modell für diese Form des Energieaufwandes ist der Elektromagnet, der nur so lange ein Stück

Eisen tragen kann, als er von Strom durchflossen ist. Der Energieaufwand für Halteleistungen ist um so größer, je rascher die Einzelzuckungen sich zeitlich folgen müssen, um zur Aufrechterhaltung der äußeren Spannung zu führen. Die Analyse der Einzelzuckung liefert damit neben anderen Aufschlüssen auch den Anhaltspunkt für die Beurteilung der Wirtschaftlichkeit des Muskels bei Halteleistungen. Je träger die Einzelzuckung erfolgt, desto weniger Einzelzuckungen braucht es in der Zeiteinheit, um die Spannung aufrecht zu erhalten, desto wirtschaftlicher ist der Muskel. (Vgl. Unterschied zwischen Elektromagnet und Permanentmagnet, bezüglich der Wirtschaftlichkeit von Halteleistungen.) Im Kampf ums Dasein hat es sich aber gezeigt, daß rasche Muskeln, trotz ihrer schlechten Wirtschaftlichkeit bei Halteleistungen, für die Erhaltung des Individuums (Flucht, Jagd auf Beute, Verteidigung) „lohnend" sind. Unter diesem Gesichtspunkt erhält die Bestimmung der Verschmelzungsfrequenz (minimale Reizfrequenz, die zu glattem Tetanus führt) eine besondere Bedeutung. Niedrige Verschmelzungsfrequenz bedeutet gute Wirtschaftlichkeit des Muskels für Halteleistungen, schlechte Eignung für rasche Bewegungsleistungen; hohe Verschmelzungsfrequenz dagegen gute Eignung zu Bewegungsleistungen, schlechte Wirtschaftlichkeit bei Halteleistungen.

a) Die Einzelzuckung.

Aufgabe. Die Einzelzuckungskurve ist durch graphische Registrierung zu untersuchen. Die Abhängigkeit der Form der Zuckungskurve von äußeren und von inneren Faktoren ist festzustellen.

Platz Nr.

Gebraucht werden: Schleuderkymographion mit Auslösungskontakt, isometrischer und isotonischer Sartoriushebel, isometrischer und isotonischer Gastrocnemiushebel (vgl. Abb. 97, S. 169), Vorrichtung zur Abkühlung und Erwärmung des Muskels, Gewichte zur Belastung, elektromagnetische Stimmgabel, Reizgerät, RINGER-Lösung, 2 Teller, Präparierbesteck.

Ausführung. *1. Sartoriuspräparat.* Der Sartorius wird am *isometrischen Hebel* befestigt, der gleichzeitig auch die Stromanschlüsse zur Reizung aufnimmt. Die Schaltung ist so zu machen, daß der Kontakt am Schußkymographion bei Öffnung einen Reiz auslöst. In einem Vorversuch wird bei stehender Trommel die *Abhängigkeit der Zuckungshöhe* von der Reizstärke ermittelt und auf gerade übermaximalen Reiz eingestellt. Dieses Vorgehen ist für alle Muskelversuche grundsätzlich zu empfehlen.

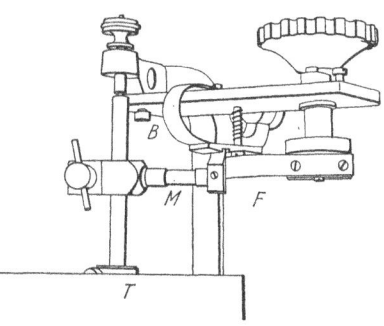

Abb. 106a. Einzelheiten des Schleudermechanismus. *B* Arretierungsbügel; *F* Schleuderfeder; *M* Mitnehmer; *T* Kymographiontrommel.

Mit dem Schleudermechanismus (vgl. Abb. 106a) wird als erstes eine Probeaufzeichnung am unteren Rand des Papieres mit der elektromagnetischen Stimmgabel vorgenommen. (Mit 5 V und Vorschaltwiderstand zu betreiben.) Erst wenn die Schreibspitze so eingestellt ist, daß sie eine schöne Sinuskurve liefert, wird das Muskelpräparat mit dem isometrischen Hebel zusammen mit der darüber anzuordnenden Stimmgabel unter Ausnützung der gewonnenen Erfahrungen an die Trommel angelegt. Nachdem mit dem Schleudermechanismus seine iometrische Zuckungskurve geschrieben wurde, ist der Auslösungskontakt zu schließen und durch ganz langsames Drehen die Trommel bis zu dem Punkt zu bringen, wo die Reizung erfolgt. Bei vorsichtiger Weiterbewegung erfolgt Öffnung des Kontaktes und damit eine Einzelzuckung (bei beinahe ruhender Trommel), die sich somit als senkrechter Strich abzeichnet. Durch dieses Vorgehen ist der Reizmoment bezeichnet. Der Vergleich der beiden Aufzeichnungen unter Bezugnahme auf die von der elektromagnetischen Stimmgabel vorgenommene Zeitmarkierung, ergibt die Grundlage für die *Messung der Latenzzeit* und der Zeitverhältnisse für Crescente, Scheitel und Decrescente der Zuckungskurve.

Mit dem symmetrischen Sartoriuspräparat wird dieselbe Aufzeichnung am isotonischen Hebel so durchgeführt, daß beide Kurven vergleichbar werden, sich aber nirgends überschneiden. (Man wird also durch Senken der ganzen Anordnung einen gewissen Abstand von der ersten Aufzeichnung einschalten.)

Sind die Aufzeichnungen der isometrischen und isotonischen Zuckungskurve gut gelungen, so sind auf einer frischen Trommel die Zuckungskurven *bei verschiedener Belastung* als Kurvenschar aufzuzeichnen. Mit dem isometrischen Hebel

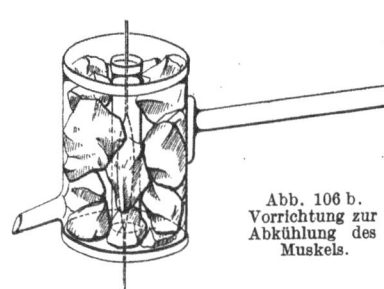

Abb. 106 b.
Vorrichtung zur
Abkühlung des
Muskels.

kann die Belastung durch Verschiebung des Tragstiftes meßbar verändert werden, wenn vorher auf der Trommel durch Anhängen von Gewichten Richtlinien gezogen wurden. Mit dem isotonischen Hebel sind die entsprechenden Belastungen durch Anhängen von Gewichten unter Berücksichtigung des Hebelarmes zu bewerkstelligen.

Die erhaltenen Kurven sind zu beschriften und bezüglich der Zeitverhältnisse von Latenzzeit, Zuckungsdauer, Dauer der Crescente, Dauer der Decrescente, genau auszuwerten.

2. Gastrocnemiuspräparat. Mit dem Gastrocnemiuspräparat (ohne Nerv), welches vom gleichen Frosch hergestellt wird, wird mit dem isometrischen und mit dem isotonischen Hebel in gleicher Weise je eine Zuckungskurve mit markiertem Reizmoment, geeichten und verzeichneten Spannungs- bzw. Belastungslinien aufgenommen.

Da der Gastrocnemius durch seine Dicke, auch in Luft, im Innern keinen Sauerstoff mehr enthält, kann er leicht durch 3—4 5 sec.-Tetani vollständig ermüdet werden. Mit dem in dieser Weise praktisch *anaerob ermüdeten Muskel* ist ebenfalls eine Zuckungskurve mit Zeitregistrierung aufzunehmen. Latenzzeit, Abhängigkeit von der Reizstärke, Zuckungsdauer und Verlauf der Kurve sind auszuwerten.

3. Einfluß der Temperatur. Falls die Vorrichtung vorhanden ist (vgl. Abb. 106 b), wird der Außenraum entweder mit warmem, kaltem Wasser oder mit Eis gefüllt. Ein Gastrocnemius wird präpariert, in den Innenraum der Kammer gebracht und mit dem Schreibhebel durch einen feinen Draht verbunden. Elektroden werden am oberen und unteren Ende des Muskels befestigt. Ein Thermometer wird in den Raum versenkt, in dem sich der Muskel befindet, oben wird mit Watte abgedichtet, damit der Innenraum auf der gewünschten Temperatur bleibt. Der Hebel wird an die Schreibfläche des Kymographions angelegt und im übrigen verfahren wie sonst bei den Versuchen, in denen eine Muskelzuckung aufgeschrieben wird. Man beginnt damit, daß man Eiswasser in den Mantelhohlraum bringt und so lange wartet, bis die Temperatur im Innenraum bis auf wenig über 0° gesunken ist. Man liest die Temperatur am Thermometer ab und schreibt die auf Reiz ausgelöste Muskelzuckung auf. Jetzt läßt man etwas von dem Eiswasser ab und ersetzt es durch wärmeres Wasser. Wenn der Muskel eine etwas höhere Temperatur angenommen hat, schreibt man von neuem eine Muskelzuckung auf. Man fährt mit der Erwärmung fort und verzeichnet so lange die Muskelzuckungen, bis gerade eine Höhe der Temperatur erreicht worden ist, wo keine Zuckung mehr auslösbar ist. Man kann dann, wenn der Muskel nicht durch allzu starke Erwärmung unerregbar geworden ist, wiederum abkühlen.

Man stellt fest, bei welcher Temperatur die Zuckung eine maximale Höhe besitzt. Ferner wird die Änderung der Latenzdauer und der Zuckungsdauer mit der Änderung der Temperatur und besonders das Verhältnis von Crescente und Decrescente beachtet.

b) Summation.

Aufgabe. Die Wirkung von zwei oder mehreren zeitlich gestaffelten Reizen auf den Muskel ist zu untersuchen.

Prinzip der Methode. Die Zuckungskurven werden auf einem Fallkymographion registriert. Die elektrische Schaltung wird so getroffen, daß die Reize vom rotierenden Kymographion selbst ausgelöst werden. Durch Verstellung der Kontakte kann eine zeitliche Staffelung vorgenommen werden. In zwei Vorläufen wird die Zuckungskurve für den frühen und späten Reiz getrennt registriert. Im Hauptversuch die summierte Kurve beider Reize. Falls mehr als zwei Reize gestaffelt gegeben werden können, wird entsprechend verfahren.

Gebraucht werden: Fallkymographion (vgl. Abb.107a) mit zwei oder mehr stromunterbrechenden, verstellbaren Kontakten, zwei oder mehr Induktorien, Gastrocnemiuspräparat, isometrischer Hebel, RINGER-Lösung, 2 Teller, Präparierbesteck und Anschlußmaterial.

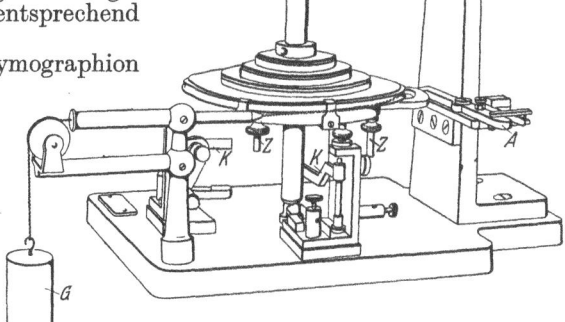

Abb. 107a. Einzelheiten des Fallmechanismus. *A* Arretierung; *G* Fallgewicht; *K* Kontakt; *T* Kymographiontrommel; *Z* Zapfen.

Ausführung. Das Fallkymographion wird so geschaltet, daß bei Öffnung der beiden Kontakte je ein Öffnungsschlag von einem der Induktorien den Muskel trifft. Die Primärspule des ersten Induktoriums wird mit dem ersten Kontakt, und unabhängig davon die Primärspule des zweiten Induktoriums mit dem zweiten Kontakt in Serie geschaltet (vgl. Abb. 107b). Die beiden Sekundärspulen werden dagegen in den gleichen Stromkreis gelegt, so daß der im ersten Induktorium in der Sekundärspule entstehende Öffnungsstrom durch die Sekundärspule des zweiten und von da zur einen Reizelektrode, durch den Muskel, die zweite Reizelektrode und zurück zum ersten Induktorium fließen muß. Entsteht durch Öffnung des zweiten Kontaktes in der Sekundärspule des zweiten Induktoriums ein Öffnungsstrom, so muß er, ausgehend von diesem, den gleichen Verlauf nehmen. Auf diese Weise gelingt es, den Muskel kurz aufeinanderfolgend zweimal zu reizen. Das Intervall zwischen beiden Reizen wird durch Verstellen der Kontakte meßbar eingestellt. Bei 3 oder mehr Kontakten wird entsprechend geschaltet.

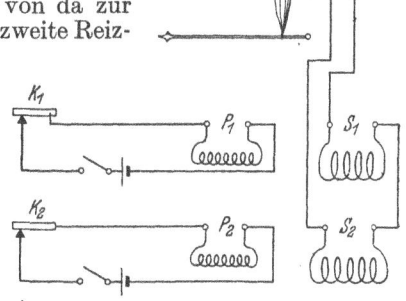

Abb. 107b. Schaltung der Kontakte. K_1, K_2 Kontakte; P_1, P_2 Primärspulen der Induktorien; S_1, S_2 Sekundärspulen der Induktorien.

Der isometrische Hebel wird vor dem eigentlichen Versuch durch Anhängen von Gewichten *geeicht*. Die entsprechenden Eichlinien werden durch leichtes Anlegen des belasteten Hebels an das Kymographion und Umdrehen von Hand gezogen. Das Gastrocnemiuspräparat wird im Hebel so eingespannt, daß das Femurstück in die passende Schraubklemme am Tragstift, die Achillessehne mit S-Haken an der Feder befestigt wird. Tragstift und Befestigungsstange bzw. Federteil des isometrischen Hebels dienen als Elektroden. In einem *Vorversuch* ist für beide Kontaktstellen die Stellung der Sekundärspule des zugehörigen Induktoriums zu ermitteln, die gerade übermaximale Reizung ergibt (vgl. S. 179).

Die Erscheinung der Summation ist am besten folgendermaßen aufzuzeichnen: Bei ausgeschaltetem zweitem Kontakt wird mit dem Schleuderkymographion eine Zuckungskurve geschrieben, die durch Öffnung des ersten Kontaktes verursacht ist. Bei ausgeschaltetem ersten Kontakt wird dasselbe mit dem zweiten Kontakt in Tätigkeit registriert. Man erhält so zwei zeitlich aufeinanderfolgende, annähernd identische Einzelzuckungen (Abweichungen rühren von dem ,,Treppenphänomen" oder einsetzender Ermüdung her). Als dritte Kurve wird die Summation der beiden Einzelreize bei tätigem erstem und zweitem Kontakt geschrieben. Die Kurven sind sorgfältig zu beschriften.

Weitere Aufgaben (auf neuem Rußpapier zu registrieren).

1. Summation bei abnehmendem zeitlichem Intervall zwischen erstem und zweitem Reiz. Das Intervall, das maximale Summation ergibt, ist in dieser Weise zu bestimmen.

2. Einfluß der Anfangsspannung auf die Summation.

Die erhaltenen Kurven sind sorgältig zu beschriften.

c) Tetanus.

Aufgabe. Das Entstehen des glatten Tetanus aus summierten Einzelzuckungen ist zu verfolgen.

Prinzip der Methode. Durch Reizung mit steigender Frequenz werden im gleichen Zeitintervall immer mehr Einzelzuckungen summiert. Die Verschmelzungsfrequenz ist die Grenzfrequenz, bei der der glatte Tetanus entsteht. Temperatur und Ermüdung haben einen Einfluß auf die Dauer der Einzelzuckung und damit auch auf die Verschmelzungsfrequenz. Je niedriger die Temperatur und je fortgeschrittener die Ermüdung, desto länger die Zuckungsdauer, desto kleiner die Verschmelzungsfrequenz. Sogar im Verlauf einer tetanischen Kontraktion kann der Einfluß der Ermüdung beobachtet werden: Ein anfänglich unvollständiger Tetanus geht in glatten Tetanus über. Die Reizfrequenz ist zwar konstant, die Verschmelzungsfrequenz nimmt aber ab, so daß die gewählte Reizfrequenz anfänglich unter, nachher über der Verschmelzungsfrequenz liegt.

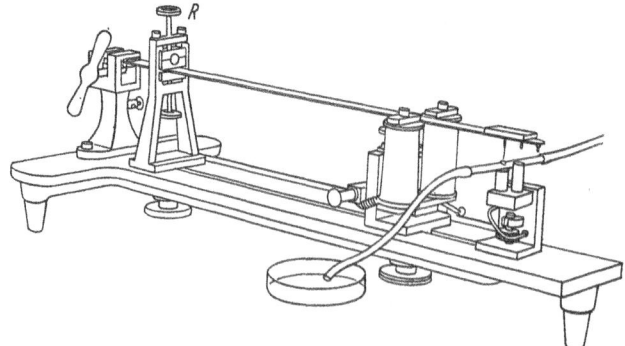

Abb. 108. Elektromagnetischer Stabunterbrecher. Durch Verschieben des Reiters *R* kann die Eigenschwingung der Stabfeder und damit die Frequenz der Unterbrechungen verändert werden.

Gebraucht werden: Gastrocnemiuspräparat (zweckmäßig als Nerv-Muskel-präparat!), rasch laufendes Kymographion, Vorrichtung zur rhythmischen Reizung mit variabler Frequenz (durch Kondensatorentladungen vgl. Abb. 49c, S. 65, oder mit Wechselstromgenerator vgl. Abb. 49f, S. 65 oder mit Stabunterbrecher und Induktorium vgl. Abb. 108), Reizelektroden, isotonischer Hebel, RINGER-Lösung, 2 Teller, Präparierbesteck und Anschlußmaterial.

Ausführung. Das Gastrocnemiuspräparat wird an einem isotonischen Schreibhebel bei nicht zu kleiner Belastung fixiert und durch Reizelektroden direkt oder durch Auflegung des Nervus ischiadicus indirekt mit der rhythmischen Reizvorrichtung verbunden. Man beginnt die Aufzeichnung mit einer Frequenz von etwa 4/sec. und reizt während 2 sec. mit dieser Frequenz. In nacheinanderfolgenden Versuchen wird die Frequenz der Reize so verändert, daß mit immer höheren Frequenzen gereizt wird. Als Reizdauer ist immer 2 sec-Tetanus für jede Frequenz zu wählen.

Nach Beendigung der Aufzeichnungen sind die bei jeder Reizung gehobenen Hubhöhen durch Einzeichnung eines Netzes von Eichlinien im Abstand von 5 mm zu ermitteln. Die erhaltenen Kurven sind mit den Frequenzen zu beschriften. Die Verschmelzungsfrequenz ist besonders hervorzuheben.

d) Maximum der Arbeit, maximaler Muskelzug.

Aufgabe. Das Maximum der Arbeitsleistung eines Muskels ist in Abhängigkeit von der Belastung zu bestimmen. Der maximale Muskelzug ist ebenfalls zu bestimmen.

Platz Nr.

Prinzip der Methode. Der wenig belastete Muskel verkürzt sich weniger stark als der belastete und stärker als der schwer belastete. Die Arbeit = Kraft × Weg ist also abhängig von der Belastung und hat ein Optimum. Durch zunehmende Belastung und Berechnung der Arbeit wird die Arbeitskurve des Muskels in Abhängigkeit von der Belastung gewonnen. Als maximalen Muskelzug (ehemals „absolute Muskelkraft") bezeichnet man das Gewicht je cm², das ein Muskel gerade noch merklich heben kann.

Gebraucht werden: Gastrocnemiuspräparat (zweckmäßig als Nerv-Muskelpräparat), isotonischer Hebel, Unterstützungshebel, Kymographion für Handverstellung, Gewichtsschale, Gewichte, Reizeinrichtung, Reizelektroden, RINGER-Lösung, 2 Teller, Präparierbestecke und Anschlußmaterial. Um ein Anheben des Unterstützungshebels empfindlich nachzuweisen, kann er als Stromschlüssel in einem Schwachstromkreis mit Lämpchen verwendet werden. Beim Anheben erlischt das Lämpchen (vgl. Abb. 109).

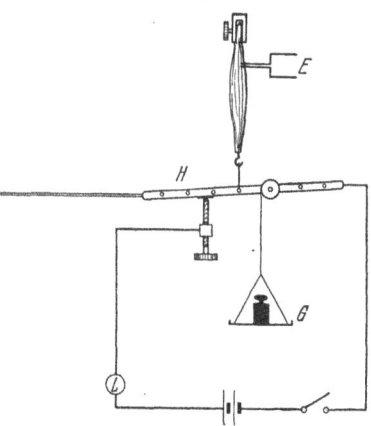

Abb. 109. *H* Unterstützungshebel; *L* Lämpchen; *G* Gewicht.

Ausführung. Es wird gleich verfahren wie bei der Aufnahme der Dehnungskurve (vgl. **70a**, S. 170). (Verstellung des Kymographions um gleiche Länge für gleiche Zunahme der Belastung. Unterschied: Gastrocnemius, daher anderer Maßstab: Gewichte 50 zu 50 g, Abstand 5 mm. 1 mm/10 g Belastung.) Nach jeder Belastungsstufe wird einmal übermaximal gereizt und die Hubhöhe verzeichnet. Entsprechende Eichlinien von 5 zu 5 mm gezogen erleichtern die Übersicht. Nach der Fixierung ist die Arbeit für jede Belastungsstufe in g·mm zu berechnen.

Zur Bestimmung des maximalen Muskelzuges ist ein frischer Muskel im Unterstützungshebel zu benützen. Es ist das maximale Gewicht zu bestimmen, das eben gerade nicht mehr angehoben werden kann bei tetanischer Reizung von 1 sec. (Empfindlich erkennbar am ununterbrochenen Brennen eines Lämpchens in einem Stromkreis, der durch den Hebel und die Unterlage führt.)

Auswertung. Die Ergebnisse sind graphisch darzustellen. Ordinate: Arbeit in g·mm, Abszisse: Belastung in Gramm.

Absoluter Muskelzug. Belastung in Kilogramm/Quadratzentimeter Muskelquerschnitt.

e) Aktionsströme (Sekundärer Tetanus).

Aufgabe. Die Aktionsströme im Muskel sind nachzuweisen.
Prinzip der Methode. Bei Einzelreiz tritt in der Latenzzeit
ein einfacher Aktionsstrom im Muskel auf, bei tetanischer
Reizung während der Tätigkeit ein rhythmischer Aktionsstrom. Er ist auf zwei Arten leicht nachzuweisen: α) Indem
auf den Muskelbauch ein Nerv eines zweiten Nerv-Muskelpräparates gelegt wird
(sekundärer Tetanus). Durch das Aktionspotential, das über den Muskel weg-
läuft, wird dieser Nerv gereizt und löst eine sekundäre Zuckung im zugehörigen
Muskel aus. Einzelzuckung führt zu Einzelzuckung, Tetanus zu Tetanus.
β) indem nach Messung des Ruhepotentials durch Kompensation (vgl. Abb. 101,
S. 173) der Ausschlag des Galvanometers bei Tätigkeit des Muskels beobachtet wird.

Gebraucht werden: α) Ein Muskelhalter und Muskelspanner für den primären
Muskel, ein Elektrodenpaar für den Nerven des primärenMuskels, zwei Muskeltelegraphen, Reizgerät, Gewichte zum Spannen, Stromschlüssel, zwei Gastro-
cnemius-Nerv-Muskelpräparate.

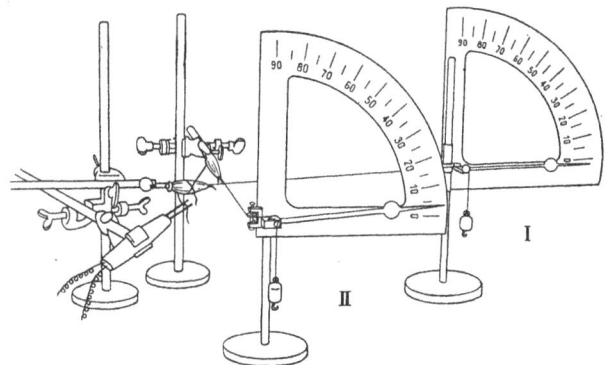

Abb. 110. Anordnung zur Demonstration des sekundären Tetanus. Der Muskeltelegraph I zeigt die Kontraktion des ersten Muskelpräparates, der Muskeltelegraph II zeigt die sekundäre Kontraktion des zweiten
Präparates an.

Ausführung. α) Man spannt das primäre Präparat ein, belastet mit Gewichten und legt den Nerven auf die Elektroden. Das sekundäre Präparat
wird rechtwinklig dazu an den zweiten Muskeltelegraphen angeschlossen (vgl.
Abb. 110). Der Nerv wird, spiralig an der Sehne des primären Muskels beginnend,
auf diesem mit dem freien Ende aufgewickelt. Die Wirkung eines Einzelreizes
und einer tetanischen Reizung des primären Präparates wird an beiden Präpa-
raten beobachtet. Falls die sekundäre Wirkung schlecht ist, muß durch Ätzung
der Sehne ein künstlicher Querschnitt erzeugt werden.

β) In der gleichen Anordnung wie zur Messung des Verletzungspotentials des
Muskels (vgl. 70c, S. 173) wird durch sorgfältige elektrische Abgleichung das Verletzungspotential kompensiert. Vom Nerven aus wird ein Einzelreiz gesetzt.
Schwankung und Vorzeichen der Potentialänderung wird am Galvanometer (womöglich Schnellschwinger oder am besten Oszillograph) beobachtet. Wiederholung
mit tetanischer Reizung. Verschiebungen der Elektroden durch die Muskelzuckungen
müssen unbedingt vermieden werden.

f) Muskelton.

Der Muskelton, als Anzeichen diskontinuierlicher Vorgänge in der Muskulatur
bei äußerer gleichmäßiger Kraftentwicklung, wird in folgender Weise wahrgenommen:
α) Mit dem Stethoskop wird der M. biceps brachialis einer kräftigen Versuchsperson bei willkürlicher Anspannung behorcht. Das wahrgenommene Geräusch
wird als „Muskelton" bezeichnet.

β) Bei Verschluß der beiden äußeren Gehörgänge (Finger, Watte usw.) kann bei ganz ruhiger Umgebung der Muskelton des M. masseter bei Anspannung gehört werden.

g) Glatte Muskulatur.

Aufgabe. Die Eigenschaften der glatten Muskulatur sind an einem Muskelstreifen zu untersuchen.

Prinzip der Methode. Die glatte Muskulatur ist langsam und daher besonders zu Halteleistungen im Inneren des Körpers geeignet. Froschmagen, Froschblase oder Froschlunge sind geeignete Objekte. Die Reizung muß entsprechend der großen Chronaxie (vgl. 79, S. 202) mit sehr niedrigen Frequenzen oder langdauernden Einzelreizen erfolgen. Die glatte Muskulatur spricht auf Acetylcholin sehr empfindlich an und kann daher als Testobjekt gebraucht werden.

Gebraucht werden: Muskelbad (vgl. Abb. 111), isotonischer Muskelhebel oder schwedischer Hebel (vgl. Abb. 112, S. 186), langsames Kymographion, Reizelektroden, Reizgerät zur rhythmischen Reizung oder zur langdauernden Einzelreizung, RINGER-Lösung, Teller, Präparierbesteck. Acetylcholin Stammlösung 1 : 1000, Pipetten, Kölbchen.

Ausführung. α) *Froschmagen.* Die Frösche müssen einige Tage gefüttert worden sein, bevor die Präparation des Magens erfolgt. Der Magen wird freigelegt und durch quere Schnitte in Ringe zerlegt. Entweder wird der Magenring eingespannt, oder es

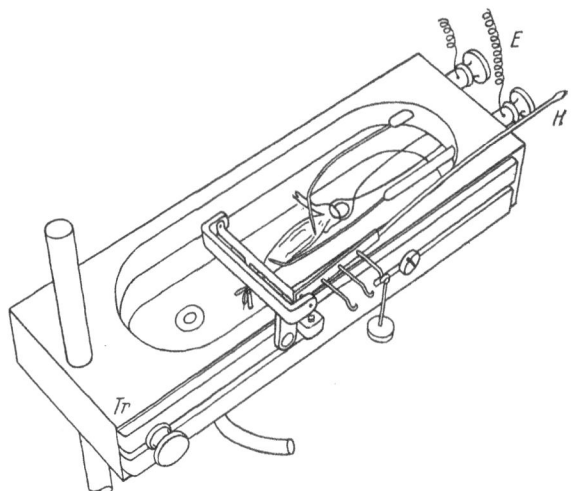

Abb. 111. Muskelbad. Der Muskel schwimmt in physiologischer Lösung in dem Hartgummitrog *Tr*. Die Reizung erfolgt durch die Elektroden *E*. Die Kontraktion wird direkt auf den isotonischen Hebel *H* übertragen, dessen Belastung durch angehängte Gewichte verändert werden kann.

wird durch Aufschneiden des Ringes ein Streifen gewonnen. Das Präparat wird im RINGER-Bad befestigt und mit den Elektroden, dem isotonischen Hebel und dem Reizgerät verbunden. Als Reizgerät eignet sich: konstanter Strom, potentiometrisch abgegriffen und durch Tasterschlüssel dem Präparat zugeführt, oder rhythmische Kondensatorentladungen oder Wechselstrom sehr niedriger Frequenz. Die Einzelzuckung ist zu registrieren. Bei Gleichstromreizung kann auch beobachtet werden, wie kürzere Reizung höhere Reizstärken erfordert und schließlich unwirksam wird (vgl. Chronaxie).

β) *Froschblase.* Die Blase wird als Ganzes entnommen, oben und unten mit einem Faden abgebunden und im Muskelbad befestigt. Sie eignet sich besonders im Winter als Präparat, da die Fütterung der Frösche oft Schwierigkeiten verursacht.

γ) *Froschlunge*[1]. Die Froschlunge ist das empfindlichste Präparat, besonders für das Studium der Acetylcholinwirkung geeignet. Die Frösche werden vor dem Versuch vorteilhaft 24 Stunden in der Kälte gehalten. Man entfernt einen Lungenteil, oder die Lunge als Ganzes, wäscht die Blutreste mit RINGER-Lösung gut aus und befestigt das Lungenstück am schwedischen Hebel (vgl. Abb. 112). Nach der elektrischen Reizung mit eingestochenen Elektroden ist

[1] DIJKSTRA, C. u. A. K. M. NOYONS: Arch. internat. Physiol. **49**, 257 (1939). — CORSTEN, M.: Pflügers Arch. **244**, 281 (1941). — BRECHT, K.: Pflügers Arch. **246**, 553 (1943).

die Empfindlichkeit des Präparates auf Acetylcholin zu prüfen. Man beginnt mit einer Konzentration von 10^{-9} und kann bei sorgfältigem Arbeiten noch mit 10^{-14} gute Ausschläge erhalten.

h) Blutegelmuskelpräparat.

Prinzip der Methode. Vom Blut- oder Pferdeegel läßt sich ein nervenzentrenfreies Präparat der Muskulatur nach dem Verfahren von FÜHNER gewinnen. Durch glatten Scherenschlag werden der Kopf und der Bauchsaugnapf eines Blutegels entfernt. Der übrige Körper wird durch quere Schnitte in mehrere Einzelstücke zerlegt, so daß ein solches Teilstück eine Länge von 10—12 Ringen bekommt. Ein Blutegel mittlerer Größe liefert vier solche Einzelstücke, die sofort in RINGER-Lösung gebracht werden. Das eine dieser Teilstücke wird der Länge nach von der Bauchseite her mit einer Schere aufgeschnitten, so daß man die beiden Hälften der Bauchfläche auseinanderklappen kann. Der Darmtrakt wird sorgfältig abpräpariert und durch Scherenschnitte werden die seitlichen Bauchstücke abgetrennt. So entsteht ein rechteckiges Präparat, das bloß aus Haut und Muskelschicht der Rückfläche besteht und völlig nervenfrei ist. Das so gewonnene Muskelstück wird in die Apparatur eingefügt, während die übrigen drei Teilstücke in RINGER-Lösung an kühlem Ort aufbewahrt werden, wo sie 4—5 Tage verwendungsfähig bleiben.

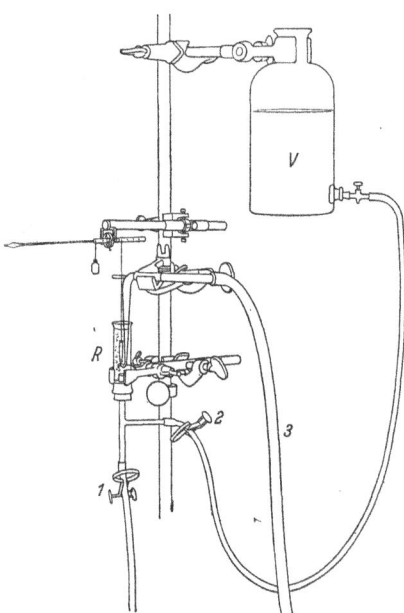

Die Befestigung des rechteckigen Muskelpräparates erfolgt vermittels einer durchgestochenen Fadenschlinge nach unten stabil an das eine Ende einer S-förmig gekrümmten Glasröhre (vgl. Abb. 112), nach oben frei beweglich an den einen Arm eines schwedischen Hebels. Der Hebel überträgt die Kontraktionen auf ein langsam laufendes Kymographion. Um das Präparat wird von unten eine Glasröhre gebracht, die mit einem Stopfen abgeschlossen ist, der Zuführungen für frische Badeflüssigkeit, Sauerstoff und zur Ausspülung trägt.

Die Reizschwelle des Präparates wird nach Anlegung von Elektroden mit dem Reizgerät ermittelt. Der Reizmoment kann mit Signalschreiber, die Zeit mit Zeitschreiber mitgeschrieben werden. Eventuell Vergleich der gefundenen Kurven mit dem Sartoriuspräparat 72a, S. 179. Die Dauer der Latenzzeit und die Dauer der Erschlaffung ist besonders zu messen.

Abb. 112. Anordnung zur Registrierung der Kontraktionen eines Blutegelpräparates. Das Präparat befindet sich in dem Röhrchen R, das nach unten mit einem durchbohrten Stopfen verschlossen ist. Die physiologische Lösung kann aus dem Vorratsgefäß V durch Öffnen der Klemme 2 eingebracht werden. Durch Öffnen der Klemme 1 kann der Inhalt des Röhrchens rasch entleert werden. Die Sauerstoffzufuhr erfolgt über 3 durch das Glasrohr, an dessen Ende das Präparat befestigt wird. Die Registrierung erfolgt mit schwedischem Hebel.

Das Präparat ist außerordentlich empfindlich auf Acetylcholin. Zusatz von Acetylcholin zur Badeflüssigkeit in steigenden Konzentrationen, beginnend mit 10^{-7}, gibt die Reizschwelle für diese Substanz. Durch Sensibilisierung mit Physostigmin (Blockierung der Cholinesterasewirkung) kann die Empfindlichkeit noch ganz wesentlich erhöht werden. (Sie benötigt eine Verweildauer von 1—2 Stunden in Physostigmin-Ringer 1 : 200000. Bezüglich der Technik und Auswertung vgl. v. MURALT[1].)

i) Flimmerbewegung.

Aufgabe. Die Flimmerbewegung ist als primitivste Form des Energieumsatzes in mechanische Leistung zu untersuchen.
Prinzip der Methode. Der Oesophagus des Frosches enthält Flimmerepithel. Durch Präparation wird ein flächenhaftes Präparat gewonnen, an dem die Größenordnung der Bewegung makroskopisch verfolgt werden kann. Die Beobachtung ist durch mikroskopische Beobachtung zu ergänzen.

[1] MURALT, A. v.: Pflügers Arch. **245**, 604 (1942).

Gebraucht werden: Froschpräparat, Korkplatte, Igelstacheln oder Nadeln, Mikroskop, Meßvorrichtung, RINGER-Lösung, Vorrichtung zur Erwärmung oder Abkühlung, Äther, Filterpapier.

Ausführung. Der Frosch wird, durch Durchtrennung des Rückenmarkes und Einstoßen einer Nadel bis zum Gehirn, getötet. Der Unterkiefer ist abzutrennen. Mit dem stumpfen Ende einer Schere (Knopfschere) fährt man in den Oesophagus ein und schneidet ihn ventralwärts mit allem was darüber liegt auf. Der eröffnete Magen wird mit der Pinzette gefaßt und angehoben. Die dorsalen Verbindungen des Oesophagus werden bis zum Oberkiefer hinauf stumpf durchtrennt. Man erhält so ein Präparat, das Mundschleimhaut und den ganzen Oesophagus enthält und auf einer Korkplatte sorgfältig ausgebreitet werden kann. Nach der Präparation ist gut mit RINGER-Lösung zu waschen.

Auf dem Kork und über dem Präparat sind je Marken anzubringen im Abstand von 1 cm, um die Bewegung kleiner Korkteilchen usw. auf dem Flimmerepithel zu verfolgen. Man bestimmt bei Zimmertemperatur die Geschwindigkeit der Bewegung vom oralen Ende an angefangen.

Temperatureinfluß. Die Geschwindigkeit wird nach Spülung mit eiskalter RINGER-Lösung und nach Spülung mit RINGER-Lösung von 25° C gemessen.

Anästhetica. Auf ein Filterpapier wird etwas Äther getropft. Durch sanftes Blasen werden die Ätherdämpfe vom vorgehaltenen Papierstreifen auf das Präparat geblasen. Der Effekt ist durch Messung der Geschwindigkeitsabnahme bis zum Stillstand gut zu verfolgen.

Mikroskopische Beobachtung. Mit dem stumpfen Ende eines Skalpells wird etwas Mundschleimhaut aus dem Oberkiefer sorgfältig abgeschabt und in einen Tropfen RINGER-Lösung (vorteilhaft mit etwas Froschblut vermischt) gebracht. Unter dem Mikroskop ist die Flimmerbewegung, besonders auch an der Fortwirbelung von Blutkörperchen, sehr gut zu beobachten.

73. Ermüdung.

a) Anaerobe und aerobe Ermüdung.

Aufgabe. An einem Sartorius-Doppelpräparat ist der Unterschied zwischen anaerober und aerober Ermüdung zu untersuchen.

Platz Nr.

Prinzip der Methode. Die Leistungsfähigkeit von zwei Muskeln gleicher Art, aber aus verschiedenen Tieren, kann in einem Ermüdungsversuch so stark verschieden sein, daß ein Vergleich gar nicht möglich ist. (Verschiedener Glykogengehalt, verschiedener Stickstoffgehalt usw.) Bei einem rechten und linken Muskel des gleichen Tieres aber werden in der Regel sehr gut vergleichbare Werte bei vorsichtiger Präparation erhalten. Hält man den einen in Stickstoff, den anderen in Sauerstoff, so sind die auftretenden Unterschiede durch die Verschiedenheit des Tätigkeitsstoffwechsels bedingt und man wird unabhängig von individuellen Schwankungen. Die vergleichende Verwertung der Ergebnisse an symmetrischen Muskeln ist eine wichtige methodische Grundlage der Muskelphysiologie zur Abklärung von Stoffwechselzusammenhängen geworden. Die Frequenz der Reizung ist so zu wählen, daß beim aerob gehaltenen Muskel die Diffusion des Sauerstoffes rasch genug dem Bedarf nachkommt (vgl. S. 166). Die Einschaltung der Pausen ermöglicht oxydative und auch anaerobe Erholung und begünstigt den Austritt von Stoffwechselendprodukten in die Lösung.

Gebraucht werden: Sartorius-Doppelpräparat (d. i. je ein rechter und linker Sartorius desselben Frosches mit der zugehörigen Beckenhälfte), feuchte Kammer, isometrischer Muskelhalter für Sartorius, Glasgefäß zum Halter mit Belüftungseinrichtung (vgl. Abb. 113a), Gewichte 2 × 10, 20 und 50 g, langsam laufendes Kymographion, Reizeinrichtung (vorteilhaft Induktorium mit Abblender wegen der großen Stromverluste in der RINGER-Lösung), Kontaktuhr, RINGER-Lösung, Phenolphthaleinlösung, 2 Teller, Präparierbesteck, O_2- und N_2-Bombe.

Ausführung. Nachdem das Sartorius-Doppelpräparat hergestellt ist, wird der isometrische Hebel geeicht. Durch Anhängen von 0, 10, 20, 30, 40, 50, 60 und 70 g wird der jeweilige Ausschlag festgestellt. Der Hebel wird an die Trommel angelegt. Durch leichtes Drehen wird mit der jeweiligen Belastung eine Linie auf der ganzen Trommel gezogen. Dieses Netz ermöglicht es nachher, für jede Kontraktion die geleistete Spannung anzugeben.

Der Sartorius wird mit der Beckenhälfte in der Schraubklemme am Tragstift, mit dem Sehnenteil am isometrischen Hebel befestigt. Das mit RINGER-lösung gefüllte Glasgefäß wird von unten her so an die Anordnung herangebracht, daß der Sartorius bis auf einen kleinen Abschnitt der Kniepartie in die Lösung untertaucht. Jetzt wird durch Senken des Tragstiftes, an dem das Becken befestigt ist, die Anfangsspannung so eingestellt, daß der Sartorius mit 5 g belastet ist. Die Einstellung erfolgt mit Hilfe der Eichlinien auf der Trommel, indem nach Augenmaß durch Senkung des Stiftes der Hebel in die Mitte zwischen die Linie 0 und 10 g gebracht wird. (Einstellung in Luft wäre fehlerhaft, da der Auftrieb

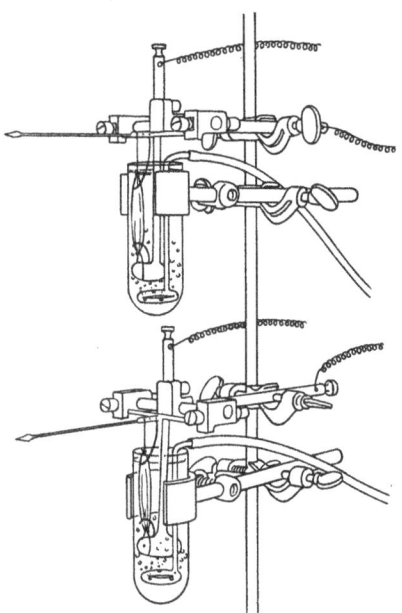

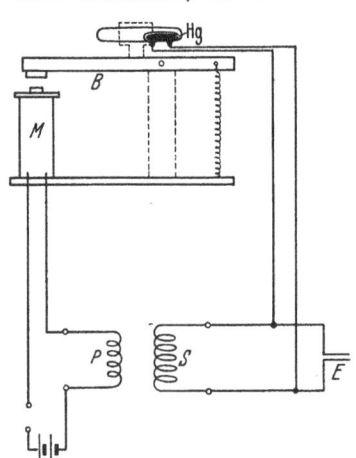

Abb. 113a. Anordnung zur Aufschreibung von Ermüdungskurven mit symmetrischen Muskelpräparaten. Im oberen Muskelbad kann Sauerstoff, im unteren Muskelbad Stickstoff zugeleitet werden. Die Reizung erfolgt durch die isometrischen Hebel, am besten so, daß beide Muskeln im gleichen Reizstromkreis liegen.

Abb. 113b. Abblenderschaltung. *Hg* Quecksilber in evakuiertem Röhrchen; *M* Magnet; *B* Tragbalken. Sobald Strom im Magneten fließt, wird der Balken angezogen. Der Quecksilberkontakt öffnet sich erst kurze Zeit später. Wird der Strom unterbrochen, so schnellt der Balken in die Ruhelage zurück, das Quecksilber folgt aber wegen seiner Trägheit erst nach einiger Zeit.

des Muskels bzw. sein Eigengewicht falsch berücksichtigt würde.) Vor Beginn des eigentlichen Versuches wird mit einigen Einzelzuckungen die maximale Reizstärke ermittelt. Der isometrische Hebel und der Beckenhalter können als Elektroden direkt verwendet werden, wenn durch isolierenden Überzug die Möglichkeit eines Kurzschlusses durch die RINGER-Lösung verunmöglicht wird. (Geeignet: Zaponlack oder Picein). Im Verlauf des Versuches muß die Reizstärke mit einsetzender Ermüdung so verändert werden, daß am Ende ungefähr 4fache Reizstärke besteht. Die Schaltung ist so zu machen, daß der Primärstromkreis durch die Kontaktuhr rhythmisch unterbrochen wird. Der Abblender ist nach Abb. 113b zu schalten.

1. Versuch. Nachdem der Abblender, die Kontaktuhr und die Schaltung auf richtiges Funktionieren geprüft ist, wird der Muskel mit Stickstoff belüftet. Nach etwa 5—10 min. kann der eigentliche Versuch beginnen. Bei dauerndem Durchleiten von Stickstoff werden 100 Zuckungen mit einer Frequenz von 12/min. geschrieben. 5 min. Pause. 50 Zuckungen mit der gleichen Frequenz. 5 min. Pause usw., bis gar keine Ausschläge nach der Pause auftreten. Man achte vor allem auf das Verhalten des Verkürzungsrückstandes. Die RINGER-Lösung ist aufzubewahren.

2. Versuch. Mit dem symmetrischen Sartorius wird derselbe Versuch, *aber mit Sauerstoff*, durchgeführt. Der Hebel ist so einzustellen, daß er genau senkrecht unter dem ersten Versuch in einem neuen Netz von Eichlinien am selben Punkt die korrespondierenden Aufzeichnungen vornimmt. Damit dies gelingt, ist vor beiden Versuchen das Uhrwerk des Kymographions ganz aufzuziehen. Es werden wieder mit einer Anfangsspannung von 5 g 100 Zuckungen mit 12/min. geschrieben, 5 min. Pause, 50 Zuckungen, 5 min. Pause usw. Die RINGER-Lösung nach Beendigung dieses Versuches ist ebenfalls aufzubewahren.

Durch Zusatz von Indicatoren und Titration mit $\frac{n}{100}$ NaOH wird festgestellt, in welche RINGER-Lösung mehr Milchsäure während des Versuches ausgetreten ist. Die erhaltenen Kurven sind sorgfältig zu beschriften.

b) Untersuchung der Ermüdung am Menschen.

Aufgabe. Die bei willkürlicher Innervation der Fingerbeuger beobachtbare Abnahme der Leistung ist zu registrieren und als Ermüdungserscheinung zu bewerten.

Platz Nr.

Prinzip der Methode. Die von Mosso eingeführte Methode beruht darauf, daß mit dem Mittelfinger einer Hand allein ein bestimmtes Gewicht in regelmäßigem Rhythmus angehoben wird. Die Hubhöhen werden auf einer Trommel registriert. Als Äußerung der Ermüdungserscheinungen wird eine Abnahme der Hubhöhe registriert, die um so rascher

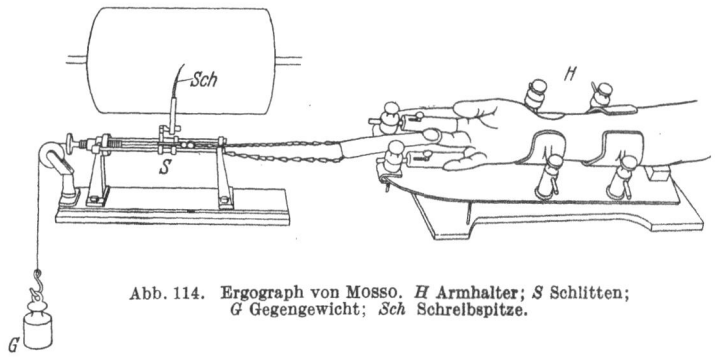

Abb. 114. Ergograph von MOSSO. *H* Armhalter; *S* Schlitten; *G* Gegengewicht; *Sch* Schreibspitze.

erfolgt, je größer das angehobene Gewicht ist und je kürzer die Intervalle zwischen den einzelnen Hüben, d. h. je größer die Frequenz der Arbeitsleistung ist. Mit den ähnlichen Ermüdungskurven an ausgeschnittenen Muskeln sind die erhaltenen Kurven aber nicht vergleichbar. In den Beugerkurven ist neben der *peripheren Komponente* (Ermüdung des Muskels) noch eine wesentliche *zentrale* Komponente enthalten. Bei abgelenkter Aufmerksamkeit oder geschlossenen Augen erfolgt die Abnahme der Leistung viel rascher, als wenn der Ehrgeiz durch Betrachtung der Kurve oder durch Zuspruch angereizt wird. Außerdem kann noch durch elektrische Reizung des Muskels nach sog. „vollständiger Ermüdung" die volle Leistung des Beugers gewonnen werden. Der Versuch ist also mehr als Anzeichen für zentrale Ermüdung zu bewerten. Aber auch als Test für allgemeine zentrale Ermüdung (industrielle Ermüdung z. B.) hat sich der Versuch mit dem Mittelfinger nicht bewährt. Der ganze Versuch hat daher mehr historisches Interesse und zeigt sehr schön, wie vorsichtig man bei der Übertragung von Muskelversuchen auf Zusammenhänge im Gesamtorganismus vorgehen muß.

Gebraucht werden: Ergograph von Mosso (vgl. Abb. 114), Metronom, Gewichte 1, 1,5, 2 kg, Binde zum Verbinden der Augen.

Ausführung. Zeigefinger und Ringfinger werden zusammen mit Hand und Arm in den entsprechenden Haltern so fest fixiert, daß keine Bewegung mehr möglich ist. Am Mittelfinger wird die Lederschlaufe an der Mittelphalange befestigt und derart angezogen, daß sie sich nicht verschieben kann. Die Saite mit dem Schreibhebel wird mit 2 kg belastet. Das Metronom wird auf 1 Schlag je sec. gestellt. Auf einen Metronomschlag wird angehoben, auf den nächsten Schlag wird der Finger gestreckt usf. Regelmäßige Kurven werden erhalten, wenn die Versuchsperson verbundene Augen hat. Ablenkung der Aufmerksamkeit durch Rechenexempel z. B. machen sich in den erhaltenen Kurven deutlich bemerkbar. Die anfängliche Zunahme der Leistung und das nachherige rhythmische Pendeln zwischen Zunahme und Abnahme bei bereits eingetretener Ermüdung ist typisch. Man organisiert die Versuche zweckmäßig folgendermaßen:

1. 2 kg Belastung, verbundene Augen, Kurve bis zur vollständigen Einbuße der Leistung schreiben, Rhythmus: alle 2 sec. Beugung; anschließend Pause von 5 min.; erholte Kurve wieder bis zur Einbuße der Leistung schreiben; Pause 5 min. usf.

2. $3^1/_2$ kg Belastung; gleicher Versuch.

3. 2 kg Belastung; Erhöhung der Frequenz der Tätigkeit.

4. Einfluß von Ehrgeiz, Aufmerksamkeit usw., vorteilhaft mit 1 kg Belastung durchführen.

Auswertung. Die Kurven sind sorgfältig zu beschriften und zu fixieren. Dem Einfluß der Belastung und der Beugungsfrequenz auf die Geschwindigkeit des Eintrittes der Ermüdung ist besondere Aufmerksamkeit zu schenken. Die Gesamtleistung je Versuch in secmkg ist zu berechnen.

B. Peripherer Nerv.

Allgemeines. Die Erregung in einem peripheren Nerven ist äußerlich an folgenden Erscheinungen zu erkennen: Aktionspotential, Wärmebildung, Bildung und Beseitigung von Aktionssubstanzen und damit Erhöhung des Stoffwechsels. Von diesen Erscheinungsformen der Erregung ist das Aktionspotential und seine Fortpflanzungsgeschwindigkeit am besten untersucht worden, weil es die zugänglichste der meßbaren Größen ist. Es ist aber nur eine der Äußerungen des Erregungsvorganges, nicht aber der Erregungsvorgang selbst. Die chemisch-energetische Grundlage des Erregungsvorganges, die Bedeutung des histologisch differenzierbaren Baues der verschiedenen Nervenfasern und die Grundlagen, auf denen das Neuron die Fähigkeit zu Erregbarkeit und Leitung erlangt, sind noch unbekannt.

Die Aktionsstromforschung am Nerven ist erst mit der Entwicklung trägheitsfreier Meßinstrumente (vgl. Abb. 48g, S. 60) in ein fruchtbares Stadium getreten. Zwei Arbeitsrichtungen haben sich als besonders günstig erwiesen: a) durch Aufnahme der Aktionsströme an einem intakten Nervenbündel in möglichst großem Abstand von der Reizstelle wird eine zeitliche Auflösung der Einzelpotentiale erhalten, da diese je nach Faserart verschieden große Fortpflanzungsgeschwindigkeiten haben. Im entstehenden *Geschwindigkeitsspektrum* erscheinen die Aktionspotentiale der verschiedenen Faserbündel getrennt und können in dieser Weise studiert werden. b) Durch Isolierung einer oder weniger Fasern aus einem Nervenbündel können die Aktionspotentiale isoliert untersucht werden. Die Isolierung erfolgt entweder durch Unterbruch der Leitung der übrigen Fasern oder durch besonders geschicktes Herauspräparieren der einzelnen Faser.

Die äußere Beeinflussung des Erregungsvorganges durch Wirk-
substanzen, Elektrotonus oder Narkose ist ein Forschungsgebiet, das
auf eine bedeutende historische Entwicklung zurückblicken kann. Um
diese Einflüsse zu untersuchen, braucht der Erregungsvorgang selbst
nicht gemessen zu werden, da die Beobachtung am *Erfolgsorgan* weit-
gehende Rückschlüsse auf den Erregungsvorgang zuläßt. Das Nerv-
Muskelpräparat hat für derartige Untersuchungen eine besondere Bedeutung erlangt. Diese Vereinfachung macht es auch möglich, wichtige
Nervenversuche mit einfachen Mitteln durchzuführen. Die Veränderung
der Erregung im Nerv wird durch Beobachtung des Erfolges am Muskel
gemessen. So können Fortpflanzungsgeschwindigkeit der Erregung, Narkose, Elektrotonus und Reizgesetze in einfacher indirekter Weise mit
Hilfe des Erfolgsorganes gemessen werden. In wissenschaftlichen Versuchen werden beide Verfahren zweckmäßig kombiniert, indem neben die
Vermessung der Wirkung am Erfolgsorgan auch die direkte Registrierung
des Aktionspotentials im Nerven tritt. Die konsequenteste Durchführung
dieses Gedankens ist die Technik des isolierten Nerv-Muskelpräparates,
bestehend aus einer einzigen Nervenfaser mit dazugehöriger Muskelfaser
(KATO [1] und TASAKI [2]).

75. Fortpflanzungsgeschwindigkeit der Erregungswelle.

Aufgabe. Es ist die Fortpflanzungsgeschwindigkeit der
Erregungswelle im N. ischiadicus zu messen.

Platz Nr.

Prinzip der Methode. Der Nerv eines Nerv-Muskelpräparates wird an einer bestimmten Stelle gereizt. Der Zeitpunkt des Eintreffens der Erregung im Muskel, wird durch Registrierung der
Zuckung des Muskels festgehalten. Die Zeit, die zwischen Reizmoment und dem
Beginn der Zuckung verstreicht, setzt sich zusammen 1. aus der Zeit, die die
Erregung zum Durchlaufen der Nervenstrecke: Elektrode—motorische Endplatte benötigt; 2. aus der Zeit, die das Überspringen der Erregung vom Nerv
auf den Muskel benötigt; 3. aus der Latenzzeit des Muskels. Wird von zwei
verschiedenen Stellen am Nerven, einer muskelfernen, und einer muskelnahen
aus gereizt, so darf bei einem frischen Präparat angenommen werden, daß die
Zeiten 2. und 3. in beiden Versuchen gleich sind. Der zeitliche Unterschied
in den registrierten Zuckungskurven rührt dann nur davon her, daß die Erregungswelle zum Durchlaufen der verschieden langen Nervenstrecken mehr
Zeit benötigt hat. Ist der Abstand zwischen den Elektroden a m, so ist die
Geschwindigkeit v der Erregungswelle zwischen den Elektroden

$$v = \frac{a}{t} \text{ m/sec.},$$

wenn t der zeitliche Unterschied in den registrierten Zuckungskurven ist. Damit
ist die Fortpflanzungsgeschwindigkeit gefunden. Der Zwischenraum zwischen
den Elektroden ist in der Regel so eingerichtet, daß der Nerv in einer feuchten
Kammer ruht und daß gleichzeitig die Temperatur der Nervenstrecke durch
Kühlung oder Erwärmung mit Wasser verändert werden kann. Die Fortpflanzungsgeschwindigkeit ist dann für verschiedene Temperaturen zu bestimmen. Aus den erhaltenen Werten kann der Temperaturkoeffizient dieses
wichtigen biologischen Vorganges ermittelt werden.

---

[1] KATO, G.: The microphysiology of nerve. Tokyo 1934.
[2] TASAKI, I.: Amer. J. Physiol. **125**, 367, 380 (1939).

Gebraucht werden: Schußkymographion. Doppelelektrode mit Abkühlungsvorrichtung und feuchter Kammer (vgl. Abb. 115a), Schlauchverbindungen, warmes Wasser, Eis und Thermometer mit Auslaufgefäßen, isometrischer Hebel, Stativ, Reizeinrichtung, Stromschlüssel, Stromwender, elektrische Stimmgabel, Präparierbesteck, RINGER-Lösung, Pinsel, Frosch.

Ausführung. Gastrocnemius, Nerv-Muskelpräparat. Der Muskel wird im isometrischen Hebel eingespannt. Der Nerv wird auf die Doppelelektroden gelegt und in die feuchte Kammer eingeschlossen. Schaltung nach Abb. 115b. Der Stromlenker gestattet den Reiz entweder den muskelfernen oder den muskelnahen Elektroden zuzuführen. Einstellung auf eben maximale Reizstärke (Anfangsmarken bei stehender Trommel). Zuerst wird muskelnahe gereizt und

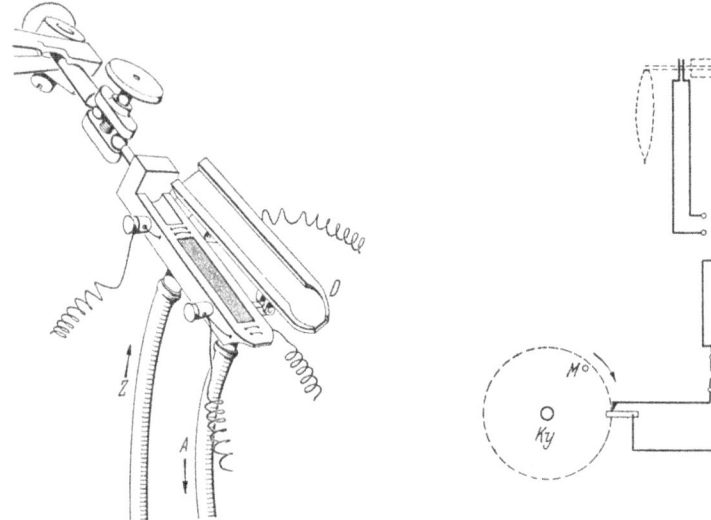

Abb. 115a. Doppelelektrode. *A* Abfluß der Kühlflüssigkeit; *D* Deckel (feuchte Kammer); *Z* Zufluß der Kühlflüssigkeit.

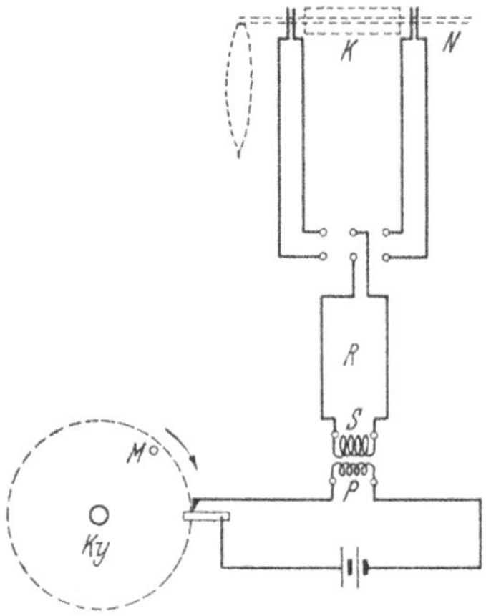

Abb. 115b. Schaltung der Doppelelektrode. *N* Nerv; *K* Kühlstelle; *R* Reizstrom; *M* Mitnehmer am Kymographion *Ky*.

die Zuckung registriert. Dann wird muskelfern gereizt und die Zuckung registriert. Man achtet sehr darauf, daß nach Schreibung der ersten Zuckungskurve die relative Lage des Schreibhebels zur Schreibfläche vor Beginn der zweiten Registrierung wieder genau gleich ist (Einstellung auf Anfangsmarke). Anschließend Schreibung einer Zeitmarke mit der Stimmgabel.

Wiederholung der Registrierungen bei verschiedenen Temperaturen. Bei sauberer Arbeit können auf der gleichen Trommel sehr viele Versuche registriert werden, indem lediglich Anfangspunkt und Reizmoment entsprechend verschoben werden.

Die verschiedenen Temperaturen werden meßbar durch Durchströmung des Kühlmantels des Elektrodengerätes (Abb. 115a). Mit Eiswasser und Wasser verschiedener Temperatur eingestellt.

Auswertung. In einer Höhe von 1—2 cm über der Basis werden die beiden Zuckungskurven durch eine waagerechte Linie geschnitten. Durch Ausmessung der Strecke zwischen den Schnittpunkten in mm und Bezug auf die senkrecht darunter geschriebene Stimmgabelkurve (die Bewegung der Trommel ist ungleichförmig), wird die Zeit t in Sekunden ermittelt. Ist a die Länge der Nervenstrecke zwischen den Elektroden in m gemessen, so ist a/t die Geschwindigkeit in m/sec. Aus der Abhängigkeit der Fortpflanzungsgeschwindigkeit von der Temperatur wird der Temperaturquotient für eine Änderung von 10° C berechnet.

76. Narkose- und Curare-Wirkung.

a) Narkose des Nerven.

Aufgabe. Der Eintritt und das Verschwinden der Narkose ist an einem peripheren Nerven messend zu verfolgen.

Prinzip der Methode. Der Nerv wird in einer abgeschlossenen Kammer durch Ätherdämpfe narkotisiert. Durch Ermittlung der Reizschwelle wird Eintritt und Verschwinden der Narkose messend verfolgt.

Gebraucht werden: Narkoseröhre mit angeschlossenen Elektroden (vgl. Abb. 116). Isometrischer Hebel oder Muskeltelegraph, Äther, Gebläse, Reizgerät, Präparierbesteck, Seidenfaden, Wachs, RINGER-Lösung, Pinsel, Frosch.

Ausführung. Nerv-Muskelpräparat. Das zentrale Ende des Nerven wird mit einem Seidenfaden angebunden. Der Faden wird mit Wachs gestärkt und durch das Loch der Narkoseröhre eingezogen. Der Nerv wird eingefädelt und auf die Elektroden gelegt. Die Reizschwelle wird mehrfach von unten und oben her (bezüglich der Intensität) bestimmt. Mit dem Gebläse werden in die Narkoseröhre Ätherdämpfe vorsichtig eingeblasen. In Abständen von 10 sec. wird fortlaufend die Stärke des Schwellenreizes bis zum Eintritt vollständiger Unerregbarkeit gemessen. Die Ätherdämpfe werden abgesetzt. Das Zurückkehren der Erregbarkeit ist durch Messung in gleicher Weise zu verfolgen. Die Messung muß wiederholt durchgeführt werden.

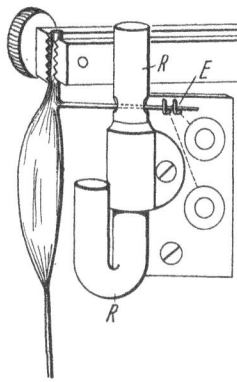

Abb. 116. Narkosekammer für Nerven. *R* Glasrohr mit feinen Öffnungen, durch die der Nerv gezogen werden kann; *E* Reizelektrode.

Auswertung. Die erforderliche Reizstärke ist als Ordinate, die Zeit als Abszisse aufzutragen. Bei sorgfältiger Arbeit ergeben wiederholte Messungen ähnliche Kurven.

b) Curare-Wirkung.

Aufgabe. Die Blockierung der motorischen Endplatte durch Curare ist zu untersuchen.

Prinzip der Methode. Die Wirkung des Curare wird am besten auf dem Blutweg durch Injektion des Stoffes in den Rückenlymphsack des Frosches hervorgebracht. Um ein Vergleichspräparat zu erhalten, wird ein Schenkel des Frosches abgebunden. Er bleibt somit unvergiftet, wenn auch nicht unverändert. Die Wirkung des Ausfalles der Zirkulation muß berücksichtigt werden. Die Herstellung der symmetrischen Nerv-Muskelpräparate liefert dann die Möglichkeit, die direkte und indirekte Reizung am vergifteten und unvergifteten Präparat vergleichend durchzuführen.

Gebraucht werden: Froschbrett, Äther, Watte, Präparierbesteck, Tupfer, starke Seidenfäden, Injektionsspritze und 1% Curarelösung. Glasglocke. Muskelhalter, zwei Muskeltelegraphen oder Muskelhebel, Elektroden, Reizgerät mit Stromlenker, RINGER-Lösung, Pinsel.

Ausführung. α) Am narkotisierten Frosch wird ein Hautschnitt an der dorsalen Fläche des Oberschenkels so gelegt, daß nach Auseinanderziehen der Muskeln der N. ischiadicus freiliegt. Der Nerv wird von der Arterie isoliert. Unter ihm durch werden zwei kräftige Seidenfäden eingezogen, von denen der eine zum leichten Anheben des Nerven, der andere zum Abbinden des gesamten Oberschenkels mit Ausnahme des N. ischiadicus dient. Beim Anziehen dieser Ligatur achtet man darauf, daß der Nerv weder mit der Ligatur noch mit dem Hautsekret in Berührung kommt. Die Ligatur muß so stark angezogen werden, daß die Zirkulation in der unteren Extremität stillsteht.

β) Am narkotisierten Frosch wird in der Mitte zwischen Darmbein und Steiß-
bein ein Schnitt geführt, die Fascie wird entfernt und der M. coccygeo-iliacus durchtrennt. Das Lymphherz im Winkel des M. pyriformis und die in seiner Nähe verlaufenden Gefäße sind zu schonen. Durch den Schnitt sieht man die A. iliaca und
Teile vom Plexus lumbosacralis. Die A. iliaca wird abgebunden. Der Erfolg ist
an der Änderung der Hautfarbe
des linken Beines zu erkennen.

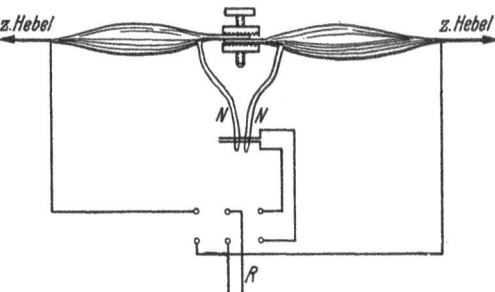

Abb. 117. Schaltung der Muskeln im Curareversuch.
NN Nerven; *R* Reizstrom.

Man injiziert nach erfolgter
Operation 0,1—0,2 cm³ der 1%-
igen Curarelösung in den Rückenlymphsack (vgl. Abb. 105, S. 178).
Der Frosch wird unter einer Glasglocke aufbewahrt, bis er auf
Kneifen keine Bewegungen mit
dem vergifteten Bein macht. Es
ist zu empfehlen, von da an nochmals 5 min. zu warten, weil die
willkürliche Innervation früher
blockiert wird als die Erregung
bei künstlicher Reizung.

Die beiden Präparate werden nach Abb. 117 aufgestellt und geschaltet. Die
Reizschwelle der Nerven der vergifteten und unvergifteten Seite wird bestimmt.
Ist die Vergiftung kunstgerecht durchgeführt, so führt indirekte Reizung nicht
zu Erfolg. Dann wird die Reizschwelle für direkte Reizung der Muskeln bestimmt.
Es zeigt sich, daß beide Muskeln direkt erregbar sind. In der Regel ist die Reiz-
cshwelle beim curarisierten Muskel etwas höher, beim unvergifteten etwas
niedriger als normal. Die Erhöhung rührt vom Curare her, die Erniedrigung
von den anaeroben Bedingungen, die durch die Abschnürung entstanden sind.

Auswertung. Der Versuch zeigt, daß die Blockierung an der motorischen
Endplatte erfolgt sein muß.

77. Aktionspotential des Nerven.

Platz Nr.

Aufgabe. Das monophasische Aktionspotential eines Nerven
ist zu beobachten und zu registrieren.

Prinzip der Methode. Die Aktionspotentiale der Nerven sind
in der Größenordnung von Millivolt bis $1/_{100}$ Millivolt. Es sind
steile Spannungszacken, deren Analyse Frequenzen bis 10^4 Hertz
(Schwingungen je Sekunde) liefert. Sie können getreu nur durch Instrumente

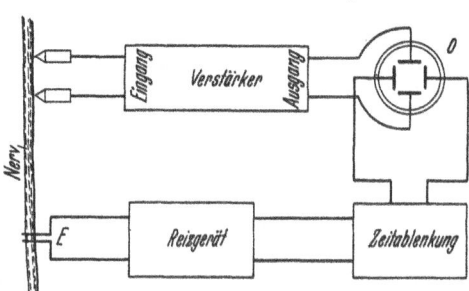

Abb. 118a. Prinzip der Schaltung des Elektronenstrahloszillographen nach KÖNIG. Der, nach einmaliger oder
wiederholter elektrischer Reizung des Nerven, auftretende Aktionsstrom wird durch unpolarisierbare Elektroden
abgeleitet und im Verstärker so verstärkt, daß er im Elektronenstrahloszillograph *0* eine Ablenkung des Strahles
in der Senkrechten verursacht. Im Reizmoment muß aber auch die waagrechte Zeitablenkung beginnen, damit
die Aktionsstromkurve entsteht. Dies geschieht durch relaisartige Verbindung der Zeitablenkung mit dem
Reizgerät.

wiedergegeben werden, deren Eigenfrequenzen höher sind. Das Instrument der
Wahl ist der Elektronenstrahloszillograph. Seine Empfindlichkeit ist aber nur

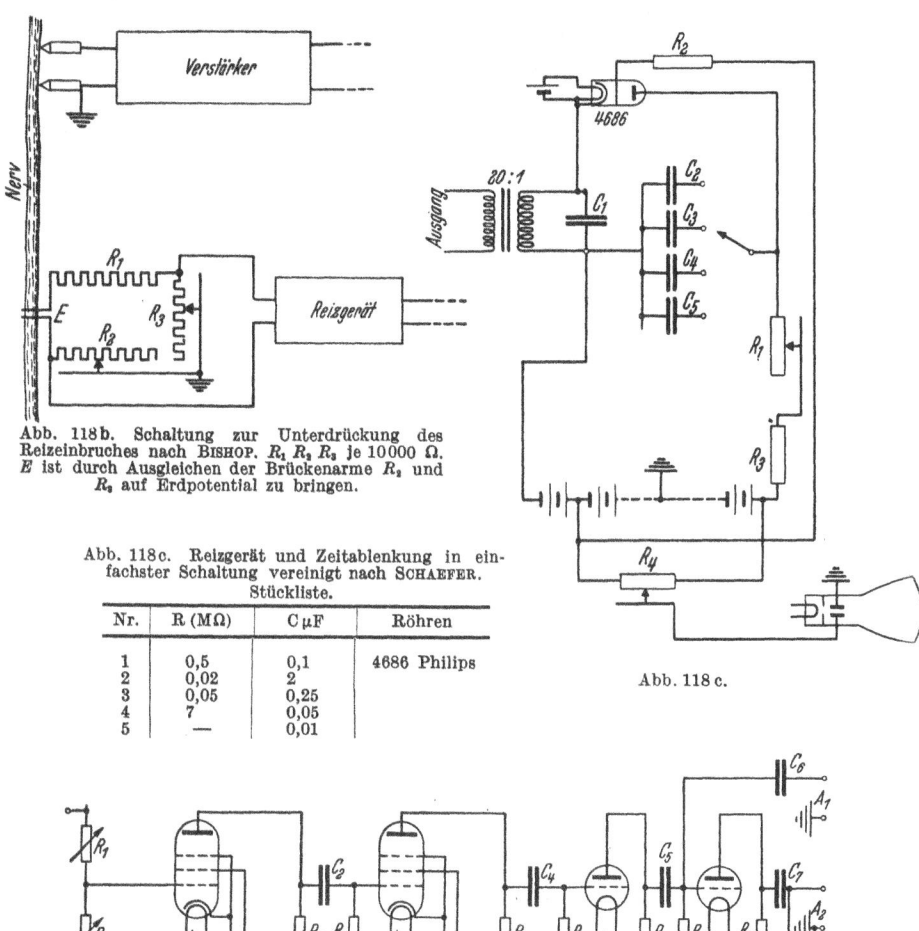

Abb. 118b. Schaltung zur Unterdrückung des Reizeinbruches nach Bishop. $R_1 R_2 R_3$ je 10000 Ω. E ist durch Ausgleichen der Brückenarme R_1 und R_2 auf Erdpotential zu bringen.

Abb. 118c. Reizgerät und Zeitablenkung in einfachster Schaltung vereinigt nach Schaefer.
Stückliste.

Nr.	R (MΩ)	C μF	Röhren
1	0,5	0,1	4686 Philips
2	0,02	2	
3	0,05	0,25	
4	7	0,05	
5	—	0,01	

Abb. 118c.

Abb. 119a. C-R-Verstärker nach Schaefer. Schaltschema eines Kapazitäts-Widerstandsverstärkers, maximal 10⁶fache Verstärkung. R_1 und R_2 sind je 8 bzw. 4 Widerstände, durch Stufenschalter auswechselbar.
(Pflügers Archiv 244.)

Stückliste.

Nr.	R (MΩ)	C (μF)	Röhren	Nr.	R (MΩ)	C (μF)	Röhren
1	0,01—4,0	1000	AF 7	8	0,3	—	—
2	0,01—1,0	1	AF 7 oder AC 2	9	1,0	—	—
3	2000 Ω	1000	RE 034	10	0,5	—	—
4	0,3	1	RE 034	11	1,0	—	—
5	0,5	1	—	12	0,2	—	—
6	500 Ω	1	—	13	2,0	—	—
7	50 Ω	1	—				

Der C-R-Verstärker ist batteriebetrieben. Er ist stabil und besitzt einen Störpegel von 4 μV. Die Zeitkonstanten CR der Übertragungskreise müssen bei einem n-stufigen Verstärker etwa n-mal so groß gewählt werden wie bei einem einstufigen Verstärker, wenn die gleiche Gesamt-Zeitkonstante erzielt werden soll (König). In diesem Punkt ist der Gleichstromverstärker dem C-R-Verstärker weit überlegen.

etwa 1 mm Ausschlag/Volt. Es müssen daher Verstärkungen von etwa 10^5 angewendet werden, um die Aktionspotentiale mit dem Elektronenstrahl-Oszillograph
meßbar zu machen. Gute Verstärkerschaltungen sind von ADRIAN[1], GASSER und
ERLANGER[2], HOLZER[3], KÖNIG[4], MATTHEWS[5], SCHAEFER[6], SCHMITT[7], SKOTNICKY[8] u. a.
angegeben worden. Der Abschirmung gegen Störungen und der Synchronisierung
der Zeitablenkung des Elektronenstrahles muß besondere Sorgfalt gewidmet werden.
Sehr geeignet ist die Synchronisierung der Zeitablenkung durch das Reizgerät selbst
(vgl. Abb. 118 a—c). Es wird damit automatisch dafür gesorgt, daß der Elektronen-
strahl immer dann gerade abgelenkt wird, wenn ein Aktionspotential zu erwarten
ist. Mit dieser Anordnung kann das Aktionspotential durch Wiederholung als

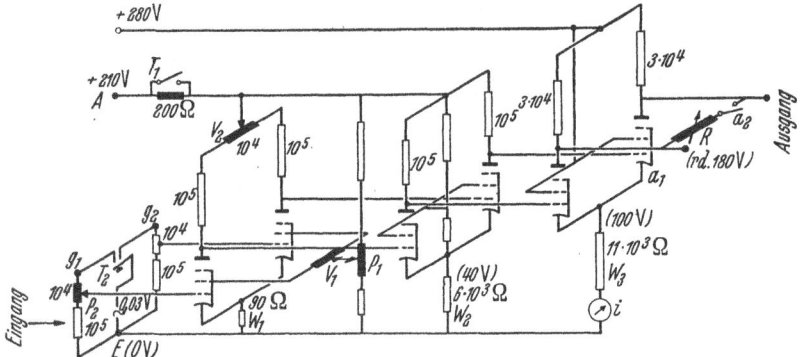

Abb. 119b. Gleichstromverstärker nach KÖNIG. Dieser Verstärker verstärkt Spannungsdifferenzen im Eingang weitgehend unabhängig von äußeren Störungen. Netzspeisung und Unabhängigkeit von Netzspannungs-
schwankungen, hohe Gegentaktverstärkung von $2 \cdot 10^5$, bei mehr hundertfach kleinerer Gleichtaktverstärkung,
konstanter Nullpunkt und rasches Einbrennen sind die Vorteile dieser Schaltung. Die Röhren der 1. und
2. Stufe sind EF 6 (Philips) und müssen für die 1. Stufe ausgesucht werden. 3. Stufe ELL 1. Nicht eingerechnet
ist ein Wechselstromkompensator in Serie zum Eingang, der eine Netzspannung beliebiger Größe einkoppelt
und die Grundwelle der netzsynchronen Spannungen kompensiert. [Weitere Schaltmöglichkeiten vgl. HOLZER:
Pflügers Arch. 244, 205 (1941).]

Regulierungen: Mit V_1 und P_1: Arbeitspunkt,
mit V_2 und T_1: Abgleich der geschlossenen Brücke,
P_2 und T_2: Abgleich der offenen Brücke,
mit V_1 (fein): Überwachung des Arbeitspunktes.

stehendes Bild auf dem Schirm gezeigt und photographisch festgehalten werden.
Zur Reizung und Synchronisierung der Zeitablenkung kann auch der Wechselstrom
direkt verwendet werden (SCHAEFER).

Die Registrierung kann durch photographische Aufnahme des synchronisierten
stehenden Bildes, oder durch einmalige Momentaufnahme des Vorganges auf licht-
starkem Schirm, oder durch bewegten Film oder bewegte Platten (in diesem Fall
ohne Zeitablenkung im Oszillographen) erfolgen.

Ausführung. Richtet sich nach den vorhandenen Mitteln. Beispiele vgl. die
Abb. 119 a u. b.

78. Elektrotonus und Gleichstromreizung.

a) Elektrotonus.

Aufgabe. Die Veränderung der Erregbarkeit des Nerven
bei Gleichstromdurchfluß durch Anlegen einer Anode und
einer Kathode ist in der Nähe dieser Pole zu untersuchen.

Platz Nr.

Prinzip der Methode. Das Verletzungspotential des Ner-
ven ist gleich wie dasjenige des Muskels (vgl. 70 c). Seine Hülle trägt eine
positive Ladung, der die negative Ladung des Kernes gegenübersteht. Werden

---

[1] ADRIAN, E. D. u. D. W. BRONK: J. of Physiol. **66**, 81 (1928). — [2] ERLANGER, J.
u. H. S. GASSER: Electrical signs of nervous activity. Philadelphia 1937. — [3] HOLZER:
Pflügers Arch. **244**, 205 (1941). — [4] KÖNIG, H.: Helvet. physica Acta **13**, 381 (1940). —
[5] MATTHEWS, B. H. C.: J. of Physiol. **93**, 25 P (1938). — [6] SCHAEFER, H.: Pflügers Arch.
244, 475 (1941). — [7] SCHMITT, O. H.: Rev. Scient. Instr. **8**, 126 (1937). — [8] SKOTNICKY, I.:
Pflügers Arch. **246**, 59 (1942).

zwei unpolarisierbare Pole einer Gleichstromquelle an den Nerven angelegt, so wird bei der Kathode die positive Ladung der Hülle abgesaugt, an der Anode dagegen tritt eine Anhäufung auf. Die Bedingungen für die Ausbildung der Erregung sind daher an der Kathode begünstigt (Katelektrotonus), an der Anode verschlechtert (Anelektrotonus). Es liegt in der Kernleiternatur des Nerven, daß die Wirkung der angelegten Pole nicht nur an den Berührungsstellen nachweisbar ist, sondern durch weitgezogene Stromschleifen sich im Nerv ausbreitet. Die Untersuchung der elektrotonischen Änderungen kann daher auch in der Nachbarschaft der angelegten Pole durch Reizung mit Prüfelektroden erfolgen.

Gebraucht werden: Feuchte Kammer für das Nerv-Muskelpräparat (vgl. Abb. 120), unpolarisierbare Elektroden, Prüfelektroden, Stromquelle mit Potentiometer zum Abgreifen eines meßbar veränderlichen Gleichstromes (vgl. Abb. 47n, S. 60), Voltmeter, Stromschlüssel, Reizgerät, Präparierbesteck, RINGER-Lösung, Frosch.

Ausführung. Nerv-Muskelpräparat. Fixierung in der feuchten Kammer nach Abb. 120. Mit der Prüfelektrode wird die Reizschwelle bestimmt. Anschließend wird durch langsame Einschaltung des Potentiometers mit dem Gleichstrom über die unpolarisierbaren Elektroden eingeschlichen. Die Reizschwelle wird bestimmt einmal in der Nähe der Kathode und einmal in der Nähe der Anode (entweder durch Verschiebung der Prüfelektrode oder durch Umpolung

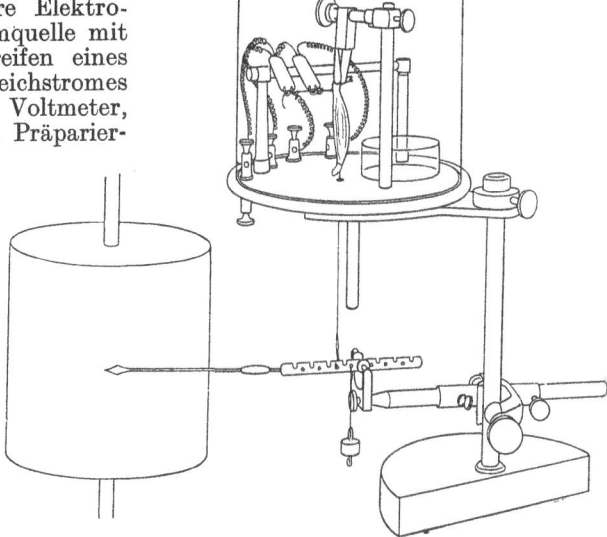

Abb. 120. Feuchte Kammer für Nerv-Muskelpräparate. Der Nerv wird auf die 4 Elektroden aus chloriertem Silberdraht (unpolarisierbar!) gelegt. Die Kontraktionen des Muskels werden außerhalb der Kammer mit isotonischem Hebel registriert. Ein Elektrodenpaar dient zur Reizung, ein Elektrodenpaar zur Erzeugung des Elektrotonus durch Gleichstromdurchleitung.

unter Belassung der Prüfelektrode in der Nähe eines Poles). Die Stärke des Gleichstromes wird bis zum Anodenblock vermehrt.

Auswertung. Die gefundenen Werte für die Reizschwelle für Anode und Kathode sind als Ordinate, die Stärke des polarisierenden Stromes (Größe der am Voltmeter abgelesenen Spannung) als Abszisse in relativen Einheiten aufzutragen.

b) PFLÜGERsches Zuckungsgesetz.

Aufgabe. Die beim Einschalten und Unterbrechen eines Gleichstromes an den Strom-Ein- und -Austrittsstellen auftretenden Reiz- und Polarisationserscheinungen sind zu untersuchen.

Platz Nr.

Prinzip der Methode. Bei Veränderung der Stromdichte in einem Nerven entsteht ein Reiz: Bei Stromschließung an der Kathode, bei Öffnung an der Anode als Folge der Polarisation.

Gesetz der polaren Erregung. „Aufsteigend" wird die Stromrichtung genannt, wenn der Strom von muskelnaher Anode zu muskelferner Kathode, „absteigend", wenn er umgekehrt fließt. Je nach Stromstärke kann die Reizwirkung der Kathode bei Stromschluß und aufsteigendem Strom durch den Anodenblock so blockiert werden, daß sie nicht an den Muskel gelangt. Umgekehrt kann

bei Öffnung und absteigendem Strom die Reizwirkung der Anode (Polarisations-
kathode) durch den Block der Kathode (Polarisationsanode) gehemmt werden.
Es muß daher mit schwachen, mittelstarken und starken Strömen gearbeitet
werden. „Schwach" ist der Strom, der bei Schließung an der Kathode schon
zu Reizung, bei der Öffnung aber noch nicht zu Polarisationserscheinungen
führt. „Mittelstark" ist ein Strom, der schon zu Reizung durch Polarisation
bei Öffnung, noch nicht aber zu Anodenblock führt. „Stark" sind Ströme,
die den Anodenblock ergeben.

Ausführung. Nerv-Muskelpräparat.

Das Präparat wird in der feuchten Kammer in ähnlicher Weise wie bei
Abb. 120, S. 197, aber ohne Prüfelektrode montiert. Die unpolarisierbaren
Elektroden sind über einen Stromwender und den Stromschlüssel, so an das
Potentiometer zu legen, daß von Null beginnend verschieden große Spannungen
an den Nerven angelegt werden können. Reihenfolge der Versuche:
1. Schwacher Strom: a) aufsteigend, b) absteigend bei Schließung und
Öffnung geprüft. 2. Mittelstarker Strom: a) aufsteigend, b) absteigend, bei
Schließung und Öffnung geprüft. 3. Starker Strom: a) aufsteigend, b) abstei-
gend, bei Schließung und Öffnung geprüft.

Auswertung. Die Ergebnisse sind in der Form folgender Tabelle einzutragen.

Stromstärke oder Spannung	Absteigend		Aufsteigend	
	Schließung	Öffnung	Schließung	Öffnung

c) Reizgesetze am Menschen.

Platz Nr.

Aufgabe. Die Abweichungen, die sich vom Gesetz der
polaren Erregung bei Reizung von Nerven in situ ergeben,
sind zu untersuchen.

Prinzip der Methode. Setzt man eine Gleichstromelek-
trode auf die Haut auf, so breitet sich der Strom in Stromschleifen durch das
Gewebe aus und trifft unter anderem auch den Nerven. Es entstehen am
Nerven Strom-Eintritts- und -Austrittsstellen unter beiden Elektroden (virtuelle
Elektroden). Durch Verwendung einer großflächigen indifferenten und einer
kleinflächigen differenten Elektrode kann die Wirkung durch Verkleinerung der
Stromdichte an der indifferenten Elektrode auf die differente lokalisiert werden.
Bei Schließung wirkt aber sowohl differente Kathode wie auch differente Anode
reizend, weil letztere ja im Gewebe Anlaß zu einer virtuellen Kathode gibt.
Bei Öffnung sind die Verhältnisse an der differenten Anode entsprechend. Die
Wirkung unterscheidet sich nur durch die erforderliche Schwellenstromstärke.
Ihrer Bestimmung kommt daher die größte Bedeutung zu. Im Sinne aufstei-
gender Stromstärke ist die Wirkung an der differenten Elektrode folgendermaßen gestaffelt: $KS > AS > AOe > KOe$ (K = Kathode, A = Anode, S =
Schließungszuckung, Oe = Öffnungszuckung). Abweichungen von dieser Reihenfolge, z. B. $AS > KS$, werden als abnormal bezeichnet („Entartungsreak-
tion"). Man bezeichnet diese Form der Reizung als „galvanisch" im Gegensatz
zur „faradischen" Reizung, mit Wechselströmen.

Gebraucht werden: Stromquelle, Potentiometer, Voltmeter, differente Elektrode, indifferente Elektrode, beide in Kochsalzlösung gut getränkt, Stromschlüssel, Farbstift. Fertige Geräte sind der Pantostat und ähnliche Apparate.

Ausführung. Die indifferente Elektrode wird entweder an der Brust, am
Nacken oder am Oberarm fest angedrückt. Mit der indifferenten Elektrode

werden Stellen aufgesucht, an denen der Nerv möglichst oberflächlich liegt. Solche Stellen sind (vgl. Abb. 121):

Ort	Nerv
Vor dem Ohrläppchen	N. facialis
Sulcus bicipitalis internus	N. ulnaris
Sulcus cubitalis radialis oder distales Ende des Sulcus antibrachii radialis	N. medianus.

Die differente Elektrode wird aufgelegt und die Reizschwelle bestimmt: Bei Schließung, als Kathode, bei Schließung als Anode, bei Öffnung als Anode, bei Öffnung als Kathode. Die gefundenen günstigen Reizstellen sind mit Farbstift zu bezeichnen.

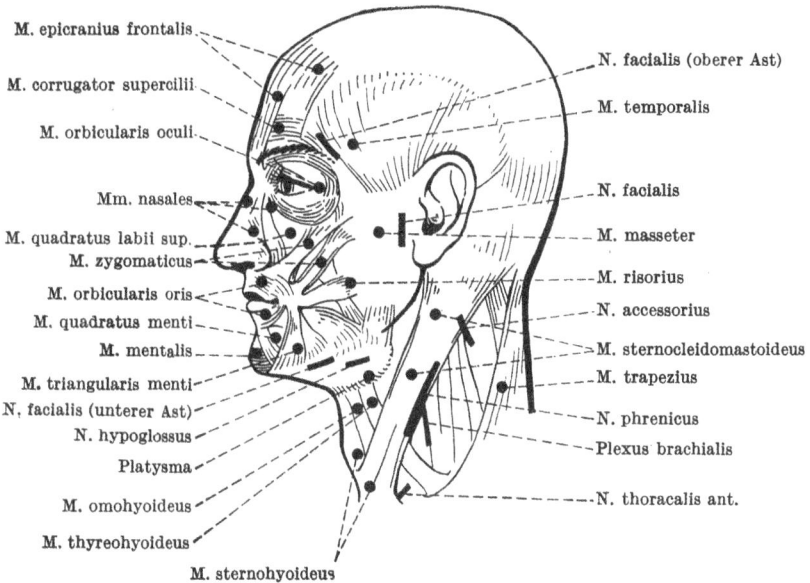

Abb. 121 a. Reizpunkte der Nerven und „Muskeln"; Kopf.

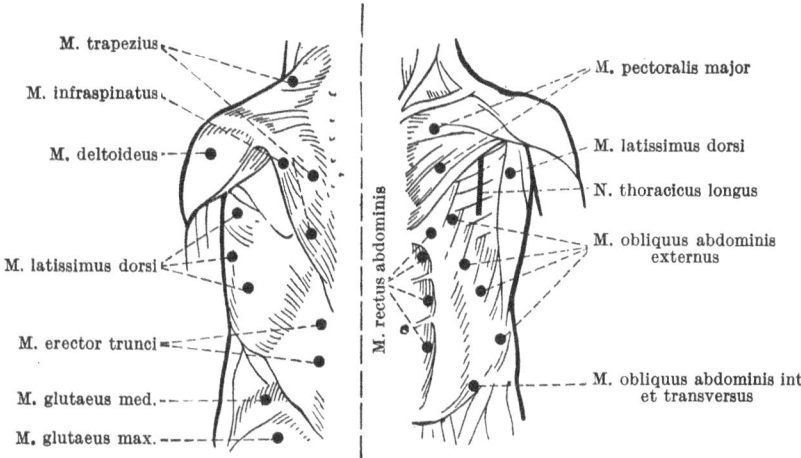

Abb. 121 b. Reizpunkte der Nerven und „Muskeln" des Stammes links von dorsal, rechts von ventral.

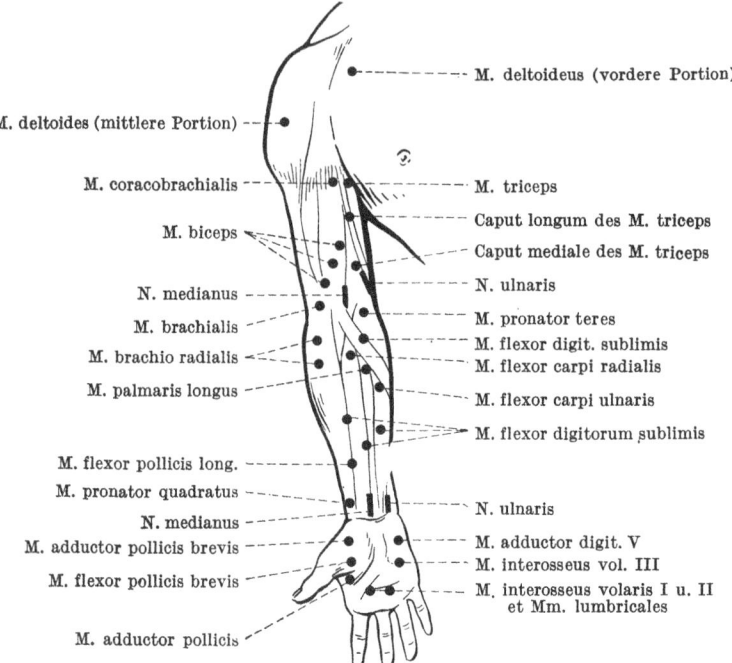

M. deltoideus (vordere Portion)

M. deltoides (mittlere Portion)

M. coracobrachialis

M. biceps

M. triceps

Caput longum des M. triceps

Caput mediale des M. triceps

N. medianus

N. ulnaris

M. brachialis

M. pronator teres

M. brachio radialis

M. flexor digit. sublimis

M. palmaris longus

M. flexor carpi radialis

M. flexor carpi ulnaris

M. flexor digitorum sublimis

M. flexor pollicis long.

M. pronator quadratus

N. medianus

N. ulnaris

M. adductor pollicis brevis

M. adductor digit. V

M. flexor pollicis brevis

M. interosseus vol. III

M. interosseus volaris I u. II
et Mm. lumbricales

M. adductor pollicis

Abb. 121 c. Reizpunkte der Nerven und „Muskeln" des Armes, volare Seite.

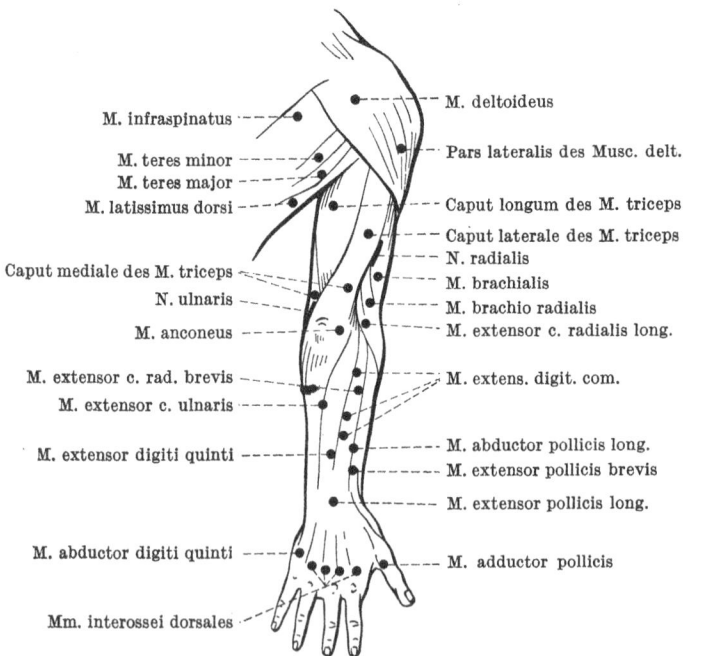

M. infraspinatus

M. deltoideus

M. teres minor

Pars lateralis des Musc. delt.

M. teres major

M. latissimus dorsi

Caput longum des M. triceps

Caput laterale des M. triceps

N. radialis

Caput mediale des M. triceps

M. brachialis

N. ulnaris

M. brachio radialis

M. anconeus

M. extensor c. radialis long.

M. extensor c. rad. brevis

M. extens. digit. com.

M. extensor c. ulnaris

M. abductor pollicis long.

M. extensor digiti quinti

M. extensor pollicis brevis

M. extensor pollicis long.

M. abductor digiti quinti

M. adductor pollicis

Mm. interossei dorsales

Abb. 121 d. Reizpunkte der Nerven und „Muskeln" des Armes und der Schulter, dorsale Seite.

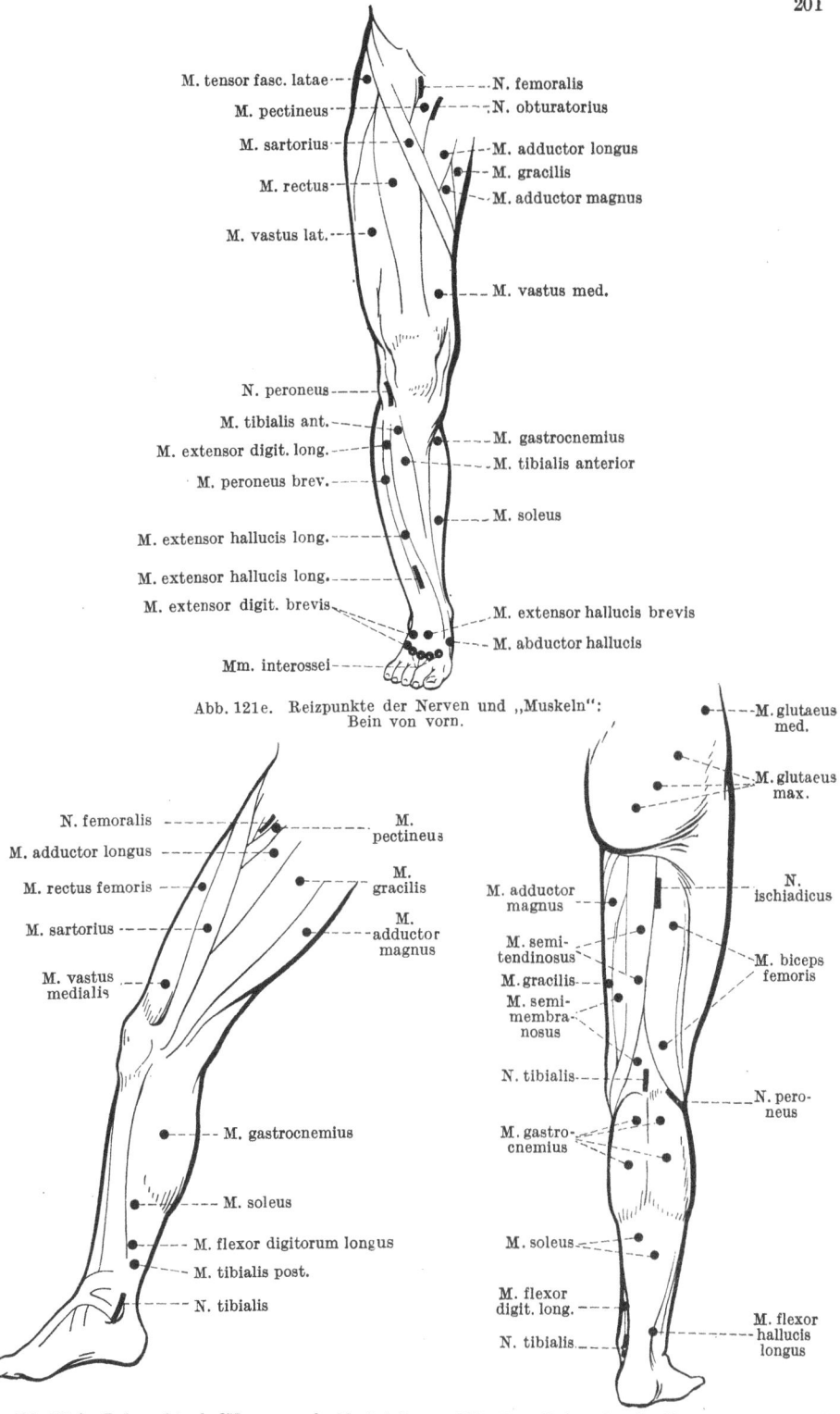

M. tensor fasc. latae · · · ─ ─ N. femoralis

M. pectineus · · ─ ─ ─ N. obturatorius

M. sartorius ─ ─ ─ ─ M. adductor longus

M. rectus ─ ─ · M. gracilis

· · ─ M. adductor magnus

M. vastus lat. · ─ ─

· ─ M. vastus med.

N. peroneus ─ ─ ─

M. tibialis ant. · ─ ─

M. extensor digit. long. ─ · M. gastrocnemius

· ─ M. tibialis anterior

M. peroneus brev. · ─ ─

· ─ M. soleus

M. extensor hallucis long. ─ ─

M. extensor hallucis long. ─ ─ ─

M. extensor digit. brevis ─ · M. extensor hallucis brevis

· ─ M. abductor hallucis

Mm. interossei ─ ─

Abb. 121e. Reizpunkte der Nerven und „Muskeln“:
Bein von vorn.

N. femoralis ─ ─ ─ ─ M. pectineus

M. adductor longus ─ ─ ─ M. gracilis

M. rectus femoris ─ ─ M. adductor magnus

M. sartorius · ─ ─

M. vastus medialis ─

M. gastrocnemius

M. soleus

M. flexor digitorum longus

M. tibialis post.

N. tibialis

Abb. 121 f. Reizpunkte der Nerven und „Muskeln“
der unteren Extremität von medial her gesehen.

M. glutaeus med.

M. glutaeus max.

N. ischiadicus

M. adductor magnus

M. semitendinosus

M. gracilis

M. biceps femoris

M. semimembranosus

N. tibialis

N. peroneus

M. gastrocnemius

M. soleus

M. flexor digit. long.

N. tibialis

M. flexor hallucis longus

Abb. 121 g. Reizpunkte der Nerven und „Muskeln“
der unteren Extermität, dorsale Seite.

79. Reizung mit Stromstößen.

a) Chronaxie am Nerven.

Aufgabe. Die Chronaxie oder Kennzeit eines Nerven ist zu messen.

Prinzip der Methode. Bestimmt man den Schwellenwert der Nervenreizung durch einen Gleichstrom, indem man die Zeitdauer der Einwirkung meßbar verändert, so findet man 1., daß der Schwellenwert bei Verlängerung der Dauer der Einwirkung von einem bestimmten Wert an konstant bleibt (Nutzzeit); 2., daß bei Verkürzung der Dauer der Einwirkung der Schwellenwert immer höher wird, so daß die Intensität des Reizstromes gesteigert werden muß. Trägt man die Intensität des Stromes als Ordinate auf und die Zeitdauer der Einwirkung als Abszisse, so wird die Reizzeitspannungskurve der Abb. 122 erhalten. Sie ist im Abschnitt H—H annähernd eine Hyperbel und kann in diesem Teil durch die Gleichung

$$i = \frac{a}{t} + b \qquad (1)$$

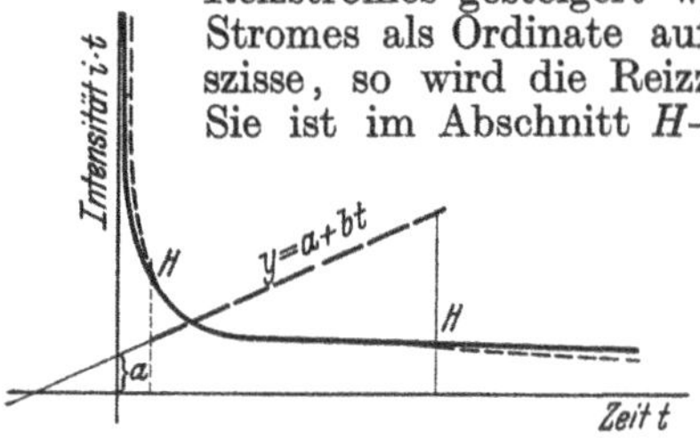

Abb. 122. Reizzeit-Spannungskurve. Im Abschnitt HH ist die Kurve eine Hyperbel. Der Verlauf der Hyperbel außerhalb der Strecke HH ist gestrichelt gezeichnet.

dargestellt werden, wenn i die Stromstärke, t die Zeitdauer der Einwirkung und a und b zwei Konstanten darstellen. Die Reizzeitspannungskurve ist für jeden Nerven eine charakteristische Größe. Nach LAPICQUE können zwei Größen gemessen werden, die die Reizzeitspannungskurve weitgehend definieren und somit das Verfahren der Gewinnung einer charakteristischen Größe für die Erregbarkeit eines Nerven wesentlich vereinfachen. Wir setzen für den Abschnitt H—H der Kurve

$$y = i \cdot t = a + bt \qquad (2)$$

und erhalten die Gleichung einer Geraden, wenn $i \cdot t$ als Ordinate, t als Abszisse aufgetragen wird. Diese Gerade ist bestimmt, wenn ihre Neigung b und der Schnittpunkt mit der Ordinate, a, bekannt sind. b ist die Stromstärke i, die bei lang dauernder Einwirkung (länger als die Nutzzeit) wirksam ist und wird Grundwert oder Rheobase genannt. An Stelle von a/t wird das Verhältnis a/b eingeführt, durch folgende Umformung der Gleichung (1)

$$i = b\left(\frac{a}{b} \cdot \frac{1}{t} + 1\right). \qquad (1a)$$

Wird i auf den Wert $2b$ eingestellt, so ist

$$2b = b\left(\frac{a}{b} \cdot \frac{1}{t} + 1\right) \qquad (1b)$$

$$2 - 1 = \frac{a}{b} \cdot \frac{1}{t} \qquad (1c)$$

$$t = \frac{a}{b} \qquad (1d)$$

d. h., es wird eine für die Reizzeitspannungskurve charakteristische Zeit, die *Kennzeit* oder *Chronaxie*, erhalten. Es wird zuerst der Grundwert oder die Rheobase ($i = b$) bestimmt, dann wird der erhaltene Wert verdoppelt ($i = 2b$) und die kürzeste Zeitdauer ermittelt, die noch reizt. Damit ist die *Chronaxie* gefunden.

Zur Bestimmung der Chronaxie können rechteckige Stromstöße oder Kondensatorentladungen verwendet werden. Für die Entladungen eines Kondensators gilt (vgl. S. 62)

$$P = P_0 \cdot e^{-\frac{t}{RC}} \qquad (3)$$

oder

$$t = R \cdot C \cdot \ln \frac{P_0}{P}.$$

Ein Kondensator entlädt sich bei gleicher Ladespannung P_0 und gleichem End-wert P (praktisch = 0) um so schneller, je kleiner R oder C ist. $R \cdot C$ wird als die Zeitkonstante des Kondensators bezeichnet. LAPICQUE hat gefunden, daß die durch $R \cdot C$ definierte Zeitkonstante eines Kondensators direkt zur Bestimmung der Chronaxie benützt werden darf. Die bei der Entladung des Kondensators von der Kapazität C durch einen Widerstand R wirksame Dauer des Stromflusses entspricht einem recht-eckigen Stromstoß von der Dauer 0,37 t. Man kann daher nach LAPICQUE die Zeitkonstante $R \cdot C$ mit 0,37 multipli-zieren, um die gesuchte wirksame Zeit zu erhalten.

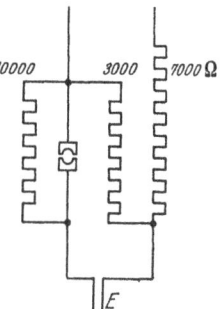

Abb. 123. Schaltung der Widerstände zur Bestimmung der Chronaxie.

Bleibt der Widerstand R während des Versuches kon-stant, so kann durch Veränderung der Kapazität C die Zeit messend verändert werden. Die Schwankungen des Hautwiderstandes werden durch eine Widerstandsanord-nung nach Abb. 123 so weit vermindert, daß sie den Zeit-ablauf der Kondensatorentladung kaum beeinflussen. Je nach der Größe des Hautwiderstandes variiert die durch das Gewebe fließende Stromstärke. Durch entsprechende Vergrößerung der Spannung bei der Bestimmung der Rheobase, bis zum Eintritt der Schwellenerregung, wird der variable Hautwiderstand überwunden. Wird jetzt die Chronaxie bestimmt, so darf sich, damit die Beziehungen gültig bleiben, der Hautwiderstand nicht mehr ändern. Man muß daher mög-lichst rasch und ohne Verschiebung der Elektroden die Bestimmung der Chron-axie anschließen.

Gebraucht werden: Kondensatorensatz:

einmal	0,001 μF	einmal	0,05 μF
zweimal	0,002 μF	einmal	0,1 μF
einmal	0,005 μF	zweimal	0,2 μF
einmal	0,01 μF	einmal	0,5 μF
zweimal	0,02 μF	einmal	2 μF

Stromquelle, Potentiometer, Widerstandsschal-tung nach Abb. 124 mit Stromwender und Stromlenker, Voltmeter, Milliamperemeter, un-polarisierbare Elektroden, Muskelhalter oder Muskeltelegraph, Präparierbesteck, RINGER-Lö-sung, Pinsel, Frosch.

Ausführung. Nerv-Muskelpräparat, Schal-tung nach Abb. 124. Das Nerv-Muskelpräparat wird in den Muskelhalter eingespannt und die unpolarisierbaren Elektroden werden angelegt. Zuerst wird so geschaltet, daß durch Schließung des konstanten Stromes, oder viel besser durch Entladung der Kapazität von 2 μF mit langsam ansteigender Spannung der Schwellenwert für lang dauernde Reizung gesucht wird. Die Spannung, die bei Stromschluß oder Ent-ladung des großen Kondensators gerade den Schwellenwert ergibt, ist der Grundwert oder die Rheobase ($i = b$; der Strom i kann durch die Spannung V ersetzt werden, da R als konstant zu betrachten ist). Sodann wird mit dem Voltmeter der doppelte Wert eingestellt ($i = 2b$) und der Satz kleiner Kondensatoren, von den kleinsten ansteigend, durch den Nerv zur Entladung gebracht. Die Kapazität, die gerade erregt, ist mehrfach von unten kommend zu bestimmen.

Berechnung. Es sei P_1 die Spannung der Rheobase, dann ist $2 \cdot P_1$ die Spannung, mit der die Kondensatoren zur Bestimmung der Chronaxie jeweils aufgeladen werden. Der Widerstand R, durch den sich die Kondensatoren

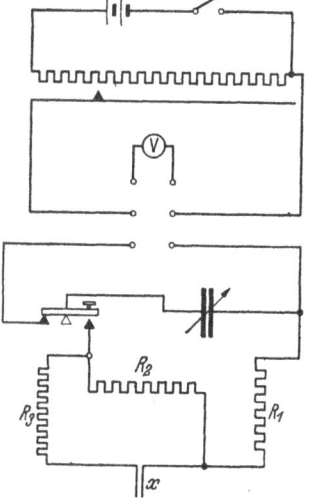

Abb. 124. Schaltung zur Bestimmung der Chronaxie am Menschen. Der Strom-wender ist aus Gründen der Übersicht in der Zeichnung weggelassen. (Vgl. Abb. 123.)

entladen, wird folgendermaßen berechnet: Es sei R_1 der Widerstand in Serie, R_2 der Parallelwiderstand zum Nerven, x der Widerstand des Nerven und R_3 der Widerstand in Serie zum Nerven. Der Widerstand R_x der Verzweigung ist dann:

$$\frac{1}{R_x} = \frac{1}{R_2} + \frac{1}{R_3 + x}$$

$$R_x = \frac{R_2 \cdot (R_3 + x)}{R_2 + R_3 + x}$$

und der Widerstand der ganzen Anordnung ist

$$R = R_1 + R_x.$$

Numerische Berechnung zeigt sofort, daß für die gewählten Größen der Widerstände der Nervenwiderstand X zwischen 2000 und 50 000 Ω variieren kann, ohne daß der Gesamtwiderstand mehr als $\pm$ 10% verändert wird. Es wird daher für R unabhängig vom tatsächlichen Widerstand x immer 11 000 Ω gesetzt. Die gesuchte Zeit ist dann

$$t = R \cdot C \cdot 0{,}37 \qquad t \text{ in sec}$$

oder für 11 000 Ω

$$t = 4 \cdot C \text{ msec.} \qquad (C \text{ in } \mu\text{F.})$$

b) Bestimmung der Chronaxie am Menschen.

> Platz Nr.

Aufgabe. Durch Aufsuchen der Reizpunkte menschlicher Nerven und Muskeln sind die entsprechenden Chronaxiewerte zu bestimmen.

Prinzip der Methode. Das Meßprinzip ist das gleiche wie unter 79 a. Beim Menschen muß die differente Elektrode (vgl. 78 c, S. 205) genau auf den Reizpunkt des zu untersuchenden Nerven oder Muskels aufgesetzt werden (vgl. Abb. 121, S. 199). Beim Übergang von der Bestimmung der Rheobase zur Bestimmung der Chronaxie darf die Elektrode nicht verschoben werden, damit der Gewebswiderstand sich nicht verändert. Nur unter dieser Bedingung darf angenommen werden, daß eine Verdoppelung der Spannungsdifferenz auch zu einer Verdoppelung der im Gewebe wirksamen Stromstärke führt. Durch das Gewebe müssen Ströme von mindestens 15—20 mA. fließen. Ist der Gewebewiderstand so groß, daß diese Bedingung bei angelegten Spannungen von nicht mehr als 100 V nicht erfüllt werden kann, so muß die vorgeschaltete Widerstandskombination entsprechend verkleinert werden. Nach Messung der Chronaxie muß die Rheobase nochmals geprüft werden. Ist sie verändert, so ist die Messung zu verwerfen. Die Rheobase kann für den gleichen Muskel, je nach Hautwiderstand sehr verschiedene Werte annehmen, ohne daß die Chronaxie beeinflußt wird, vorausgesetzt, daß immer mit doppelter Rheobasenstärke geprüft wird und daß sich während der Messung der Hautwiderstand nicht verändert.

Gebraucht werden: Kondensator- und Widerstandsschaltung nach Abb. 124. Indifferente Elektrode etwa 150 cm², differente Silber-Silberchloridelektrode mit Taster, etwa 2 cm², beide mit Überzug gut mit Kochsalzlösung getränkt (Auffinden der Reizpunkte vgl. Abb. 121, S. 199).

Ausführung. Die indifferente Elektrode wird auf den Nacken, die Brust oder den Oberarm fest aufgesetzt. Um den Reizpunkt zu finden, wird vorteilhaft mit schwachen Kondensatorentladungen als Vorversuch gearbeitet, da bei galvanischer Durchströmung die Stromschleifen unter der differenten Elektrode größer sind. Es würde dann unter Umständen ein Punkt aufgefunden, der Reizung ergibt, aber neben dem Reizpunkt liegt. Bei der Bestimmung der Chronaxie sind die Stromschleifen weniger ausgebreitet, und es würde ein zu großer Wert eingestellt. Durch den Vorversuch wird diese Fehlerquelle verkleinert. Ist der Reizpunkt gefunden, so wird auf galvanische Durchströmung oder Reizung mit einer großen Kapazität umgestellt und der Schwellenwert von unten her annähernd gesucht. Ist er gefunden, so wird die abgelesene Spannung verdoppelt und sofort ohne Verschiebung der Elektrode die Kapazität gesucht, die eben Schwellenreizung ergibt. Anschließend wird die Rheobase verifiziert. Gute Reizpunkte sind:

Im Gesicht: N. facialis, beim Ohrläppchen, M. risorius, M. zygomaticus.

Am Oberarm: M. biceps, N. medianus, N. ulnaris.

Am Unterarm und Hand: M. flexor pollicis longus, M. adductor pollicis brevis, M. flexor pollicis brevis, N. ulnaris, N. medianus.

Berechnung. Ist

$$R_1 \; 4000\,\Omega, \quad R_2 \; 10\,000\,\Omega, \quad R_3 \; 11\,000 \text{ oder } 6000\,\Omega,$$

so darf R als $11\,000\,\Omega$ gesetzt werden. Die Chronaxie ist dann

$$t = 4 \cdot C \text{ msec.} \qquad\qquad (C \text{ in } \mu\text{F.})$$

c) Bestimmung der Zeitfaktoren nach HILL.

Prinzip der Methode. Die von HILL aufgestellte Theorie der Erregungsgesetze des Nerven geht von folgenden Grundvorstellungen aus: Jeder elektrische Strom, der durch ein erregbares lebendes Gewebe fließt, verändert den Zustand des Gewebes in solcher Weise, daß bei genügender Stärke und richtiger Stromrichtung an der einen Elektrode im Gewebe eine Erregung entsteht. Ob die Zustandsänderung eine elektrische Potentialänderung oder eine Verschiebung von Ionen ist, kann auf Grund unserer ungenauen Kenntnis des Fundamentalvorganges noch nicht gesagt werden. Immerhin hat die Zustandsänderung mit der Änderung eines Potentials, wie es in der Physik vorkommt, so viel Ähnlichkeit, daß von der Veränderung eines „Ortspotentials" (local potential) gesprochen werden kann. Damit soll die Zustandsänderung bezeichnet werden, die sich an den Orten des Strom-Ein- und -Austrittes im Gewebe abspielt. Damit ein erregbares Gewebe aus der Ruhe in den Zustand der Erregung übergeführt wird, muß das „Ortspotential" V so hoch gehoben werden, daß es einen bestimmten Wert, den Schwellenwert U, erreicht. In diesem Augenblick setzt die Erregung ein. Wird der Reizstrom, der zu der Erhöhung des Ortspotentiales V von seinem Ruhewert V_0 aus geführt hat, unterbrochen, so fällt V nur allmählich auf V_0 ab. Für diesen Abfall setzt HILL die Differentialgleichung an

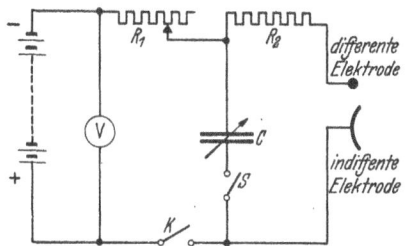

Abb. 125. Schaltung zur Messung der Zeitkonstanten am Menschen nach SOLANDT. Die Elektroden müssen auf die mit Äther und Alkohol gut gereinigte und mit NaCl durchfeuchtete Haut so aufgesetzt werden, daß der Widerstand 3000 bis 5000 Ω beträgt. Die Rheobase wird bei ausgeschaltetem Stromschlüssel S, die Zeitkonstante bei eingeschaltetem Kondensator C bestimmt. Als Ordinate wird das Verhältnis der Schwellenspannung bei eingeschaltetem C zur Schwellenspannung ohne C: $\dfrac{E}{E_0}$ aufgetragen, als Abszisse die Zeitkonstante $R \cdot C$. Die Neigung der für verschiedene Werte von R_1 erhaltenen Geraden ist die Neigung der Akkommodationsgeraden, ihr reziproker Wert ist λ.

$$-\frac{dV}{dt} = \frac{(V - V_0)}{k} \qquad\qquad (1)$$

und nennt die Konstante k die *Zeitkonstante* der Erregung. Es ist eine charakteristische Konstante für das erregbare Gewebe, denn sie bestimmt den zeitlichen Verlauf der Rückkehr des erregbaren Gewebes in den Ruhezustand nach Aufhören des Reizes. Die Chronaxie ist $0{,}693 \cdot k$.

Die Reizschwelle U ist eine Größe, die nur bei ganz kurz dauernden Reizungen in erster Annäherung als konstant betrachtet werden darf. Mit Beginn der elektrischen Reizung verändert sich die Reizschwelle U unter dem Einfluß der Veränderung des Ortspotentials. Die Geschwindigkeit und der Umfang der Veränderung des Ortspotentials bestimmen die Geschwindigkeit der Zunahme der Reizschwelle. Es muß also für die Erregung eine zweite wichtige Zeitkonstante geben, die „Akkommodation" (NERNST 1908). HILL definiert diese Größe in gleicher Weise durch den Verlauf der Rückkehr der Reizschwelle zur Norm nach Aufhören des Reizes. Für den Abfall der Reizschwelle U von ihrem erhöhten Wert auf den Ruhewert U_0, bei gleichzeitiger schlagartiger Herabsetzung des Ortspotentials von V auf V_0, wird die Differentialgleichung

$$-\frac{dU}{dt} = \frac{(U - U_0)}{\lambda} \qquad\qquad (2)$$

angesetzt, worin λ die *Akkommodationskonstante* genannt wird. Sie ist unabhängig von k und für den markhaltigen Nerven 10—200mal größer als k, sehr temperaturabhängig und durch die Ca-Konzentration stark beeinflußt.

Durch Einführung dieser beiden Zeitkonstanten ist die Bedeutung der Reizform bei elektrischer Reizung auch berücksichtigt und der Tatsache des „Einschleichens" von elektrischen Strömen Rechnung getragen. Die Bestimmung von k und λ erfolgt nach den von HILL[1] und SOLANDT[2] angegebenen Methoden (vgl. Abb. 125). Die Elektroden müssen nach Reinigung der Haut mit Äther und Alkohol auf die gut mit Kochsalzlösung durchfeuchtete Hand aufgesetzt werden, daß der Widerstand 3000—5000 Ω beträgt. Die Schwellenspannung E bei verschiedenem Zeitverlauf wird bei eingeschaltetem Kondensator C für verschiedene Widerstände R_1 bestimmt (E). Für jeden eingestellten Widerstand R_1 wird jedesmal die Rheobase (E_0) bei ausgeschaltetem Kondensator C neu bestimmt (E_0). Als Ordinate wird E/E_0, als Abzisse $R \cdot C$ aufgetragen. Die Neigung der für verschiedene Werte von R_1 erhaltenen Geraden ist die Neigung der Akkommodationsgeraden, ihr reziproker Wert ist λ.

C. Zentralnervensystem.

Allgemeines. Die Untersuchung des Zentralnervensystems begegnet großen Schwierigkeiten. Als Ganzes ist das System gut geschützt gelagert und daher experimentell sehr unzugänglich. Die Isolierung einzelner Abschnitte ist nur durch ganz drastische Eingriffe (Halsmarkdurchtrennung usw.) durchzuführen. Mehr als jedes andere Funktionssystem im Körper wird die Tätigkeit einzelner Abschnitte und Zentren von den anderen beeinflußt und durch Isolierung grundlegend verändert. Die größte Schwierigkeit ergibt sich daraus, daß die einzelnen Abschnitte neben den eigenen autonomen Funktionen noch die Leitung zu über- und untergeordneten Zentren besorgen, so daß letztere bei Isolierungen auf jeden Fall beeinträchtigt werden. Mehrere grundlegende Richtungen haben auf dem schwierigen Arbeitsgebiet zu Erfolgen geführt und versprechen weitere Erfolge. Durchschneidungsversuche, operative Entfernung und Einstichversuche, verbunden mit dem Studium der Ausfallserscheinungen bei umschriebenen Schädigungen, haben zur Erkennung der wichtigen Zentren und ihrer Zusammenhänge, die Verfolgung der Degenerationserscheinungen in den Leitungen zur Erkennung der mit diesen Zentren zusammenhängenden Bahnen geführt. Die moderne Weiterentwicklung dieser Arbeitsrichtung ist die verfeinerte Ausbildung des Verfahrens „punktförmiger" elektrischer Reizung durch HESS[3], wobei die genaue Lage des Reizortes nachträglich an Schnitten festgestellt wird. Eine andere Richtung benützt die afferenten und efferenten Bahnen des Zentralnervensystems, um durch natürlich oder künstlich erzeugte Erregungswellen die Reaktion des zentralen Organs auf verschiedene Versuchssituationen zu untersuchen (SHERRINGTON[4] und seine Schule). Die Untersuchung der elektrischen Erscheinungen hat in den letzten Jahren durch Verwertung der Verstärkertechnik Fortschritte gemacht. Die langsamen und raschen Potentialschwankungen im Rückenmark und die elektrischen Zustandsänderungen im Zusammenhang mit der Tätigkeit

[1] HILL, A. V.: Proc. roy. Soc. B. **119**, 342 (1936). — [2] SOLANDT, D. Y.: Proc. roy. Soc. B. **119**, 355; **120**, 389 (1936). — Vgl. auch SCHRIEVER, H. u. CEBULLA: Pflügers Arch. **241**, 1 (1939). — LANDOLT, R.: Pflügers Arch. **245**, 98 (1942). — HEINEMANN, A.: Pflügers Arch. **246**, 446 (1943). — [3] HESS, W. R.: Die Methodik der lokalisierten Reizung und Ausschaltung subcorticaler Hirnabschnitte. Leipzig 1932. — Pflügers Arch. **243**, 431 (1940). — [4] SHERRINGTON, C. S.: Integrative action of the Nervous System. London 1906.

höherer Zentren (Encephalogramme) beginnen sich zu einem Bild zu fügen[1]. Trotz aller Fortschritte kann man sich der Tatsache nicht verschließen, daß die *Physiologie* des Zentralnervensystems noch in den ersten Anfängen steht.

80. Großhirnloser Frosch.

Aufgabe. Die Ausfallerscheinungen nach Entfernung des Großhirnes beim Frosch sind zu beobachten.

Prinzip der Methode. Das Großhirn wird operativ bei einem Frosch in Narkose entfernt. Der vorderste Teil des Zwischenhirnes wird dabei mit abgetragen. Der Frosch erholt sich relativ rasch vom Operationsshock, so daß anschließend die Ausfallserscheinungen beobachtet werden können.

Gebraucht werden: Frosch, Froschbrett, Äther, Watte, Narkosetüte, Knochentrepan, Knochenzange, Tupfer, Faden, Präparierbesteck, Ringer-Lösung, Glasglocke und großes Wassergefäß.

Ausführung. Der Frosch wird in Äthernarkose versetzt, in Bauchlage aufgebunden. Vertikaler Hautschnitt beginnend an der Nasenspitze bis unter die Trommelfelle in der Medianlinie. Ein querer Schnitt tangential zum oberen Trommelfellrand, nicht zu weit seitlich. Abschaben des Knochens, bis sauber, gute Blutstillung. Der Trepan wird in der Höhe des unteren Randes der Augen aufgesetzt. Durch vorsichtiges Rotieren und Drücken wird ein rundes Stück aus dem Schädeldach entfernt. Knochenblutung durch

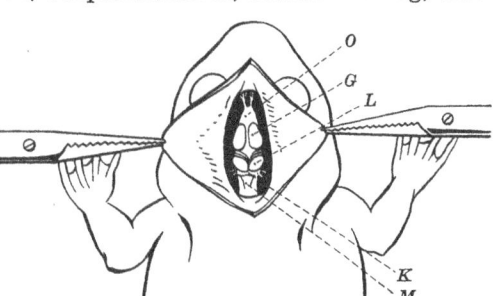

Abb. 126. Eröffnete Schädelkapsel beim Frosch. *G* Großhirnhemisphären; *K* Kleinhirn; *L* Lobus opticus; *M* Medulla oblongata; *O* Lobus olfactorius.

Wattetupfer stillen. Dann wird mit dem stumpfen Spatelmesser das sichtbare Großhirn (vgl. Abb. 126) am unteren Rand durchtrennt und entfernt. Die Wunde wird mit einer Naht geschlossen und der Frosch unter eine Glasglocke gesetzt, bis der Shock abgeklungen ist.

Beobachtungsaufgaben.

1. Normale Haltung? Hat der Frosch auf Reizung normale Bewegungen? Wie sind die Sprungbewegungen?

2. Weicht er Hindernissen aus?

3. Flüchtet er bei Bedrohung?

4. Wie verhält er sich auf einer Fläche, wenn diese langsam geneigt wird?

5. Wie verhält er sich, wenn er in Rückenlage gebracht wird?

6. Wie verhält er sich im Schwimmbassin?

7. Wie verhält er sich, wenn ihm unter die Glasglocke Fliegen eingebracht werden?

8. Durch Streichen der oberen Partien der Rückenhaut kann der Quakreflex ausgelöst werden.

81. Verletzung der Lobi optici beim Frosch.

Aufgabe. Die Verletzung der Lobi optici und die Ausfallerscheinungen sind zu beobachten.

Prinzip der Methode. Gleich wie bei 80.

Ausführung. α) Am großhirnlosen Frosch werden im Anschluß an den Versuch 80 die beiden Lobi optici, die als ovoide grau gefärbte Körper hinter dem Zwischenhirn liegen, stumpf abgetragen (vgl. Abb. 126).

---

[1] Technik der Aufnahme vgl. Jung: Z. Neur. **165**, 374 (1939).

β) An einem frisch narkotisierten Frosch wird die Schädelhöhle wie bei 80 eröffnet. Der Lobus opticus einer Seite wird stumpf zerstört.

Die Wunde wird durch Hautnaht geschlossen und der Frosch unter eine Glasglocke gesetzt, bis der Shock abgeklungen ist.

Beobachtungsaufgaben.

Bei α) 1. Kann der Frosch noch springen? 2. Weicht er Hindernissen aus? 3. Wie verhält er sich in Rückenlage gebracht?

Bei β) 1. Normale Haltung, wie ist die Haltung? 2. Wie ist die Längsachse des Körpers? Wie stehen die Augen? 3. Wie verhält sich das Tier in einer Wanne? 4. Wie verhält es sich auf Reizung?

82. Medullarfrosch.

Platz Nr.

Aufgabe. Durch Operation ist die Medulla oblongata von den höheren Hirnabschnitten zu trennen. Das Verhalten des Medullarfrosches ist zu beobachten.

Prinzip der Methode. Ähnlich wie bei 80.

Gebraucht werden: Gleiche Ausrüstung wie bei 80.

Ausführung. Der narkotisierte Frosch wird in Bauchlage aufgebunden. Vertikaler Hautschnitt von der Nasenspitze bis unter die Trommelfelle in der Medianlinie geführt. Querer Hautschnitt bis zum medialen Rand der Trommelfelle. Am hinteren Ende des Os frontoparietale entspringt die Fascia dorsalis, die mit der darunter liegenden Muskulatur median bis zum vorderen Drittel der Suprascapula gespalten und abgetragen wird. Man gelangt zur Membrana atlantico-occipitalis, die bei ventral flektiertem Schädel durchschnitten wird. Man sieht den 4. Ventrikel mit der Kleinhirnleiste und vorn in der Tiefe die Lobi optici. An der Grenze zwischen Kleinhirn und Lobi optici wird mit dem Skalpell durchtrennt. Die Wunde wird vernäht und der Frosch unter eine Glasglocke gesetzt, bis der Shock abgeklungen ist.

Beobachtungsaufgaben.

1. Normale Haltung? Hat der Frosch auf Reizung normale Bewegungen?
2. Bleibt das Tier ruhig sitzen?
3. Wie verhält es sich im Schwimmbassin?
4. Wie sind die Atembewegungen?

Anschließend Zerstörung des Atemzentrums durch Einstich im Calamus scriptorius.

5. Wie sind die Atembewegungen?
6. Wie sehen Kehlkopf und Mundboden von außen aus?

83. Rückenmarksfrosch.

Platz Nr.

Aufgabe. Durch Abtrennung aller höheren Zentren ist das Rückenmark nach oben zu isolieren. Das Verhalten des Rückenmarkfrosches ist zu beobachten.

Prinzip der Methode. Die Trennung zwischen Medulla oblongata und Rückenmark kann entweder durch Operation mit Blutstillung oder einfach durch Dekapitieren des Frosches erfolgen. Für die Reflexversuche genügt das zweite Verfahren, da Blutverluste keine Rolle spielen. Für die feinere Untersuchung ist das erste Verfahren zu wählen. Alle Reflexvorgänge müssen am frei hängenden Rückenmarksfrosch untersucht werden, da durch die Reibung auf der Unterlage die Aktion gestört wird.

Gebraucht werden: Stativ zum Einklemmen des Unterkiefers, Reizgerät mit Elektroden, Bechergläser, verdünnte Essigsäurelösungen 0,1, 0,2, 0,3, 0,4, 0,6, 1,0 %, Eisstücke, dest. Wasser, Fließpapierstreifen, Metronom oder Stoppuhr, Gazebinde, Wattekügelchen, Präparierbesteck, Frosch.

Ausführung. α) Ein Frosch wird dekapitiert. Man überzeugt sich, daß der Schnitt zwischen Medulla oblongata und Rückenmark durchgeführt wurde (Schnittfläche rund!) (vgl. Abb. 126, S. 207).

Das Präparat wird unabgehäutet am Stativ so befestigt, daß es frei hängt. Blutungen durch Wattekügelchen stillen. Nach dem Eingriff kann je nach Froschart ein Shockzustand während einiger Minuten bestehen bleiben.

β) Man faßt den Frosch in einem Tuch und verursacht mit einem Finger der fassenden Hand eine starke Ventralflexion des Kopfes. Mit einem scharfen zugespitzten Skalpell sticht man in der Verbindungslinie der hinteren Pole der Ossa quadrata ein und durchschneidet die Medulla oblongata durch Hin- und Herbewegen des Instrumentes. In die Schädelhöhle wird durch die Öffnung eine Stricknadel zur Zerstörung des Gehirnes eingeführt. Befestigung des Präparates (wie bei α).

Reihenfolge der Versuche:

1. Kneifen der Zehen mit einer Pinzette. Beobachtung der Wirkung der Wiederholung. Kneifen der Zehen mit einer Pinzette auf der Höhe des Anziehreflexes, Kneifen des anderen Beines.

2. Anlegen von Elektroden an die Fußhaut, Reizung mit einmaligem Einzelreiz; Reizung mit wiederholtem Einzelreiz.

3. Abkühlung des Rückenmarkes mit Eis. Mit einer Gazebinde wird eine Packung von feinen Eisstückchen hergestellt und auf den Rücken des hängenden Frosches gebracht. Die Versuche 1 und 2 werden bei abgekühltem Rückenmark wiederholt.

4. Eine Froschpfote wird in ein Becherglas mit der schwächsten Essigsäurelösung eingetaucht. Beim Eintauchen Stoppuhr ablaufen lassen, oder nach dem Metronomschlag eintauchen. Die Zeit bis zum Anziehen des Beines wird notiert. Sofort gründliche Spülung in dest. Wasser. Die Reflexzeiten für folgende Lösungen sind in einer Tabelle zusammenzustellen: 0,1, 0,2, 0,3, 0,4, 0,6, 1,0%ige Essigsäure. Beobachtung der Art der Beinbewegung bei höheren Konzentrationen.

5. Anbringen eines kleinen mit Essigsäure getränkten Fließpapierstreifens an verschiedenen Stellen der Haut (Wischreflex).

Beobachtungsaufgaben. a) Art des Reflexes auf mechanischen und elektrischen Reiz. Hemmung bei kontralateraler Reizung. Einfluß der Abkühlung des Rückenmarkes.

b) Reizzahl und Reizstärke sind verschieden zu dosieren. Einfluß auf die Summation.

c) Einzelheiten wie: Stellung des Beines im ganzen, Verhalten der Zehen bei leichter Berührung und beim elektrischen Reiz sind genau zu beobachten.

6. Strychninkrämpfe.

Aufgabe. Die Wirkung des Strychnins auf die Reflexerregbarkeit ist zu untersuchen.

Gebraucht werden: Frosch, 0,1%ige Strychninlösung, Spritze, Teller mit Glasglocke.

Platz Nr.

Ausführung. Das Großhirn ist zu durchschneiden, indem die Haut in der Höhe des oberen Randes des Trommelfelles durchschnitten wird und dann mit spitzem Messer das Großhirn durchtrennt wird. Der Frosch erhält 0,2 cm³ einer 0,1%igen Strychninlösung in den Rückenlymphsack durch Injektion und wird dann unter die Glasglocke gesetzt. Die Änderung der Reflexerregbarkeit ist zu beobachten und zu diskutieren.

84. Leitungsfunktion der Rückenmarkswurzeln.

Aufgabe. Es ist zu zeigen, daß die hinteren Wurzeln die sensiblen, die vorderen die motorischen Bahnen führen.

Prinzip der Methode. Durchschneidung der operativ freigelegten hinteren Wurzeln führt zum Ausfall der Empfindung

Platz Nr.

auf der betroffenen Seite. Gleichzeitig nimmt auch der Tonus der betroffenen Seite ab (BRONDGEESTscher *Reflextonus*), da der zur Erhaltung dieses Tonus erforderliche Zufluß von sensibeln Impulsen wegfällt. Durchschneidung der vorderen Wurzeln führt zu motorischer Lähmung.

Gebraucht werden: Binokulare Lupe, Knochenzange, Spezialpräparierbesteck, Draht als Glüheisen zu brauchen, Glasfäden, Äther, Watte, Tupfer, Frosch.

Ausführung. 1. Frosch wird vorsichtig mit Äther narkotisiert; dann auf den Bauch aufgebunden, Schnitt in der Mittellinie durch die Haut; Offenhalten der Schnittränder durch zwei kleine Klemmen. Die auf der Wirbelsäule des Lumbalteiles links und rechts liegende Muskulatur wird mit einer Schere abgetragen, Blutungen werden mit Watte oder dem Glüheisen gestillt. Man hebt sich die Wirbelsäule in die Höhe dadurch, daß man mit Zeigefinger und Daumen der linken Hand die Wirbelsäule faßt. Die Wirbelbogen müssen von anhaftendem Gewebe gereinigt

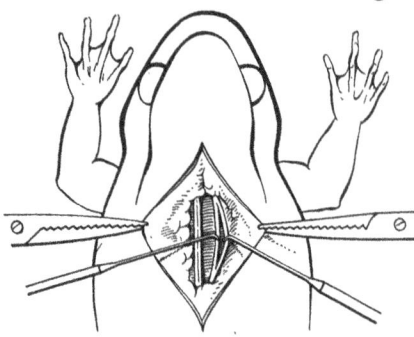

werden. Mit den äußersten Spitzen der Knochenzange bricht man nacheinander die drei letzten Wirbelbogen ab, wobei man den Wirbelbogen möglichst weit lateral faßt. Nach Abhebung der beiderseits durchschnittenen Wirbelbögen entfernt man durch Ziehen mit einer feinen Pinzette die Rückenmarkshüllen und sieht nach Aufträufeln von physiologischer Kochsalzlösung, eventuell unter Zuhilfenahme einer binokularen Lupe, oben beiderseits aufliegend die *hinteren* Wurzeln. Mit feinsten Glasfäden hebt man die drei sichtbarsten hinteren Wurzeln der einen Seite auf und durchschneidet sie (vgl. Abb. 127).

Abb. 127. Lage der vorderen und hinteren Wurzeln beim Frosch.

2. Will man noch die *vorderen* Wurzeln der *anderen Seite* durchschneiden, so hebt man mit feinen Glasfäden die hinteren Wurzeln leicht zur Seite und sieht darunter die *vorderen* Wurzeln. Diese werden mit einem Glasfaden aufgehoben und durchschnitten. Während der ganzen Zeit macht man sich durch häufiges Aufträufeln von Kochsalzlösung die Wurzeln sichtbar. Die Wunde wird durch Nähte verschlossen.

Beobachtungsaufgabe. 1. Wenn Teil 1 gelungen ist, so hat die eine Seite keine Empfindung (durch Drücken des Fußes zu prüfen), wohl aber Bewegungsfähigkeit, die andere Seite sowohl Sensibilität sowie Motilität. Auf der einen Seite sind die Muskeln schlaffer (Fehlen des BRONDGEESTschen Reflextonus).

2. Wenn auch 2 gelungen ist, so ist auf der anderen Seite keine Motilität, wohl aber Sensibilität vorhanden.

85. Beobachtungen am Lymphherzen.

Aufgabe. Die Pulsationen des Lymphherzens am Frosch sind zu beobachten. Die Abhängigkeit der rhythmischen Tätigkeit vom Rückenmark ist zu untersuchen.

Prinzip der Methode. Die coccygealen Lymphherzen sind zu beiden Seiten des Steißbeinendes gut aufzufinden (vgl. Abb. 128). Ihre Tätigkeit kann durch Beobachtung der Reflexlichter oder durch Aufsetzen kleiner Papierschnitzel sehr gut beobachtet werden. Das Schlagen der Herzen wird vom Rückenmark aus gesteuert: Abkühlung führt zu Verlangsamung der Frequenz, Zerstörung zu Herzstillstand.

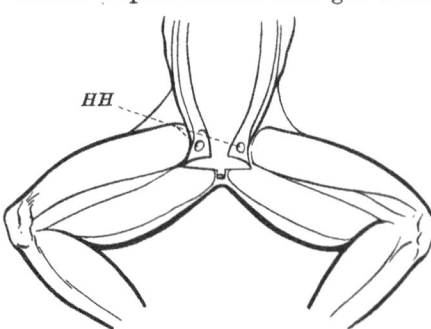

HH

Gebraucht werden: Binokulare Lupe, Uhr, Präparierbesteck, Eis, Gazebinde, Frosch, RINGER-Lösung, Pinsel.

Ausführung. Der Frosch wird dekapitiert, das Rückenmark aber nicht ausgebohrt. Die Tätigkeit der coccygealen Lymphherzens ist durch die Haut an den Reflexlichtern schon zu beobachten. Nach vorsichtiger Entfernung der Haut sind sie mit der binokularen Lupe zu beobachten. Die Frequenz wird mit der Uhr gemessen. Durch aufgelegte Papierschnitzel kann der Schlag noch deutlicher gemacht werden. Dann ist das Rückenmark durch Anlegen einer Eispackung in der Gazebinde abzu-

Abb. 128. Lage der coccygealen Lymphherzen beim Frosch. *HH* Lymphherzen.

kühlen. Die Abnahme der Frequenz ist messend zu verfolgen. Anschließend Entfernung des Eises und Messung der Zunahme der Frequenz. Beobachtung der

Unabhängigkeit beider Lymphherzen. Ausbohren des Rückenmarkes führt zu Stillstand der Herzen.

86. Reflexe am Menschen.

Aufgabe. Die wichtigsten Reflexe am Menschen sind an einer Versuchsperson zu prüfen.

Gebraucht werden: Lagerbett, Reflexhammer, Nadeln, Taschenlampe, Gummifinger.

```
┌─────────────┐
│  Platz Nr.  │
│             │
└─────────────┘
```

Ausführung. Gemeinsam mit einem Versuchsleiter sind wichtige Reflexe zu prüfen. *Die Teilnehmer eignen sich bei dieser Gelegenheit die ersten Handgriffe am menschlichen Körper an, üben diese gegenseitig ein und gewöhnen sich an die Beobachtung am Menschen.*

a) Hautreflexe.

1. Bauchdeckenreflex. Beim Bestreichen der Bauchhaut mit einer Nadel tritt eine Zusammenziehung der gleichseitigen Bauchmuskulatur ein. *Oberer* Bauchdeckenreflex bei Reizung oberhalb der Nabelhorizontalen, *unterer* bei Reizung unterhalb. Kann nach Gravidität bei der gesunden Frau fehlen (vgl. Cremasterreflex).

2. Fußsohlenreflex. Reizung der Fußsohlen führt zu einer Plantarflexion der Zehen, bei stärkerem Reiz Verkürzungsreflex. Man achtet auf die große Zehe, deren Extension als pathologisches BABINSKISches Zeichen gewertet wird. Unterbrechung oder Degeneration der Pyramidenbahn.

3. Cremasterreflex. Reizung der Innenfläche der Oberschenkel führt zu Kontraktion des gleichseitigen Cremastermuskels. Der Reflex verhält sich bei Störungen gleichsinnig, wie der Bauchdeckenreflex. Letzterer wird daher bei Untersuchung von Patientinnen gleich bewertet (Ausnahme vgl. oben) wie der Cremasterreflex beim Mann.

4. Erektion der Brustwarzen. Bei Berührung oder Bestreichen der Brustwarze mit kalten Gegenständen kommt es normalerweise zu einer Erektion. Der gleiche Reflex kann auch bei den Arrectores pilorum an der Gänsehautbildung festgestellt werden.

b) Schleimhautreflexe.

1. Corneal- und Konjunktivalreflex. Lidspaltenschluß bei Berührung der Cornea oder Conjunctiva. Der Cornealreflex ist ein wichtiges Zeichen für die Funktion des 1. Trigeminusastes.

2. Pharynxreflex. Zusammenziehung der Rachenmuskulatur bei Berührung des weichen Gaumens. Dieser Reflex kann beim Gesunden fehlen. Ist er halbseitig vorhanden, so ist er ein Zeichen für Vagus- oder Glossopharyngeuserkrankungen.

3. Analreflex. Bei Einführung des Fingers (Gummifinger) in das Rectum, kommt es zu einer reflektorischen Kontraktion des Sphincters. Wichtig zur Beurteilung der Funktion des Sacralteiles des Rückenmarkes.

c) Sehnenreflexe.

1. Der Patellarreflex. Ausführungsarten
a) im Sitzen mit gekreuzten Beinen,
b) im Liegen bei auswärts rotiertem Oberschenkel und leicht gekreuztem Unterschenkel, mit gleichzeitiger Beugung und Stützung des Knies durch Unterlegen der Hand.

JENDRASSIKSCHER Kunstgriff: Die Versuchsperson hat ihre gefalteten Hände, zur Ablenkung der Aufmerksamkeit, mit aller Kraft auseinander zu ziehen.

Prüfung auf Patellarklonus. Bei gesteigertem Kniephänomen kann Klonus auftreten. Die rasch mit der Hand nach unten geschobene Patella löst beim Festhalten rhythmische Kontraktionen der Oberschenkelmuskulatur aus.

2. *Achillessehnenreflex.* Ausführung: Versuchsperson kniet auf einem Stuhl, Beklopfen der Achillessehne.

Prüfung auf Fußklonus. Ausführung: Im Liegen wird bei schwach gebeugtem Knie durch plötzlichen Druck auf die Fußballen der Fuß dorsal flektiert. Bei gesteigertem Achillessehnenreflex treten rhythmische Plantarflexionen auf. Wenn auch Patellarklonus und Fußklonus nur bei krankhaften Veränderungen auftreten, sind die Reflexe trotzdem zu prüfen, um mit der Ausführungsform vertraut zu werden.

d) Der Pupillarreflex[1].

a) Direkte Pupillenreaktion an einem Auge, bei Lichteinfall zu beobachten.

b) Pupillenreaktion am konstant belichteten Auge, bei gleichzeitiger Beschattung des anderen Auges. *Konsensuelle Pupillenreaktion.*

c) Pupillenreaktion beim Übergang vom Fernsehen zum Fixieren eines Punktes in 15 cm Abstand. *Akkommodative Pupillenreaktion.* Bei pathologischen Veränderungen unterscheidet man

absolute Pupillenstarre, Fehlen der Pupillenreaktion bei Lichteinfall und Akkommodation;

reflektorische Pupillenstarre, Fehlen der Pupillenreaktion bei Lichteinfall, akkommodative Pupillenreaktion erhalten (ARGYLL-ROBERTSONsches Phänomen).

87. Reflex- und Reaktionszeitmessung.

Aufgabe. Durch graphische Registrierung auf rasch bewegter Schreibfläche soll die Zeitdauer der Reflex- und Reaktionszeit festgestellt und miteinander verglichen werden.

Gebraucht werden: Rasch rotierendes Kymographion, zwei elektrische Taster, ein Reizgerät, zwei PFEILsche Signale, Napfelektroden, zwei Akkumulatoren, Verbindungsdrähte, eine Zungenpfeife $^1/_{100}$ sec. oder eine elektromagnetische Stimmgabel.

Ausführung. *1. Messung der Reflexzeit.* a) Es werden zunächst zwei elektrische Stromkreise hergestellt (vgl. Abbildung 129), von denen der eine (Reizkreis) dazu dient, um die Haut des Mittel- und Zeigefingers zu reizen und dabei den Beginn dieser Reizung auf einer rasch bewegten Schreibfläche zu verzeichnen, während die Aufgabe des zweiten Kreises darin besteht, den Augenblick der durch diesen Reiz ausgelösten reflektorischen Muskelaktion auf der gleichen Schreibfläche ganz kurz darauf (Reflexzeit) aufzuschreiben. Der erste Kreis (Reizkreis) besteht aus Akkumulator, elektrischem Taster, Reizgerät, Schlüssel und PFEILschem Signal. Vom Reizgerät führen Verbindungsdrähte zu den Napfelektroden für zwei Finger der Versuchsperson. Diese Napfelektroden sind auf einem besonderen, dazu geeigneten Morsetaster abnehmbar montiert, welcher in den zweiten Stromkreis eingeschaltet ist. Der zweite Kreis enthält Akkumulator, Schlüssel, PFEILsches Signal und den oben erwähnten elektrischen Morsetaster, welcher die napfförmigen Reizelektroden an der Oberfläche seiner Taste trägt.

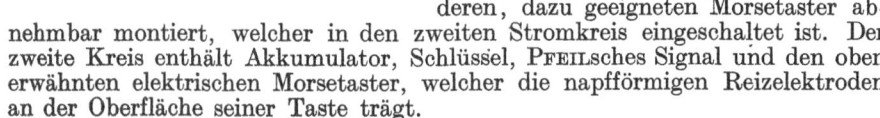

Abb. 129. Anordnung zur Messung der Reflexzeit.
NN Fingernäpfe mit Quecksilber gefüllt.
J JAQUET-Uhr; *K* schnellaufendes Kymographion.

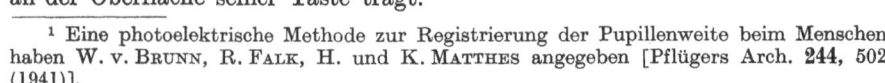

nehmbar montiert, welcher in den zweiten Stromkreis eingeschaltet ist. Der zweite Kreis enthält Akkumulator, Schlüssel, PFEILsches Signal und den oben erwähnten elektrischen Morsetaster, welcher die napfförmigen Reizelektroden an der Oberfläche seiner Taste trägt.

---

[1] Eine photoelektrische Methode zur Registrierung der Pupillenweite beim Menschen haben W. v. BRUNN, R. FALK, H. und K. MATTHES angegeben [Pflügers Arch. **244**, 502 (1941)].

b) Der Zeitschreiber und die beiden PFEILschen Signale werden mit ihren Spitzen in dieselbe Vertikale gebracht und mit Hilfe der Verstellschrauben an die berußte Schreibfläche des Kymographions fein angelegt. Durch Schluß jedes einzelnen Tasters wird das richtige Funktionieren der PFEILschen Signale geprüft.

c) Die Versuchsperson nimmt Platz, schließt die Augen und legt den angefeuchteten Mittel- und Zeigefinger der linken Hand auf die Napfelektroden, wodurch der zweite Kreis (Reaktionskreis) (vgl. Abb. 129) geschlossen wird. Das Reizgerät wird so eingestellt, daß der Reiz deutlich fühlbar ist.

d) Eine dritte Versuchsperson bringt das Kymographion zur raschen Rotation und überwacht, daß die Trommel des Kymographions nur je einmal herumgeht, während zwei andere Personen das Anliegen der Schreibspitzen und das Registrieren der Zeit überwachen. Während der Bewegung der Trommel reizt der Versuchsleiter mit dem Reizgerät einmal. Der Augenblick der Reizung wird durch das erste PFEILsche Signal aufgezeichnet. Gleichzeitig werden die auf den Napfelektroden ruhenden Finger elektrisch gereizt, wodurch sie reflektorisch von der Taste mit den Napfelektroden entfernt werden, was zur Schließung des Stromes im zweiten Kreis führt. Der Moment der Öffnung dieses Kreises wird durch das zweite PFEILsche Signal registriert.

e) Die Differenz der beiden Signale gibt, bezogen auf die Zeitmarken auf dem Kymographion, die Reflexzeit.

2. Messung der Reaktionszeit. Die Napfelektroden werden von der Taste entfernt. Die Versuchsperson legt den Zeigefinger der rechten Hand auf diese Taste, ohne sie herunterzudrücken, während der Mittel- und Zeigefinger der linken Hand an den entfernten Elektroden bleibt. Wird nun im ersten Kreis von dem Versuchsleiter gereizt, so hat die Versuchsperson nicht bloß wie bei der Messung der Reflexzeit die Finger der linken Hand von den Napfelektroden zu entfernen, sondern eine bewußte willkürliche Reaktion auf den Reiz auszuführen, nämlich das Niederdrücken des Knopfes des Tasters mit dem Zeigefinger der rechten Hand, wodurch der zweite Kreis geöffnet und der Augenblick der Schließung vom zweiten PFEILschen Signal registriert wird.

3. Auswerten der Resultate. Eine ganze Schwingung der Zungenpfeife dauert $1/100$ sec. Nach der Bestimmung der Reflex- und Reaktionszeit bildet man aus diesen beiden Größen den Reflex-Reaktionszeitquotienten

$$Q = \frac{R_1}{R_2}.$$

88. Reizwirkungen am sympathischen Nervensystem.
a) Membrana nictitans.

Aufgabe. An der Membrana nictitans (das geeignete Präparat) sind die Eigenschaften glatter Muskeln unter dem Einfluß sympathischer und hormonaler Reizung quantitativ zu untersuchen.

| Platz Nr. |

Gebraucht werden: Katze, Dial oder 25%ige Urethanlösung zur Narkose, Operationsinstrumente, Operationsbrett, Kymographion, Reizgerät mit Einrichtung zur Reizung mit verschiedenen Frequenzen, Adrenalinlösung.

Ausführung. Die Operation ist von einem ausgebildeten Versuchsleiter durchzuführen. Das Verfahren besteht aus zwei Etappen:

1. Freilegung der sympathischen Fasern, um dieselben für die Reizung zugänglich zu machen oder um die Membran zu denervieren.

2. Präparation der Membran und Verbindung mit dem Schreibhebel.

1. *Präparation der sympathischen Innervation.* An der narkotisierten Katze wird in der Mittellinie ein Schnitt vom oberen Ende des Sternum bis zum Os hyoideum geführt. Die große Anastomose zwischen den äußeren Jugularvenen wird abgebunden und durchtrennt. Einführung der Trachealkanüle. Der Stamm des Vagosympathicus wird am kaudalen Ende der Wunde durchschnitten. Etwa auf einer Strecke von 3 cm wird die bindegewebige Hülle entfernt. Diese Stelle dient zur Reizung der präganglionären Fasern. Um an die postganglionären Fasern zu gelangen, wird unter Vermeidung von Gefäßverletzungen das obere Cervical-

ganglion freigelegt; der postganglionäre Faserzug wird vom Bindegewebe isoliert; der Vagus wird dicht oberhalb des Ganglion nodosum durchschnitten (vgl. Abb. 130).

Ehe der Hauptstamm des Sympathicus in den Schädel eintritt, findet sich eine etwa 6 mm lange Strecke, in welcher die Fasern zur Carotis interna übertreten; unter diesen Faserzug werden leicht gekrümmte, 4 mm voneinander entfernte Silberelektroden gelegt, die Anode caudalwärts gelagert. Zur Isolierung von dem umgebenden Gewebe wird unter die Elektroden eine dünne Schicht von Celluloid geschoben. Die Elektroden werden vernäht und die Wunde geschlossen.

Für Versuche, in denen zur Erhöhung der Empfindlichkeit der Membran gegen Adrenalin dieselbe denerviert werden muß, wird das Ganglion cerv. sup. exstirpiert.

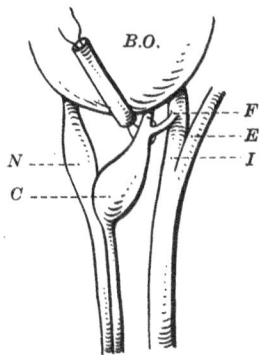

Abb. 130. *B.O.* Bulla ossea. *F* Nervenfasern, welche die Membrana nictitans versorgen (Nervus caroticus internus). *E* Carotis externa; *I* Carotis interna; *C* Ggl. cerv. sup.; *N* Ggl. nodosum.

2. *Herrichtung der Membrana nictitans.* Der Kopf der narkotisierten Katze wird fest in einen Halter eingespannt. Die Lider werden durch Nähte auseinander gehalten und der Kopf wird so gedreht, daß die Membran aufwärts nach oben sich strecken läßt. Der Rand derselben wird mit Hilfe eines Fadens und einer Serrefine mit einem leichten Hebel verbunden, derart, daß die Gesamtbelastung etwa 5 g beträgt. Die Vergrößerung durch den Hebel soll 7—10fach sein. Es empfiehlt sich, die Membran des rechten Auges zu verwenden.

Beobachtungsaufgaben. 1. Reizwirkung des Sympathicus. Man vergleicht präganglionäre und postganglionäre sympathische Reizung. Man bestimmt zunächst die optimale Frequenz für präganglionäre Reizung, sodann reizt man die postganglionären Fasern mit Reizen verschiedener Frequenz und achtet darauf, welche Erregung und welche Hemmung verursachen. Der Vergleich der prä- und postganglionären Reizung zeigt, daß das obere Cervicalganglion ein Transformationsorgan ist.

2. Untersuchung der quantitativen Beziehung zwischen Adrenalinmenge und Kontraktionsstärke der Membran. Hierzu dient die denervierte Membran und am besten Dialnarkose. Man suche die Schwellenkonzentration von Adrenalin auf, welche eben merkliche Kontraktion bewirkt, und stellt dann die Kontraktionswirkungen ansteigender Konzentrationen von Adrenalin fest.

3. Nachweis des im Körper durch sympathische Reizung entstandenen Adrenalins. Jede Reizung sympathischer Nerven im Körper führt wegen des auf dem Blutwege zur Membran gelangenden Adrenalins zu einer Kontraktion. Die Membran kann durch Injektion von einigen Milligramm Cocain noch weiter sensibilisiert werden. Man kann die Bildung von Adrenalin durch Reizung des Splanchnicus, durch Reizung der Lebernerven, durch Reizung von Gefäßnerven an anderen Orten als im Splanchnicusgebiet und durch Reizung der Nerven zu den Haarmuskeln (z. B. durch Reizung der untersten sympathischen Fasern des abdominalen Abschnittes) nachweisen.

b) LAEWEN-TRENDELENBURG-Präparat.

| Platz Nr. |

Aufgabe. Die Adrenalinwirkung ist an einem überlebenden Gefäßpräparat quantitativ zu verfolgen.

Prinzip der Methode. Durch die Bauchaorta des Frosches wird unter konstantem Druck die Probelösung in das isolierte Beinpräparat infundiert. Die unter konstantem Druck durch das Gefäßsystem fließende Menge wird zeitlich durch Tropfenzählung der aus der Vene ausströmenden Flüssigkeit registriert. Erhöhung des Gefäßwiderstandes (Verengung) vermindert die Tropfenzahl. Adrenalin kann in einer Probelösung mit dieser Methode quantitativ ausgewertet werden.

Gebraucht werden: Frosch. Froschbrett unter 60° aufgestellt, zwei Kanülen, zwei MARIOTTEsche Flaschen, elektrischer oder mechanischer Tropfenzähler[1], Markiersignal, JAQUET-Uhr, Kymographion, Adrenalinlösung (frisch bereitet), Stromschlüssel, RINGER-Lösung, Präparierbesteck, Tupfer, Teller.

---

[1] Vgl. ROBBERS, E. u. A. HAMPEL: Pflügers Arch. **237**, 213 (1936); ferner FLEISCH, A.: ABDERHALDENS Handbuch der biologischen Arbeitsmethoden, Abt. 5, Teil 8, S. 904 und LULLIES, H.: Pflügers Arch. **241**, 354 (1938).

Ausführung. Die besten Präparate liefern männliche Eskulenten von 50 g Gewicht. Die Tiere werden dekapitiert. Das Rückenmark ist besonders sorgfältig auszubohren, damit gar keine Tonusschwankungen mehr vorkommen können. Die Bauchhaut wird abpräpariert. Ein 1 cm breiter Muskellappen, der die Vena abdominalis enthält, wird aus der Bauchwand herauspräpariert durch Ausschneidung von oben nach unten. Er wird aufgehoben und zurückgeschlagen. Der Magen wird mit dem umgebenden Gewebe durchschnitten und mit den anderen Eingeweiden unter Schonung der Aorta von oben nach unten abpräpariert. Dazu muß das Mesenterium durchschnitten werden, welches die Nieren mit der seitlichen Bauchwand verbindet. Der Schnitt darf nicht weiter als bis zum unteren Ende der Niere reichen, damit das Präparat dicht bleibt (vgl. Abb. 131). Die Eingeweide hängen mit dem übrigen Froschkörper nur noch durch einen das Rectum, die Blase, die Ureteren und Venae advehentes enthaltenden Stil zusammen. Dieser Stil ist an der Wurzel abzubinden und durchzuschneiden.

In die Aorta wird vor der Teilung eine dünne Kanüle in gefülltem Zustand eingeführt und sofort luftblasenfrei mit der MARIOTTEschen Flasche verbunden.

In die Vena abdominalis wird nach Abbindung der Nierenpfortadern eine möglichst weite Abflußkanüle eingebunden, die durch Gummischlauch (Ventilschlauch) mit einem Glasrohr mit ausgezogener Spitze verbunden wird. Die Öffnung der Spitze ist so zu wählen, daß bei 15—25 cm Wasserdruck 40—60 Tropfen in der Minute ausfließen.

Während einiger Zeit wird das Präparat mit RINGER-Lösung durchströmt. Die Tropfenzahl wird mit dem Tropfenzähler registriert unter gleichzeitiger Registrierung der Zeit. Man wartet, bis konstante Tropfenzahl registriert wird.

Die Testlösung wird aus einer zweiten MARIOTTEschen Flasche über eine Abzweigung eingeleitet. Der Zeitpunkt ist durch Markiersignal festzuhalten. Eine Adrenalinverdünnung von $1:5\cdot 10^6$ kann am empfindlichsten Präparat noch nachgewiesen werden.

Beobachtungsaufgaben. 1. Abhängigkeit der Tropfenzahl von der Adrenalinkonzentration.

2. Abhängigkeit der Tropfenzahl vom Durchströmungsdruck.

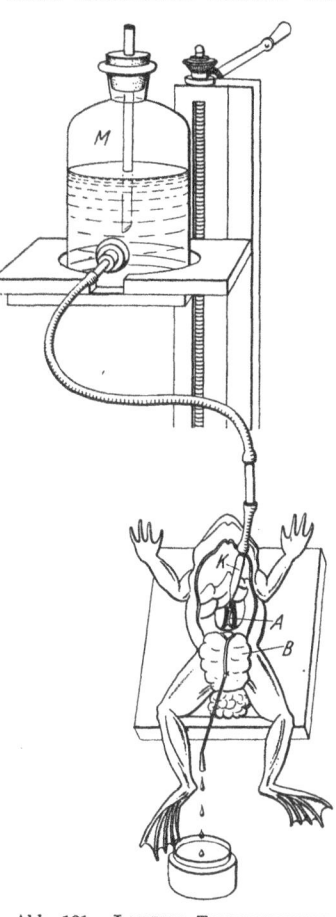

Abb. 131. LAEWEN - TRENDELENBURG-Präparat. *A* Aorta; *B* umgeklappte vordere Bauchwand; *K* Kanüle; *M* MARIOTTEsche Flasche.

3. Abhängigkeit der Tropfenzahl von der Zeit bei länger dauernder Durchströmung mit RINGER-Lösung.

Die gleichzeitige Registrierung von Ein- und Ausfluß ist von MEINERS[1] beschrieben worden.

---

[1] MEINERS, S.: Pflügers Arch. **245**, 145 (1942).

III. Übungen zur Physiologie der Sinnesorgane.

Allgemeines. Die Sinnesphysiologie ist dasjenige Gebiet der messenden Physiologie, auf dem die Beobachtung am eigenen Körper im vollen Umfang zum Recht kommt. Kein Gebiet der Physiologie eignet sich so zur Anstellung sauberer Messungen und auf keinem Gebiet ist die Anwendung quantitativer Gesichtspunkte so verlockend, wie auf diesem Gebiet. Die Sinnesphysiologie hat daher schon immer die exakten Naturforscher angezogen, und es braucht nur der Name HELMHOLTZ genannt zu werden, um zu zeigen, wie fruchtbar sich diese Anziehung auswirken kann.

Drei Arbeitsrichtungen haben zu Erfolgen geführt:

1. Die Qualität und Intensität der subjektiven Wahrnehmung auf genau dosierte, abgestufte und kombinierte äußere Reize wird untersucht.

2. An die Stelle der subjektiven Wahrnehmung tritt die Aufnahme des Reizes durch ein Versuchstier, dessen Wahrnehmung aus seinem Verhalten, besonders gut in der Form des bedingten Reflexes (PAWLOW) beurteilt wird.

3. An die Stelle der Wahrnehmung tritt das Registriergerät, welches die vom gereizten Sinnesorgan erzeugten Erregungen durch Aufnahme der auftretenden Aktionsströme messend verfolgt.

Jeder dieser Methoden verdanken wir bedeutende Einsichten. Besonders die physikalische Seite der Einrichtungen des Auges, des Ohres und des Vestibularapparates sind gut bekannt. Ebenso die *elektrophysiologischen* Erscheinungen. Über den eigentlichen Umsatz des Reizes aber, in fortgeleitete Erregungswellen, wie er im Inneren des Receptors erfolgt, wissen wir so gut wie nichts.

Die Leistungsfähigkeit eines Sinnesorganes wird messend durch Erfassung folgender Größen beurteilt:

1. Feststellung der Art und der Grenzen der für den Receptor wirksamen Energieformen. (Adäquater Reiz.)

2. Feststellung der Wirksamkeit verschiedener Qualitäten der wirksamen Energieform. (Unterscheidungsvermögen, Empfindlichkeitskurve, Auflösungsvermögen.)

3. Feststellung der Wirksamkeit verschiedener Intensitäten der wirksamen Energieform (Reizschwelle, Unterschiedsschwelle.)

4. Feststellung der Wirksamkeit des Zeitverlaufes bei Anwendung der wirksamen Energieform. (Trägheit des Receptors, Einschleichen usw.)

90. Dioptrischer Apparat des Auges.

a) Bestimmung der Brennweite von Linsen.

Aufgabe. Es ist die Brennweite verschiedener Linsen zu bestimmen und in Dioptrien umzurechnen.

Prinzip der Methode. Die Brennweite einer einfachen Linse kann entweder aus Krümmung und Brechungsindex berechnet oder an ihren Abbildungseigenschaften gemessen werden. Für die Kugelfläche, die ein Medium vom Brechungsindex n_1 von einem Medium vom Brechungsindex n_2 trennt, gilt

$$f_1 = \frac{n_1 \cdot r}{n_2 - n_1} \quad \text{und} \quad f_2 = \frac{n_2 \cdot r}{n_2 - n_1}, \tag{1}$$

wobei f_1 und f_2 die entsprechenden Brennweiten im Medium n_1 und n_2 und r der Krümmungsradius der Kugelfläche ist. Die *Brechkraft* eines solchen Systemes ist:

$$D = \frac{n_1}{f_1} = \frac{n_2}{f_2} = \frac{n_2 - n_1}{r}$$

auf Luft reduziert. (Brechkraft D in Dioptrien, wenn f in m gemessen.)

Für eine Linse mit zwei Krümmungsradien r_1 und r_2 gilt:

$$D_1 = \frac{n_2 - n_1}{r_1} \qquad D_2 = \frac{n_2 - n_1}{r_2} \tag{2}$$

und ihre Gesamtbrechkraft ist:

$$D = D_1 + D_2 - \frac{d}{n_2} \cdot D_1 \cdot D_2,$$

worin d der Abstand der Hauptpunkte ist. Für Glaslinsen mit $n = 1,5$ und nicht zu große Dicke ist d etwa $^1/_3$ der Linsendicke. Bei beiderseitig gleichem r teilen die Hauptpunkte die Linse in 3 gleiche Abstände auf der Achse.

Durch *Abbildung* wird die Brennweite erhalten, wenn Gegenstandsweite a in Metern und Bildweite b in Metern gemessen werden. Es ist dann

$$f = \frac{a \cdot b}{a + b} \text{ in Metern}, \qquad D = \frac{a + b}{a \cdot b} \text{ in Dioptrien}. \tag{3}$$

Aus der *Vergrößerung* wird die Brennweite erhalten, wenn die Vergrößerung $V = B/G$ (B Bildgröße, G Gegenstandsgröße) zweimal gemessen wird. Einmal vor und einmal nach Verschiebung des Gegenstandes um $\varDelta$ (V_1 und V_2). Es ist dann

$$f = \frac{\varDelta}{\dfrac{1}{V_1} - \dfrac{1}{V_2}} \qquad D = \left(\frac{1}{V_1} - \frac{1}{V_2} \right) \cdot \frac{1}{\varDelta}, \tag{4}$$

denn es gilt $V_1 = \dfrac{f}{a - f}$ und $V_2 = \dfrac{f}{a + \varDelta - f}$.

Die *Brennweite einer Zerstreuungslinse* f_z wird aus der beobachteten Gesamtbrennweite f_g und der bekannten Brennweite f_s, einer mit ihr kombinierten Sammellinse berechnet:

$$f_z = \frac{f_g \cdot f_s}{f_g - f_s}. \tag{5}$$

Nach dieser Methode erhält man für schwächere Linsen bis 7 D sehr gute, für stärkere Linsen dagegen fehlerhafte Werte. (Die Berechnung der Differenz der Brennweiten für 2 Linsen von 5 D und 6 D und für 2 Linsen von 10 D und 11 D zeigt, warum für stärkere Linsen das Verfahren ungeeignet ist.)

Gebraucht werden: Optische Bank, Reiter, Linsenhalter, weißer Schirm, Lichtquelle, Spalt oder Gegenstandsschablone, Metermaß, Linsen.

Ausführung. Richtet sich nach den vorhandenen Mitteln.

b) Bestimmung von Nahpunkt und Fernpunkt beim menschlichen Auge.

Aufgabe. Nah- und Fernpunkt sind für das rechte und linke Auge mit dem Optometer zu bestimmen.

Prinzip der Methode. Das Optometer von SCHEINER trägt einen meßbar verschieblichen Rahmen, in dem ein dünner Faden ausgespannt ist, oder eine Nadel meßbar verschoben werden kann oder aus einem meßbar verschiebbaren Spalt. Der Faden, die Nadel oder der Spalt wird durch zwei feine Löcher, deren Distanz kleiner sein muß, als die Pupillenweite beobachtet. So lange die abbildenden Strahlenbüschel auf der Netzhaut zusammenfallen, entsteht ein einfaches scharfes Bild des Fadens. Sobald die Strahlenbüschel vor oder hinter der Retina vereinigt werden, entsteht ein Doppelbild, das scheinbar scharf ist, wegen der engen Begrenzung der durch die Löcher ausgeblendeten Strahlenbüschel (vgl. Abbildung 132). Der Nahpunkt wird durch Annäherung bestimmt. Der Fernpunkt kann durch Vorsetzen einer Linse bestimmt werden. Für emmetrope Augen ist dann der Fernpunkt im Brennpunkt der Linse, für myope näher, für hyperope entfernter. Aus Nahpunkt und Fernpunkt läßt sich die Akkommodationsbreite, aus der Lage des Fernpunktes eine eventuell vorhandene Bauanomalie des Auges berechnen.

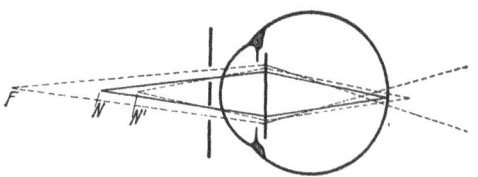

Abb. 132. Strahlengang im Optometer von SCHEINER. N Nahpunkt; N' Punkt, auf den nicht mehr akkommodiert werden kann; F Punkt in der Ferne.

Gebraucht werden: Optometer nach SCHEINER, Einsatzlinse von 2 *D* oder 4 *D*.

Ausführung. *1. Bestimmung des Nahpunktes.* Der Reiter oder Schieber ist mehrfach an das Auge heranzubringen, bis der Faden oder die Nadel unscharf erscheint. Zur vollständigen Akkommodation ist eine gewisse Willensanstrengung erforderlich. Das Mittel aus 5 nicht zu stark abweichenden Einstellungen ist zu verwenden.

2. Bestimmung des Fernpunktes. Eine Linse wird eingesetzt, so daß sie die Doppelblende deckt. Durch die Anordnung wird der Faden oder die Nadel neuerdings anvisiert und vom Auge weg verschoben, bis ein Doppelbild entsteht. Liegt dieser Punkt in der Brennweite der Linse, so ist das Auge normalsichtig, liegt er innerhalb, so ist es kurzsichtig, liegt er außerhalb, so ist es weitsichtig. Man achte darauf, daß bei diesem Versuch *nicht* akkommodiert wird. Mittel aus 5 Einstellungen nehmen.

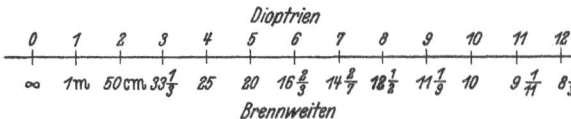

Abb. 133. Nomogramm zur Ermittlung der Dioptrienzahl.

Berechnung. Alle gefundenen Abstände sind in Dioptrien umzurechnen. (Reziproke Werte der Abstände in Metern.) Der Fernpunkt *F* mit der Linse (*D*) ermittelt entspricht *F—D*-Dioptrien. Der Nahpunkt *N* entspricht *N* Dioptrien. Die Akkommodationsbreite *A* ist dann

$$A = N - (F - D).$$

Beispiel. Nahpunkt 0,143 m $\quad$ N = 7
Fernpunkt 0,750 m $\quad$ F = 1,33
Linse $\qquad\qquad$ D = 2
$A = 7,67 D$; Auge weitsichtig: $+ 0,67 D$.

Das Nomogramm Abb. 133 ist zur Erleichterung des Verständnisses zu benützen.

c) Purkinje-Sansonsche Bilder.

Prinzip der Methode. α) Im Dunkelzimmer werden vor dem Auge der Versuchsperson genau hintereinander und in gleicher Höhe mit dem zu untersuchenden Auge 2 Nadeln mit glänzenden Knöpfen aufgestellt als Fixpunkte. Abstände 15 und 150 cm vom Auge. Seitlich und vorn wird in etwa 30 cm Abstand eine Lampe mit dreieckigen Abblendungen, unter einem Winkel von 45° zur Visierlinie an gebracht. Der Beobachter stellt sich in gleicher Entfernung seitlich, zur Blickrichtung der Versuchsperson symmetrisch mit der Lampe auf und beobachtet die Spiegelbilder von Hornhaut, vorderer Linsenfläche und hinterer Linsenfläche mit einer Lupe. Beobachtung bei Fixierung a) der fernen Nadel, b) der nahen Nadel.

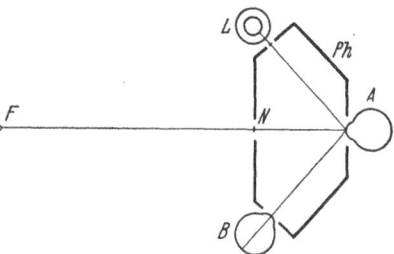

Abb. 134. Phakoskop nach Helmholtz. *A* Auge der Versuchsperson; *B* Auge des Beobachters; *F* Fixierzeichen; *L* Lichtquelle; *N* Fixierzeichen für die Nähe; *Ph* Phakoskop.

β) Die gleiche Beobachtung läßt sich im hellen Raum mit dem Phakoskop von Helmholtz (vgl. Abb. 134) machen.

d) Arbeit am Augenmodell.

Prinzip der Methode. Eine mit fluoreszierender Flüssigkeit gefüllte Wanne stellt das Augeninnere dar. Durch Einhängen einer Mattscheibe wird die Retina, durch Einhängen einer Linse die Linse, durch Abschluß der Wanne nach vorn mit einer Kugelfläche die vordere Augenkammer und die Hornhaut dargestellt. Mit einer Bogenlampe wird das Modell scharf beleuchtet, so daß der Verlauf der Strahlen, besonders bei Verwendung von mehrfachen Lochblenden im fluoreszierenden Wasser sehr schön zu sehen ist.

Beobachtungsaufgaben. Am Augenmodell sind folgende Versuche zu zeigen:

1. Abbildung bei Einstellung des Auges auf unendlich.
2. Beobachtung der Purkinje-Sansonschen Bilder von vorn.
3. Akkommodation auf einen Nahpunkt. Akkommodationsbreite durch Zusatzlinse darstellen.
4. Das linsenlose Auge. Beseitigung der Hornhautkrümmung durch Füllung des planen Vorsatzgefäßes mit Wasser.
5. Das kurzsichtige Auge. Korrektur durch Brille. Verhalten der Bildgröße.
6. Das weitsichtige Auge. Korrektur durch Brille. Verhalten der Bildgröße.
7. Sphärische Aberration. Korrektur.
8. Chromatische Aberration. Rot- und Blaufilter.
9. Astigmatismus. Zylinderlinse.
10. Einfluß der Blende auf Bild- und Tiefenschärfe.

e) Bestimmung der Hornhautkrümmung.

Aufgabe. Die Hornhautkrümmung des Auges ist in verschiedenen Meridianen zu bestimmen.

Prinzip der Methode. Die menschliche Hornhaut wirkt wie ein Konvexspiegel. Die virtuelle Brennweite f eines solchen Konvexspiegels ist gleich der Hälfte des Krümmungsradius ($f = r/2$). Die Bestimmung der Krümmung der Hornhaut ist daher gleichbedeutend mit der Bestimmung der virtuellen Brennweite eines Konvexspiegels.

Zwei leuchtende Punkte im gegenseitigen Abstand G werden in der Hornhaut virtuell verkleinert abgebildet. Die Bildgröße sei b, der Abstand des

Bildes vom Krümmungsmittelpunkt b' und der Abstand der leuchtenden Punkte vom Krümmungsmittelpunkt E. Dann gilt

$$G : b = E : b'. \qquad (1)$$

In dieser Proportion ist G direkt meßbar. E ist nur bis zum Hornhautscheitel meßbar $(E - r)$. Ist aber der Abstand der Punkte groß gegenüber dem Krümmungsradius, so darf $E \approx (E - r)$ gesetzt werden und ist somit direkt meßbar (*1. Vernachlässigung*). Die Lage des virtuellen Bildes, gegeben durch den Abstand b' vom Krümmungsmittelpunkt ist aus der Spiegelgleichung zu berechnen. Es ist

$$\frac{1}{f} = \frac{1}{b'} - \frac{1}{E} \text{ oder da } \frac{1}{f} = \frac{2}{r}$$

$$b' = \frac{r \cdot E}{2E + r}. \qquad (2)$$

Für große Gegenstandsweite E und kleinen Krümmungsradius r darf gesetzt werden $(2E + r) \approx 2E$ und man erhält

$$b' = \frac{r \cdot E}{2 \cdot E} = \frac{r}{2} \quad (\textit{2. Vernachlässigung}). \qquad (3)$$

Gleichung (1) wird somit

$$G : b = E : \frac{r}{2}, \qquad (1\,\text{a})$$

worin $r/2$ die gesuchte Unbekannte, G und E direkt meßbar sind. Zur genauen Ermittlung der Bildgröße b dient das Ophthalmometer.

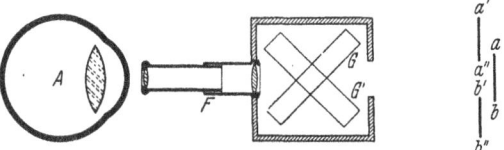

Abb. 135. Ophthalmometer nach HELMHOLTZ. A Auge des Beobachters; B Auge der Versuchsperson; F Fernrohr; GG' gekreuzte Glasplatten; a, b Bild ohne Verdoppelung; a', b', a'', b'' Doppelbild nach Drehung der Glasplatten.

1. Das Ophthalmometer von HELMHOLTZ (vgl. Abb. 135). Die virtuellen Bildchen der beiden leuchtenden Punkte werden mit einem Fernrohr betrachtet, in dem zwei planparallele Glasplatten übereinander so angeordnet sind, daß die abbildenden Strahlen durch beide in gleichmäßigen Anteilen hindurchtreten. Sind die Platten senkrecht zum Strahlengang, so verschieben sie die Richtung der Strahlen nicht, sind sie geneigt, so tritt eine Parallelverschiebung auf, deren Größe abhängt 1. vom Drehwinkel, 2. von der Plattendicke, 3. vom Brechungsindex der Platte.

Es gilt (vgl. Abb. 136)

$$x = \frac{d}{\cos \beta} \qquad (4)$$

$$\frac{b}{2} = x \cdot \sin (\alpha - \beta) = d \cdot \frac{\sin (\alpha - \beta)}{\cos \beta}, \qquad (5)$$

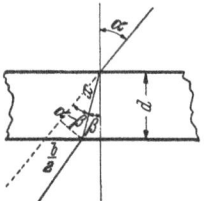

Abb. 136.
Parallelverschiebung
in einer Glasplatte.

worin α der Drehwinkel, d die Plattendicke und β der zu α gehörige Brechungswinkel ist, der mit dem Brechungsindex n der Platte durch das Brechungsgesetz

$$\frac{\sin \alpha}{\sin \beta} = n \qquad (6)$$

verknüpft ist. Gleichung (5) ergibt unter Benützung von Gleichung (6) zur Einführung von n an Stelle des Winkels

$$\frac{b}{2} = d \cdot \sin \alpha \left(1 - \frac{\cos \alpha}{\sqrt{n^2 - \sin^2 \alpha}}\right), \qquad (7)$$

wenn folgende Substitutionen benützt werden:

$$\sin \beta = \frac{\sin \alpha}{n}, \qquad \cos \beta = \sqrt{1 - \frac{\sin^2 \alpha}{n^2}}.$$

Die Dicke der Platten und ihr Brechungsindex ist konstant, so daß jedem Instrument eine Tabelle beigegeben werden kann, welche zu jedem Drehwinkel α die zugehörigen Werte von b ergibt. Durch die gegensinnige und gleichzeitige Drehung der oberen und unteren Platte ist die Parallelverschiebung doppelt so groß.

Werden die Platten des Ophthalmometers gedreht, so wird jedes virtuelle Bild im Spiegel in zwei Bilder zerlegt, die um so stärker auseinanderweichen, je größer α ist. Man stellt so ein, daß die beiden Doppelbilder gerade um ihren gegenseitigen Abstand auseinanderweichen, so daß drei Lichtpunkte erscheinen, da die beiden mittleren Bilder zu einem zusammenfallen. In diesem Fall ist die doppelte Parallelverschiebung b gleich groß wie der gesuchte Abstand der beiden Bilder. Die Bildgröße b aus Gleichung (1a) ist somit gemessen.

2. *Das Ophthalmometer von* JAVAL-SCHIÖTZ (vgl. Abbildung 137). An Stelle der leuchtenden Punkte treten Leuchtfiguren, die auf einem Kreis bewegt werden, der konzentrisch zur Wölbung der Hornhaut ist. Die virtuellen Bilder der Leuchtfiguren werden mit einem Fernrohr betrachtet. Das Fernrohr enthält zwei Objektive von gleicher Brennweite, zwischen die ein WOLLASTON-Prisma einge-

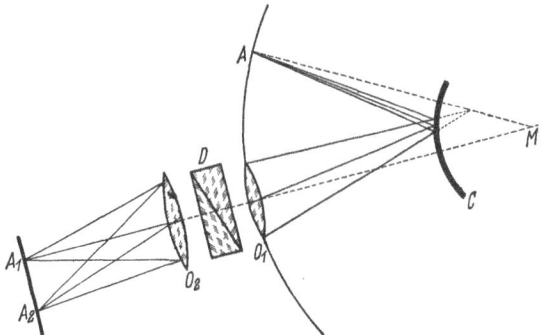

Abb. 137. Strahlengang im Ophthalmometer von JAVAL. A Lichtpunkt; A_1, A_2 Doppelbilder; C Cornea; D doppelbrechendes Prisma; O_1, O_2 Fernrohrobjektiv; M Mittelpunkt der Cornea als Kugel gedacht.

schaltet ist. Das WOLLASTON-Prisma zerlegt einen senkrecht einfallenden Lichtstrahl in zwei gleich starke, symmetrisch zur optischen Achse liegende Strahlen. In der Bildebene des optischen Systems entsteht daher ein Doppelbild von jedem abgebildeten Gegenstand. Werden zwei Gegenstände abgebildet, so entstehen im ganzen vier Bilder, deren gegenseitige Lage vom Abstand der beiden Gegenstände und von der Entfernung der Gegenstände vom System abhängt. In der virtuellen Bildebene der Hornhaut erscheinen somit 4 Bilder, d. h. je ein Doppelbild der beiden Leuchtfiguren. Die gegenseitige Lage der sichtbaren virtuellen Bilder hängt ab 1. vom Abstand der beiden Leuchtfiguren voneinander, 2. von der Länge des Lichtweges, 3. vom Krümmungsradius der spiegelnden Fläche. Verändert man den Abstand der beiden Leuchtfiguren, durch Drehen an einem Zahntrieb, so verändert sich die Lage der Doppelbilder. Für jeden Krümmungsradius der spiegelnden Fläche gibt es eine bestimmte Stellung der Leuchtfiguren, bei der sich die beiden mittleren Bilder eben gerade *berühren*. Wenn dafür Sorge getragen wird, daß der Abstand des Fernrohres zur spiegelnden Fläche, und damit auch der Lichtweg von den beleuchteten Figuren zum Fernrohr konstant bleibt, dann ist die Lage der leuchtenden Figuren, die zu einer Berührung der beiden mittleren Bilder führt, nur noch abhängig vom Krümmungsradius der spiegelnden Fläche. Je stärker die spiegelnde Fläche gekrümmt ist, d. h. je kleiner der Krümmungsradius, desto weiter auseinander müssen die leuchtenden Figuren sein, um im Fernrohr die gleiche gegenseitige Stellung des Doppelbildes (Berührung der mittleren!) zu ergeben. Der Bogen, auf dem die leuchtenden Figuren verschieblich laufen, kann daher direkt geeicht werden und als Maßstab für den Krümmungsradius der spiegelnden Fläche dienen. (Voraussetzung: Lichtweg immer gleich lang!)

Die Figuren sind durch vorgesetzte Filter rot und grün gefärbt. Dadurch werden störende farbige Ränder, die sonst durch die starke Dispersion des WOLLASTON-Prismas entstehen würden, vermieden. Außerdem kann die Einstellung auf Berührung der beiden Spiegelbilder sehr genau vorgenommen werden, da bei Überlappung das Rot mit dem komplementären Grün-Weiß ergibt und somit sofort auffällt.

Die grüne Blende ist in Treppenstufen konstruiert. Jede Stufe entspricht einer Dioptrie, um bei Astigmatismus einen raschen Überblick zu gewinnen. Ist die Hornhaut sphärisch, so bleibt die Einstellung der Bilder auf Berührung bestehen, wenn das Instrument um seine optische Achse um 90° gedreht wird. Ist ein *Astigmatismus rectus* vorhanden (senkrechter Krümmungsradius kleiner), so überlappen sich die beiden mittleren Bilder bei der Drehung um 90°. Die sich überlappenden Figurenteile ergänzen sich zu weiß. Die Anzahl der weißen Treppenstufen ergibt die Anzahl der Dioptrien Mehrbrechkraft im senkrechten Meridian.

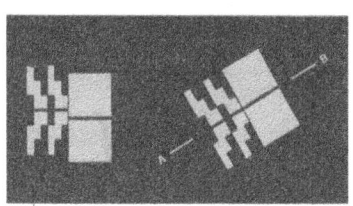

Abb. 138. Stellung der Spiegelbilder bei Astigmatismus obliquus. Durch Drehung des Ophthalmometers in die Achse wird die Verschiebung aufgehoben.

Liegt ein *Astigmatismus perversus* vor (senkrechter Krümmungsradius größer), dann weichen die beiden Bilder bei der Drehung auseinander. In diesem Fall wird die Einstellung im senkrechten Meridian vorgenommen und durch Drehung in die Horizontale am Überlappen die Mehrbrechkraft des horizontalen Meridians festgestellt. Es kann auch vorkommen, daß bei einer Versuchsperson die Hauptachsen der Hornhaut schief stehen (*Astigmatismus obliquus*). In diesem Falle erscheint im Fernrohr die durch die beiden Stege der Figuren gebildete Linie unterbrochen. Man findet die Lage der Hauptachse der Hornhaut, indem man das Instrument so lange um seine optische Achse dreht, bis die zwei Stege der beiden Bilder wieder eine Gerade bilden.

Gebraucht werden: α) Ophthalmometer von HELMHOLTZ (1854), β) Ophthalmometer von JAVAL-SCHIÖTZ (1881). Glaskugeln, Kopfhalter, künstliche Cornea (Metallkugel von 7,5 mm Radius).

Ausführung. α) Mit dem Ophthalmometer von HELMHOLTZ. Die Arbeitsweise des Instrumentes wird zuerst durch Aufhängen von Glaskugeln oder Metallkugeln an die Stelle des Auges im Kopfhalter eingeübt. Dann wird eine Versuchsperson mit dem Kopf im Kopfhalter gut fixiert. Das Auge blickt möglichst ruhig auf das große Fadenkreuz im Instrument. Die Messung wird zuerst im horizontalen, dann im vertikalen Meridian durchgeführt. Der Abstand G der leuchtenden Punkte und der Abstand E der Punkte vom Hornhautscheitel ist möglichst genau zu bestimmen.

β) Mit dem Ophthalmometer von JAVAL-SCHIÖTZ. Zuerst wird an der künstlichen Cornea die Einstellung und Arbeitsweise des Instruments eingeübt. Dann wird die Versuchsperson gemessen. Bei der Messung ist folgendes zu beachten:

1. Im Okular des Fernrohres ist ein Spinnwebfaden, der vom Beobachter ohne Akkommodation scharf gesehen werden muß. Durch Drehung am Okular ist diese Einstellung zu erreichen. Eine Teilung am Okularrohr gestattet, die Einstellung abzulesen, so daß bei mehrfachem Gebrauch des Instruments immer auf den für den betreffenden Beobachter geltenden Wert eingestellt werden kann.

2. Der Kopf der Versuchsperson muß durch den Kopfhalter gut gestützt sein und am Stirnbügel anliegen. Die Augen sollen sich in der Höhe der zwei weißen Marken am Bügel befinden.

3. Das eine Auge der Versuchsperson wird mit der Blende verdeckt und das Instrument mit dem Visier auf das andere gerichtet. Die Versuchsperson muß den leuchtenden Fixierpunkt im Fernrohr unverwandt betrachten.

4. Das Fernrohr wird so eingestellt, bis das Doppelbild in der Mitte des Gesichtsfeldes in größter Schärfe erscheint. Nur unter dieser Bedingung ist der Lichtweg bei allen Messungen gleich lang.

5. Durch Drehen am Griff werden die beleuchteten Figuren so lange verschoben, bis sich ihre Mittelbilder eben gerade berühren. Am Bogen ist der Krümmungsradius und die Brechkraft in Dioptrien für diese Stellung abzulesen.

6. Zuerst wird in der Horizontalen, dann in der Vertikalen gemessen. Liegt Astigmatismus obliquus vor (die Stege der Leuchtfiguren bilden keine ununterbrochene Gerade!), dann muß zuerst die Lage der Hauptachsen gefunden werden. Die Messung erfolgt dann in den Hauptachsen.

Berechnung. α) Man berechnet den Krümmungsradius der Hornhaut nach Formel (1a) und (7), falls dem Instrument keine Tabelle beigegeben ist, die die Berechnung (7) erspart. Dann berechnet man die *Brechkraft* der Hornhaut unter Benützung von Gleichung (2) (S. 217).

$$D = \frac{n_2 - n_1}{r},$$

worin $n_2 = 1{,}336$, $n_1 = 1{,}0$.

Normalwerte. Hornhaut $D = 42{,}75$—$43{,}5$ Dioptrien; Astigmatismus rectus $0{,}5$—$1{,}25$ Dioptrien.

β) Beim JAVALschen Ophthalmometer können Krümmungsradius und Dioptrienzahl am Meßkreis direkt abgelesen werden.

91. Die Netzhaut.

Allgemeines. Bevor die funktionelle Prüfung der Leistungen des Auges begonnen wird, ist die Untersuchung dieses Sinnesorganes mit dem Augenspiegel vorzunehmen. Kein anderes Organ ist der ruhigen und eingehenden Betrachtung so zugänglich wie gerade das Auge. Für jeden aufgeschlossenen wissenschaftlich denkenden Menschen ist die direkte Beobachtung der Klarheit der Augenmedien, der Verbreitung der Blutgefäße und Nerven im Augenhintergrund, des Spieles der Pupille und der Feinheiten des Aufbaues des ganzen Organes ein unvergeßliches Erlebnis! Die Netzhaut selbst ist allerdings im normalen Auge unsichtbar wegen ihrer Durchsichtigkeit. Am Interesse und am Ernst, mit dem die Untersuchungen durchgeführt werden, ist die Reife des Menschen zu erkennen[1].

a) Beobachtung des Auges und des Augenhintergrundes.

Aufgabe. Die Augenmedien und der Augenhintergrund sind zu beobachten.

Prinzip des Augenspiegels. Von HELMHOLTZ ist das Prinzip des Augenspiegels eingeführt worden. Durch Einspiegelung von Licht mit einem Spiegel mit zentralem Durchblick oder einer durchlässigen Glasplatte wird die Richtung der in das Auge einfallenden Strahlen der Richtung der aus dem Auge austretenden Strahlen gleich gemacht. Normalerweise erscheint das Sehloch schwarz (Ausnahme beim Albino), weil die Pigmentschicht die einfallenden Lichtstrahlen fast vollständig absorbiert. Ist das einfallende Licht aber intensiv und Einfallsrichtung und Beobachtungsrichtung identisch, so leuchtet der Augenhintergrund beim Menschen rot auf, da vor allem langwelliges Licht reflektiert wird.

Ist das Auge des Beobachters und das Auge der Versuchsperson emmetrop und akkommodationslos, so wird der Augenhintergrund der Versuchsperson im Augenhintergrund des Beobachters abgebildet (vgl. Abb. 139a). Myopie oder Hyperopie des einen oder anderen Partners muß durch vorgeschaltete Linsen kompensiert werden. Die Stärke der zu verwendenden Linse ist die algebraische

---

[1] Die Beobachtung der Netzhautarterien orientiert über die hämodynamischen Verhältnisse im Augenhintergrund und über die cerebrale Vasomotorik. Zur Gefäßsphygmomanometrie der Netzhautarterien vgl. MONNIER u. STREIFF: Pflügers Arch. **243**, 479 (1940).

Summe der Stärke der von beiden Partnern verwendeten Brillengläser (Voraussetzung richtig verpaßte Brille!). Die Ausschaltung der Akkomodation muß von beiden Partnern erlernt werden. Bei Patienten kann sie durch Atropin erfolgen. *Verfahren des Augenspiegels im aufrechten Bild.* Das Bild erscheint etwa 15fach vergrößert und gestattet die Detailuntersuchung. Um ein Übersichtsbild zu gewinnen, wird mit Hilfe einer starken Linse ein umgekehrtes reelles, vergrößertes Bild des Augenhintergrundes entworfen. Dieses Bild wird unter Anspannung der Akkommodation oder durch Vorschalten einer Linse vom Beobachter betrachtet. *(Verfahren des Augenspiegelns im umgekehrten Bild.)*

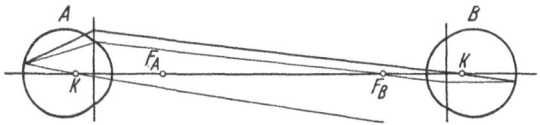

Abb. 139 a. Augenspiegeln im aufrechten Bild. *A* Auge des Beobachters; *B* Auge der Versuchsperson; *F_A* vorderer Brennpunkt des Beobachterauges; *F_B* vorderer Brennpunkt des Auges der Versuchsperson.

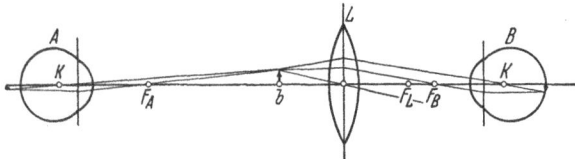

Abb. 139 b. Augenspiegeln im umgekehrten Bild. *A* Auge des Beobachters; *B* Auge der Versuchsperson; *L* Vorsatzlinse; *b* reelles umgekehrtes Bild des Augenhintergrundes.

Das Bild erscheint etwa 5fach vergrößert. Es liefert eine Übersicht über den Augenhintergrund.

Gebraucht werden: Augenspiegel, Lichtquelle, verdunkelter Raum oder verdunkelte Koje, Frosch, Albinokaninchen im Kasten, Konvexlinsen von 13, 15 und 20 Dioptrien. 1%ige Atropinlösung, 0,01%ige Cocainlösung, Syntropan in Ampullen.

Ausführung. *1. Arbeit am Frosch.* Mit dem Augenspiegel wird Licht in das Auge des in einem Tuch mit der linken Hand eingeschlagenen, senkrecht gehaltenen Frosches geworfen. Man beobachtet den grün-bläulichen Hintergrund, den Sehnerveneintritt und die Blutgefäße mit dem Blutstrom.

2. Arbeit mit dem Albinokaninchen. Man setzt das Kaninchen im Kasten auf eine 35—40 cm hohe Unterlage auf einen Tisch. Die Pupillen sind durch Einträufeln von wenig Atropin in mäßigem Grade zu erweitern. Dadurch ist auch eine für den Versuch genügende Akkommodationsstarre eingetreten. Die Verhältnisse sollen nicht zu sehr von den normalen abweichen. Man übt sich zunächst in der richtigen Haltung des Spiegels und darin, den Reflexschein der Lampe auf bezeichnete Stellen zu werfen. Der Griff des Augenspiegels wird knapp am Ende zwischen Daumen und Zeigefinger gehalten, so daß man ihn leicht zwischen den Fingern drehen kann. Er soll ungefähr vertikal stehen. Wird das Licht in das Auge des Kaninchens geworfen, so erscheint das Auge leuchtend, d. h. die Pupille sieht hellrötlich aus. Einzelheiten, wie z. B. die Blutgefäße des Augenhintergrundes, kann man vorläufig noch nicht sehen. Das Kaninchen ist leicht hyperop. Durch Akkommodation oder durch Vorsetzen einer Linse von 1 D am Augenspiegel kann die Hyperopie überwunden werden. Letzteres ist zu empfehlen, um das akkommodationslose Sehen von Anfang an einzuüben. Ist ein gutes aufrechtes Bild des Hintergrundes beobachtet worden, geht man zur Einübung des Augenspiegelns mit der Abbildungslinse über.

Die Glaslinse wird an ihrem Griff zwischen Daumen und Zeigefinger der linken Hand gehalten. Der kleine Finger soll dabei gestreckt und auf irgendeinen Stützpunkt (Kopf des Kaninchens) angelehnt werden. Bei dieser Haltung der Linse kann man sie leicht dem Kaninchenauge nähern oder sie von ihm entfernen, bis man vor der Linse ein scharfes Bild sieht. Diese Bewegungen der Linse sind für den Anfänger nicht ganz leicht auszuführen, weil die Verbindungslinie zwischen dem Auge des Beobachters und dem Kaninchenauge immer ungefähr lotrecht durch die Mitte der Linse gehen soll. Es muß also, wenn man die scharfe Einstellung auf die Netzhaut sucht, die Linse stets so verschoben werden, daß ihre optische Achse mit der Visierlinie des Beobachters annähernd zusammenfällt. Kann man die Pupille nicht finden, so läßt man zunächst wieder die Linse beiseite und bringt sein Auge in solche Lage, daß die durch den Spiegel gesehene Pupille des Kaninchens weiß (nicht rötlich) erscheint, und bringt dann erst die Linse vor das Kaninchenauge, ohne die Lage des eigenen Kopfes zu verändern.

Die Aufgabe verlangt eine Zeichnung des gesehenen Augenhintergrundes, die auf einem Stück Papier zu entwerfen ist.

3. Augenhintergrund am Menschen. Ist der Untersucher emmetrop, so genügt es, daß er gelernt hat, akkommodationslos zu beobachten.

Ist er myop oder hyperop, so hat er seine Anomalie durch Vorsetzen der entsprechenden Linse am Augenspiegel zu korrigieren.

Für die Versuchsperson gilt bei Emmetropie, daß sie lernt akkommodationslos zu blicken. Ist sie myop oder hyperop, so wird ebenfalls durch die Vorschaltlinse am Augenspiegel korrigiert, wobei die Anomalie der Versuchsperson und die eventuelle Anomalie des Untersuchers zusammengezählt wird unter Beachtung des Vorzeichens (Myopie: —, Hyperopie: +).

Um die erforderliche Pupillenweite zu erhalten, ist Atropineinträufelung das wirksamste Mittel, weil es gleichzeitig die Akkommodation lähmt. Die Wirkung hält aber lange an. Eine gewisse Dilatation ohne Akkommodationsstarre kann mit Cocain- oder Syntropaneinträufelung erreicht werden. Die Wirkung dieser Stoffe hält nur kurze Zeit an.

Zur *Untersuchung im aufrechten Bild* kommt die Lichtquelle dicht hinter den Kopf der untersuchten Person, gleichsinnig mit dem untersuchten Auge. Der Beobachter nimmt den Spiegel zur Hand, legt ihn vor das gleichsinnige Auge und hält Kopf und Spiegel so, daß das untersuchte Auge reflektiertes Licht der Lichtquelle erhält. Der Beobachter nähert sich dem untersuchten Auge so nahe wie möglich, durch das Loch des Spiegels blickend und fordert die Versuchsperson auf, an seinem Ohr „vorbeizustarren". Dabei darf der Beobachter, trotzdem seine Aufmerksamkeit darauf gerichtet sein muß, daß die beobachtete Pupille rot aufleuchtet, keinesfalls auf die Nähe akkommodieren, sondern muß sich bemühen, möglichst spannungslos vor sich hinzublicken. Das Erzielen der Spannungslosigkeit wird dadurch erleichtert, daß man, wie beim Mikroskopieren, auch das andere Auge ruhig offen hält. Es erscheint bei Innehaltung dieser Vorschriften das aufrechte Bild des Augenhintergrundes. Nur wenn man nahe genug am Auge ist, kann man durch das kleine Loch der Pupille eine hinreichende Übersicht erhalten.

Zur *Untersuchung im umgekehrten Bild* wird die Versuchsperson aufgefordert, neben dem gleichseitigen Ohr des Untersuchers „vorbeizustarren". Der Untersucher setzt sich in einige Entfernung von der untersuchten Person und hält den Augenspiegel an sein Auge. Mit der freien Hand ergreift er eine der starken Linsen. Wenn die Pupille hell aufleuchtet, wird etwa 8 cm vom untersuchten Auge entfernt eine Linse von 13—15 Dioptrien vorgehalten. Die Linse wird am Stiel mit Daumen und Zeigefinger gefaßt, der kleine Finger wird dicht oberhalb der Augenbraue aufgelegt, um die linsenhaltende Hand ruhig zu stützen. Der Anfänger muß hierbei besonders auf die richtige Beleuchtung des Auges achten. Vor der Linse erscheint das umgekehrte Bild des Augenhintergrundes, welches der Beobachter von der richtigen Entfernung aus betrachten muß. Hierbei muß akkommodiert oder eine entsprechende Linse vorgeschaltet werden. Die Übersicht wird erleichtert, wenn der Beobachter ganz zwanglos leichte Bewegungen seines Kopfes nach oben und unten, rechts und links, vorn und hinten bei unverrückbarem Festhalten des Spiegels vor dem Auge ausführt.

4. Beobachtung der Gefäßschattenfigur. Die Lampe wird seitlich aufgestellt. Mit einer der Linsen wird ein konzentriertes Lichtbüschel auf die temporale Sklera eines Auges, eventuell unter leichter Lidspreizung gerichtet. Bei leicht kreisenden Bewegungen, wobei darauf zu achten ist, daß kein direktes Licht in die Pupille fällt, erscheint für die Versuchsperson, die gegen eine möglichst indifferente gegenüberliegende Fläche blickt, plötzlich die Gefäßschattenfigur. Die Bewegung der Linse oder der Lichtquelle ist notwendig, damit die Schatten der Gefäße immer wieder auf andere Sehelemente fallen, da sie sonst sofort „weggesehen" werden, wie das beim normalen Sehen immer der Fall ist.

5. *Beobachtung der Cornea, der vorderen Augenkammer und des Pupillenspieles.* Mit Hilfe der Linse und der seitlich aufzustellenden Lichtquelle können diese Abschnitte des Auges in Ruhe besichtigt werden.

6. *Arbeit mit dem* THORNER*schen Augenspiegel.* Mit dem reflexfreien Augenspiegel nach THORNER, der die Untersuchung bei Tageslicht erlaubt, kann auch der völlig Ungeübte ein gutes Übersichtsbild vom Augenhintergrund erhalten.

7. *Stigmatoskopie.* Im verdunkelten Raum wird ein entfernter beleuchteter Punkt betrachtet. Der Bildpunkt (größte Einschnürung des Lichtbündels liegt in der Netzhaut. Setzt man eine Sammellinse vor das Auge, so liegt der)Bildpunkt vor, bei der Zerstreuungslinse hinter der Netzhaut. Durch seitliche Einführung einer abdeckenden Scheibe oder Platte in den Strahlengang vor dem Auge kann an der Lage und Bewegungsrichtung der abgeblendeten Partie der Verlauf des Lichtbündels im Auge bei Verwendung verschiedener Vorsatzlinsen sehr gut verfolgt werden.

8. *Fluorescenz der Augenmedien.* Auf das Auge der Versuchsperson wird das Licht einer Lichtquelle mit Ultraviolettstrahlung (Uviolglas vor Bogen- oder Quecksilberlampe) gerichtet. Man sieht die Fluorescenz der Augenmedien, besonders diejenige der Linse sehr schön.

b) Bestimmung der Sehschärfe am Menschen.

Aufgabe. Die Sehschärfe ist getrennt für das rechte und linke Auge zu messen.

Prinzip der Methode. Die im Winkelmaß gemessene simultane Raumschwelle des Auges wird als Sehschärfe bezeichnet. Es ist der kleinste Winkel, unter dem zwei Gegenstände eben noch getrennt wahrgenommen werden. Zur Messung bedient man sich der Sehproben. Diese sind so konstruiert, daß die isolierten Buchstaben in Höhe und Breite die fünffache Strichbreite besitzen. Sie nehmen daher einen Raum von 25 kleinen Quadraten ein, die gleichzeitig die Strichbreite darstellen und in einem gegebenen Abstand unter einem Winkel von 1 Bogenminute gesehen werden. Der Abstand ist auf der Tafel vermerkt und beträgt 5 oder 6 m. Als Maß für die Sehschärfe wird der Visus v gemessen.

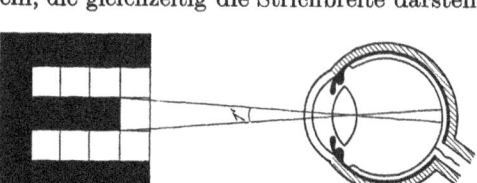
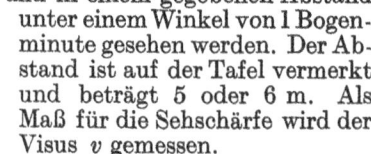
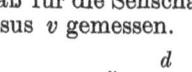

Abb. 140. Schematischer Strahlengang zur Erklärung der Sehschärfe. Der normale Buchstabe erscheint im vorgeschriebenen Abstand (in der Regel 5 m) unter einem Sehwinkel von einer Bogenminute.

$$v = \frac{d}{D},$$

wobei d den Abstand der Versuchsperson von der Tafel, D den Abstand in Metern bedeutet, unter dem der betreffende Buchstabe bezüglich seines Einheitsquadrates unter einem Sehwinkel von 1 Bogenminute erscheinen würde. Als *Normalwert* wird ein Visus 1 angenommen, d. h. ein Sehwinkel von 1 Bogenminute. Bei gesunden Individuen ist die Sehschärfe aber größer, der Sehwinkel kleiner als 1 Bogenminute, der Visus also größer als 1.

Die Sehschärfe hängt von der Feinheit des Baues der Netzhaut und von der Größe der Beugungsscheibchen auf der Netzhaut ab. Der Augenarzt benützt die Messung der Sehschärfe, um bei anomalem Bau des Auges das Brillenglas zu finden, welches den Patienten in den Besitz der ihm normalerweise zukommenden Sehschärfe setzt.

Gebraucht werden: Gut beleuchtete Sehproben, Stab zum Zeigen, Meßband, Brillenträger oder sonstige Vorrichtung zum Abblenden eines Auges.

Ausführung. Die Versuchsperson wird mit abgedecktem einem Auge in den genau gemessenen vorgeschriebenen Abstand gesetzt. Durch Vorzeigen verschiedener Buchstaben mit einem Stab ermittelt der Versuchsleiter die Buchstabenreihe, in der alle Buchstaben noch ganz eindeutig gesehen werden können. Die Größe dieser Buchstaben ist dann das Maß für die Sehschärfe, ausgedrückt als Visus *v*. Der Visus wird für das rechte und linke Auge getrennt ermittelt und notiert. Brillenträger ermitteln ihn mit und ohne Brille. Ist ein Brillenkasten vorhanden, so wird untersucht, durch welche Brillengläser ein Visus 1 von Versuchspersonen mit geringer Sehschärfe erreicht wird.

c) Bestimmung der Abhängigkeit der Sehschärfe von der Intensität der Beleuchtung.

Aufgabe. Es ist die Kurve der Abhängigkeit der Sehschärfe von der Beleuchtungsstärke aufzunehmen.

Prinzip der Methode. Die elektrisch beleuchteten Sehproben werden im sonst verdunkelten Raum mit meßbar abnehmender Intensität beleuchtet. Von einem bestimmten Wert an nimmt die Sehschärfe in charakteristischer Weise mit der Beleuchtungsstärke ab. Mit abnehmender Intensität wird die Reizschwelle für eine immer größere Zahl von Zapfen unterschritten und die funktionierende Struktur der Netzhaut wird immer gröber. Die erhaltene Kurve hat große Ähnlichkeit mit einer Häufigkeits- oder Populationskurve (HECHT).

Gebraucht werden: Elektrisch beleuchtete Sehproben, Blaufilter, Widerstand mit Ampèremeter, Eichkurve.

Ausführung. Die Versuchsperson, die einen guten Visus haben muß, wird am Anfang des Versuches im normalen Abstand bei niedrigen Beleuchtungsstärken auf halben Abstand vor die Sehprobe gesetzt. (Beachten, daß bei halbem Abstand die abgelesenen *v*-Werte zu halbieren sind!)

Um die Abhängigkeit der Sehschärfe von der Stärke der Beleuchtung zu prüfen, teilt sich die Gruppe in 4 Chargen ein:

1. Versuchsleiter zeigt die Buchstaben und bestimmt bei jeder Beleuchtungsstärke den Visus der Versuchsperson.
2. Versuchsperson trägt die Brille mit Blaufilter.
3. Beleuchter stellt mit dem Meßinstrument verschiedene Beleuchtungsstärken ein.
4. Schreiber protokolliert zu jeder Beleuchtungsstärke den gefundenen Visus.

Durch Widerstände kann die Intensität der Beleuchtung der Sehproben verändert werden. Da die Glühlampen bei kleinen Stromstärken ein rötlicheres Licht ausstrahlen als bei großen, trägt die Versuchsperson eine Brille mit Blauglasfilter, so daß ihr die Tafeln angenähert immer in gleicher Farbe erscheinen. Der Beleuchter kann die Intensität der Beleuchtung messen, indem er die durch die Lampen fließende Stromstärke ermittelt. Die Stromstärke steht in einer Beziehung zum Logarithmus der Beleuchtungsstärke. Diese Beziehung wird empirisch mit Photozellen unter Verwendung der gleichen Farbgläser ermittelt und in einer Eichkurve dargestellt. Der Beleuchter kann mit Hilfe der Eichkurve zu jeder Stromstärke die zugehörige Beleuchtungsstärke der Proben ablesen und dem Schreiber diktieren. Das Ergebnis der Messung ist kurvenmäßig darzustellen: Ordinate = Visus in relativen Einheiten; Abszisse = Beleuchtungsstärke in relativen, logarithmischen Einheiten.

Da der Logarithmus der Beleuchtungsstärke in grober Annäherung der durch die Lampen fließenden Stromstärke proportional ist, kann beim Fehlen einer exakten Eichkurve auch einfach die Stromstärke als Abszisse aufgetragen werden.

d) Dunkelanpassung des Auges.

Aufgabe. Die Dunkelanpassung ist in ihrem Zeitverlauf quantitativ zu verfolgen.

Prinzip der Methode. Die Dunkelanpassung wird untersucht, indem in einem plötzlich verdunkelten Raum eine von hinten beleuchtete kleine Fläche (Kreuz oder Kreis) in vermessenen Stufen auf verschiedene Helligkeit eingestellt werden kann. Es werden nach der Uhr fortlaufend in gleichen Zeitabständen die Leuchtdichten bestimmt, bei denen die Fläche eben noch wahrgenommen wird. Die Dunkelanpassung ist eine Größe, die von den beim Sehen beteiligten Netzhautabschnitten abhängt. Um den Versuch mit einem größeren Kreise durchzuführen, ist es günstig, einen kleinen roten Fixpunkt aufzustellen und die beleuchtete Fläche so daneben zu stellen, daß sie unter verhältnismäßig großem Sehwinkel von mehreren Teilnehmern gesehen werden kann. Die getrennte Erfassung der Dunkelanpassung des Zapfen- und Stäbchenapparates kann durch Ausbleichen des Sehpurpurs vor dem Versuch ermöglicht werden. Blickt die Versuchsperson während 5 min. in einen weiß ausgestrichenen Kasten, in dem eine Leuchtdichte von 3000—5000 Apostilb herrscht (1 Apostilb $= 10^{-4} \cdot$ Stilb $= 1$ HK/m²), so ist der Sehpurpur ausgebleicht und der Stäbchenapparat vorübergehend ausgeschaltet. Die Dunkelanpassung erfolgt dann in zwei zeitlich getrennten Abschnitten, die dem Tages- und dem Dämmerungsapparat entsprechen.

Gebraucht werden: Dunkelraum, Vorrichtung zur leichten stufenweisen Verstellung der Beleuchtungsstärke einer kleinen transparenten Fläche: Geeignet ist die ULBRICHT-Kugel[1], oder ein innen weißgestrichener Kasten ($^1/_2$—3 m Durchmesser), der eine kleine Öffnung besitzt. Durch diese wird die gegenüberliegende Wand gesehen, während sowohl der direkte Lichtaustritt, wie auch der direkte Lichteinfall auf die beobachtete Stelle der Wand durch einen Schirm abgedeckt ist. Die beobachtete Stelle wird nur indirekt beleuchtet. Die Leuchtdichte ist gleichmäßig und proportional dem Gesamtlichtstrom der Lichtquelle. Diese wird vorteilhaft mit einem Blaufilter umgeben, wegen der rötlichen Verfärbung des emittierten Lichtes bei niedrigen Intensitäten und wegen des Helligkeitsmaximums des Dämmerungssehens. Geeichte Leuchtdichtestufen sind durch Stöpsel- oder Kurbelwiderstände, die in der Dunkelheit leicht zu bedienen sind, oder durch einen Schieber mit abgestuften Graufiltern einzurichten. Die Eichung erfolgt mit Photozelle oder Photometer. Die Stufen sind folgendermaßen zu wählen: 100000, 30000, 10000, 3000, 1000, 300, 100, 60, 30 Mikrolux. Eine zweckmäßige Einrichtung läßt sich durch einen Schieber herstellen, in dem verschieden stark absorbierende Graufilter nebeneinander angeordnet sind. Geeignet sind schwarze Schleier, die in verschiedenen Schichten übereinander gelegt werden. Durch ein Milchglas ist die direkte Schattenbildung zu vermeiden.

Ausführung. Der Raum, in dem sich das Meßgerät befindet, wird plötzlich verdunkelt. Eine Uhr, die alle halbe Minuten ein Signal gibt, wird in Gang gesetzt. In regelmäßigen Abständen wird geprüft, bei welcher Beleuchtungsstärke die Fläche noch gesehen wird, oder es wird eine Stufe der Leuchtdichte eingestellt, die gerade noch nicht gesehen wird, und der Zeitpunkt notiert, an dem sie erscheint. (Ein PFEILsches Signal an einem Rußkymographion zusammen mit einem Zeitschreiber kann in der Dunkelheit wertvolle Dienste leisten.)

Auswertung. Der Verlauf der Dunkelanpassung ist als Kurve aufzutragen. Ordinate. Die zum Schwellenreiz nötigen Leuchtdichten. Abszisse. Verdunklungszeit in Minuten.

e) Bestimmung der Verschmelzungsfrequenz für periodische Lichtreize.

> Platz Nr.

Aufgabe. Die Grenzfrequenz des Flimmerns bei periodischem Lichtreiz ist für verschiedene Intensitäten zu bestimmen.

Prinzip der Methode. Die Netzhaut besitzt eine merkliche Trägheit. Ein Lichtreiz hat nicht sofort die volle Wirkung auf den Receptor, sondern „klingt an". Hört er auf, so bleibt ein positives Nachbild zurück, das zeitlich verzögert „abklingt". Verändert man die Frequenz der periodisch wirkenden Lichtreize, so wird bei niedrigen Frequenzen „Flimmern" beobachtet, während bei hohen Frequenzen der Vorgang des Abklingens sich zeitlich mit dem Anklingen auf den nächsten Reiz hin so weit überdeckt, daß „Verschmelzung" auftritt und der periodische Reiz zu einer kontinuierlichen Empfindung führt. Die Frequenz, bei welcher Verschmelzung auftritt (Aufhören des Flimmerns), hängt von der Intensität und dem Ort der Netzhaut, an der die Reizung

---

[1] Vgl. AEFFNER u. PODESTÁ: Pflügers Arch. **245**, 661 (1942).

auftritt, ab. Die Grenzfrequenz des Flimmerns ist das souveräne Hilfsmittel der subjektiven Intensitätsmessung in der heterochromen Photometrie geworden. Gleiche Beleuchtungsstärke in zwei Vergleichsfeldern herrscht, auch für verschiedene Farben, wenn die gleiche Frequenzgrenze des Flimmerns in beiden Feldern gefunden wird. An Stelle der simultanen Darbietung nebeneinander kann auch die sukzessiv wechselnde Darbietung nacheinander auf gleichem Feld treten.

Die Grenzfrequenz wird sehr deutlich wahrgenommen. Sie kann einfach mit der Episkotisterscheibe, wenig komplizierter mit rotierendem Sektor und künstlicher Lichtquelle, bestimmt werden.

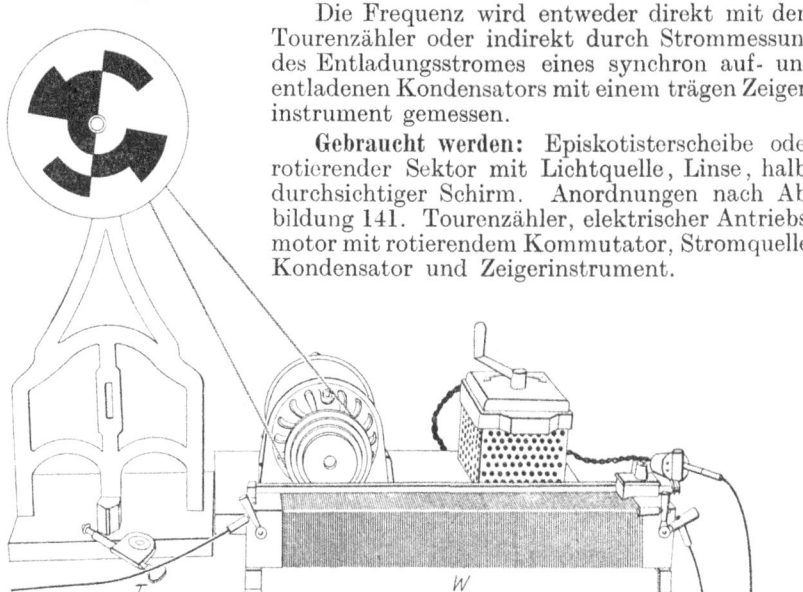

Die Frequenz wird entweder direkt mit dem Tourenzähler oder indirekt durch Strommessung des Entladungsstromes eines synchron auf- und entladenen Kondensators mit einem trägen Zeigerinstrument gemessen.

Gebraucht werden: Episkotisterscheibe oder rotierender Sektor mit Lichtquelle, Linse, halbdurchsichtiger Schirm. Anordnungen nach Abbildung 141. Tourenzähler, elektrischer Antriebsmotor mit rotierendem Kommutator, Stromquelle, Kondensator und Zeigerinstrument.

Abb. 141. Anordnung zur Messung der Verschmelzungsfrequenz beim Flimmern. *T* Tourenzähler; *W* Vorschaltwiderstand zur Regulierung der Umlaufgeschwindigkeit des Motors.

Ausführung. Die Tourenzahl der Episkotisterscheibe oder des rotierenden Sektors ist zu bestimmen, bei der das Flimmern eben gerade verschwindet. Die Messung ist für verschiedene Beleuchtungsstärken durchzuführen.

Berechnung. α) Beim Episkotister hat der äußerste Kreis in der Regel 4 Hellbilder je Umdrehung, der mittlere 2, der innere 1. Man bestimmt die Tourenzahl n je Minute am Antriebsmotor. Das Übersetzungsverhältnis sei a, der Zahl der Wechsel je Umdrehung sei N. Die Verschmelzungsfrequenz n' je Sekunde ist dann

$$n' = \frac{n \cdot a \cdot N}{60}.$$

β) Der rotierende Sektor habe N Öffnungen und läuft mit n Touren je Minute, dann ist die Verschmelzungsfrequenz n' je Sekunde

$$n' = \frac{n \cdot N}{60}.$$

f) Demonstrationen.

An die messenden Versuche können eine Reihe von Demonstrationsversuchen angeschlossen werden, die das Verständnis sehr fördern, sich aber zur Ausführung eigentlicher Messungen nicht eignen. Die wichtigsten sind nach ihren Prinzipien kurz zusammengestellt.

1. Empfindlichkeitsverteilung im Spektrum beim Tagessehen. Als Empfindlichkeit des Auges für Licht einer Wellenlänge definiert man das Verhältnis

$$\frac{\text{photometrisch in HK gemessene } Lichtstärke}{\text{physikalisch in Watt/Raumwinkel gemessene } Strahlungsstärke}; \text{ vgl. Tab. 23, S. 260.}$$

Die Empfindlichkeit des Auges ist Lumen/Watt. In einem von einem Weißstrahler entworfenen Spektrum wird eine waagerechte Schattenlinie (feine Nadel vor dem Spalt) auf und nieder bewegt. Die Enden im Roten und Blauen scheinen umgebogen, wegen des langsameren Anklingens der Erregung in den Gebieten verminderter Empfindlichkeit. Wird durch einen rotierenden Sektor die Flimmerfrequenz bestimmt, so wird bei wachsender Frequenz das flimmernde Helligkeitsmaximum in der Mitte des Spektrums von beiden Enden her durch Verschmelzen immer mehr eingeengt.

2. Empfindlichkeitsverteilung im Spektrum beim Dämmerungssehen (PURKINJE-Phänomen). Mit einem Graukeil kann die Lichtstärke der das Spektrum entwerfenden Lichtquelle geschwächt und die Verschiebung des Helligkeitsmaximums demonstriert werden. Beobachtung eines Farbenkreises in einem verdunkelten Raum bei spaltweiser Öffnung einer Türe zeigt das PURKINJE-Phänomen in umgekehrter Richtung sehr schön. Die Angabe des jeweiligen Helligkeitsmaximums auf dem Farbkreis erfolgt anschaulich durch Angabe der „Zeit", indem der Farbkreis mit einer Uhr verglichen wird.

Man läßt bei Tageslicht ein gleich hell erscheinendes rotes und blaues Papier von jedem Teilnehmer aussuchen. Der Raum wird plötzlich verdunkelt. Das rote Papier wird schwarz, das blaue behält einen hellgrauen Ton.

3. Zentrales Skotom bei Dämmerungssehen. In einem verdunkelten Raum wird eine schwarze Fläche mit weißen Tupfen aufgehängt. Nach teilweiser Dunkelanpassung wird die Türe zum Raum spaltweise geöffnet, so daß ein schwacher Lichtschimmer das Zimmer erhellt. Bei einer nicht zu großen Beleuchtungsstärke sind die weißen Tupfen eben gerade sichtbar und verschwinden immer gerade an der Stelle, die fixiert wird. Bei weiterer Steigerung der Helligkeit verschwindet das zentrale Skotom, sobald die Schwelle für die Zapfen erreicht wird. In rotem Licht ist diese Erscheinung nicht zu beobachten.

92. Das Farbensehen.

a) Perimetrie.

Aufgabe. Das Gesichtsfeld ist beim Menschen bezüglich der Ausdehnung der Lichtempfindung überhaupt und der Farbempfindung im besonderen auszumessen.

Platz Nr.

Prinzip der Methode. Das Auge wird in die Mitte einer Meßhalbkugel oder eines drehbaren Halbkreises gebracht. Mit beweglichen Marken wird von der zentralen Fixpunkt aus nach der Peripherie so lange gefahren, bis die Marke für das fixierte Auge verschwindet. Der Punkt, an dem die Marke verschwindet, wird in Bogengraden auf dem Halbkreis gemessen. Durch Rotation des Halbkreises um den Fixpunkt können die Grenzen auf allen Meridianen vermessen und in einer Gesichtsfeldkarte eingetragen werden. Weiße oder graue Marken liefern die Grenzen des Gesichtsfeldes für Lichtempfindung überhaupt, farbige Marken (rot, grün, blau) die Grenzen des Gesichtsfeldes für die Farbempfindung.

Gebraucht werden: Perimeter, Gesichtsfeldkarten, farbige Bleistifte.

Ausführung. Für die Messung sind folgende Punkte zu beachten:

1. Kinn der Versuchsperson gut aufstützen, so daß das untersuchte Auge genau zentral im Perimetermittelpunkt liegt.

2. Die Versuchsperson muß den Fixationspunkt unverwandt betrachten.

3. Marke oder Lämpchen von außen und von innen kommend *langsam* auf dem Kreisbogen verschieben.

4. Im senkrechten Meridian beginnen. Von 15° zu 15° verschieben. Auf den blinden Fleck besonders achten!

5. Bestimmung zuerst mit Weiß, dann mit Rot, Grün und Blau durchführen. Resultat im Gesichtsfeldschema farbig eintragen.

6. Man achte besonders auch auf die Farbänderung, die die Proben beim Einführen von außen nach innen erleiden. Bei den Urfarben tritt diese Farbänderung nicht auf.

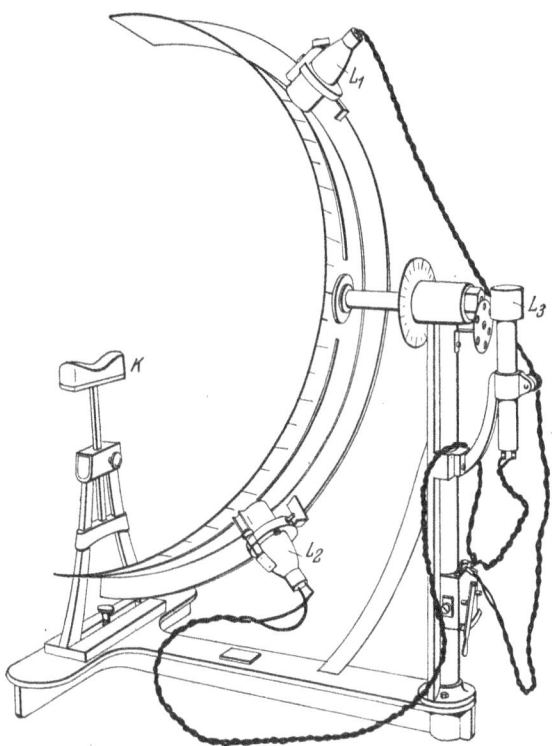

Abb. 142. Perimeter. K Kinnstütze; L_1, L_2 verschiebbare Lichtmarken; L_3 Lichtmarke als Fixpunkt.

b) Gesetze der Farbenmischung.

Aufgabe. Die Gesetze der Farbenmischung sind messend zu untersuchen.

Prinzip der Methode. Die Mischung von Farben in meßbaren Anteilen kann entweder mit dem Farbenkreisel oder mit einem spektralen Farbenmischapparat erfolgen.

Platz Nr.

α) Der Farbenkreisel (vgl. Abb. 143). Werden zwei Farben nacheinander während kurzer Zeit dem Auge dargeboten, so bleibt von der ersten ein kurzzeitiges positives Nachbild bestehen, welches zusammen mit der zweiten angebotenen Farbe, die aus beiden resultierende Mischfarbe ergibt. Der rasche Wechsel der Farben wird durch Anordnung auf einem Kreisel bedingt. Seine Umlaufgeschwindigkeit muß so sein, daß kein „Flimmern" auftritt, d. h. daß die einzelne Komponente nicht mehr sichtbar ist. Dann vermischen sich die positiven Nachbilder gleichmäßig, und es entsteht eine neue, die Mischfarbe. Die Intensität der an der Mischung beteiligten Farben kann durch die Flächenbelegung variiert werden. Bei Anordnung in Sektoren ist sie dem Winkelverhältnis proportional.

β) Die spektralen Farbenmischapparate benützen Spektralfarben, die im Gesichtsfeld eines Fernrohres zu Mischfarben vereinigt werden. Um Gleichungen herzustellen, muß das Gesichtsfeld geteilt sein, so daß eine bestimmte Spektralmischfarbe auf der einen Seite durch entsprechende Mischung auf der anderen Seite bis zur Gleichheit hergestellt wird. Für die Entdeckung von Anomalien ist vor allem folgende Gleichung wichtig:

$$z \cdot 589\,\mathrm{m}\mu =$$
$$x \cdot 670\,\mathrm{m}\mu + y \cdot 535\,\mathrm{m}\mu.$$

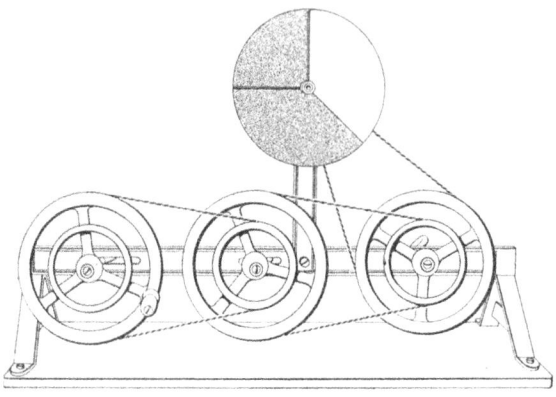

Abb. 143. Farbenkreisel.

Entsprechend der gelben Natrium-, der roten Lithium- und der grünen Thalliumlinie. Der Protanomale nimmt ein zu großes x, der Deuteranomale ein zu großes y.

Gebraucht werden: α) Farbenkreisel mit Papieren, Winkelmaß, β) spektraler Farbenmischapparat.

Ausführung. α) Bei Benutzung des Farbenkreisels müssen die Farbpapiere richtig ineinander gesteckt und mit fester Scheibe unterlegt werden. Beim Anziehen der Feststellschraube muß auf die Zentrierung und richtige Lage besonders geachtet werden. Folgende Mischungen sind zu untersuchen:

1. Rot und Gelb, verglichen mit Orange.
2. Rot und Grün, verglichen mit Orange, Gelb oder Grau.
3. Gelb und Blau, verglichen mit Grau aus Schwarz und Weiß.
4. Rot, Grün und Blau, verglichen mit Grau.
5. Rot und Blau.

Die relativen Anteile sind in Grad zu messen.

Berechnung einer Komplementärfarbe. Bei 4 wurde erhalten: a Grad Rot $+ b$ Grad Grün $+ c$ Grad Blau $=$ Weiß (Grau). Dann ergibt

$$\frac{a \cdot 360}{a+b}\ \text{Grad Rot} + \frac{b \cdot 360}{a+b}\ \text{Grad Grün}$$

die Komplementärfarbe zu Blau. Blickt man auf das Blau und dann auf eine graue Fläche, dann erscheint als Nachbild die gleiche Farbe, wie sie durch Berechnung und Mischung erhalten wurde.

Spektraler Farbenmischapparat. Man untersucht die Mischfarben, die dadurch entstehen, daß Farben, die näher zueinanderstehen, als Komplementärfarben gemischt werden. Besondere Bedeutung für die Entdeckung von Anomalien hat die Gleichung:

$$x \cdot 670\,\mathrm{m}\mu + y \cdot 535\,\mathrm{m}\mu = z \cdot 589\,\mathrm{m}\mu.$$

93. Stereoskopisches Sehen.

a) Haploskop.

Aufgabe. Mit dem Haploskop von HERING oder ähnlicher Einrichtung ist das Tiefenwahrnehmungsvermögen zu messen.

Prinzip der Methode. Durch zwei einstellbare Spiegel wird der Strahlengang für das rechte und linke Auge getrennt. In Haltern können den beiden Augen Sehproben vorgelegt werden, die entweder identisch sind, sich ergänzen oder eine meßbare Querdisparation gegeneinander

Platz Nr.

aufweisen. Durch meßbare Veränderung der Querdisparation kann bestimmt werden: 1. wann der erste räumliche Eindruck auftritt (untere Grenze), 2. wann die Fusion der Bilder nicht mehr möglich ist und Doppelbilder auftreten.

Gebraucht werden: Haploskop oder ähnlich improvisierte Einrichtung (vgl. Abb. 144), Proben mit verschiedener Querdisparation, Halblinienprobe.

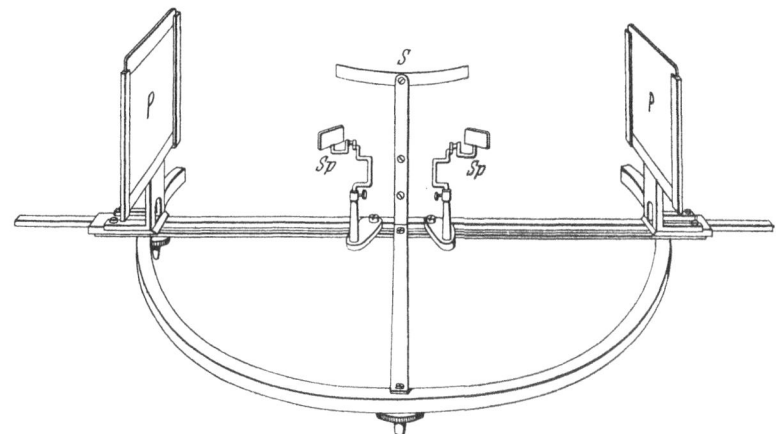

Abb. 144. Haploskop. *PP* Probetafeln; *S* Stirnstütze; *Sp* Spiegel.

Ausführung. Das Haploskop muß so eingestellt und justiert werden, daß der Beobachter bei aufgestütztem Kinn bequem in die beiden Spiegel hineinsehen kann. Als erstes werden in den Halter die Halblinienproben eingesetzt, die so konstruiert sind, daß auf einer Scheibe senkrechte Linien in der oberen Hälfte, auf der anderen in der unteren Hälfte eingezeichnet sind. Die beiden Arme des Apparates werden so eingestellt, daß die Mittellinien der Halblinienproben gleichzeitig in gleicher Lage je dem rechten und linken Auge im Spiegel erscheinen. Ist die Justierung gut, dann verschmelzen sämtliche Halblinien zu einheitlichen Linien. Einstellung auf korrespondierende Netzhautpunkte.

Jetzt werden Proben mit verschiedener Querdisparation eingesetzt. Von einer bestimmten Querdisparation an entsteht ein deutlich plastischer Eindruck einer scheinbar räumlichen Anordnung der Figuren oder Punkte. Bei großer Querdisparation entstehen Doppelbilder. Es ist die Querdisparation zu bestimmen, die erforderlich ist, um einen einwandfreien räumlichen Eindruck zu vermitteln. Ferner ist diejenige aufzusuchen, bei der Doppelbilder erscheinen.

Die individuellen Unterschiede sind außerordentlich groß. Der Südländer hat allgemein ein viel größeres Vermögen, räumlich zu sehen. Die Bestimmung hat große praktische Bedeutung für die Auswahl der für Telemeter-Arbeit geeigneten Leute.

Berechnung. Es ist der Sehwinkel zu berechnen, unter dem die kleinste wahrnehmbare Querdisparation dem Auge erscheint. Vergleich mit der Sehschärfe.

b) Messung der Schärfe der Tiefenwahrnehmung mit der Dunkelröhre.

Aufgabe. Mit der Dunkelröhre ist zu untersuchen, wie genau die Tiefenwahrnehmung bei zweiäugigem Sehen ist.

Platz Nr.

Prinzip der Methode. Die Tiefenwahrnehmung setzt sich zusammen aus der Disparation der bei zweiäugigem Sehen in den Netzhäuten entstehenden Bilder, aus der Verwertung der Anspannung der Akkommodation und dem Gefühl für Konvergenz. Neben diese Faktoren treten noch weitere Erfahrungsmomente, wie Überschneidung, Perspektive,

Größebezug zur Umwelt, die alle zur Vervollständigung der Tiefenwahrnehmung herangezogen werden. Durch Beobachtungen durch eine Dunkelröhre gegen einen indifferenten Hintergrund werden diese Faktoren ausgeschaltet. Als Testobjekt werden 3 verschieden dicke, geschwärzte Messingstäbe verwendet, deren Lage vom Versuchsleiter, für die Versuchsperson unmerklich verändert werden kann.

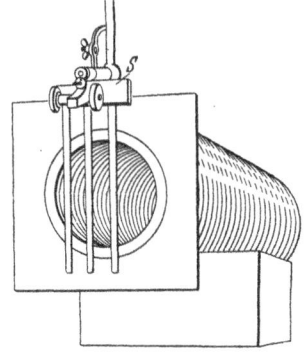

Abb. 145. Dunkelröhre zur Beobachtung der 3 Meßstäbe. *S* Schlitten mit Schrauben zur gegenseitigen Verstellung der Lage der Meßstäbe.

Gebraucht werden: Dunkelröhre, 3 verschiebbare, geschwärzte Stäbe, neutraler Hintergrund.

Ausführung. Die Versuchsperson setzt sich vor die Dunkelröhre und schaut mit beiden Augen auf die Stäbe, welche in verschiedener Stellung vom Versuchsleiter dargeboten werden. Man mißt die eben noch feststellbare Differenz, die von der Versuchsperson wahrgenommen wird, wenn einer der Stäbe aus einer Ebene senkrecht zur Beobachtungsrichtung herausgerückt wird. Die gleiche Messung wird bei einäugigem Sehen durch Vorsetzen einer Blende wiederholt. Sehr demonstrativ ist auch die Sicherheit der Angabe der Lage einer durch das Gesichtsfeld fallenden Kugel zu den Stäben bei zweiäugigem Sehen und die Unsicherheit bzw. das völlige Versagen bei einäugigem Sehen. Der Versuch ist mit waagerecht gestellten Stäben zu wiederholen.

Berechnung. Aus dem Abstand der Stäbe, dem Augenabstand und der gemessenen Differenz ist wiederum der Winkel zu berechnen, unter dem die entstehende Querdisparation beider Bilder dem Auge erscheint.

c) Demonstrationen zum stereoskopischen Sehen.

1. MACH*scher Versuch.* Durch einen rotierenden Sektor geringer Öffnung wird eine bifilar aufgehängte Kugel binokular beobachtet. Der Sektor soll so rasch rotieren, daß er durchsichtig erscheint. Die Kugel wird durch Anstoß in Pendelbewegung in einer Schwingungsebene senkrecht zur Visierlinie versetzt. Als Fixierpunkt ist eine senkrecht unter der Pendelruhelage angebrachte Spitze günstig. Die Pendelbewegung scheint wegen der durch den rotierenden Sektor hervorgerufenen zeitlichen Verschiebung zwischen rechtem und linkem Auge auf einer Ellipse, senkrecht zur tatsächlichen Schwingungsebene zu erfolgen. Der räumliche Eindruck kehrt sich um, wenn einmal über und einmal unter der Achse des rotierenden Sektors durchgesehen wird.

2. PULFRICH*scher Versuch*[1]. Das Pendeln der Kugel wird direkt beobachtet (ohne rotierenden Sektor). Vor das eine Auge wird ein Grauglas gehalten und der Fixierpunkt anvisiert. Der räumliche Eindruck entsteht wieder, kehrt sich um bei Seitenwechsel des Grauglases und hängt von der Stärke des Grauglases ab. In diesem Versuch erfolgt die zeitliche Verschiebung der beiden Sinneseindrücke als Folge des intensitätsabhängigen, verschieden raschen Anklingens der Receptoren. Der Versuch wird mit einem gleich hellen roten und grünblauen Glas wiederholt.

3. Vereinigung haploskopischer Objekte. Durch ein Fenster wird ein Objekt in der Ferne einmal mit dem rechten Auge allein, einmal mit dem linken Auge allein anvisiert. Im ersten Fall wird auf die Glasscheibe ein Papierpfeil von oben her auf das Objekt hin eingestellt (Markenstreifen sind geeignet), im zweiten Fall von unten her. Bei binokularer Betrachtung sieht man 4 Pfeile. Zwei in der Mitte, deren Spitzen sich berühren und je ein oberer und unterer Pfeil rechts und links davon. Deckt man die Mittelstrecke Nasenwurzel-Fensterscheibe mit einem

[1] Vgl. PULFRICH, C.: Naturwiss. **10**, 553 (1922). — LYTHGOE, R. I.: Nature (Lond.) **141**, 474 (1938).

Papierblatt ab, so verschwinden die beiden seitenständigen Bilder. Ist der betrachtete Gegenstand weit genug entfernt, so ist die Entfernung der Spitzen gleich der Pupillendistanz. Die Strahlengänge sind zu zeichnen.

94. Augenbewegungen.
(LISTINGsches Gesetz.)

Aufgabe. Die Primärlage der Augen ist aufzusuchen. Die Rollung des Augapfels bei Bewegungen aus jeder anderen Lage ist nachzuweisen.

```
Platz Nr.
```

Prinzip der Methode. In der Primärlage befindet sich der Augapfel in der Lage, aus der er Hebung und reine Seitwärtsbewegung ohne gleichzeitige Rollung vornehmen kann. Um dies zu beweisen, wird das Nachbild eines normal stehenden bunten Kreuzes verwendet. Bleibt das Nachbild normal, so befanden sich die Augen in Primärlage, erleidet das Nachbild eine Drehung, so ist das der Beweis für stattgehabte Rollung des Augapfels.

Gebraucht werden: Farbiges oder schwarzes Kreuz an möglichst indifferenter glatter Wand, Modell der Wirkung der Augenmuskeln, eventuell Kopfhalter.

Ausführung. In zwangloser aufrechter Haltung des Körpers bei gerade gehaltenem Kopf ist das Kreuz aus großem Abstand 40'sec. zu fixieren. Der Blick wird dann einem seitwärts oder darüber gelegenen Fixpunkt zugewandt. Es entwickelt sich das negative Nachbild des Kreuzes. Ist die Orientierung des Nachbildes die gleiche, wie diejenige des Vorbildes, so hat keine Rollung der Augen stattgefunden, die Primärlage ist gefunden. Die Beobachtung ist bei extremer Neigung nach hinten, unten oder der Seite zu wiederholen (sekundäre Lagen). Die mit jeder Hebung oder Seitwärtsschwenkung der Augen eintretende Rollung wird am Nachbild deutlich erkannt. Am Augenmodell gibt man sich Rechenschaft über die Wirkung der Augenmuskeln.

95. Labyrinthfunktion.
a) Untersuchung der Labyrinthfunktion des Frosches.

Prinzip der Methode. (Die Operation ist von einem Versuchsleiter zu leiten.) Der Frosch wird narkotisiert und dann in Rückenlage auf ein Brett von der Form eines Kreuzes aufgebunden. Zum Öffnen und Offenhalten des Mundes benützt man zwei

```
Platz Nr.
```

kleine Haken, von denen der eine am Ende eines kurzen und der andere am Ende eines längeren Bindfadens befestigt ist. Der Haken mit dem kürzeren Faden wird in den Rand des Oberkiefers eingehakt und sein Faden in dem Schnitt, der sich im Holz des Froschkreuzes am Kopfende befindet, festgeklemmt. Man fixiert hierdurch den Kopf. Der Haken mit dem längeren Bindfaden wird in den Rand des Unterkiefers eingehakt. Indem man dann an diesem Faden zieht, öffnet man den Mund des Frosches, bis der Unterkiefer auf die Brustwand zu liegen kommt, und klemmt den Faden in einem der Schnitte am Fußende des Kreuzes fest. Ist auf diese Weise der Mund, soweit es überhaupt möglich ist, geöffnet und fixiert, so schneidet man mit der kleinen Schere ganz genau die Schleimhaut des Oberkiefers genau in der Medianlinie auf, und zwar fast in der ganzen erreichbaren Ausdehnung. (Es darf aber nichts von der Haut abgeschnitten werden!) Man erfaßt mit der Pinzette die linke Hälfte der durchschnittenen Schleimhaut etwa in der Hälfte des Schnittes und schlägt sie nach außen um. Man sieht dann ein kleines Bündel von Blutgefäßen, Äste der Carotis interna, welches aus der Tiefe hervortritt und an der hochgehobenen Schleimhaut haftet.

Die Eröffnung der Ohrhöhle geschieht in folgender Weise: Das Os parabasale bildet ein Kreuz mit einem langen Schenkel nach vorn, einem ganz kurzen nach hinten und je einem wieder etwas längeren nach beiden Seiten. Durch den Seitenschenkel schimmert das Otolithensäckchen hindurch. Man sticht mit einer feinen Nadel mitten in dieses hinein. Es hat dies erste Anstechen der Ohrhöhle den Zweck, für den nun anzuwendenden Bohrer einen Anhaltspunkt zu gewinnen. Man bohrt, indem man den Bohrer zwischen den Fingern dreht, so tief, daß er durch das Loch hindurch in die Ohrhöhle einsinken kann. Ist er nicht sehr scharf, so bleibt eine kleine dünne

Knorpelplatte am Rande der Bohröffnung hängen. Da sie den Einblick in die Ohrhöhle erschwert, entfernt man sie mit einer spitzen Pinzette.

Es bleibt jetzt nur noch übrig, das Labyrinth herauszuziehen. Durch wenige
Stiche mit der Nadel bringt man den Inhalt des Otolithensäckchens zum Ausfließen
in die Ohrhöhle und spült ihn nach außen fort. Mit ganz kleinen Schwämmchen,
nicht viel größer als ein Stecknadelkopf, tupft man dann die Ohrhöhle aus. Um die
jetzt noch in der Ohrhöhle befindlichen Bogengänge zu entfernen, geht man mit
einem Exkavator ein, kratzt gewissermaßen den ganzen Inhalt der Höhle zusammen
und zieht ihn heraus. Dann wird die durchschnittene Schleimhaut wieder in ihre
Lage zurückgebracht.

Die Operation wird zunächst nur einseitig ausgeführt. Der Frosch wird ent-
fesselt. Sobald die Narkose abgeklungen ist, hält er den Kopf auf der operierten Seite
tiefer. Gereizt springt er schief in die Höhe und fällt ungeschickt auf den Tisch zurück.
Legt man ihn einige Male auf den Rücken und läßt ihn sich wieder in die Bauchlage
umdrehen, so zieht er erst langsamer und schließlich gar nicht mehr die beiden Extremitäten an, die sich auf der nichtoperierten Seite befinden.

In ein großes Wasserbecken gebracht, überschlägt er sich und taumelt im Wasser,
indem er sich auch häufig um die Längsachse dreht. Doch kommt es noch gelegentlich
zu regelrechten Schwimmstößen. Liegt er ruhig an der Oberfläche des Wassers,
so taucht die operierte Seite des Körpers tiefer ins Wasser ein.

Der Frosch wird auf eine kleine Drehscheibe gesetzt und ganz langsam und immer
nur um eine halbe oder ganze Drehung gedreht. Der Frosch sei rechts operiert. Bei
Drehung nach links reagiert er dann noch fast wie ein normales Tier, wenn auch nicht
so stark: er wendet den Kopf nach rechts. Bei Drehung nach rechts findet aber keine
deutliche Reaktionsbewegung nach links statt. Umgekehrt, wenn man die Drehscheibe einige Zeit gedreht hat und dann plötzlich festhält, findet bei ihm nur dann
eine deutliche Nachdrehung statt, wenn die Drehung nach rechts geschah.

Der Frosch wird wieder narkotisiert und aufgebunden und die Operation nun
auch auf der zweiten Seite ausgeführt. Nach Verlust des zweiten Labyrinths zeigt
der schnell wieder entfesselte Frosch sehr starke Störungen. Zwar hält er jetzt
den Kopf nicht mehr schief, weil die Schädigung an beiden Sinnesapparaten jetzt gleich
groß ist, aber die Sprünge sind ganz anomal geworden. Ebenso die Bewegungen
im Wasser: es werden regelmäßige Schwimmstöße nicht mehr ausgeführt. Auf der
Drehscheibe keine Drehschwindelerscheinungen (Kopfwendungen).

b) Drehnystagmus und calorischer Nystagmus am Menschen.

Aufgabe. Der Nystagmus als Folge einer Bewegung der
Labyrinthflüssigkeit ist zu beobachten.

Gebraucht werden: Drehschemel, Brille nach FRENZEL, Ohrspritze, lauwarmes Wasser.

Prinzip der Methode. Auf dem Drehschemel wird eine Versuchsperson so
lange gedreht, bis die Endolymphe durch Reibung in den Bogengängen zum
Stillstand gekommen ist. Wird jetzt die Rotation plötzlich unterbrochen,
so bewegt sich die Endolymphe entsprechend ihrer Trägheit im Sinne der Dreh-
bewegung des ganzen Körpers weiter, und es entsteht Drehschwindel mit
Nystagmus. Durch Betasten der Augäpfel bei geschlossenen Lidern ist der Nystagmus deutlich wahrnehmbar. Durch Vorsetzen einer starken Brille mit innerer
Beleuchtung (Brille nach FRENZEL) wird der Versuchsperson die Wahl eines
Fixpunktes verunmöglicht und gleichzeitig für den Versuchsleiter die Beobachtung der stark vergrößerten und beleuchteten Augen erleichtert.

Durch Spülung des äußeren Gehörganges mit kalter oder warmer Lösung
wird die Endolymphe durch thermische Konvektion in Bewegung gesetzt.
Die Methoden werden zur Prüfung der Vestibularfunktion klinisch verwendet.

Ausführung. Eine Versuchsperson wird auf dem Drehschemel nach Auf-
setzung der Brille nach FRENZEL gedreht. Nach plötzlichem Anhalten des Dreh-
schemels ist der Nystagmus zu beobachten und im Zusammenhang mit der
Drehrichtung darzustellen durch eine Zeichnung.

An einer Versuchsperson, deren Trommelfell zuvor auf Intaktheit geprüft
wurde, wird bei Neigung des Kopfes nach hinten mit einer Ohrspritze 5 ccm
Wasser von 20 oder 45° C in den äußeren Gehörgang gespritzt. Beobachtung
des Nystagmus. Neigt man den Kopf auf die nicht ausgespülte Seite, so verändert sich der Nystagmus.

96. Das Gehör.

a) Beobachtung des Trommelfelles am Menschen.

Aufgabe. Das Trommelfell ist zu beobachten.

Gebraucht werden: Lichtquelle, Dunkelraum oder Koje, Ohrtrichter, Reflektor (vgl. Abb. 146).

Ausführung. Die Versuchsperson wird so gegen eine Lichtquelle gesetzt, daß das zu untersuchende Ohr von dieser abgewendet ist. Die Lampe wird seitlich über und hinter dem zu Untersuchenden aufgestellt. Das von der Lichtquelle ausgesandte Licht wird durch einen Stirnreflektor (Hohlspiegel mit zentraler Öffnung) von 7—9 cm Durchmesser und 15 cm Brennweite in das Ohr geworfen. Der Reflektor wird mit seinem Band um den Kopf festgeschnallt, so daß die zentrale Öffnung sich in Augenhöhe befindet.

Um eine möglichst konzentrierte Beleuchtung zu erhalten, muß man den Reflektor in der richtigen Entfernung vom Trommelfell halten, das heißt, der Beobachter muß sich mit dem unmittelbar hinter dem Reflektor befindlichen beobachtenden Auge in einem bestimmten Abstand vom Ohre befinden, damit er ein stark verkleinertes, lichtstarkes Bild der Lichtquelle auf das Trommelfell entwerfen kann. Da die ganze Länge des äußeren Gehörganges ungefähr 3 cm beträgt, so wird der Beobachter sich in einer Entfernung von etwa 17 cm vom Ohr halten. Damit 20 cm vor dem Spiegel ein verkleinertes scharfes Bild der Lichtquelle entsteht, muß diese 60 cm vom Spiegel entfernt sein.

Der Kopf des Untersuchten wird ein wenig seitlich und schräg gestellt. Der Untersucher faßt die Ohrmuschel mit der Hand und zieht sie nach hinten, oben und außen, um die normale Krümmung des äußeren Gehörganges

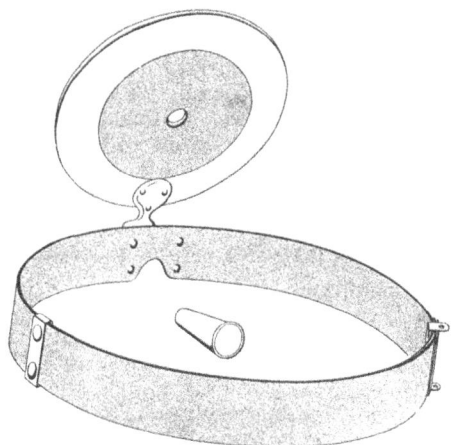

Abb. 146. Reflektor zur Untersuchung des Trommelfells.

auszugleichen, welche sonst die Einstellung erschweren würde. Manchmal muß eine Zugrichtung auf den äußeren Gehörgang ausgeübt werden, um ihn zu strecken. In den äußeren Gehörgang führt man den Ohrtrichter mit seinem schmalen Teil ein, den man unter leichten Drehbewegungen langsam möglichst weit vorschiebt. Eine jede Gewaltanwendung beim Einführen des Ohrtrichters ist wegen Verletzung der Haut des Gehörganges strengstens zu vermeiden. Man wähle einen Trichter mit möglichst weitem Lumen, der sich aber noch leicht einführen läßt. Der Ohrtrichter ist ein konisch gehaltenes Neusilberrohr mit trichterförmigem Ansatz, dessen innere Fläche zur Vermeidung störender Reflexe mattiert ist. Der Beobachter bringt das mit dem Reflektor bewaffnete Auge in die richtige Entfernung und beleuchtet durch passende Drehung des in einem doppelten Kugelgelenk beweglichen Reflektors das Innere des Gehörganges.

In der Trichteröffnung erscheint dann das Trommelfell als eine kleine, blaßgrau gefärbte, leicht ovale Membran von 8—10 mm Durchmesser, die an ihrer unteren Partie einen hellen Lichtreflex zeigt. Häufig überblickt man nicht das ganze Trommelfell auf einmal, sondern muß sich nach und nach durch Neigen des Trichters und Bewegen des Kopfes die einzelnen Partien einstellen.

b) Prüfung der Gehörfunktion.

Aufgabe. Schalleitung und Schallempfindung sind messend zu bestimmen.

Prinzip der Methoden. Im Versuch von Schwabach wird die Knochenleitung eines Gesunden mit derjenigen des Patienten messend verglichen. Eine schwingende Stimmgabel, deren Amplitude (Intensität) durch Dämpfung abnimmt, wird zuerst vom Untersucher und dann, nach möglichst gleich starkem Anschlag, von der Versuchsperson an die Stirne gesetzt. In beiden Fällen wird die Zeit notiert, bis sie nicht mehr gehört wird. Verlängerung der Zeit gegenüber dem Gesunden ist ein Zeichen von *Mittelohr*-Schwerhörigkeit, Verkürzung ein Zeichen von *Innenohr*-Schwerhörigkeit. Das äußere Ohr wirkt als Sender und strahlt einen Teil der durch Knochenleitung zugeführten Energie wieder ab. Bei Erschwerung der Leitung im Mittelohr ist dieser Abstrahlungsverlust kleiner. Im Weberschen Versuch wird gezeigt, daß Schallwellen über die Gehörknöchelchen abgestrahlt werden und durch den äußeren Gehörgang abfließen, wenn Knochen- und Luftleitung so zusammenwirken, daß die Übertragung durch die Knochenleitung intensiver ist. Verschließen des äußeren Gehörganges eines Ohres führt unter diesen Bedingungen zu Verstärkung des Tones im verschlossenen Ohr, da der Abfluß der Schallwellen nach außen behindert ist und Reflexion stattfindet. Die Reflexion führt zu Lateralisation der Schallquelle. Der *Mittelohr*-Schwerhörige lateralisiert in das kranke Ohr, der *Innenohr*-Schwerhörige in das gesunde Ohr. Im Rinneschen Versuch wird gezeigt, daß die Luftleitung des Schalles der Knochenleitung überlegen ist. Eine schwingende Stimmgabel kann durch Luftleitung noch gehört werden, wenn sie durch Knochenleitung unhörbar wurde.

Gebraucht werden: Stimmgabeln mittlerer Höhe.

Ausführung. 1. Man schlägt die Stimmgabel an und setzt sie auf die Stirne. Die Zeit bis zum Unhörbarwerden des Tones wird notiert. Der Versuch ist mehrfach zu wiederholen, bis ganz konstante Werte gewonnen werden. Dann wird er mit dem Patienten wiederholt. Verlängerung = Mittelohr-Schwerhörigkeit; Verkürzung = Innenohr-Schwerhörigkeit. Bei normalen Versuchspersonen kann die Mittelohrschwerhörigkeit durch Verschluß beider Gehörgänge (Verminderung der Abstrahlung) imitiert werden. Die Zeiten ohne und mit Verschluß sind zu messen und zu vergleichen.

2. Man schlage eine Stimmgabel an und setze dieselbe auf den Warzenfortsatz der Versuchsperson. Die Versuchsperson hat anzugeben, wie lange sie dieselbe hört. Wenn dieselbe das verabredete Zeichen gibt, daß sie die Stimmgabel nicht mehr hört, wird die Stimmgabel vor den Gehörgang gebracht. Normale Personen hören dann den Schall der vorher verklungenen Stimmgabel wieder ganz deutlich (positiver Rinnescher Versuch). Die Zeit bis zum Verklingen ist in Sekunden zu messen.

3. Man schlage wiederum die Stimmgabel an und setze dieselbe auf die Mitte des Schädels der Versuchsperson. Wenn dieselbe gut gehört wird, und deutlich, etwa in der Mitte des Kopfes, lokalisiert wird, wird die Versuchsperson aufgefordert, mit dem Finger einen Gehörgang fest zu verschließen. Sofort wird die Versuchsperson den Schall gegen das verschlossene Ohr lateralisieren (Weberscher Versuch).

4. Man hält eine angeschlagene Stimmgabel so vor das Ohr, daß die Distanz kleiner ist als der Abstand beider Ohren. Man wartet, bis der Ton nicht mehr gehört werden kann. Dann nähert man sie noch mehr dem Ohr, bis man den Ton wieder hört. Man ist jetzt sicher, daß das andere Ohr durch Luftleitung den Ton nicht mehr wahrnehmen kann. Verschließt man aber jetzt das Ohr der anderen Seite, so verstärkt sich der Ton und rückt näher an den Kopf heran. Es findet also doch noch eine Knochenleitung nach der anderen Seite statt, deren

Schwingungen so lange nach außen abfließen, bis durch Verschluß des Gehörganges der Abfluß in Reflexion umgewandelt wurde.

Am Tier kann die Gehörfunktion mit dem PREYERschen Ohrmuschelreflex geprüft werden [1].

97. Geschmack und Geruch.

a) Feststellung spezifischer Lokalisationen des Geschmacksinnes.

Aufgabe. Es ist nachzuweisen, daß die Empfindung des Sauern und Süßen, Bittern und Salzigen an spezifische Endorgane in der Zunge gebunden ist.

Platz Nr.

Gebraucht werden: Kleine Fläschchen mit Zucker-, Salzlösung, Lösung von Chinin und von verdünnter Essigsäure, weiche, kleine, leicht zuspitzbare Pinsel bzw. Sonde mit kleinsten Wattebäuschchen.

Ausführung. Die Versuchsperson streckt die Zunge heraus. Der Versuchsleiter prüft mit den einzelnen Lösungen, indem er die Pinselspitze möglichst isoliert, auf einen punktförmigen Bezirk der Zunge aufsetzt, ob die Wahrnehmung der vier genannten Qualitäten an die Berührung von besonderen Geschmackspunkten in der Zunge geknüpft ist. Nach jeder einzelnen Prüfung muß die Zunge mit einer ganz indifferenten Lösung an der betreffenden Stelle abgewischt werden. Man mache eine Skizze der Zunge und zeichne auf dieser Skizze die Stellen ein, an denen man die Empfindung des Süßen, Sauern, Bittern und Salzigen als einzige Empfindung hat nachweisen können.

b) Herstellung von Mischungsgleichungen auf dem Gebiete des Geschmacksinnes.

Aufgabe. Es ist durch Mischung von zwei Stoffen, welche je eine einheitliche Geschmacksart haben, Geschmacksgleichheit mit einer Geschmacksempfindung zu erzielen, welche von einem chemisch reinen Körper herrührt.

Platz Nr.

Gebraucht werden: 3,42 n-Kochsalzlösung als Vertreter salzigen Geschmackes, 0,119 n-Weinsteinsäurelösung als Vertreter des sauren Geschmacks, 0,374 n-Ammoniumchloridlösung als Vertreter der Geschmacksart salzigsauer.

Ausführung. Zuerst werden 10 cm³ der verschiedenen Lösungen je 5 min. lang geprüft. Dann werden Mischungen der Kochsalzlösung und der Weinsteinsäurelösung verschiedener Konzentration so lange gemacht, bis dieselben geschmacksgleich mit der 0,374 n-Ammoniumchloridlösung geworden ist. Als individuelles Beispiel sei eines von v. SKRAMLIK gegeben.

$$0,374 \text{ n-NH}_4\text{Cl geschmacksgleich } \frac{1}{2} \cdot 3,42 \text{ n-NaCl} + \frac{5}{1000} \cdot 0,118 \text{ n-Wein-}$$

steinsäure.

98. Empfänger für mechanische Einwirkung.

a) Untersuchung der simultanen Raumschwelle.

Aufgabe. Mit dem Tasterzirkel ist die simultane Raumschwelle zu bestimmen.

Platz Nr.

Gebraucht wird: Tasterzirkel.

Ausführung. Die Versuchsperson hat die Augen zu schließen und anzugeben, ob die beiden gleichzeitig auf die Haut aufgesetzten Zirkelspitzen als eine oder zwei Spitzen empfunden werden.

---

[1] Vgl. GERSTNER: Pflügers Arch. **245**, 265 (1943).

Man bestimmt: 1. am Arm in Querrichtung, 2. am Arm in Längsrichtung, 3. an der Fingerspitze, 4. an der Wange, 5. an der Zungenspitze.

Zu beachten: Messung mehrfach wiederholen, Vexierversuche einschalten. Spitze immer gleichzeitig aufsetzen, nie zu stark drücken.

b) Untersuchung der Schmerzempfindung.

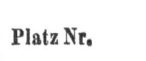

Aufgabe. Mit der Tastborste mit verstellbarer Steifigkeit (eventuell verstärkt durch einen aufgekitteten Kakteenstachel) sind die Druck- und Schmerzpunkte der Haut aufzusuchen.

Gebraucht werden: Tastborste, farbige Stifte (vgl. Abb. 147).

Ausführung. Mit schwachen Tastreizen beginnend werden in einem abgegrenzten Hautbezirk die Druckpunkte aufgesucht und bezeichnet. Besonders in der Nähe der Hauthaare sind Druckpunkte zu finden. Durch Berühren des Haares gibt man sich über die Hebelwirkung des Haares für die

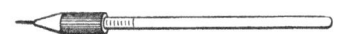

Abb. 147. Tastborste mit verstellbarer Steifigkeit.

Übermittlung des Reizes auf den Druckpunkt Rechenschaft. Man schneidet das Haar ab und sucht die genaue Lage des Druckpunktes.

Die Schmerzpunkte werden erst bei Anwendung stärkerer Reize gefunden. Sie liegen dichter als die Druckpunkte. Man arbeite mit annähernd gleicher Reizstärke und bezeichne alle Schmerzpunkte in der untersuchten Region.

Auswertung. Die durchschnittliche Zahl der Druck- und Schmerzpunkte pro cm^2 einer bestimmten Hautstelle ist zu ermitteln.

99. Temperaturempfänger.

Aufgabe. Es ist festzustellen, daß Wärme und Kälte nur an bestimmten Punkten empfunden wird.

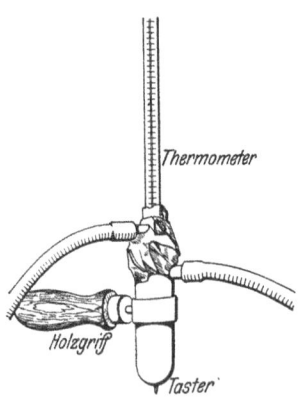

Abb. 148. Wärme- und Kältetaster.

Gebraucht werden: Punktförmiger Kälte- und Wärmetaster, Schläuche, Eis, warmes Wasser, Ablaufgefäß, Zulaufgefäß, verschieden temperierbares Ästhesiemeter, Versuchsperson, Thermometer, fein gespitzter Farbstift.

Ausführung. Der Taster für Kälte- und Wärmepunkte wird durch Schläuche mit dem Zulauf- und Ablaufgefäß verbunden, das Zulaufgefäß wird entweder mit kaltem oder warmem Wasser gefüllt und der Durchlauf durch den Taster eingeleitet. Man liest die Temperatur ab. Dann wird die Versuchsperson, welche die Augen schließt, auf dem Handrücken an verschiedenen Stellen berührt.

Beobachtungsaufgabe. 1. Man stellt fest, daß nur gewisse Punkte Wärme, andere Kälte, andere nur Druck empfinden. Man bezeichnet die Kälte- und Wärmepunkte mit dem Farbstift.

2. Große Kälte der Spitze wird gelegentlich als „Hitze" empfunden.

100. Tiefensensibilität und Kraftempfindung.

Aufgabe. Der wahrnehmbare Gewichtsunterschied ist für verschiedenes Gesamtgewicht zu bestimmen.

Platz Nr.

Gebraucht werden: Schale für Quecksilber, Hebel, Bürette zur Messung der zugeflossenen Quecksilbermengen.

Ausführung. Die Versuchsperson setzt sich mit verbundenen Augen an einen Tisch und berührt mit der Hand die beiden Hebel, an deren Ende die Gefäße mit Quecksilber

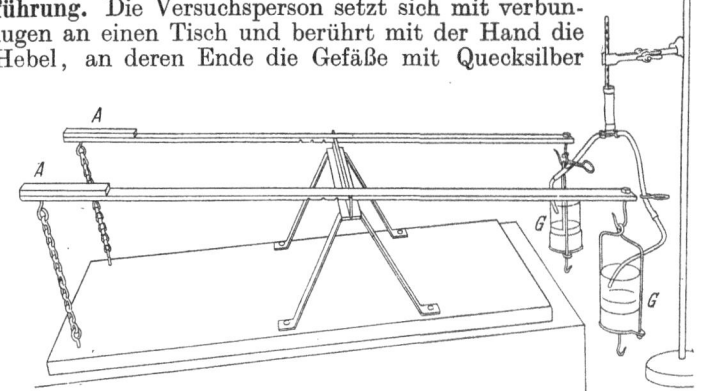

Abb. 149. Anordnung zur Prüfung des WEBERschen Gesetzes. Die Versuchsperson legt die Hände auf die Auflageflächen *AA*. In die Gefäße *GG* können abmeßbare Quecksilbermengen eingelassen werden. Durch Anhängung von Gewichten kann die absolute Belastung verändert werden. Die feststellbare relative Gewichtsvermehrung wird durch Einfließenlassen von Quecksilber bestimmt.

hängen. Man beginnt mit einem Gewicht von 1 kg und läßt einseitig Quecksilber zuströmen, bis die Versuchsperson einen sicheren Unterschied angeben kann. Die zugeleitete Quecksilbermenge ist an der Bürette abzulesen und in Gewicht umzurechnen (1 Liter Hg = 13,6 kg). Die Bestimmung ist mit verschiedenen Ausgangsgewichten zu wiederholen.

Graphische Darstellung der Ergebnisse: Ordinate: Unterschiedsgewichte; Abszisse: Ausgangsgewichte (WEBER*sches Gesetz*).

IV. Anhang.

A. Allgemeine Grundsätze wissenschaftlicher Arbeit.

1. Die Protokollführung.

Zu jedem wissenschaftlichen Versuch gehört eine Versuchsnummer und ein Protokoll. Das Protokoll wird in einem Protokollbuch geführt, dessen Seiten zweckmäßigerweise fortlaufend numeriert sind. Man macht es sich zur Gewohnheit, auch mißlungene und verunglückte Versuche und Versuche mit negativem oder unverständlichem Ergebnis zu protokollieren. Datum, Versuchsnummer und Fragestellung sind als Kopf des Protokolls zu notieren. Alle Einzelheiten, auch wenn sie im Augenblick belanglos oder selbstverständlich erscheinen, müssen festgehalten werden. Bei Versuchswiederholungen genügt der Hinweis auf die Beschreibung des ersten Versuches unter der Voraussetzung, daß jede auch noch so geringfügige Abweichung vom ersten Versuch deutlich hervorgehoben wird. Unerwartete oder zufällige Beobachtungen, selbst gefühlsmäßige Beurteilungen über die Zuverlässigkeit des Ergebnisses, sind besonders festzuhalten. Schon oft sind sie zum Ausgangspunkt neuer und bedeutungsvoller Untersuchungen geworden. Lösungen, Schaltungen, Apparatekonstanten, Narkoseerfahrungen und Auswertemethoden werden außerdem in einem besonderen Buch gesammelt und übersichtlich zusammengestellt, so daß jederzeit darauf zurückgegriffen werden kann. Man mache sich über die Zuverlässigkeit des Gedächtnisses, gerade in technischen Dingen gar keine Illusionen. Nach einem Jahr sind Selbstverständlichkeiten einer Routinemethode schon vergessen! Tierversuche mit Warmblütern erfordern neben dem Versuchsprotokoll noch eine gesonderte Buchführung, in welcher Art und Gewicht des Tieres, Name des Operateurs, Zweck des Versuches, Versuchsnummer, Menge und zeitliche Verwendung der Narkotica, Verlauf der Narkose, spätere Verwendung des Tieres und allfällige Bemerkungen festgehalten werden.

2. Studium der Literatur.

Zu jeder wissenschaftlichen Arbeit gehört ein eingehendes Studium der Literatur. Als Grundlage und Ausgangspunkt dient das *Handbuch der normalen und pathologischen Physiologie*. Es gibt eine Übersicht über den Stand des Wissens bis zum Jahre 1929. Anschließend werden die Zusammenfassungen über das bearbeitete Thema in den *Ergebnissen der Physiologie* zu Rate gezogen, die je nach Thema neueren oder neuesten Datums sind und sehr vollständige Literaturverzeichnisse enthalten.

[Ergänzend sind *Physiological Reviews* und *Annual Review of Physiology* (von 1939 an) zu Rate zu ziehen.] Der Anschluß an die Tagesliteratur wird durch das Studium der *Berichte über die gesamte Physiologie und experimentelle Pharmakologie (*RONAS *Berichte)* gewonnen. Damit ist eine erste allgemeine Übersicht geschaffen und nun beginnt das fruchtbare und lehrreiche Studium der *Originalarbeiten,* die das eigentliche Thema berühren. Wertvolle Winke und Erfahrungen werden hierbei gesammelt, die in den Übersichten und Berichten nicht erwähnt werden können und dem Berichterstatter oft auch gar nicht aufgefallen sind. Das Urteil über und die Kritik an den Methoden werden durch ausgiebige Lektüre der Originalarbeiten geschärft. Erst bei dieser Lektüre wird Selbständigkeit im Denken und eine scharfe Problemstellung gewonnen. Was dem Berichterstatter des zusammenfassenden Berichtes gesichert schien, wird oft zweifelhaft, was ihm unwesentlich schien, erhält plötzlich Bedeutung!

Die Ergebnisse der Lektüre werden am besten auf Kartothekkarten festgehalten. Man hat dann jederzeit die Möglichkeit, sie nach ändernden Gesichtspunkten zu ordnen und Ergänzungen nachzutragen. Man wähle das Format nicht zu klein. Je mehr das Studium fortschreitet, desto mehr Einzelheiten wünscht man festzuhalten. Während der Arbeit verfolgt man aufmerksam die neu erscheinenden Zeitschriften, da die Berichterstattung in RONAS Berichten zwangsläufig zeitlich etwas nachhinkt. Merkwürdig oft erscheinen gleichartige Arbeiten beinahe gleichzeitig. Die Gleichartigkeit eines Befundes, der unabhängig von zwei Autoren beinahe gleichzeitig beschrieben wird, ist für den Fortschritt des Wissens wertvoller als jeder „Prioritätsstreit". Ehrlichkeit und Bescheidenheit sollen bei der wissenschaftlichen Arbeit die Leitsterne sein.

3. Rechnerische Auswertung gemessener Größen.

Bei jeder Messung einer Größe begeht man einen Fehler x, um den der gemessene Wert vom *wirklichen* Wert entfernt ist. Führt man die gleiche Messung n-mal aus, so begeht man Fehler x_1, x_2, x_3, $\ldots$, x_n, die immer wieder andere Beträge und positives oder negatives Vorzeichen haben können. Jede Messung ist daher nur mit einem gewissen Grade von Genauigkeit verbunden, eine Genauigkeit, die besonders bei biologischen Messungen gering ist. In der Regel kennt man den wirklichen Wert der zu messenden Größe nicht und weiß daher auch nicht, wie groß die begangenen Fehler sind. Durch Bildung des Mittelwertes aus allen Messungen erhält man aber einen wahrscheinlichen Wert für die zu messende Größe und damit die Möglichkeit, zwar nicht die wirklichen, aber wenigstens doch die sog. scheinbaren Fehler zu ermitteln und rechnerisch zu verwerten. Unter Benützung der Methode der kleinsten Quadrate (GAUSS) läßt sich die zu messende Größe (die Unbekannte) so errechnen, daß eine optimale Ausgleichung der Fehler entsteht. Man nennt diese Rechnung die *Ausgleichung* und den so erhaltenen Wert der Unbekannten, den ausgeglichenen Wert. In jeder biologischen Messung von Bedeutung sollte die Ausgleichung angewendet werden.

Die Ausführung der Rechnung wird am besten an einem Beispiel erläutert. Durch Zählung wurde in einer Zählkammer die Zahl der Erythrocyten in einer verdünnten Blutprobe bestimmt. Die einzelnen Zählungen l_1, l_2, $l_3 \ldots l_n$ werden in einer Kolonne angeordnet. Als Näherungswert N wird der zur ganzen Zahl aufgerundete Mittelwert genommen. In einer zweiten Kolonne werden die Abweichungen vom Näherungswert notiert: $l_1 - N = \lambda_1$; $l_2 - N = \lambda_2$; $l_3 - N = \lambda_3 \ldots l_n - N = \lambda_n$, die *scheinbaren Fehler*. In einer dritten Kolonne werden die Quadrate der Werte λ_1^2 λ_2^2, $\lambda_3^3 \ldots \lambda_n^2$ eingetragen und zusammengezählt. Die Summe der Werte λ_1, λ_2, $\lambda_3 \ldots \lambda_n$ sei $[\lambda]$, die Summe der Werte λ_1^2, λ_2^2, $\lambda_3^2 \ldots \lambda_n^2$ sei $[\lambda\lambda]$ und die Anzahl der Beobachtungen n. Dann ist die *Dispersion* oder der mittlere Fehler m der Einzelbeobachtung

$$m = \pm \sqrt{\frac{[\lambda\lambda] - \dfrac{[\lambda][\lambda]}{n}}{n-1}}.$$

Der mittlere Fehler des Mittelwertes aus den n-Messungen ist M

$$M = \pm \frac{m}{\sqrt{n}}$$

und der *wahrscheinliche Fehler* ist rund zwei Drittel der Dispersion, d. h. zwei Drittel der scheinbaren Fehler müssen innerhalb der Dispersion liegen, damit die Meßreihe als *einwandfrei* bezeichnet werden kann. Die Dispersion oder der mittlere Fehler ist also ein *Genauigkeitsmaß*. Die Ermittlung dieser Größe aus dem Zahlenmaterial einer Messung schützt vor Trugschlüssen und gibt die Sicherheit, wieweit Schlüsse gezogen werden dürfen.

Beispiel. In einer Kammer von $1/_{10}$ mm Kammertiefe und einer Fläche der Quadrate von je $1/_{400}$ mm² werden die Erythrocyten in einer Verdünnung von 1:200 gezählt. Es werden folgende Zahlen erhalten:

Zählung	λ	λ^2	
5	— 1	1	Näherungswert $N = 6$
6	0	0	
7	+ 1	1	$m = \pm \sqrt{\dfrac{36 - \dfrac{16}{17}}{16}} = \pm 1{,}5$
3	— 3	9	
4	— 2	4	
6	0	0	
7	+ 1	1	$M = \pm \dfrac{1{,}5}{\sqrt{17}} = \pm 0{,}37$
9	+ 3	9	
8	+ 2	4	
8	+ 2	4	Der Umrechnungsfaktor ist 800 000
6	0	0	Der ausgeglichene Mittelwert ist 6,25
7	+ 1	1	Die Erythrocytenzahl ist daher
6	0	0	5 000 000 $\pm$ 300 000
7	+ 1	1	
6	0	0	Es liegen also noch nicht genügend Be-
5	— 1	1	obachtungen vor. Der Fehler ist zu
6,25	$[\lambda] = +4$	$[\lambda\lambda] = 36$	zu groß!

Die Versuchsreihe ist sonst einwandfrei, denn $^2/_3$ der Fehler sind kleiner als die Dispersion $\pm 1,5$.

Man kann sich aber auch ein Bild machen, wieviele Zählungen bei gleicher Dispersion nötig wären, um den wünschbaren Fehler von $\pm 100\,000$ Erythrocyten zu liefern. In diesem Fall müßte $M = \pm 0,125$ werden, was bei einer Dispersion von $\pm 1,5$ erst durch 144 Beobachtungen erreicht wird. Dann ist $M = \pm \dfrac{1,5}{\sqrt{144}}$ $= \pm 0,125$ und man würde die Erythrocytenzahl wie folgt angeben können: $5\,000\,000 \pm 100\,000$.

Wer einmal mit seinen Messungen Fehlerrechnungen durchgeführt hat, wird sich hüten seine Ergebnisse mit mehr Stellen anzugeben, als der Ausgleichsrechnung entspricht!

In der Biologie stellt sich oft auch ein anderes Problem. Es soll entschieden werden, ob zwischen zwei Meßreihen gleicher Art, deren Einzelwerte stark schwanken, ein systematischer Unterschied besteht oder nicht. Zur Lösung dieser Frage geht man wie folgt vor:

Beide Meßreihen mit je n-Messungen werden nebeneinander angeordnet. Für jede Meßreihe wird die Dispersion m_1 und m_2 getrennt durch Ausgleichsrechnung ermittelt. Daraus werden die mittleren Fehler der Mittelwerte $M_1 = \pm \dfrac{m_1}{\sqrt{n}}$ und $M_2 = \pm \dfrac{m_2}{\sqrt{n}}$ berechnet. D sei die Differenz zwischen den ausgeglichenen Mittelwerten der beiden Reihen. Der mittlere Fehler $\varepsilon\,(D)$ dieser Differenz wird wie folgt berechnet:

$$\varepsilon\,(D) = \pm \sqrt{M_1^2 + M_2^2}.$$

Zur Beurteilung eines Unterschiedes zwischen beiden Meßreihen wird der Quotient $\dfrac{D}{\varepsilon\,(D)}$ gebildet. Es gilt:

$$\frac{D}{\varepsilon\,(D)} < 2:\ \text{es besteht } \textit{kein} \text{ Unterschied};$$

$$\frac{D}{\varepsilon\,(D)} \lessgtr 2,\ \text{aber} < 3:\ \text{ein Unterschied ist } \textit{wahrscheinlich};$$

$$\frac{D}{\varepsilon\,(D)} > 3,\ \text{ein Unterschied ist } \textit{sicher} \text{ vorhanden}.$$

Beispiel. Der Acetylcholingehalt von symmetrischen Nerven (rechte und linke) wird bestimmt, nachdem die eine Gruppe gereizt wurde, während die andere als Kontrolle ungereizt gemessen wird. Es soll entschieden werden, ob die gereizten Nerven mehr Acetylcholin enthalten als die ungereizten Kontrollen. Die Einzelwerte schwanken sehr stark, eine systematische Vermehrung des Acetylcholines auf der gereizten Seite scheint aber vorhanden zu sein. Sicherheit gibt hier nur die Ausgleichsrechnung. Der Mittelwert des Acetylcholines in 50 Versuchen mit gereizten Nerven beträgt $0,24\,\gamma/\mathrm{g}$ Nerv. Die 50 ungereizten Kontrollen enthalten im Mittel $0,15\,\gamma/\mathrm{g}$ Nerv. Ist dieser Unterschied reell? Die Dispersion m war in beiden Versuchsreihen gleich groß:

$$m = \pm 0,06\,\gamma/\mathrm{g}\ \text{Nerv}.$$

Der mittlere Fehler der Mittelwerte (g = gereizt und u = ungereizt)

$$M_g = M_u = \pm \frac{0,06}{\sqrt{50}} = \pm 0,009\,\gamma/\mathrm{g}\ \text{Nerv}.$$

$^2/_3$ aller Werte sind in beiden Versuchsreihen innerhalb der Dispersion, die Versuchsreihen sind einwandfrei

$$\varepsilon\,(D) = \pm\,\sqrt{(0,009)^2 + (0,009)^2} = \pm\,0,013$$

$$D = 0,24 - 0,15 = 0,09$$

$$\frac{D}{\varepsilon\,(D)} = \frac{0,09}{0,013} = 7.$$

Schluß: *Der Acetylcholin-Unterschied ist sicher vorhanden.*

Für Fehlerrechnungen mit mehreren Unbekannten, für Messungen in großen Mengen (qualitative Statistik), die sich in Klassen einteilen lassen, und für die rechnerische Beantwortung der Frage, ob zwischen zwei gemessenen Größen ein Zusammenhang oder eine Wechselwirkung besteht (Korrelationsrechnung), sei auf die einschlägige Literatur verwiesen[1].

Die vorsichtige und korrekte Berechnung der Meßwerte und ihre Beurteilung gehört zu der messenden Physiologie, ebenso wie zu jeder anderen exakten Naturwissenschaft.

4. Abfassung der Arbeit[2].

Bei der Abfassung der Arbeit empfiehlt es sich, folgende Unterteilung zu wählen: *1. Einleitung.* Kurze, aber klare Fragestellung, Anknüpfung an zuletzt erschienene Arbeiten, aber ohne weitschweifende historische Erörterung. *2. Methodik.* Erschöpfende, knappe Darstellung aller Arbeitsgänge, verwendeten Geräte und Erfahrungen, eventuell im Telegrammstil. Bei neuen Materialien und Geräten Angabe der Bezugsquelle und Typennummer. *3. Beschreibung der Versuche.* Mitteilung der Überlegungen, die zu den Versuchen geführt haben, der Erfahrungen während der Versuche und der Versuchsergebnisse, eventuell auch im Telegrammstil. Typische Ergebnisse werden mit *einem* Kurvenbeispiel *oder einer* Tabelle dargestellt. Es ist selbstverständlich, daß hinter jeder wissenschaftlichen Arbeit eine große Leistung steckt. Weitspurige Beschreibung der Versuche, überflüssige Beladung einer Arbeit mit Kurven und Tabellen, aber auch Hinweise auf die große Zahl der Versuche (,,in vielen hundert Versuchen bestätigt!") verwischen nur diesen Eindruck. Wo ein großes Material zum Belege notwendig ist, ist es statistisch zu bearbeiten. Man denke bei der Abfassung einer wissenschaftlichen Arbeit immer an den Unterschied zwischen der Schaufensterauslage eines Ramschladens und eines guten Geschäftes. Beim einen ist alles vollgepfropft, beim anderen liegt ein erlesenes Stück in der Auslage! *4. Besprechung der Versuchsergebnisse.* Hier werden die Ergebnisse

---

[1] FUETER, R.: Das mathematische Werkzeug des Chemikers, Biologen, Statistikers und Soziologen. Zürich 1930. — KOHLRAUSCH, F.: Praktische Physik, S. 14—24. Leipzig 1935.

[2] Man lese auch die gute ,,Anleitung zur Niederschrift und Veröffentlichung medizinischer Arbeiten". Berlin: Springer 1925.

zu der Literatur in Beziehung gesetzt, hier können historische Bemerkungen am Platz sein, hier wird die Bedeutung und der Platz der eigenen Ergebnisse im Rahmen des Ganzen besprochen. *5. Zusammenfassung.* Die Zusammenfassung soll für den eiligen Leser so abgefaßt sein, daß er das Wesentliche der Arbeit in kurzen Zügen erfährt und dadurch eingeladen wird, mehr als nur die Zusammenfassung zu lesen.

Klare, einfache Hauptsätze und eine geordnete Entwicklung der Gedanken sollen den wissenschaftlichen Stil auszeichnen. Man fürchte sich nicht, Allgemeingültiges, auch wenn es nur mit Einschränkungen gilt, zunächst in einem einfachen Satz zu formulieren. Die Gelegenheit, auf Einschränkungen und sogar auf Gegenteiliges hinzuweisen, bietet sich im Verlauf der Besprechung immer noch.

Für die Beschreibung der Versuche ist die Vergangenheit die geeignete Zeitform. Für alle übrigen Abschnitte ist die Gegenwart zu empfehlen. Plötzliche Wechsel in der Zeitform wirken störend für den Leser.

Es hat sich bewährt, die Arbeit schon während des Fortganges der Untersuchungen zu schreiben. Sehr oft wird man sich erst beim Schreiben über die genaue Problemstellung und die anzustellenden Versuche klar. Für die Abfassung und ausgiebige literarische Überarbeitung des Manuskriptes ist ebensoviel Zeit einzuräumen wie für die eigentlich experimentelle Arbeit.

Die Literatur wird entweder als Fußnote auf jeder Seite oder in einem alphabetisch zusammengestellten Schrifttum am Schluß der Arbeit zitiert. Die Hinweise erfolgen durch Nennung des Namens des Autors in Sperrdruck und durch fortlaufende Numerierung der Zitate. Die fortlaufende Numerierung der Zitate im Text und die alphabetische Zusammenstellung der zitierten Arbeiten mit den entsprechenden Nummern im Schrifttum am Schluß der Arbeit hat große Vorteile und ist sehr zu empfehlen. Das Verfahren ermöglicht die sofortige Auffindung des Zitates im Text und die rasche Auffindung eines zitierten Autors im Schrifttum. Leider hat es noch nicht die allgemeine Anwendung gefunden, die ihm zukommen sollte.

Originalarbeiten, die in Zeitschriften erschienen sind, werden wie folgt zitiert: Name und Anfangsbuchstaben des Verfassers, abgekürzter Name der Zeitschrift (die gebräuchlichen Abkürzungen beachten!), Nummer des Bandes fett gedruckt, Seitenzahl, Jahrgang. Bücher werden mit dem Namen des Autors, dem Titel, dem Ort des Erscheinens und der Jahreszahl zitiert.

Bei der ersten Abfassung des Manuskriptes empfiehlt es sich, einen breiten Rand oder große Zwischenräume zwischen den Zeilen einzuschalten, um Korrekturen und Zusätze anzubringen. Die Seiten werden nur einseitig beschrieben und fortlaufend numeriert. Tabellen sind auf gesonderten Blättern getrennt vom Text, aber mit den Textseiten fortlaufend numeriert, einzuordnen. Literaturverzeichnisse und die Beschriftungen der Abbildungen kommen auch auf besondere Blätter, die anschließend an die letzte Textseite zu numerieren sind. Die Abbildungen

erhalten ihre eigenen Nummern und sind gesondert zu ordnen. Das
Manuskript und alle Abbildungen und Tabellen sind mit dem Namen
und der Adresse des Verfassers zu versehen. Auf der Titelseite ist genügend Platz freizulassen, damit Anweisungen an die Druckerei, Angaben
über Typengröße usw. aufgenommen werden können. Alle Zeitschriften
senden den Verfassern Korrekturabzüge ihrer Arbeiten. Die Korrekturen
sind nach den im Anhang E zusammengestellten Zeichen durchzuführen.
Man unterscheidet Korrekturen, die durch den Setzer verschuldet sind,
und Korrekturen, die der Autor nachträglich einsetzt. Es ist oft zweckmäßig, durch Wahl verschiedener Farben den Unterschied hervorzuheben.

B. Allgemeine Laboratoriumstechnik.

1. Wägung.

Präzisionswaagen werden immer im Glasschutzkasten in einem besonderen
Wägezimmer aufgestellt. Peinliche Sauberkeit im Wägezimmer und um die
Waagen herum ist der erste Grundsatz bei Ausführung einer Wägung. Neben
den Präzisionswaagen soll ein Wägezimmer auch Vorwaagen (Dämpfungs-
waagen, Federwaagen oder Küchenwaagen) enthalten, auf denen eine ange-
näherte Vorwägung vorgenommen werden kann. Vor Verwendung einer Prä-
zisionswaage gibt man sich immer Rechenschaft über die zulässige Belastung
und die geforderte Genauigkeit. Bei arretierter Waage wird der Gegenstand
auf die linke, der angenähert entsprechende Gewichtssatz auf die rechte
Waagschale durch die geöffneten Seitenflügel des Glasschutzkastens aufgelegt.
Die Arretierung wird nur bei geschlossenem Glasschutzkasten und dann nur
langsam unter steter Beobachtung des Zeigers gelöst. Vollständige Lösung
der Arretierung ist erst erlaubt, wenn der aufgelegte Gewichtssatz so genau
dem unbekannten Gewicht entspricht, daß die Waage in der Nähe des Null-
punktes schwingt. Bei modernen gedämpften Waagen kann an der Einstellung des Zeigers das noch fehlende Zusatzgewicht direkt abgelesen und je
nach Richtung des Ausschlages zum aufgelegten Gewichtssatz addiert oder
subtrahiert werden.

Bei wenig gedämpften Waagen müssen die Ausschläge des schwingenden
Zeigers beobachtet werden: Man notiert den Umkehrpunkt links (1), den Umkehrpunkt rechts (2) und den zweiten Umkehrpunkt links (3), $\frac{(1)+(3)}{2} - (2)$ gibt
mit genügender Genauigkeit den Mittelpunkt (m). Die Differenz zwischen
Mittelpunkt der Schwingung (m) und Nullpunkt (o) der Waage, multipliziert
mit dem Eichwert (e) der Waage gibt das noch fehlende Differenzgewicht, das
je nach Lage des Schwingungsmittelpunktes (m) zu dem aufgelegten Gewichtssatz addiert oder subtrahiert werden muß. Der Eichwert der Waage wird bestimmt, indem 1 mg Gewicht zugelegt und durch entsprechende Beobachtung
der Schwingungen der neue Mittelpunkt (m') bestimmt wird. Die Differenz
$(m') - (m)$ gibt an, wieviele Skalenteile Ausschlag 1 mg entsprechen. Der
Eichwert des einzelnen Skalenteiles ist dann $\frac{1}{(m')-(m)}$ mg. Er wechselt mit
der Belastung der Waage wegen der Durchbiegung der Waagearme und muß
korrekterweise für jede Wägung bestimmt werden. Die Empfindlichkeit der
Waage kann durch Verschieben des beweglichen Gewichtes am Zeiger verändert
werden. Für praktische Zwecke genügt es in der Regel, wenn die Empfindlichkeit der Waage so eingestellt wird, daß bei mittleren Belastungen für 1 mg
Mehrgewicht ein Ausschlag von 5 Skalenteilen erfolgt. Der Eichwert (e) ist

dann 0,2 mg und kann ohne jeweilige Neubestimmung als annähernd konstant angesehen werden. Die Nullpunktseinstellung der Waage (o) muß von Zeit zu Zeit kontrolliert und frisch eingestellt werden.·

Die Gewichte dürfen nie mit der Hand berührt werden, sondern nur mit der jedem Gewichtssatz beigegebenen Pinzette. Die Gewichte 1—10 mg werden durch Auflegen des verschieblichen Reiters auf dem rechten Waagebalken eingestellt. Sehr zweckmäßig sind die modernen gedämpften Waagen, bei denen die Gewichte von 1—1000 mg von außen durch einen Auflegemechanismus, ablesbar aufgelegt werden.

2. Reinigungsarbeiten.

Biologisch wirksame Substanzen können in Konzentrationen bis $1 : 10^{10}$ noch wirken. Peinliche Sauberkeit aller Glasapparate und Instrumente ist daher eine dringende Forderung physiologischer Arbeit. Alle Glaswaren werden durch Einlegen in Chromschwefelsäure gereinigt (1 g Kaliumbichromat auf 100 cm³ konzentrierte Schwefelsäure). Wird die Chromschwefelsäure kalt verwendet, so müssen die Gegenstände mindestens 12 Stunden eingelegt werden. Sehr viel wirksamer ist heiße Chromschwefelsäure. Als Unterlage für alle Reinigungsarbeiten empfiehlt sich Blei oder Glas. Die Säure ist in säurebeständigen Behältern aufzubewahren, am besten in einem eigentlichen Putzraum. In Laboratorien, in denen Instrumente stehen, sollte sie nur ausnahmsweise und dann nur in gut verschlossenen Behältern verwendet werden. Mit einer Zange werden die Glassachen aus dem Bad gehoben, unter heißem Wasser gut vorgespült, mit destilliertem Wasser nachgespült und im Trockenschrank getrocknet. Auf sauberen Glasflächen läuft destilliertes Wasser in breiter Fläche ohne Tropfenbildung ab. Dieses Kriterium ist sehr empfindlich. Verfettete Glaswaren werden vor der Behandlung mit Chromschwefelsäure in heißer Lauge oder mit Bürste, Seife und heißem Wasser gründlich entfettet.

Gummischläuche und *Gummistopfen* werden zuerst mechanisch mit einem nassen Tuch außen und innen (Durchziehen mit einem Draht) gründlich gereinigt; dann werden sie 5 min. in 0,5 n-NaOH gekocht, im laufenden Wasser gespült und dann 5 min. in 4%iger HCl gekocht und wieder gründlich gespült.

Metalle. Sehr saubere Oberflächen werden durch trockenes Abdrehen erhalten. Schmirgeln und Polieren ist in der Regel aber ausreichend. Bei Elektroden kommt Ausglühen, Chlorieren oder Platinieren in Frage (s. unten), Quecksilber wird grob durch Filtrieren gereinigt: Eine Tüte aus kräftigem Papier wird unten mit feinen Nadelstichen durchbohrt, so daß das Quecksilber in ganz feinen Strahlen ausfließt. Einfach und sehr wirksam ist auch die Reinigung mit einem Luftstrom, der nach dem Prinzip der MARIOTTEschen Flasche mit einer Wasserstrahlpumpe durch das zu reinigende Quecksilber durchgesogen wird. Quecksilber trocknet man durch Erhitzen auf 140° C während 30 min. unter dem Abzug und unter ständiger Kontrolle der Temperatur! (Gefahr der Verdampfung.) Ganz reines Quecksilber wird durch Vakuumdestillation erhalten.

3. Glasarbeiten.

Für die Ausführung von Glasarbeiten ist ein Glasblasetisch vorzusehen. Er soll mindestens enthalten: eine gute Gebläselampe mit Gebläse, einen Schmetterlingsbrenner, eine Asbestunterlage, Holzzargen zum Ablegen heißer Stücke, Glasmesser, zugespitzte Spatel, Korkstopfen verschiedenster Größe zum Abschließen der bearbeiteten Glasröhren, dicke Drahtstücke in Holzhaltern, Glasrohr in verschiedenen Dimensionen, Capillarrohr, Glasstäbe, kleine Asbeststreifen, Zentimetermaß und Streichhölzer.

Folgende grundlegenden Operationen sollten jedem wissenschaftlich Tätigen geläufig sein.

Anwärmen und Abkühlen. Glas ist ein schlechter Wärmeleiter. Je dicker und größer das zu bearbeitende Stück ist, desto sorgfältiger ist es anzuwärmen und nach der Bearbeitung abzukühlen. Ohne Gebläse brennt die Flamme „leuchtend", mit Gebläse blau. Das Anwärmen erfolgt in der leuchtenden Flamme unter Drehung und leichter Bewegung des Stückes. Nach komplizierten Operationen muß in der leuchtenden Flamme so lange abgekühlt werden, bis sich Ruß auf dem Arbeitstück niederschlägt. Gut gekühlte Stücke springen nie!

Glasschneiden. Rohre bis 10 mm Durchmesser werden mit dem Glasmesser kreisförmig ziehend geritzt und dann mit kurzem Ruck gebrochen. Stücke über 10 mm und dickwandige Stücke müssen gesprengt werden. Mit dem Glasmesser wird kreisförmig ziehend geritzt und die Rille leicht angefeuchtet; bei kleineren Stücken wird ein feiner Glasstab in der Gebläselampe möglichst punktförmig zur Weißglut erhitzt und rasch auf einen Punkt der Rille aufgesetzt; das Stück springt sofort entlang der Rille; bei größeren Stücken wird ein Draht in einem Holzhalter so zurecht gebogen, daß er das Glasstück halbkreisförmig umschließt. Der Draht wird in der Flamme stark erhitzt; mit leicht drehender Bewegung wird das Stück mit der Rille in den Draht gelegt. Bei sehr großen Stücken empfiehlt es sich, zwei angefeuchtete Streifen Filtrierpapier kreisförmig mit einem Zwischenraum von 2 mm, in dessen Mitte die Rille verläuft, um das Rohr zu wickeln.

Glätten. Jedes Rohrende ist scharf und kantig. Man nehme sich immer die Mühe, jedes abgeschnittene Stück zu glätten. Nach vorsichtigem Anwärmen wird es so lange in der Flamme gedreht, bis alle Unebenheiten zusammengeflossen sind. Vorsichtiges Abkühlen ist besonders bei dickwandigen Stücken sehr zu empfehlen. Geglättete Rohrenden sparen viele Gummischläuche und unangenehme Überraschungen während wichtiger Versuche.

Ausziehen. Das Ausziehen von Glasrohr ist die elementare Operation. Unter ständigem gleichmäßigem Drehen wird das Glasrohr in der Flamme so lange erhitzt, bis es gut fließt. Durch sanften Zug unter weiterem Drehen wird *immer außerhalb* der Flamme auf die gewünschte Länge und Dicke ausgezogen.

Biegen. Das Rohr wird in der Flamme des Schmetterlingsbrenners unter gleichmäßigem Drehen erwärmt, bis es gut fließt. Durch sanftes Biegen wird es *immer außerhalb* der Flamme auf die gewünschte Form gebracht.

Verschließen. Das Glasrohr wird durch Ausziehen und Zusammenfallenlassen verschlossen. Das verschlossene Ende wird nach guter Erwärmung, wobei es leicht zusammenfällt, durch Aufblasen bei stetiger Drehung, *immer außerhalb* der Flamme, rund gemacht. Das überflüssige Glas wird mit einem erwärmten Glasstab durch rasches Wegziehen abgetupft. Diese Operation ist so oft zu wiederholen, bis eine gleichmäßige Wanddicke an allen Stellen der Abschlußkuppe besteht. Sorgfältig kühlen.

Ansätze. Mit einem Glasstab wird ein kleiner Glastropfen auf die Stelle des erwärmten, einseitig mit Stopfen verschlossenen Rohres gebracht, an der ein Ansatz gemacht werden soll. Mit kleiner Stichflamme wird der Tropfen erwärmt. Sobald die Stelle weich ist, wird eine kleine Erhöhung herausgeblasen, die bei weiterer Erwärmung wieder zusammensinkt. Wiederholt man den Vorgang, so entsteht bald ein Kragen, der in der Mitte mit einer dünnen Glashaut verschlossen ist. Mit kurzem Luftstoß wird die Haut gesprengt. Der jetzt offene Kragen wird gut warm gehalten, während gleichzeitig das Ansatzrohr erwärmt wird. Sind beide heiß genug, so werden sie vereinigt, wobei in der Regel ein Doppelwulst die Vereinigungsstelle anzeigt. Dieser Wulst muß durch Zusammenfallenlassen und Aufblasen in feiner Stichflamme so lange verblasen werden, bis ein ganz glatter Übergang des Ansatzes da ist. Sorgfältig kühlen. In dieser Weise können leicht beliebige T-Stücke und Verzweigungen hergestellt werden.

Wer in der Lage ist, jederzeit Rohrverengerungen, Biegungen, Oliven und Verzweigungen selbst herzustellen, macht sich in seiner Laboratoriumsarbeit von Hilfskräften weitgehend unabhängig.

4. Kitte, Klebe- und Dichtungsmittel.

Für physiologische Zwecke ist das Plastilin und das Klebwachs[1] sehr gut geeignet. Das Plastilin läßt sich leicht verformen, mit RINGER-Lösung durchkneten, behält im kalten Zustand eine einmal angenommene Form gut bei und ist allgemein brauchbar; das Klebwachs haftet gut an Glas und Metall und ist für rasches Arbeiten sehr zu empfehlen. Zum raschen Abdichten von Teilen, die wenig auf Zug und Druck beansprucht sind, eignen sich auch Kollodiumlösungen, die nach Aufpinselung Membranen liefern.

Glas mit Glas oder Metall mit Glas wird für permanenten Gebrauch warm gekittet. Sehr geeignet sind die KHOTINSKY-Zemente oder guter weißer Siegellack. Je vorsichtiger im allgemeinen erwärmt und abgekühlt wird, je behutsamer besonders der Siegellack erwärmt wird, desto länger hält das Stück. Zur kalten Verbindung eignen sich: Gips mit Gummiarabicum, 20 g Bleiglätte mit 5 ccm Glycerin, Wasserglas und viele käufliche Produkte.

Zum Abdichten von Hahnen ist ein Gummi-Vaselindichtungsmittel sehr zu empfehlen. Ein in Amerika gebräuchliches Rezept ist: 1 Teil Kautschukschnitzel, 4 Teile Vaselin und 1 Teil Paraffin. Die Mischung wird bei 110° C im Heizofen etwa 2 Tage erwärmt, bis sie einheitlich geworden ist (gelegentlich rühren). Dann wird sie mit Mikrobrenner 30 min. auf 150° C erhitzt und durch Gaze gesiebt. Beim Gebrauch wird auf den Hahn zuerst eine feine Schicht reine Vaseline aufgetragen und nachher die Vaselin-Gummimasse. Sehr geeignet ist auch das im Handel erhältliche RAMSAY-Fett. Beim Fetten eines Hahnes wird das Dichtungsmittel nur unterhalb und oberhalb der Bohrung aufgetragen. Unter stark drehenden Bewegungen wird dann der Hahn in seinen Sitz getrieben. Die Bewegungen sind so lange fortzusetzen, bis auch das ringförmige Verbindungsstück auf der Höhe der Bohrungen abgedichtet ist. Man vermeidet so eine Verstopfung der Bohrungen mit Dichtungsmittel.

5. Herstellung von Kollodiummembranen nach ADAIR.

Als Ausgangslösung verwendet man eine 4%ige Kollodiumlösung in absolutem Alkohol und reinstem Äther zu gleichen Teilen. Ein Zusatz von 4 cm³ Äthylenglykol zur Konservierung ist sehr empfehlenswert. Die Lösung wird auf eine langsam mit waagerechter Achse rotierende Glasröhre aufgetropft, deren eines Ende abgerundet und mit feiner Öffnung versehen ist. Es werden 3 Schichten angelegt, die durch verschieden lange Trocknung mit Wärme behandelt werden. 1. Schicht 2 min. trocknen; 2. Schicht $2^1/_2$ min. trocknen; 3. Schicht 7 min. trocknen. Dann läßt man die Membran etwa 3—6 min. bei Zimmertemperatur stehen und taucht sie dann für $^1/_2$ Stunde in Wasser. Die Kollodiumhülse läßt sich dann leicht ablösen. Bei 500 mg Hg Überdruck soll eine Hülse von 10 cm Länge und 1,5 cm Durchmesser in der Minute 0,03 bis 0,2 cm³ Wasser durchlassen (Prüfung).

6. Manometrische Methoden.
(Vgl. H. A. KREBS u. andere [2].)

---

[1] Bei den Küfern als „Faßwachs" erhältlich.
[2] KREBS, H. A.: PÉTERFIS Methodik der wissenschaftlichen Biologie, Bd. 2, S. 1048. 1928. — DIXON, M.: Manometrie Methods. Cambridge 1934.

7. Herstellung isotonischer Natriumphosphatpuffer von verschiedenem p_H.

Prinzip. Die gebräuchlichen Na—K-Phosphatpuffer sind für physiologische Zwecke nicht gut zu gebrauchen, da der K-Gehalt stört. Sehr geeignet zur *beliebigen* Zumischung und p_H-Einstellung sind aber isotonische Phosphatlösungen ($\varDelta = -0,56°$) von Na_2HPO_4 0,130 molar und NaH_2PO_4 0,164 molar. — Mischt man primäres Phosphat und Lauge in äquivalenten Mengen und Konzentrationen, z. B. 1 cm³ 0,164 m NaH_2PO_4 und 1 cm³ 0,164 m NaOH, so entstehen 2 cm³ einer Na_2HPO_4-Lösung, von der Konzentration $\frac{0,164}{2} = 0,082$ m, also eine hypotonische Lösung. Um eine *isotonische* Lösung zu erhalten, muß man 1 cm³ 0,164 m NaH_2PO_4 mit $\frac{0,164}{0,630} = 0,260$ cm³ einer 0,630 m NaOH mischen. Es entstehen dann 1,260 cm³ von $\frac{0,164}{0,260} = 0,130$ m Na_2HPO_4; d. h. durch Mischung äquivalenter Mengen von isotonischer NaH_2PO_4-Lösung mit 0,630 m NaOH entsteht isotonische Na_2HPO_4-Lösung. Gibt man weniger NaOH zu, so entsteht ein Gemisch aus Na_2HPO_4 (neugebildet) und NaH_2PO_4 (unverbrauchter Rest), in dem beide Anteile in isotonischer Konzentration vorliegen. Das p_H des Gemisches hängt vom Verhältnis ab. Man gewinnt somit ein Puffergemisch, das immer isotonisch bleibt und auf beliebige p_H-Werte eingestellt werden kann.

Herstellung der Gemische.

Stammlösung	.I	m NaOH (40 g/l),
,,	II	m H_3PO_4 (98 g/l),
,,	III	0,5 m NaH_2PO_4.

Lösung II wird aus konzentrierter Phosphorsäure durch Verdünnung (z. B. 100 cm³ H_3PO_4 50% + 300 cm³ H_2O) angenähert eingestellt. Die Lösung wird mit m NaOH gegen Phenolphthalein titriert (nicht gegen einen Indicator mit stärker saurem Umschlagspunkt) und weiter so verdünnt, daß für 10 cm³ genau 20 cm³ NaOH verbraucht werden. Lösung III wird aus Lösung I und II im Verhältnis 1:1 gemischt.

	,,Phosphat''	,,Lauge''
für $\varDelta = 0,56°$ C (Säugetier)	0,164 m NaH_2PO_4 ($\varDelta = -0,56°$ C) (164 cm³ Lösung III + 336 cm³ H_2O)	0,630 m NaOH (63,0 cm³ m NaOH + + 37,0 cm³ H_2O)
für $\varDelta = 0,4°$ C (Frosch)	0,119 m NaH_2PO_4 ($\varDelta = -0,4°$ C) (119 cm³ Lösung III + 381 cm³ H_2O)	0,429 m NaOH (42,9 cm³ m NaOH + + 57,1 cm³ H_2O)

Aus diesen Lösungen erhält man isotonische Puffergemische, indem man die in der folgenden Tabelle angegebenen Mengen ,,Lauge'' jeweils mit ,,Phosphat'' auf 100 cm³ auffüllt.

p_H	5,40	5,60	5,80	6,0	6,20	6,40	6,60
cm³ ,,Lauge''	1,4	1,7	2,6	3,8	5,3	7,5	10,25

p_H	6,80	7,00	7,20	7,40	7,60	7,80	8,00
cm³ ,,Lauge''	12,1	14,2	16,1	17,5	18,4	19,2	19,6

8. Isotonische Ersatzlösungen und Verdünnungen.

Frosch-Ringer 10*fach:* Laboratoriumsstammlösung.

NaCl   65 g,
KCl   2 g,
CaCl$_2$ 2 g   (wasserfreies Gewicht der Krystalle!) mit Silbernitrat
                     titrieren (vgl. **20 d** S. 52),
H$_2$O · 1000 cm³.

Die normale Frosch-RINGER-Lösung wird aus dieser Stammlösung durch Verdünnung um das 10fache hergestellt.

Phosphat-Frosch-Ringer für Muskelversuche.

NaCl   0,65 g,
KCl   0,02 g,
CaCl$_2$ 0,02 g,   (wasserfreies Gewicht!)
Phosphatlösung   2 cm³   (frisch zusetzen vor Gebrauch),
H$_2$O   100 cm³.

Die Phosphatlösung wird durch Auflösen von 2,86 g SÖRENSEN-Phosphat (sekundäres Ph.) in 80,6 cm³ n/10 HCl gewonnen. Zusatz von 19,4 cm³ H$_2$O. p$_H$ = 7,1.

Ratten-Ringer (nach WARBURG).

1. 0,155 m NaCl (9 g im Liter).
2. 0,155 m KCl (11,5 g im Liter).
3. 0,11 m CaCl$_2$ (mit Silbernitrat zu titrieren vgl. **20 d** S. 52).
4. 0,155 m NaHCO$_3$ (13 g im Liter).

Man mischt in Raumteilen 96mal (1):2mal (2):2mal (3):20mal (4).

Säugetier-Ringer.

NaCl   9,0 g,
KCl   0,42 g,
CaCl$_2$ 0,24 g   (mit Silbernitrat titrieren),
NaHCO$_3$ 0,5 g,
Glucose   0,5 g,
MgCl$_2$ 0,025 g,
H$_2$O   1000 cm³.

Tyrode-Lösung: vgl. **25 i** S. 75.

Regeln für die Verdünnung. Aus einer y%igen Lösung ist eine x%ige Lösung herzustellen: Man nimmt x cm³ der y%igen Lösung und setzt $y - x$ cm³ H$_2$O zu.

Beispiel. Aus einer 0,9%igen NaCl-Lösung eine 0,7%ige NaCl-Lösung herstellen: Man nimmt 7 cm³ der 0,9%igen Lösung und setzt 2 cm³ Wasser zu. (Oder entsprechende Vielfache.)

Herstellung einer Verdünnungsreihe. Um eine wirksame Konzentration oder Menge eines Stoffes zu ermitteln, stellt man Verdünnungsreihen in geometrischer Progression her. Zur Orientierung nimmt man den Faktor 10, nach grober Orientierung den Faktor 2 usf. Die Zehnerreihe wird folgendermaßen hergestellt.

	10^{-2}	10^{-3}	10^{-4}	10^{-5}
Lösungsmittel . .	9 cm³	9 cm³	9 cm³	9 cm³
Zusatz	1 cm³ 10^{-1}	1 cm³ 10^{-2}	1 cm³ 10^{-3}	1 cm³ 10^{-4}

	10^{-6}	10^{-7}	10^{-8}	10^{-9}
Lösungsmittel . .	9 cm³	9 cm³	9 cm³	9 cm³
Zusatz	1 cm³ 10^{-5}	1 cm³ 10^{-6}	1 cm³ 10^{-7}	1 cm³ 10^{-8}

Verdünnungen in Reihenversuchen.

Grobe Orientierung: 10^{-1}; 10^{-2}, 10^{-3}; 10^{-4} usf.

Feinere Aufteilung des Intervalles einer Zehnerpotenz:

Quotient	Zahl der Verdünnungen	Reihe
$\sqrt[2]{10} = 3,162$	3	0,10 0,32 1,00
$\sqrt[3]{10} = 2,154$	4	0,10 0,22 0,46 1,00
$\sqrt[4]{10} = 1,778$	5	0,10 0,18 0,32 0,56 1,00
$\sqrt[5]{10} = 1,585$	6	0,10 0,16 0,25 0,40 0,63 1,00
$\sqrt[6]{10} = 1,468$	7	0,10 0,15 0,21 0,32 0,46 0,68, 1,00.

Bei biologischen Testversuchen hält sich der systematisch Arbeitende an Reihen mit geometrischer Progression, um in allen Stufen den gleichen Genauigkeitsgrad einzuhalten.

9. Normal- und Molarlösungen gebräuchlicher Substanzen Gefrierpunktserniedrigung und Isotonie.

Stoff	Normal-lösung g/l	Molar-lösung g/l	Molare Gefrierpunkts-erniedrigung °C	Molare Gefrierpunktserniedrigung gültig für isotonische Lösung °C	Konzentration der isotonischen Lösung	
					$\varDelta = 0,56°$ C	$\varDelta = 0,41°$ C
NaCl . . .	58,45	58,45	3,37	3,44	0,163 m 0,951 %	0,119 m 0,695 %
KCl	74,55	74,55	3,25	3,41	0,164 m 1,22 %	0,120 m 0,895 %
LiCl	42,40	42,40	3,80	3,51	0,160 m 0,68 %	0,117 m 0,50 %
CaCl$_2$ . . .	55,50	111,0	5,85	4,82	0,116 m 1,29 %	0,085 m 0,94 %
MgCl$_2$ . . .	47,62	95,24	6,35	4,94	0,113 m 1,07 %	0,083 m 0,79 %
Na$_2$CO$_3$. . .	53,00	106,0	—	4,41	0,127 m 1,35 %	0,093 m 0,99 %
NaHCO$_3$ . .	84,00	84,00	—	3,57	0,157 m 1,32 %	0,115 m 0,96 %
Na$_2$HPO$_4$ × 12 H$_2$O.	179,10	358,21	—	4,34	0,129 m 4,63 %	0,095 m 3,40 %
Rohrzucker.	342,1	342,1	2,06	1,92	0,29 m 10 %	0,213 m 7,3 %
Glucose . .	180,1	180,1	1,92	1,88	0,3 m 5,4 %	0,218 m 3.9 %

Normal- und Molarlösungen.

Eine Molarlösung ist eine Lösung, in der 1 gMol des Stoffes in 1 l gelöst ist.

Die Normallösung dagegen ist so hergestellt, daß 1 g reagierender Wasserstoff auf 1 l entfällt. Sie kann 1 Mol oder Bruchteile desselben enthalten, je nachdem, in welcher Weise die Substanz zur Reaktion herangezogen wird.

Für die Säuretitration muß die Lösung so viel Säure enthalten, daß 1 g H zur Ersetzung durch Alkali bis zum Endpunkt der Reaktion zur Verfügung steht. mHCl enthält 1 g Wasserstoff, der ersetzbar ist, ist also gleich konzentriert wie nHCl. mH$_2$SO$_4$ enthält dagegen 2 g Wasserstoff, der ersetzbar ist, ist also gleich 2 nH$_2$SO$_4$. Bei der Phosphorsäure kommt es auf den Endpunkt der Titration an. Wird bis p$_H$ 5 titriert, so stehen 1 g Wasserstoff je Liter, bis p$_H$ 9: 2 g Wasserstoff je Liter, bis p$_H$ 12: 3 g Wasserstoff je Liter zur Verfügung. Die Normallösung muß infolgedessen je nach dem Endpunkt 1, ^{1}/$_2$, ^{1}/$_3$ Mol im Liter enthalten. Das gleiche gilt für die Oxydation und Reduktion. Eine normale Permanganatlösung z. B. ist nur m/5, denn jedes Molekül Permanganat oxydiert 5 H-Atome der Oxalsäure (vgl. S. 51).

10. Narkose.

Flüchtige Narkotica. Zur Inhalationsnarkose kommt nur Äther in Betracht, durch Auftropfen auf eine Maske für größere Tiere, durch Entwicklung von Ätherdämpfen in einer Glasglocke für kleine Tiere. Es wird Schwefeläther = Äthyläther: C$_2$H$_5$—O—C$_2$H$_5$ benützt (Äther pro narcosi). Die braunen Flaschen sind im Dunkeln aufzubewahren, womöglich im Eisschrank. Man denke immer an die Explosionsgefahr bei jeder Verwendung von Äther: Die Narkosenbreite ist groß (Differenz zwischen betäubender und tödlicher Dosis). Die gleichmäßige Atmung ist bei allen Tieren das Kriterium für richtige Narkose.

Eine Stunde vor der Äthernarkose ist eine 2%ige Morphin-Atropinlösung (s. unten) subcutan zu verabfolgen, wenn Erbrechen gewünscht wird, um einen leeren Magen zu erhalten; intravenös, wenn das Erbrechen nicht stattfinden soll. Die intravenöse Injektion muß langsam erfolgen.

Zur Narkose wird eine Tropfflasche verwendet. Man stellt sie mit einem Kork mit zwei gegenüberliegenden Einkerbungen, durch Einziehen eines Gazestreifens in die eine Einkerbung her. Die andere Einkerbung dient dem Luftausgleich. Die Tropfen dürfen nur auf die Maske fallen. Nase, Zunge oder Schleimhaut des Maules dürfen nicht benetzt werden. Man „schleicht" mit der Narkose ein. Die Kunst der Narkose besteht darin, bei völliger Betäubung möglichst *wenig* Äther zu brauchen. Durch die Vornarkose und geschickte Arbeit sollen Abwehrbewegungen der Tiere vermieden werden können.

Nichtflüchtige Narkotica. *a) Morphium-Atropin.* Als Vorbetäubung *zu jeder* Inhalationsnarkose ist eine Morphium-Atropinlösung anzuwenden. Sie enthält 2 g Morphium hydrochloricum und 0,03 g Atropinum sulfuricum auf 100 cm^3 Wasser. Für Hunde ist 0,002—0,01 g Morphium je Kilogramm Körpergewicht zu verwenden. Durch intravenöse, langsame Injektion wird das Erbrechen in der Regel vermieden. Nach subcutaner Injektion tritt es fast regelmäßig auf. Nach der Injektion sind die Tiere in einem dunkeln Raum aufzubewahren. Durch Morphiumvornarkose wird das Excitationsstadium bei der Äthernarkose fast ganz vermieden.

b) Urethan. Urethan wird in 10%iger Lösung verwendet. Es kann als Voll- oder Basisnarkose benützt werden. Dosierung: 1,0—1,5 g Urethan/kg. Körpergewicht, subcutan in mehreren Depots. Narkosebreite groß. Für den Frosch genügen 2 cm^3 in den Rückenlymphsack. Bei der Urethan-Vollnarkose ist besonders für gute Erwärmung der Tiere zu sorgen.

c) Pernocton. Besonders für Hunde sehr zu empfehlen. Die Lösung wird nach dem von REIN benützten Verfahren intramuskulär in 4—5 Depots injiziert, je Kilogramm Körpergewicht 0,5 cm^3 (1 cm^3 enthält 0,1 g Pernocton). Die Narkose tritt nach 30—45 min. ein. ^{1}/$_2$ h vor der Injektion ist die Morphin-Atropinvorbetäubung durchzuführen. Das Pernocton ist im Eisschrank zu lagern. Man verwende nur Pernocton ad usum veterin. Die Pernoctonnarkose ist die beste Narkose für Operationen an Hunden, Katzen und Kaninchen. Bei Katzen und Kaninchen wird die Morphinvorbetäubung weggelassen. Narkosebreite groß. Man warte immer den Eintritt der Narkose mit Geduld ab.

d) Avertin kann per os verabfolgt werden und wirkt bei Katzen sehr gut. Dosis: 0,5 g je Kilogramm Körpergewicht. Vollnarkose nach 5—10 min. Zweckmäßig ist eine 3%ige wässerige Lösung. Für Kaninchen ist Avertin ungeeignet.

e) MS 222 (lösliches Anästhesin: methansulfosaures Salz des Meta-Amino-Benzoesäure-Äthylesters) Sandoz Narkoticum für Kaltblüter (Fische und Amphibien) und wirbellose Wassertiere. Lähmt die Motorik. Ausgezeichnet zur Immobilisierung von Wassertieren. Die wirksame Konzentration muß für jede Art bestimmt werden. 1:10000 in Leitungswasser immobilisiert Fische und Amphibien in der Regel nach ganz kurzer Zeit.

11. Prinzipien des sterilen Arbeitens.

Der Hauptgrundsatz beim Manipulieren mit sterilen Lösungen und bei Übertragungen ist: Schnelligkeit. Wer schnell und exakt arbeitet, wird in der Regel keine wesentlichen Verunreinigungen in Kauf nehmen müssen. Zweckmäßig ist die Einrichtung einer peinlich sauberen Arbeitskapelle, in der grobe Luftverunreinigungen, Staub usw. ausgeschlossen sind. Als Grundlagen zweckmäßiger Sterilisation können folgende Angaben gelten:

Glaswaren und Metalle: Heißluftsterilisator 160—180°C, 2 h.

Instrumente: Auskochen in sodahaltigem Wasser (15 min.) im Heißluftsterilisator oder im Autoklaven.

Platininstrumente: Ausglühen in nichtleuchtender Flamme.

Thermostabile Flüssigkeiten: Im Autoklaven (20 min.).

Temperaturempfindliche Flüssigkeiten: Im strömenden Wasserdampf von 95—100°C fraktioniert sterilisieren. (An 2—3 aufeinanderfolgenden Tagen je 30 min. zur Vernichtung evtl. vorhandener Sporen.)

Äußerst thermolabile Flüssigkeiten: Durch keimfreie Filtration mit SEITZ-Filter.

Nach der Sterilisation werden Glasbehälter durch sterile Wattepfropfen verschlossen. Pipetten und Instrumente können in Papierhüllen oder Metallbehältern sterilisiert werden. Einfache Papierverschlüsse mit Bindfaden festgehalten und trocken sterilisiert leisten ebenfalls gute Dienste.

Metallkanülen aus nichtrostendem Stahl sind für gelegentlichen Gebrauch sehr zu empfehlen. Kanülen aus gewöhnlichem Stahl müssen nach der Sterilisation gut getrocknet werden. Zur feuchten Aufbewahrung eignet sich ein Na-Boratzusatz zum Wasser.

C. Tabellen.

Übersicht über die im Text verteilten Tabellen.

Tabelle 14. Verschiedene Zahlen.

$\pi \approx 22/7\,(3,142)$, $\log \pi = 0,497$
$e = 2,718$, $\log e = 0,434$
T des Eispunktes $= 273°$. abs.
Molvolumen des idealen Gases 22,4 l
Zahl der Moleküle im Mol $6,06 \cdot 10^{23}$
Gefrierpunktserniedrigung von 1 Mol, $\varDelta = -1,83°$
Erdbeschleunigung $g = 981$ cm s^{-2}
FARADAYsche Konstante für das Mol (Valenz 1) ist 96494 Coulomb
1 kcal $= 427$ mkg
1 PS $= 746$ W $= 457$ mkg/min.
1 kWh $= 860$ kcal/h.

Einheitszeichen.

m	Meter	l	Liter	h	Stunde
dm	Dezimeter	ml	Milliliter	min	Minute
c m	Zentimeter	m³	Kubikmeter	s	Sekunde
mm	Millimeter	dm³	Kubikdezimeter	°	Celsiusgrad
μ	Mikron	cm³	Kubikzentimeter	cal	Calorie
m μ	Millimikron	mm³	Kubikmillimeter	kcal	Kilocalorie
m²	Quadratmeter	kg	Kilogramm	A	Ampere
d m²	Quadratdezimeter	g	Gramm	V	Volt
cm²	Quadratzentimeter	mg	Milligramm	Ω	Ohm
mm²	Quadratmillimeter	γ	Mikrogramm	C	Coulomb

W	Watt	F	Farad
kWh	Kilowattstunde	μF	Mikrofarad

Tabelle 15. Tabelle der Atomgewichte.

Aluminium.	Al	26,97	Jod	I	126,92	Quecksilber	Hg	200,61
Antimon. .	Sb	121,76	Kalium . .	K	39,096	Radium . .	Ra	226,05
Arsen . . .	As	74,91	Kobalt . .	Co	58,94	Rubidium .	Rb	85,44
Barium . .	Ba	137,36	Kohlenstoff	C	12,00	Sauerstoff .	O	16,000
Blei . . .	Pb	207,22	Kupfer . .	Cu	63,57	Schwefel. .	S	32,06
Bor	B	10,82	Lithium . .	Li	6,940	Silber . . .	Ag	107,88
Brom . . .	Br	79,916	Magnesium.	Mg	24,32	Silicium . .	Si	28,06
Calcium . .	Ca	40,08	Mangan . .	Mn	54,93	Stickstoff .	N	14,008
Cadmium .	Cd	112,41	Molybdän .	Mo	96,0	Wasserstoff	H	1,0078
Chlor . . .	Cl	35,457	Natrium . .	-Na	22,997	Wolfram. .	W	184,0
Chrom. . .	Cr	52,01	Nickel. . .	Ni	58,69	Uran	U	238,14
Eisen . . .	Fe	55,84	Palladium .	Pd	106,7	Zink	Zn	65,38
Fluor . . .	F	19,00	Phosphor .	P	31,02	Zinn	Sn	118,70
Gold . . .	Au	197,2	Platin . . .	Pt	195,23			

Tabelle 16. Sättigungsdruck des Wasserdampfes in mm Hg von 0°, von 10°—40°.

Grade	Zehntelgrade									
	,0	,1	,2	,3	,4	,5	,6	,7	,8	,9
	mm	mm	mm	mm	mm	mm	mm	mm	mm	mm
10	9,209	9,271	9,333	9,395	9,458	9,521	9,585	9,649	9,714	9,779
11	9,844	9,910	9,976	10,042	10,109	10,176	10,244	10,312	10,380	10,449
12	10,518	10,588	10,658	10,728	10,799	10,870	10,941	11,013	11,085	11,158
13	11,231	11,305	11,379	11,453	11,528	11,604	11,680	11,756	11,833	11,910
14	11,987	12,065	12,144	12,223	12,302	12,382	12,462	12,543	12,624	12,706

(Fortsetzung der Tabelle 16 Seite 258.)

Tabelle 16. (Fortsetzung.)

Grade	Zehntelgrade									
	,0	,1	,2	,3	,4	,5	,6	,7	,8	,9
	mm	mm	mm	mm	mm	mm	mm	mm	mm	mm
15	12,788	12,870	12,953	13,037	13,121	13,205	13,290	13,375	13,461	13,547
16	13,634	13,721	13,809	13,898	13,987	14,076	14,166	14,256	14,347	14,438
17	14,530	14,622	14,715	14,809	14,903	14,997	15,092	15,188	15,284	15,380
18	15,477	15,575	15,673	15,772	15,871	15,971	16,071	16,171	16,272	16,374
19	16,477	16,581	16,685	16,789	16,894	16,999	17,105	17,212	17,319	17,742
20	17,535	17,644	17,753	17,863	17,974	18,086	18,197	18,309	18,422	18,536
21	18,650	18,765	18,880	18,996	19,113	19,231	19,349	19,468	19,587	19,707
22	19,827	19,948	20,070	20,193	20,316	20,440	20,565	20,690	20,815	20,941
23	21,068	21,196	21,324	21,453	21,583	21,714	21,845	21,977	22,110	22,243
24	22,377	22,512	22,648	22,785	22,922	23,060	23,198	23,337	23,476	23,616
25	23,756	23,897	24,039	24,182	24,326	24,471	24,617	24,764	24,912	25,060
26	25,209	25,359	25,509	25,660	25,812	25,964	26,117	26,271	26,426	26,582
27	26,739	26,897	27,055	27,214	27,374	27,535	27,696	27,858	28,021	28,185
28	28,349	28,514	28,680	28,847	29,015	29,184	29,354	29,525	29,697	29,870
29	30,043	30,217	30,392	30,568	30,745	30,923	31,102	31,281	31,461	31,642
30	31,824	32,007	32,191	32,376	32,561	32,747	32,934	33,122	33,312	33,503
31	33,695	33,888	34,082	34,276	34,471	34,667	34,864	35,062	35,261	35,462
32	35,663	35,865	36,068	36,272	36,477	36,683	36,891	37,099	37,308	37,518
33	37,729	37,942	38,155	38,369	38,584	38,801	39,018	39,237	39,457	39,677
34	39,898	40,121	40,344	40,596	40,796	41,023	41,251	41,480	41,710	41,942
35	42,175	42,409	42,644	42,880	43,117	43,355	43,595	43,836	44,078	44,320
36	44,563	44,808	45,054	45,301	45,549	45,799	46,050	46,302	46,556	46,811
37	47,067	47,324	47,582	47,841	48,102	48,364	48,627	48,981	49,157	49,424
38	49,692	49,961	50,231	50,502	50,774	51,048	51,323	51,600	51,879	52,160
39	52,442	52,726	53,009	53,294	53,580	53,867	54,156	54,446	54,737	55,030
40	55,324	55,61	55,91	56,51	56,51	56,81	57,11	57,41	57,72	58,03

Tabelle 17. Gewicht von 1 cm³ CO₂.
1 cm³ CO₂ bei 0° und 760 mm Barometerstand = 1,96633 mg.

$$\text{Tabelle 17. Gewicht von 1 cm}^3\ CO_2.$$
$$1\ cm^3\ CO_2\ \text{bei } 0°\ \text{und } 760\ mm\ \text{Barometerstand} = 1{,}96633\ mg.$$

mm Hg	10°	11°	12°	13°	14°	15°	16°	17°
700	1,724	1,717	1,709	1,701	1,693	1,685	1,678	1,670
702	1,729	1,722	1,714	1,706	1,698	1,690	1,683	1,675
704	1,734	1,727	1,719	1,711	1,703	1,695	1,687	1,679
706	1,739	1,732	1,724	1,716	1,708	1,700	1,692	1,684
708	1,744	1,737	1,729	1,721	1,713	1,705	1,697	1,689
710	1,749	1,742	1,734	1,726	1,718	1,710	1,702	1,694
712	1,754	1,747	1,739	1,731	1,723	1,715	1,707	1,699
714	1,759	1,752	1,744	1,736	1,728	1,720	1,712	1,704
716	1,764	1,757	1,749	1,741	1,733	1,725	1,717	1,709
718	1,769	1,762	1,754	1,746	1,838	1,730	1,722	1,714
720	1,774	1,767	1,759	1,751	1,743	1,735	1,727	1,719
722	1,779	1,772	1,764	1,756	1,748	1,740	1,732	1,724
724	1,784	1,777	1,769	1,761	1,753	1,745	1,737	1,729
726	1,789	1,782	1,774	1,766	1,758	1,750	1,742	1,734
728	1,794	1,787	1,779	1,771	1,763	1,755	1,747	1,738

Tabelle 17. (Fortsetzung.)

mm Hg	18°	19°	20°	21°	22°	23°	24°	25°
700	1,662	1,654	1,645	1,637	1,629	1,620	1,612	1,603
702	1,666	1,658	1,650	1,642	1,634	1,625	1,617	1,608
704	1,671	1,663	1,655	1,647	1,638	1,630	1,621	1,613
706	1,676	1,668	1,660	1,652	1,643	1,635	1,626	1,617
708	1,681	1,673	1,665	1,656	1,648	1,639	1,631	1,622
710	1,686	1,678	1,669	1,661	1,653	1,644	1,636	1,627
712	1,691	1,683	1,674	1,666	1,657	1,649	1,640	1,632
714	1,696	1,688	1,679	1,671	1,662	1,654	1,645	1,636
716	1,701	1,692	1,684	1,676	1,667	1,659	1,650	1,641
718	1,706	1,697	1,689	1,681	1,672	1,664	1,655	1,645
720	1,711	1,702	1,694	1,686	1,677	1,669	1,660	1,651
722	1,716	1,707	1,699	1,691	1,682	1,673	1,665	1,656
724	1,720	1,712	1,704	1,695	1,687	1,678	1,669	1,660
726	1,725	1,717	1,709	1,700	1,692	1,683	1,674	1,665
728	1,730	1,722	1,713	1,705	1,697	1,688	1,679	1,670

[Die am Barometer abgelesene Zahl ist für Temperaturen von 10—12° C um 1 mm.
für Temperaturen von 13—19° um 2 mm und für 20—25° um 3 mm zu vermindern,
(Reduktion der Ablesung auf 0° C.)]
$1°C = 0,2$ mm Hg Unterschied in CO_2-Spannung.

Tabelle 18. E.M.K. des WESTON-Normalelements.

Temperatur °C	E.M.K.	Temperatur °C	E.M.K.	Temperatur °C	E.M.K.
10	1,01860	16	1,01845	21	1,01826
11	1,01858	17	1,01841	22	1,01822
12	1,01856	18	1,01838	23	1,01817
13	1,01853	19	1,01834	24	1,01812
14	1,01851	20	1,01830	25	1,01807
15	1,01848				

Tabelle 19a. Potentiale von Normalelektroden gegenüber der n-Wasser-stoffelektrode.

Kette	Millivolt	Temperatur
Pt(H_2)nH_2SO_4	0	
Hg(HgCl)nKCl	+ 285	18°
Hg(HgCl) $1/_{10}$ n KCl	+ 337	0—30°, sehr temperaturbeständig
Hg(HgCl)-KCl gesättigt . . .	+ 248	18°, sehr stabil, stellt sich schnell ein
Ag(AgCl) $1/_{10}$ n-KCl	+ 292	18°
Ag(AgCl) $1/_{10}$ nHCl	+ 291	18°
Zn-Amalgam (0,5 nZnSO$_4$) . .	— 797	18°

Tabelle 19b. Standard-Acetat.

nNaOH . . . . 50 cm³
nEssigsäure . . . . 100 cm³
dest. Wasser . . . . 350 cm³   pH = 4,62
muß gegen die gesättigte Kalomelelektrode bei
15—18° . . . . 517 mV
19—22° . . . . 518 mV
23—24° . . . . 519 mV zeigen.

Tabelle 20. Osmotischer Druck von Rohrzuckerlösungen.

Mol Rohrzucker in 1 l Lösung	Osmotischer Druck bei 20° in at	Mol Rohrzucker in 1 l Lösung	Osmotischer Druck bei 20° in at
0,01	0,264	0,30	8,129
0,02	0,525	0,40	11,112
0,04	1,057	0,50	14,313
0,06	1,586	0,60	17,772
0,08	2,114	0,70	21,491
0,10	2,643	0,80	25,537
0,20	5,290		

Osmotischer Druck einer undissoziierten molaren Lösung bei 0°C 22,4 at.

Der osmotische Druck eines Elektrolyten, dessen Dissoziationsgrad in molarer Lösung $= \alpha$ ist, ist: $(1 + \alpha) \cdot 22,4$ at.

Tabelle 21. Konzentration gebräuchlicher Säuren und Laugen.

Säuren und Laugen	Spezifisches Gewicht	Konzentration g/l	Molarität	cm³ zur Herstellung einer Normallösung
Salzsäure	1,19	440	12	83
Schwefelsäure	1,84	1730	18	28
Salpetersäure	1,42	990	16	64
Phosphorsäure	1,71	1450	15	67; 34; 22,5 [1]
Milchsäure	1,21	1030	11	87
Essigsäure	1,06	1060	17	57
Natronlauge	1,5	600—700	15—17	57—67
Kalilauge	1,55	800	14	70
Ammoniak	0,9	250	15	67[1]

[1] Vgl. unter Normallösung S. 254.

Tabelle 22. Tabelle zur Umrechnung des Wasserstoffexponenten in Promille Salzsäure für den sauren Magensaft (nach LANZ).

p_H	°/₀₀	p_H	°/₀₀	p_H	°/₀₀	p_H	°/₀₀
1,00	4,01	1,50	1,200	2,00	0,376	2,50	0,118
1,10	3,150	1,60	0,960	2,10	0,299	2,60	0,096
1,20	2,490	1,70	0,767	2,20	0,235	2,70	0,076
1,30	1,960	1,80	0,608	2,30	0,185	2,80	0,060
1,40	1,552	1,90	0,479	2,40	0,149	2,90	0,046

Tabelle 23. Maße der physikalischen und physiologischen Lichtmessung.

	Physikalisch		Physiologisch	
	Begriff	Einheit	Begriff	Einheit
Für den Sender	Strahlungsstärke	Watt/Raumwinkel	Lichtstärke	Hefnerkerze HK
	Strahlungsdichte	$\dfrac{\text{Watt/Raumwinkel}}{\text{m}^2}$	Leuchtdichte	$\dfrac{HK}{cm^2}$, Stilb
	Energiestrom oder Leistung	Watt	Lichtstrom	$HK \times$ räumlicher Einheitswinkel, Lumen
Für den Empfänger	Bestrahlungsstärke	Watt/m²	Beleuchtungsstärke	$\dfrac{HK}{m^2}$, Lux

Das photometrische Strahlungsäquivalent =

$$\frac{\text{photometrisch gemessene Lichtstärke}}{\text{physikalisch gemessene Strahlungsstärke}} \cdot$$

Es ist im Empfindlichkeitsmaximum des Auges

$$(\lambda = 555 \, \text{m}\mu) = 694 \, \frac{\text{HK}}{\text{Watt/Raumwinkel}} \cdot$$

Das mechanische Lichtäquivalent (reziproker Wert) ist

$$1{,}44 \cdot 10^{-3} \frac{\text{Watt}}{\text{Lumen}} \cdot$$

Tabelle 24 a. Grundzahl für Gewicht (nach KESTNER-KNIPPING).

Männliche Personen

kg	Cal.	kg	Cal.	kg	Cal.	kg	Cal.
25	410	45	685	65	960	85	1235
26	424	46	699	66	974	86	1249
27	438	47	713	67	988	87	1263
28	452	48	727	68	1022	88	1277
29	465	49	740	69	1015	89	1290
30	479	50	754	70	1029	90	1304
31	493	51	768	71	1043	91	1318
32	507	52	782	72	1057	92	1332
33	520	53	795	73	1070	93	1345
34	534	54	809	74	1084	94	1359
35	548	55	823	75	1098	95	1373
36	562	56	837	76	1112	96	1387
37	575	57	850	77	1125	97	1400
38	589	58	864	78	1139	98	1414
39	603	59	878	79	1153	99	1428
40	617	60	892	80	1167	100	1442
41	630	61	905	81	1180	101	1455
42	644	62	918	82	1194	102	1469
43	658	63	933	83	1208	103	1483
44	672	64	947	84	1222	104	1497

Weibliche Personen

kg	Cal.	kg	Cal.	kg	Cal.	kg	Cal.
25	894	45	1085	65	1277	85	1468
26	904	46	1095	66	1286	86	1478
27	913	47	1105	67	1296	87	1437
28	923	48	1114	68	1305	88	1497
29	932	49	1124	69	1315	89	1506
30	942	50	1130	70	1325	90	1516
31	952	51	1143	71	1334	91	1525
32	961	52	1152	72	1344	92	1535
33	971	53	1162	73	1353	93	1544
34	980	54	1172	74	1363	94	1554
35	990	55	1181	75	1372	95	1564
36	999	56	1191	76	1382	96	1573
37	1009	57	1200	77	1391	97	1583
38	1019	58	1210	78	1401	98	1592
39	1028	59	1219	79	1441	99	1602
40	1038	60	1229	80	1420	100	1611
41	1047	61	1238	81	1430	101	1621
42	1057	62	1248	82	1439	102	1631
43	1066	63	1258	83	1449	103	1640
44	1076	64	1267	84	1458	104	1650

Tabelle 24b. Grundzahl für Alter und Größe. Die Summe der beiden Grundzahlen ergibt den Soll-Umsatz für die betreffende Person.

Männliche Personen

cm	21	23	25	27	29	31	33	35	37	39	41	43	45
						Jahre							
151	614	600	587	573	560	547	533	520	506	493	479	466	452
153	624	611	597	584	570	557	543	530	516	503	489	476	462
155	634	621	607	594	580	567	553	540	526	513	499	486	472
157	644	631	617	604	590	577	563	550	536	523	509	496	482
159	654	641	627	614	600	587	573	560	546	533	519	506	492
161	664	651	637	624	610	597	583	570	556	543	529	516	502
163	674	661	647	634	620	607	593	580	566	553	539	526	512
165	684	671	657	644	630	617	603	590	576	563	549	536	522
167	694	681	667	654	640	627	613	600	586	573	559	546	532
169	704	691	677	664	650	637	623	610	596	583	569	556	542
171	714	701	687	674	660	647	633	620	606	593	579	566	552
173	724	711	697	684	670	657	643	630	616	603	589	576	562
175	734	721	707	694	680	667	653	640	626	613	599	586	572
177	744	731	717	704	690	677	663	650	636	623	609	596	582
179	754	741	727	714	700	687	673	660	646	633	619	606	592
181	764	751	737	724	710	697	683	670	656	643	629	616	602
183	774	761	747	734	720	707	693	680	666	653	639	626	612
185	784	771	757	744	730	717	703	690	676	663	649	636	622
187	794	781	767	754	740	727	713	700	686	673	659	646	632
189	804	791	777	764	750	737	723	710	696	683	669	656	642
191	814	801	787	774	760	747	733	720	706	693	679	666	652
193	824	811	797	784	770	758	743	730	716	703	689	676	662
195	834	821	807	794	780	768	753	740	726	713	699	686	672
197	844	831	817	804	790	778	763	750	736	723	709	696	682
199	854	841	827	814	800	788	773	760	746	733	719	706	692

Weibliche Personen

cm	21	23	25	27	29	31	33	35	37	39	41	43	45
						Jahre							
151	181	171	162	153	144	134	125	115	106	97	88	78	69
153	185	175	166	156	148	138	129	119	110	100	92	82	73
155	189	179	170	160	151	141	132	122	114	104	95	85	76
157	193	183	174	165	155	145	136	128	118	108	99	90	80
159	196	187	177	167	158	148	140	130	121	111	102	92	84
161	200	191	181	171	162	152	144	134	125	115	106	97	88
163	203	195	185	175	166	156	147	137	128	119	110	100	91
165	207	199	189	180	170	160	151	141	132	123	114	104	95
167	211	203	192	183	173	164	155	145	136	126	117	107	98
169	215	206	196	186	177	167	159	149	140	130	121	111	102
171	218	210	199	190	181	171	162	152	143	134	125	115	106
173	222	213	203	194	185	175	166	156	147	138	129	119	110
175	225	217	207	197	188	179	169	160	151	141	132	123	113
177	229	221	211	201	192	182	173	164	155	145	136	126	117
179	233	223	214	204	195	186	177	167	158	148	139	130	121
181	237	227	218	208	199	190	181	171	162	152	143	134	125
183	240	231	222	212	203	193	184	174	165	156	147	137	128
185	244	235	226	216	207	197	188	179	169	160	151	141	132
187	248	238	229	219	210	201	192	182	173	163	154	145	135
189	252	242	233	223	214	205	196	186	177	167	157	148	139
191	255	245	236	227	218	208	199	190	180	171	162	152	143
193	259	250	240	231	222	212	203	193	184	175	166	156	147
195	262	253	244	234	225	215	206	197	188	178	169	160	150
197	266	257	248	238	229	219	210	201	192	182	173	163	154
199	270	260	251	241	232	223	214	204	195	185	175	167	158

Tabelle 25. Respiratorischer Quotient und Wärmeäquivalent
für 1 l Sauerstoff.

R.Q	0,68	0,70	0,72	0,74	0,76	0,78	0,80	0,82	0,84	0,86	0,88	0,90	0,92	0,94	0,96	0,98	1,00
kcal	4,65	4,68	4,70	4,73	4,75	4,78	4,80	4,82	4,85	4,87	4,90	4,92	4,95	4,97	5,00	5,02	5,05

Tabelle 26. Werte für die Konstante K zur Berechnung der Oberfläche.

Gans	10,4	Maus (weiß)	11,4
Hammel	10,6	Meerschweinchen	8,5
Huhn	10,4	Mensch	12,3
Hund	11,2	Pferd	9,0
Kalb	10,5	Ratte	9,1
Kaninchen	12,9	Schaf	12,1
Katze	9,9	Schwein	9,0

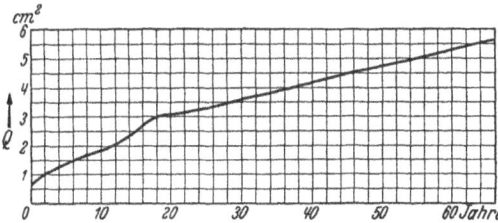

Abb. 150. Alterskurve des Querschnitts der Aorta ascendens gezeichnet nach der Alterstabelle von SUTER.
[Nach WEZLER und BÖGER. Aus NAUNYN-SCHMIEDEBERGS Arch. 184, 487 (1937).]

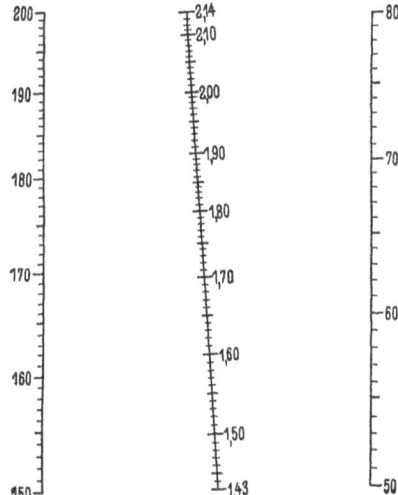

Abb. 151. „Nomogramm" oder Leiter zur bequemen Ermittlung der Körperoberfläche (mittlere Leiter) aus
der Körpergröße (linke Leiter) und dem Körpergewicht (rechte Leiter). Man verbindet den Wert der jeweils
vorliegenden Körpergröße mit jenem des Körpergewichtes durch ein Lineal und liest den auf der mittleren
Leiter anliegenden Wert der Körperoberfläche ab. (Aus H. REIN: Physiologie des Menschen. 5./6. Aufl.)

D. Rezepte.

1. Versilbern nach BÖTTCHER- BOTHE. *Lösung S.* 5,0 g (±0,1 g) Silbernitrat werden in 50—100 cm³ dest. Wasser gelöst. Eine kleine Portion wird
als „Reserve" in ein Reagensglas gegossen. Unter starkem Schütteln setzt
man aus einer Bürette verdünnte Ammoniaklösung zu. Die ersten Tropfen
geben eine weißlichbraune, die nächsten eine schokoladefarbige Trübung.
Bei ganz geringem Ammoniaküberschuß geht der Niederschlag in klare Lösung
über. Aus der Reserve wird wieder Silbernitrat zugesetzt und der Niederschlag
entsteht von neuem. Tropfenweise wird wieder Ammoniak bis zur Klarheit
zugesetzt usf. bis alle Reservelösung verbraucht ist. Der letzte Zusatz soll
Silbernitratlösung sein und die Endfarbe graugelb. Die Lösung wird mit dest.
Wasser, dem man 10% Leitungswasser zusetzt, auf 500 cm³ verdünnt und in
brauner Flasche in der Dunkelheit aufbewahrt. (Haltbarkeit unbegrenzt.)

Lösung R. In heißem dest. Wasser (500 cm³) wird 0,9 g (± 0,05 g) SEIGNETTE-
Salz (Kalium-Natriumtartrat) aufgelöst und zum Kochen gebracht. Beim
Kochen wird 1,1 g Silbernitrat, das vorher in wenig Wasser aufgelöst wurde,
zugesetzt. Es entsteht ein grünlichgrauer Niederschlag. Man kocht 5 min.,
filtriert und füllt die Lösung in eine braune Flasche ab. (Haltbarkeit im Dunkeln
einige Monate.)

Versilbern. Gleiche Teile von *S* und *R* werden gemischt und in eine gut gereinigte Entwickler- oder Krystallisierschlage gegossen. Die peinlich gereinigte
zu versilbernde Glasfläche wird zuvor auf den Boden des Gefäßes gelegt, oder
kann selbst als Gefäßboden benützt werden (paraffinierte Papierwandungen).
Die Lösung ist gut zu bewegen. Es entsteht zuerst ein bläulicher, dann ein innerer
dichterer Schleier von Silber. Ist die Lösung trüb, so bilden sich auf ihrer Oberfläche Silberinseln. Nach Spülung mit dest. Wasser wird nochmals oder mehrmals
weiter versilbert unter Verwendung frischer Lösungen. Ist die Schicht auf der gewünschten Dicke, so wird gut mit dest. Wasser und Alkohol gespült und staubfrei
getrocknet. Bei rückseitig versilberten Spiegeln wird die Schichtseite durch
einen Schellacküberzug geschützt. Die Glasseite kann mit verdünnter Salpetersäure von eventuellen Silberschichten befreit werden. Oberflächlich versilberte
Spiegel erhält man durch Polieren des sehr gut getrockneten Spiegels mit Sämisch-
leder, das auf einen Wollknäuel als Polierballen aufgezogen ist. Nach jedem
Strich ist das Leder abzubürsten.

2. Herstellung einer gesättigten Kalomelelektrode. Man bereitet eine in
Siedehitze gesättigte Lösung von reinstem KCl, läßt auf Zimmertemperatur
abkühlen und hebt von dem abgeschiedenen KCl Krystalle ab. Auf dem Boden
des Gefäßes der Kalomelelektrode füllt man eine Schicht reinsten Quecksilbers.
Darauf schichtet man etwa eine Messerspitze Kalomel und etwas gesättigte
KCl-Lösung von Zimmertemperatur, schüttle heftig durch, läßt das Kalomel
absetzen und wiederholt das Waschen des Kalomels mit der KCl-Lösung etwa
3mal. Nach dem letzten Absetzen füllt man das Gefäß mit der gesättigten Kaliumchloridlösung zu etwa ²/₃ seines Inhaltes auf. Sodann läßt man die Lösung
durch das seitenständige Rohr mit Glashahn so ausfließen, daß der ganze Weg
luftblasenfrei gefüllt ist, worauf der Hahn geschlossen wird. Die Ausflußöffnung muß immer unter gesättigter KCl-Lösung gehalten werden, damit
keine Luftblase mehr eintreten kann. Hierauf füllt man gesättigte Kaliumchloridlösung nach und darüber bis fast zur Höhe des Verschlußstopfens festes Kaliumchlorid. Das die metallische Ableitung und Klemmschraube tragende Glasrohr
wird mit .Gummistopfen fest eingesetzt. Der aus dem Glasrohr hervorragende
Platindraht muß unter die Oberfläche des Quecksilbers tauchen.

3. Platinierung der Elektrode der Wasserstoffelektrode. Eintauchen des
Platindrahtes für ¹/₄ h in konz. Schwefelsäure, dann sorgfältiges Abspülen mit

dest. Wasser. In ein Becherglas passender Größe füllt man eine Lösung, bestehend aus 1 g Platinchlorid, eine Spur Bleiacetat in 30 cm³ dest. Wasser. Ein kleines Platinblech wird als Anode benützt, der zu platinierende Draht als Kathode. Stromdurchtritt 10 min mit 0,03 A/cm².

4. Entwickler. *a) Methol-Hydrochinon-Entwickler.*

	wenn gelöst:
1 l dest. Wasser	120 g Natriumsulfit kryst.
5 g Methol	75 g Kaliumcarbonat
8 g Hydrochinon	3 g Bromkalium

Verdünnung der Stammlösung 1 : 2—5.

b) Feinkornentwickler.

Lösung A	*Lösung B*
1 l dest. Wasser	1 l dest. Wasser
10 g Hydrochinon	20 g Ätzkali
10 g Kaliumbisulfit	
2 g Bromkalium	

Man mischt gleiche Teile A und B und entwickelt 3—5 min. bei nicht mehr als 18°C.

c) Desensibilisator (für die Entwicklung vom Infrarotmaterial bei schwachem Dunkelkammerlicht geeignet).

Als *Vor*bad zu verwenden:

Herstellung:	2 l heißes, dest. Wasser,
	1 g Pinakryptolgelb.
Nach Abkühlung:	2—3 cm³ 70%ige Essigsäure,
	40 cm³ Formalinlösung.

Verwendung: Dauer des Vorbades: 3—10 min.

d) Fixierbad. 10%iges Natriumthiosulfat, angesäuert oder Ammoniumthiosulfat als Schnellfixiersalz. Dauer 10—60 min, aber nicht mehr! Das Fixiernatron muß sehr gut durch gründliche Wässerung ausgespült werden. Gelbe und verblassende Negative sind immer schlecht gewässert. Die Wässerung soll 1—2 h dauern bei gutem Wasserersatz.

5. BRODIE-Lösung. 23 g NaCl, 5 g Na choleinicum in 500 cm³ H₂O 1 Tropfen Thymol zur Konservierung. 10000 mm = 1 at.

E. Gebräuchliche Korrekturzeichen.

Die nachstehend aufgeführten Zeichen erleichtern dem Verfasser die Durchführung der Korrektur und sind für den an sie gewöhnten Setzer verständlich.

Benennung der Fehler	Korrigierter Text	Korrekturzeichen
Falsches Wort	Die absolute Druckfehlerlosigkeit der Bücher sind so gut ein Problem wie das Perpetuum mobile und die Quadratur des Zirkels. Wer mit der Teechnik des Setzens und Drückens vestraut ist, daukt einem gütigem Geschick, wenn er ein größeres Werk wenigstens ohne unsinnige Druckfehler vollendet sieht. Der Weise trägt auch diese in gelassener Ergebenheit, wie man Schicksalstücken hinnimmt, gegen die niemnd gefeit ist. — Druckfehler können verhindert und beschränkt werden durch gut leserliches Manuskript, verständige Setzer, aufmerksame Hauskorrektur der Druckerei und nicht zum mindesten durch Vermeiden größerer Umarbeitungen in den Korrekturbogen. Zu solchen fühlen sich leider viele hochgeschätzte Autoren unwiderstehlich hingezogen, nichtachtend/nachträglichen Änderungen unvermeidlichen Beeinträchtigung des typographischen erwachsenden der Satzbildes, oft sehr empfindlichen Mehrkosten und der Erschließung neuer Fehlerquellen.	
Überflüssiger Buchstabe		
Unterscheidungszeichen für mehrfache Angaben in einer Zeile		
Buchstaben aus anderer Schrift		
Fehlender Buchstabe		
Zu sperren		
Umgekehrter Buchstabe (Vertatur)		
Zu hoher Buchstabe		
Ausgelassene Wörter		
Unrichtige Wortfolge		
Hochgekommener Ausschluß (Spieß)	Für das Kenntlichmachen der Korrekturen hat sich seit langen Zeiten eine Reihe bestimmter Zeichen eingebürgert, die von allen Druckereien verstanden werden und deren Gebrauch dem Korrigierenden bei aller Deutlichkeit eine große Kürze ermöglicht. — Es ist sehr wesentlich, too Korrekturangaben alles entbehrliche Schreibwerk zu vermeiden, also nicht das ganze Wort am Rande zu wiederholen, wenn nur ein Buchstabe falsch ist, oder ähnliche eitläufigkeiten. Auch schreibe man niemals Korrekturen, sondern nur die Korrekturzeichen in den Satz hinein; die Korrekturen sind stets am Rande zu vermerken. Es wolle immer berücksichtigt werden, daß nicht nur der korrigiererde Setzer gezwungen ist, alles hand schriftlich	
Verkehrt stehendes Wort		
Blockierter Buchstabe (Fliegenkopf) Der richtige konnte aus irgendwelchem Grunde nicht eingefügt werden und ist als Korrektur zu zeichnen		
Schadhafter Buchstabe		
Undeutlicher Buchstabe		
Zusammenrücken		

Benennung der Fehler	Korrigierter Text	Korrekturzeichen
Falsche Orthographie	Eingetragene genau durchzusehen, sondern daß auch der revidirende Korrektor und der Faktor die Korrekturen prüfen müssen. Ge-	
Fehlender Ausschluß (Wörter zu trennen)	radezu störend ist dieAufführung allerKor- rekturen in einem besonderen Verzeichnisse, wie es den Korrekturbogen manchmal bei-	
Fehlende Interpunk- tion	gefügt wird. Alles was direkt den Setzer angeht muß soweit irgend möglich auf dem Abzuge selbst vermerkt sein, insbesondere auch, ob von dem Bogen noch ein Revisions-	
In gerade Linie bringen	abzuge verlangt wird, oder ob er gedruckt	
Absatz, neue Zeile	werden kann. Das Verlangen eines Revi- sionsabzuges ist nur nötig, wenn schwer ver-	
Durchschuß fehlt (Zeilen zu eng zu- sammen)	ständliche oder sehr zahlreiche Korrektur- angaben gemacht wurden. Im übrigen ist das häufige Abziehen gerade im Interesse der	
Überflüssiges Wort	Korrektheit zu vermeiden, weil bei der der	
Zuviel Durchschuß (Zeilen zu weit auseinander)	Hantierung des Schriftsatzes zwischen Setzer und Abzieher durch Herausfallen von Buch-	
Blockade	staben und dergleichen unbemerkt neue Fehler entstehen.	
Kein Absatz, anhängen	Es können, wenn man nur sicher ist, alles	
Nicht sperren	zu Korrigierende angezeichnet zu haben, getrost Bogen mit vielerlei Korrekturangaben	
Ein Wort durch andere Schrift auszeichnen	als „druckfertig" zurückgeschickt werden, denn die Druckerei haftet dafür, daß alles	
Umstellen	Angezeichnete genau wird korrigiert und hält bei zweifelhaften Fällen im eigenen Interesse	
Zeile ausrücken	bei dem Besteller Rückfrage.	

Die vorstehenden Korrekturangaben betreffen ausschließlich vom Setzer verschuldete Fehler, die dieser auf seine Kosten berichtigen muß. Anders ver- hält es sich mit Änderungen im Satze, Streichungen, Einschaltungen usw., die der Setzer bzw. die Druckerei nicht verschuldet hat und deren oft erhebliche Kosten sie berechnen muß. Da es solcher „Autorkorrekturen" wegen vielfach zu Differenzen zwischen Druckerei, Verlag und Autor kommt, so sei hier auf die Kostspieligkeit der nachträglichen Änderungen hingewiesen. — Wegen un- scheinbarer Streichung oder Zufügung eines oder einiger Wörter müssen oft viele Zeilen neu umbrochen werden; es ist deshalb dringend geboten, nur das unerläßlich Notwendige zu ändern und, wenn möglich, Streichungen durch Ersatz von Zufügungen und umgekehrt auszugleichen, damit nicht größere Satzabschnitte durch die Änderungen in Mitleidenschaft gezogen werden.

Sachverzeichnis.

The manufacturer's authorised representative in the EU is Springer
Nature Customer Service Centre GmbH, Europaplatz 3, 69115 Heidelberg,
Germany. If you have any concerns regarding our products, please
contact ProductSafety@springernature.com

Printed and bound by CPI Group (UK) Ltd, Croydon, CR0 4YY
28/04/2026
02098478-0010